"十二五"国家重点图书出版规划项目

协和手术要点难点及对策 | 丛书

总主编／赵玉沛　王国斌

国家出版基金项目
NATIONAL PUBLICATION FOUNDATION

小儿外科手术

要点难点及对策

主编　汤绍涛

科学出版社
龙门书局
北京

内 容 简 介

本书系《协和手术要点难点及对策丛书》之一，全书共 41 章。内容包括小儿外科各主要手术，基本按照适应证，禁忌证，术前准备，手术要点、难点及对策，术后监测与处理，术后常见并发症的预防与处理的顺序予以介绍，最后对该手术的临床效果给出评价。临床上，外科医生的主要"武器"是手术，而手术成功的关键在于手术难点的解决，同样的手术，难点处理好了就成功了大半。本书作者均有着丰富的手术经验，且来自于全国，所介绍的手术方式及技巧也来源于临床经验的总结。全书紧密结合临床工作实际，重点介绍手术要点、难点及处理对策，具有权威性高、实用性强，内容丰富、重点突出、图文并茂的特点，可供各级医院小儿外科低年资医师和具有一定手术经验的中高年资医师参考使用。

图书在版编目（CIP）数据

小儿外科手术要点难点及对策/汤绍涛主编 .—北京：科学出版社，2017.6
（协和手术要点难点及对策丛书/赵玉沛，王国斌总主编）
"十二五"国家重点图书出版规划项目

ISBN 978-7-03-050220-9

Ⅰ.小…　Ⅱ.汤…　Ⅲ.小儿疾病-外科手术　Ⅳ.R726.1

中国版本图书馆 CIP 数据核字（2016）第 249449 号

责任编辑：车宜平　戚东桂/责任校对：何艳萍　彭　涛
责任印制：肖　兴/封面设计：黄华斌

科学出版社 龙门书局 出版
北京东黄城根北街16号
邮政编码：100717
http://www.sciencep.com

北京利丰雅高长城印刷有限公司 印刷
科学出版社发行　各地新华书店经销
*
2017年6月第 一 版　开本：787×1092　1/16
2017年6月第一次印刷　印张：38 1/4
字数：865 000

定价：268.00元
（如有印装质量问题，我社负责调换）

《协和手术要点难点及对策丛书》编委会

总 主 编　赵玉沛　王国斌

编　　委　（按姓氏汉语拼音排序）

蔡世荣　中山大学附属第一医院

陈莉莉　华中科技大学同济医学院附属协和医院

陈有信　北京协和医院

陈振兵　华中科技大学同济医学院附属协和医院

池　畔　福建医科大学附属协和医院

董念国　华中科技大学同济医学院附属协和医院

杜晓辉　中国人民解放军总医院

房学东　吉林大学第二医院

高志强　北京协和医院

顾朝辉　郑州大学第一附属医院

郭和清　中国人民解放军空军总医院

郭朱明　中山大学附属肿瘤医院

何晓顺　中山大学附属第一医院

洪光祥　华中科技大学同济医学院附属协和医院

胡建昆　四川大学华西医院

胡俊波　华中科技大学同济医学院附属同济医院

黄　韬　华中科技大学同济医学院附属协和医院

姜可伟　北京大学人民医院

揭志刚　南昌大学第一附属医院

孔维佳　华中科技大学同济医学院附属协和医院

兰　平　中山大学附属第六医院

李　莹　北京协和医院

李单青　北京协和医院

李国新　南方医科大学南方医院

李毅清　华中科技大学同济医学院附属协和医院

李子禹　北京大学肿瘤医院

刘　勇　华中科技大学同济医学院附属协和医院

刘昌伟　北京协和医院

刘存东　南方医科大学第三附属医院

刘国辉　华中科技大学同济医学院附属协和医院

刘金钢　中国医科大学附属盛京医院

路来金　吉林大学白求恩第一医院

苗　齐　北京协和医院

乔　杰　北京大学第三医院

秦新裕　复旦大学附属中山医院

桑新亭　北京协和医院

邵新中　河北医科大学第三医院

沈建雄　北京协和医院

孙家明　华中科技大学同济医学院附属协和医院

孙益红　复旦大学附属中山医院

汤绍涛　华中科技大学同济医学院附属协和医院

陶凯雄　华中科技大学同济医学院附属协和医院

田　文　北京积水潭医院

王　硕　首都医科大学附属北京天坛医院

王春友　华中科技大学同济医学院附属协和医院

王国斌　华中科技大学同济医学院附属协和医院

王建军　华中科技大学同济医学院附属协和医院

王任直　北京协和医院

王锡山　哈尔滨医科大学附属第二医院

王晓军　北京协和医院

王泽华　华中科技大学同济医学院附属协和医院

卫洪波　中山大学附属第三医院

夏家红　华中科技大学同济医学院附属协和医院

向　阳　北京协和医院

徐文东　复旦大学附属华山医院

许伟华　华中科技大学同济医学院附属协和医院

杨　操　华中科技大学同济医学院附属协和医院
杨述华　华中科技大学同济医学院附属协和医院
姚礼庆　复旦大学附属中山医院
余可谊　北京协和医院
余佩武　第三军医大学西南医院
曾甫清　华中科技大学同济医学院附属协和医院
张　旭　中国人民解放军总医院
张保中　北京协和医院
张美芬　北京协和医院
张明昌　华中科技大学同济医学院附属协和医院
张顺华　北京协和医院
张太平　北京协和医院
张忠涛　首都医科大学附属北京友谊医院
章小平　华中科技大学同济医学院附属协和医院
赵洪洋　华中科技大学同济医学院附属协和医院
赵继志　北京协和医院
赵玉沛　北京协和医院
郑启昌　华中科技大学同济医学院附属协和医院
钟　勇　北京协和医院
朱精强　四川大学华西医院

总编写秘书　舒晓刚

《小儿外科手术要点难点及对策》编写人员

主　　编　汤绍涛

副 主 编　阮庆兰

编　　者　（按姓氏汉语拼音排序）

卞红强　曹国庆　陈　超　董　哲　方二虎

洪　攀　金　鑫　雷海燕　李　进　李　康

李　帅　李时望　毛永忠　梅　红　普佳睿

阮庆兰　汤绍涛　唐　欣　童强松　王　勇

王海斌　吴　强　向　旋　熊　梦　许伟华

杨　俊　杨德华　连仁浩　张　茜　郑　东

秘　　书　普佳睿

《协和手术要点难点及对策丛书》序

庄子曰："技进乎艺，艺进乎道。"外科医生追求的不仅是技术，更是艺术，进而达到游刃有余、出神入化"道"的最高境界。手术操作是外科的重要组成部分之一，是外科医生必不可少的基本功，外科技术也被称为天使的艺术。如果把一台手术比喻成一个战场，那么手术中的难点和要点则是战场中的制高点；也是外科医生作为指挥者面临最大的挑战和机遇；同时也是赢得这场战争的关键。

手术的成功要有精准的策略作为指导，同时也离不开术者及其团队充分的术前准备，对手术要点、难点的精确把握，以及对手术技术的娴熟运用。外科医生需要在手术前对患者的病情有全面细致的了解，根据患者病情制定适合患者的详细手术治疗策略，在术前就必须在一定程度上预见可能在术中遇到的困难，并抓住主要矛盾，确定手术需要解决的关键问题。在保证患者生命安全的前提下，通过手术使患者最大获益，延长生存期，提升生活质量。在医疗理论和技术迅猛发展的今天，随着外科理论研究的不断深入，手术技术、手术器械、手术方式等均在不断发展；同时随着精准医疗理念的提出，针对不同患者进行不同的手术策略制定、手术要点分析及手术难点预测，将会成为外科手术的发展趋势，并能从更大程度上使患者获益。

百年协和，薪火相传。北京协和医院与华中科技大学同济医学院附属协和医院都是拥有百年或近百年历史的大型国家卫计委委属（管）医院，在百年历史的长河中涌现出了大量星光熠熠的外科大师。在长期的外科实践当中，积累了丰富的临床经验，如何对其进行传承和发扬光大是当代外科医生的责任与义务。本丛书的作者都是学科精英，同时也是全国外科领域的翘楚，他们同国内其他名家一道，编纂了本大型丛书，旨在分享与交流对手术的独到见解。

众所周知，外科学涉及脏器众多，疾病谱复杂，手术方式极为繁多，加之患者病情各不相同，手术方式也存在着诸多差异。在外科临床实践中，准确掌握各种手术方式的要点、全面熟悉可能出现的各种难点、充分了解手术策略的制定、尽可能规避手术发生危险、提高手术安全性、减少术后并发症、努力提高手术治疗效果并改善患者预后，是每一位外科医师需要不断学习并提高的重要内容。古人云："操千曲而后晓声，观千剑而后识器。"只有博览众家之长，才能达到"端州石工巧如神，踏天磨刀割紫云"的自如境界。

"不兴其艺，不能乐学。"如何在浩瀚如海的医学书籍中寻找到自己心目中的经典是读者的一大困惑。编者在丛书设计上也是独具匠心，丛书共分为 20 个分册，包括胃肠外科、肝胆外科、胰腺外科、乳腺甲状腺外科、血管外科、心外科、胸外科、神经外科、泌尿外科、创伤骨科、关节外科、脊柱外科、手外科、整形美容外科、小儿外科、器官移植、妇产科、眼科、耳鼻咽喉－头颈外科及口腔颌面外科。内容涵盖常见病症和疑难病症的手术治疗要点、难点，以及手术策略的制定方法。本丛书不同于其他外科手术学参考书，其内容均来源于临床医师的经验总结：在常规手术方式的基础上，结合不同患者的具体情况，详述各种手术方式的要点和危险点，并介绍控制和回避风险的技巧，对于特殊病情的手术策略制定亦有详尽的描述。丛书内容丰富，图文并茂，展示了具体手术中的各种操作要点、难点及对策：针对不同病情选择不同策略；运用循证医学思维介绍不同的要点及难点；既充分体现了精准医疗的理念，也充分体现了现代外科手术的先进水平。

"荆岫之玉，必含纤瑕，骊龙之珠，亦有微隙"。虽本丛书编者夙夜匪懈、殚精竭思，但囿于知识和经验的不足，缺陷和错误在所难免，还望读者不吝赐教，以便再版时改进。

中国科学院院士　北京协和医院院长

赵玉沛

华中科技大学同济医学院附属协和医院院长

王国斌

2016 年 9 月

序

我国小儿外科发展起步较晚，20世纪50年代开始，才有专门的医务人员从事小儿外科，使小儿手术死亡率明显下降。经过几代人的努力，中国小儿外科的技术与疗效得到了很大的提高，小儿外科成为与内、外、妇、儿几个大专业平行的二级临床专业学科，目前各地小儿外科中心都建立了小儿外科的亚专业，基层医院的小儿外科也在蓬勃的发展中。

武汉协和医院小儿外科创建于1981年，至今已有35年的历史，经过三代人的共同努力，已成为基础扎实、人才梯队健全、技术力量雄厚、仪器设备先进、医教研协调发展的学科，专家教授凭借精益求精的技术、良好的职业道德、高度的责任心和对事业不懈的努力执着，开展了一系列创新性手术，效果良好。近几年来我科开展的小儿腹腔镜手术，在全国处于领先水平，积累了较多的临床经验，同时收治了大量的疑难重症病例，并实施了多例罕见连体儿手术如肝、坐骨连体多种畸形，在处理连体儿方面也取得了一定的经验；在国内率先应用 da Vinci 机器人治疗小儿先天性胆总管囊肿、巨结肠等疾病，手术治疗手段与国际同步；近年又开展婴幼儿的亲属肝移植手术，取得了良好的效果。科室医生担任多家国内外杂志特约审稿人，先后承担多项国家级项目，有近80篇论文被SCI收录。目前武汉协和医院小儿外科已成为中南地区最大的小儿外科疾病治疗中心、学术活动牵头单位之一。

《小儿外科手术要点难点及对策》由武汉协和医院小儿外科组织编写，反映了小儿外科的基本知识、基本理论、基本技能，以及国内外小儿外科学的新进展与新技术。该书内容翔实、通俗易懂、图文并茂，可供我国小儿外科各级医师参考。该书的出版，必将推进我国小儿外科的发展，为广大儿童的健康事业服务，望此书能大力推广。

阮庆兰

2017年3月

前　言

随着小儿外科的飞速发展，有关的诊疗方法、手术技术不断更新，为了较全面反映小儿外科领域的最新进展，跟上时代步伐，我们在科学出版社和武汉协和医院的大力支持下，编写了《小儿外科手术要点难点及对策》。

《小儿外科手术要点难点及对策》共 41 章，总字数约 86 万。本书由小儿外科的老、中、青医学专家共同编写，是集体智慧的结晶。全书较为系统地介绍了小儿外科手术技术的关键点，力求体现小儿外科的最新进展和发展方向；编者参考国内外最新文献，并结合临床实际工作经验进行编写。本书内容全面、丰富，且配有大量的图片，以便读者阅读及参考。其中"心血管手术"可参照《心外科手术要点难点及对策》。本书可作为各级小儿外科医师、进修医师、住院医师及研究生的参考书和教科书。由于编者工作繁忙、水平有限，加之编写时间较紧，书中难免存在不足之处，恳请广大读者批评指正。

在本书完成之际，作为主编，本人感谢出版社和医院的支持，更要感谢全体编写人员的付出与劳动，是他们认真负责的编写修改，才能将本书呈献给各位读者。

汤绍涛
2017 年 3 月

目　　录

第一章　总论 001
第一节　小儿外科发展简史 001
第二节　小儿生理特点 003
第三节　围术期管理 006
第四节　液体疗法、营养及要素饮食 009
第五节　重症监护及心肺复苏 013
第六节　休克与多器官功能障碍 017

第二章　小儿神经外科手术学基础 023
第一节　小儿神经系统的生理解剖特点 023
第二节　小儿神经外科手术的基本原则 024

第三章　小儿颅脑手术 031
第一节　颅脑损伤手术 031
第二节　脑内血肿清除术 038
第三节　新生儿期颅后窝血肿清除术 039
第四节　颅骨成形术 040
第五节　脑动静脉畸形手术 043

第四章　小脑肿瘤手术 046

第五章　神经系统先天性畸形手术 049
第一节　脑膜膨出修补术 049
第二节　先天性脑积水的手术治疗 051
第三节　脊膜膨出和脊髓脊膜膨出修补术 054
第四节　颅咽管瘤手术 057
第五节　狭颅症多骨缝再造术和骨瓣成形术 061

第六章　脑脓肿手术 063
第一节　脑脓肿穿刺和导管持续引流术 063
第二节　脑脓肿切除术 064

第七章　颈部手术　066

第一节　甲状舌管囊肿（瘘管）手术　066

第二节　鳃源性囊肿（瘘管）切除术　068

第三节　颈部囊性淋巴管瘤切除术　070

第四节　甲状腺功能亢进症手术　072

第五节　甲状腺腺瘤切除术　073

第六节　甲状腺脓肿手术　074

第八章　胸壁畸形手术　075

第一节　漏斗胸手术　075

第二节　鸡胸手术　080

第三节　肋骨肿瘤切除术　081

第九章　胸膜手术　083

第一节　急性脓胸闭式引流术　083

第二节　慢性脓胸手术　085

第三节　乳糜胸手术　088

第十章　纵隔手术　092

第一节　纵隔感染手术　092

第二节　纵隔肿瘤手术　093

第十一章　肺及支气管手术　098

第一节　肺切除术　098

第二节　肺大疱手术　106

第三节　肺囊肿手术　108

第四节　肺隔离症手术　109

第五节　气管、支气管损伤手术　112

第十二章　食管手术　116

第一节　先天性食管闭锁与食管气管瘘手术　116

第二节　贲门失弛缓症手术　127

第三节　胃食管反流手术　131

第四节　食管狭窄手术　138

第五节　食管替代术　141

第十三章　膈疝及膈膨升手术　151

第一节　先天性膈疝手术　151

第二节　外伤性膈疝手术　159

第三节 膈膨升手术 161

第十四章 腹壁手术 166
第一节 脐膨出手术 166
第二节 腹裂手术 172
第三节 腹白线疝手术 174

第十五章 脐部手术 176
第一节 脐疝手术 176
第二节 脐肠瘘手术 179
第三节 脐尿管瘘手术 181

第十六章 腹外疝手术 184
第一节 腹股沟斜疝手术 184
第二节 腹腔镜疝囊高位结扎术 191

第十七章 肠系膜、大网膜囊肿、乳糜腹手术 195
第一节 肠系膜囊肿切除术 195
第二节 大网膜囊肿切除术 197
第三节 乳糜腹手术 198

第十八章 胃部手术 201
第一节 胃部分切除术 201
第二节 胃造口术 206
第三节 幽门环肌切开术 208

第十九章 十二指肠手术 212
第一节 十二指肠闭锁与狭窄手术 212
第二节 十二指肠前门静脉手术 217
第三节 先天性肠旋转不良手术 218

第二十章 小肠手术 223
第一节 小肠造口术 223
第二节 坏死性小肠结肠炎手术 228
第三节 先天性小肠闭锁与狭窄手术 232
第四节 胎粪性腹膜炎手术 238

第二十一章 先天性巨结肠症手术 241
第一节 经肛门拖出手术 242

第二节　腹腔镜辅助 Soave 拖出术　　　　　245

第三节　腹腔镜辅助 Duhamel 拖出术　　　　248

第四节　先天性巨结肠分期手术——肠造口术　　252

第五节　先天性巨结肠同源病的手术治疗　　255

第二十二章　阑尾及结肠切除手术　　　　　259

第一节　阑尾切除手术　　　　　259

第二节　大肠息肉及息肉病手术　　　　　266

第三节　炎症性肠病手术　　　　　272

第二十三章　直肠肛管手术　　　　　282

第一节　先天性直肠肛门畸形手术　　　　　282

第二节　肛门失禁手术　　　　　299

第三节　直肠脱垂手术　　　　　306

第四节　肛周脓肿及肛瘘手术　　　　　309

第二十四章　肝脏手术　　　　　318

第一节　肝外伤手术　　　　　318

第二节　肝脓肿引流术　　　　　322

第三节　肝母细胞瘤切除术　　　　　327

第四节　儿童肝移植术　　　　　335

第二十五章　小儿胆道手术　　　　　344

第一节　胆道闭锁 Kasai 术　　　　　344

第二节　先天性胆总管囊肿切除、胆道重建术　　351

第二十六章　小儿脾脏切除术　　　　　364

第二十七章　小儿门静脉高压手术　　　　　372

第一节　急性大出血的紧急手术　　　　　372

第二节　门静脉高压手术　　　　　377

第二十八章　胰腺手术　　　　　389

第一节　环状胰腺手术　　　　　389

第二节　胰腺囊肿手术　　　　　392

第三节　胰腺炎手术　　　　　396

第四节　胰腺结石手术　　　　　399

第五节　腹腔镜下环状胰腺手术　　　　　401

第六节 腹腔镜下胰腺坏死组织清除及引流术 403

第二十九章 腹膜后肿瘤手术 406
第一节 神经母细胞瘤手术 406
第二节 畸胎瘤手术 409
第三节 淋巴管瘤手术 411

第三十章 骶尾部畸胎瘤手术 413

第三十一章 肾脏疾病手术 418
第一节 肾盂输尿管连接处梗阻手术 418
第二节 重复肾手术 423
第三节 肾脏囊肿性病变手术 426
第四节 肾发育不良手术 429
第五节 异位肾、融合肾手术 430
第六节 肾外伤手术 430
第七节 肾结石手术 434
第八节 肾母细胞瘤手术 437

第三十二章 输尿管和膀胱疾病手术 440
第一节 输尿管膀胱交界处梗阻手术 440
第二节 输尿管中下段狭窄手术 443
第三节 输尿管异位开口手术 445
第四节 膀胱输尿管反流手术 448
第五节 巨输尿管症手术 453
第六节 输尿管损伤手术 455
第七节 输尿管结石手术 457
第八节 输尿管息肉手术 458
第九节 输尿管皮肤造口术 459
第十节 脐尿管囊肿手术 461
第十一节 膀胱憩室手术 462
第十二节 膀胱损伤手术 463
第十三节 膀胱结石手术 464
第十四节 膀胱造口手术 465
第十五节 膀胱横纹肌肉瘤手术 467

第三十三章 尿道、阴茎、阴囊及其他疾病手术 470
第一节 尿道下裂手术 470

第二节　尿道上裂手术　　　　　　　　　474

第三节　尿道瓣膜手术　　　　　　　　　476

第四节　尿道憩室手术　　　　　　　　　479

第五节　尿道外伤手术　　　　　　　　　480

第六节　尿道外口狭窄手术　　　　　　　484

第七节　尿道口囊肿手术　　　　　　　　484

第八节　尿道黏膜脱垂手术　　　　　　　484

第九节　尿道结石手术　　　　　　　　　485

第十节　阴茎腹侧弯曲手术　　　　　　　486

第十一节　阴茎阴囊转位术　　　　　　　487

第十二节　包茎手术　　　　　　　　　　488

第十三节　隐匿性阴茎手术　　　　　　　490

第十四节　蹼状阴茎手术　　　　　　　　491

第十五节　两性畸形手术　　　　　　　　492

第十六节　隐睾手术　　　　　　　　　　493

第十七节　鞘膜积液手术　　　　　　　　495

第十八节　睾丸扭转手术　　　　　　　　496

第十九节　睾丸附件扭转手术　　　　　　497

第二十节　精索静脉曲张手术　　　　　　498

第二十一节　睾丸肿瘤手术　　　　　　　500

第三十四章　骨软组织肿瘤手术　　　　　503

第一节　骨肉瘤手术　　　　　　　　　　505

第二节　骨囊肿手术　　　　　　　　　　506

第三节　骨纤维结构不良手术　　　　　　508

第四节　骨嗜酸性肉芽肿手术　　　　　　508

第五节　骨化性纤维瘤手术　　　　　　　509

第六节　非骨化性纤维瘤手术　　　　　　509

第三十五章　先天性骨科疾病手术　　　　511

第一节　先天性肌性斜颈手术　　　　　　511

第二节　先天性脊柱侧弯手术　　　　　　513

第三节　发育性髋关节发育不良手术　　　516

第四节　先天性髋内翻手术　　　　　　　523

第五节　先天性髌骨脱位手术　　　　　　525

第六节　先天性马蹄内翻足手术　　　　　527

第七节　先天性垂直距骨手术　　　　　　529

第八节　并指及赘生指畸形手术　　　　　　　　　　　532

第三十六章　骨与关节感染手术　　　　　　　　　　　544
第一节　急性慢性血源性骨髓炎手术　　　　　　　　　544
第二节　急性化脓性关节炎手术　　　　　　　　　　　546
第三节　骨与关节结核手术　　　　　　　　　　　　　547

第三十七章　儿童截肢手术　　　　　　　　　　　　　552

第三十八章　肢体不等长手术　　　　　　　　　　　　555

第三十九章　小儿股骨头骨骺缺血坏死手术　　　　　　562

第四十章　遗传、代谢和内分泌性疾病所致骨骼疾病手术　570
第一节　成骨不全手术　　　　　　　　　　　　　　　570
第二节　膝关节内外翻畸形手术　　　　　　　　　　　572

第四十一章　软组织和神经系统疾病手术　　　　　　　576
第一节　脑性瘫痪手术　　　　　　　　　　　　　　　576
第二节　臀肌挛缩症手术　　　　　　　　　　　　　　578
第三节　腘窝囊肿手术　　　　　　　　　　　　　　　580

索引　　　　　　　　　　　　　　　　　　　　　　　585

第一章 总 论

第一节 小儿外科发展简史

一、小儿外科的发展简史

17 世纪末妇产科医生 Fatio 出版了世界上第一本有关小儿外科问题的书籍；英国伦敦皇家儿童疗养所的 Cooper Forster 医生在 1860 年出版了《儿童外科疾病》；1908 年瑞士的 Fredet 和 1922 年德国的 Rammsted 采用幽门环肌切开术治疗先天性幽门肥厚性狭窄，成为现代小儿外科的起步。美国的 Ladd 被认为是现代小儿外科的创始者，他是多名美国著名小儿外科医师的老师，并且编写了《小儿腹部外科学》，成为小儿外科的经典。而英国的 Denis Browne 第一次认识到治疗儿童需要特殊训练的医师，是小儿外科手术领域的先驱，以其名字命名的丹尼斯·布朗奖是世界小儿外科领域的最高奖。小儿外科成为一个独立的专业是在第一次世界大战以后，第二次世界大战之后小儿外科进入成熟期，并迅速发展。

在中国，自秦汉以后，出现了以切除睾丸为主的"七岁净身"手术；《五十二病方》中记载了小儿腹股沟疝的修补术；隋代的巢元方描述了脐炎、膀胱结石；宋代的钱乙记录了丹毒、破伤风等疾病；明代的医学家王堂肯等描述了许多小儿外科疾病，如肠套叠、肛门闭锁等。新中国成立前的医学文献中偶见肠套叠、嵌顿疝的个案报告，但小儿外科这一概念仍然未出现。

1950 年以前，小儿手术由成人医院外科医生实施。20 世纪 50 年代开始，在新中国政府领导下，出现了专职的小儿外科，小儿手术死亡率有了明显下降。此后，儿科专家诸福棠提出现代儿科至少要有小儿外科，这是在中国第一次正式出现小儿外科一词。随后张金哲、马安全、佘亚雄、王赞尧、童尔昌等在全国创建了小儿外科，相继成立了相当规模的小儿外科病区。1954 年，小儿外科教学大纲拟定；1957 年开始编写小儿外科教科书，并进行小儿外科医师培训；1964 年，成立小儿外科专题讨论小组，同年正式出版了《小儿外科》双月刊；1980 年正式成立了中华儿科学会小儿外科学组，并正式批准出版了《中华小儿外科杂志》；1987 年正式成立了中华小儿外科学会，并先后成立了骨科、泌尿、心胸、麻醉及新生儿等专业学组。随着小儿外科水平的不断提高和专业研究的深入，小儿外科日益进步并受到重视，中国医师学会近年将小儿外科列为与内、外、妇、儿几个大专业平行的二级临床专业学科。1997 年张金哲当选中国工程院院士，2000 年获丹尼斯·布朗金奖。国内国外均肯定了我国小儿外科的发展。

随着经济的飞速发展，各地小儿外科中心都建立了小儿外科的亚专业，我国小儿外科的技术与疗效得到了很大的提高，已接近国际水平，有的技术甚至达到了国际先进水平。目前小儿器官移植手术、婴幼儿先天性心脏病手术得到快速发展，微创外科技术更是发展最为迅速的领域。各种专题讨论会、学术研讨会、国际性学术交流也不断进行，提升了小儿外科医师的专业水平，并提高了我国小儿外科的国际学术影响力。《武汉医学杂志小儿外科附刊》《中华小儿外科杂志》《临床小儿外科杂志》等小儿外科权威杂志先后创办，《中国医学百科全书——小儿外科分册》《小儿外科系列全书》《小儿门诊外科学》《实用小儿外科学》等权威书籍陆续出版。

二、小儿外科未来发展方向

随着小儿外科的不断发展，其发展方向也日趋明显：

1. 小儿外科微创手术医学的深度发展　　我国的小儿外科微创医疗潜力巨大。随着微创医学的日益发展，最终必将以最低的社会医疗成本满足患者最高的医疗需求。小儿外科的微创手术明显缩短了患儿的住院时间，降低了围术期药物的应用，从而降低了患儿总的医疗支出，同时也提高了医院病床周转率。然而，目前仍有一些亟需解决的问题。

（1）精准微创医疗体系的建立：对小儿各个系统复杂疾病，特别是采用高难度手术治疗"不可切除的病变"或者"不可治疗的畸形"时，进行三维重建，医生可通过旋转模型从任意角度观察患儿病变与周围管道系统及与周围脏器的联系等，从而正确判断该患儿疾病的手术可切除性，准确控制手术治疗各环节。手术导航系统的研发和实施，可较直观、全面地定位病变组织的范围，指导外科医生商讨切除病变组织区域，达到医学范畴内先天性疾病的手术根治性和彻底性，在虚拟环境下，对手术可行性等方面进行评估和论证，从而达到"以最小的创伤和最小的痛苦，获得最佳的治疗效果"的目标。

（2）小儿微创手术器械的研发：微创外科为小儿外科疾病的诊治带来了巨大的变革，近年来，随着"经自然腔道内镜手术"和"经脐单孔腹腔镜手术"理念的提出和应用，更小切口、最小创伤、最佳治疗效果和最佳美观度的微创手术已成为小儿外科医生面临的新挑战和致力追求的目标。而在微创技术的约束条件下，复杂的切割、止血、缝合手术操作变得非常困难，即使在这种情况下，无论是传统的微创技术还是机器人辅助的微创技术，均未有合适的此类器械产生。开发和研制适合小儿的微创手术器械已迫在眉睫。

2. 严重结构异常重建修复　　许多复杂的先天性畸形在外科治疗过程中需要各种修复材料进行结构和功能的重建，目前这类疾病的治疗仍是小儿外科的难点。自体组织移植必须从健康部位切取组织修复病损组织，增加创伤，对供区造成新的缺损，且自体组织供区也十分有限，因此这不是最佳的治疗方法。同种或异种组织移植克服了自体组织移植的缺点，但移植后的免疫排斥反应再加上供体来源的限制，至今尚不能广泛应用于临床。运用组织工程技术制成完全由自体细胞构成的材料来矫治这些畸形不仅从结构和功能上达到完美的重塑，而且新的材料可与机体愈合，并具生长潜能。因此特别适合小儿需要，可以避免因人工材料不能生长所需的再次或多次手术，极大地减轻患儿痛苦，提高治愈率。

3. 多学科协作治疗模式的建立　很多小儿外科疾病如恶性肿瘤等，常为遗传性、胚胎性，与相关基因的关系密切。疾病的早期发现、早期诊断、早期治疗有赖于筛查工作的进行，通过蛋白组学、转录组学等研究，研发相关诊断试剂盒或其他诊断手段，运用于临床早期诊断，必将为小儿外科疾病的治疗开拓出令人鼓舞的前景，在多学科协作诊治模式下，实施介入、影像学、免疫等综合治疗策略，能促进多学科协作治疗模式的发展和技术进步，做到真正的多学科协作治疗模式下小儿外科疾病的综合性治疗，能为患儿提供临床疾病的个体化、综合化、系统化、规范化的合理治疗方案，从而降低疾病的复发率、死亡率，提高患儿生存质量、生存率。

4. 人文医学发展观　治疗疾病并不是单纯地解决身体的问题，也应关注患儿的心理问题，并且考虑社会经济学问题，即"生理－心理－社会"模式，目前现代医学观念已经从生物医学观念转变为人文医学观念，小儿大多不能自行表达、诊治时不能配合，为小儿外科的人文医学发展提出了更大的挑战。如何将医学与人文统一，以"以人为本、科学发展、和谐健康"作为总纲，与患儿及患儿家属一起，解除患儿的痛苦，是在医学模式深刻变化的当今小儿外科医师应该思考及解决的问题。

（汤绍涛　普佳睿）

第二节　小儿生理特点

一、小儿年龄分期

处于不同发育阶段的儿童有不同的生理特点，根据小儿解剖生理特点，可将小儿分为7期。

1. 胎儿期　此期从受精卵形成至小儿出生为止，共40周，是十分重要的阶段，各组织器官处于形成阶段，此时母体受到感染、药物、放射性物质、创伤、疾病等影响，均可能影响胎儿的发育。

2. 新生儿期　自胎儿娩出时开始至28天之前，由于患儿刚刚脱离母体，适应能力较差，此时小儿的生长发育较为特殊，发病率及死亡率高。

3. 婴儿期　自胎儿娩出时开始至1周岁之前，此期生长发育最旺盛，对营养的需求高，消化道及免疫功能未完全成熟，因此容易患传染病、感染性和营养性疾病。

4. 幼儿期　1～3周岁为幼儿期，此时患儿自我保护能力及识别危险的能力差，容易发生意外伤害及中毒，应注意养成良好的饮食习惯，预防意外事故。

5. 学龄前期　3～7周岁入小学前，小儿体格生长稳步增长，智力发育较幼儿期迅速，与外界接触的机会增多，语言发展迅速，心理变化快，应注意良好行为习惯的培养及语言的训练。

6. **学龄期** 7 周岁至青春期开始之前，此时小儿体格生长稳步增长，除生殖系统外其他器官的发育到学龄期末已接近成人水平，求知欲望强烈，社交活动参与度大大增强。

7. **青春期** 一般在 10 ~ 20 岁，体格生长迅速，生殖器官发育成熟，身体及性的发育对其心理特征及社会活动有重大影响。

二、小儿的生理特点

小儿器官组织结构及生理功能处于不断生长发育的过程，解剖结构及生化技能都在不停发育和成熟，并且有其自身规律，下面就小儿各器官的特点进行具体分析。

1. **呼吸系统** 包括鼻、鼻窦、咽、咽鼓管、会厌、喉、气管、支气管、毛细支气管及肺泡等。小儿易发生呼吸系统感染、肺不张、呼吸衰竭等，与其生理特点有密切关系。

（1）上呼吸道：小儿鼻及鼻腔相对狭短、无鼻毛、黏膜血管丰富，易感染，易充血水肿而导致鼻腔堵塞，从而致使呼吸困难。鼻窦发育尚未完全，鼻窦口相对较大，急性鼻炎时，上颌窦及筛小房易感染而发生鼻窦炎。鼻泪管相对较短，瓣膜发育不全，咽鼓管短、宽、直、平，感染容易导致中耳炎。扁桃体在 1 岁后逐渐增大，4 ~ 10 岁发育达最高峰，14 岁退化，咽后壁组织疏松，容易形成脓肿而导致窒息。喉部较成人相对较窄，呈漏斗形，黏膜血管丰富，易充血水肿而导致呼吸困难，声门裂相对较窄，软骨较软，声带尚未完全发育，易发生声音嘶哑。

（2）下呼吸道：小儿器官及支气管管径狭小，气管直径在环状软骨处最细，约 0.4cm×0.5cm，左侧细长，右侧短粗，支气管异物常坠入右侧，纤毛摆动能力差，分泌物不易排出，易导致呼吸困难，黏膜血管丰富，易发生感染。小儿肺泡数目少，间质多，呼吸面积小，肺弹力组织发育差，血管丰富，肺含气量少，肺活量小，易发生感染。

（3）胸廓及呼吸肌：小儿胸廓呈桶状胸，呼吸肌不发达，主要为腹式呼吸，肋骨平，通气及换气的功能较差。

（4）呼吸频率及节律：年龄越小，呼吸频率越大，呼吸节律不齐。

2. **循环系统**

（1）心脏：小儿心脏体积相对成人较大，随年龄增长，心脏相对重量下降。新生儿及幼儿的心脏多为横位，学龄前儿童转为斜位，心脏纤维较细，心脏收缩能力不强，因此心率及脉搏较快，年龄越小，心率越快；心搏量较小，动脉弹性好，因此动脉压较低。调节心脏节律的神经未发育完全，心脏节律易发生变化。心脏较大、血管腔较大、血管总容量大，减轻了心脏的负荷。

（2）血管：小儿动脉相对较成人粗，动脉、静脉的口径差较小；毛细血管网丰富，口径粗大；血管总长度较成人短，血管壁薄而且柔软，弹性较小。

（3）血液：小儿血容量少，少量出血即可引起休克；血液中血浆水分较多，含凝血物质较少，凝血时间较长；红细胞含血红蛋白较多，有利于新陈代谢；中性粒细胞较少，淋巴细胞较多，因此传染病的发病率较高。

3. **消化系统**

（1）口腔：小儿口腔吸吮吞咽功能较好，口腔黏膜娇嫩、含有丰富血管，唾液分泌少，口腔易干燥，易感染。口底浅，不能即时吞咽唾液，常发生流涎。乳牙6～8个月萌出，2岁左右出齐，6岁开始换牙，12岁左右换牙完毕。

（2）食管：新生儿食管为漏斗状，黏膜脆弱、腺体发育不完全、肌层不发达，食管控制能力差，易发生反流，一般在8～10个月时症状消失。新生儿期食管长8～10cm，1岁时约长12cm，5岁时长16cm，学龄期儿童为20～25cm，成人食管长30cm。婴儿食管横径0.6～0.8cm，幼儿为1.2～1.5cm。

（3）胃：小儿胃略呈水平位，贲门发育弱，胃平滑肌发育不完善，胃易扩张，胃收缩能力差，幽门括约肌较好，易发生幽门痉挛而呕吐，胃消化液分泌少，胃液少，胃排空时间较慢，易发生胃潴留。

（4）肠：小儿肠管较长，以利于营养物质的消化及吸收，小儿肠壁黏膜肌层发育差，肠系膜长，结肠无明显结肠带及脂肪垂，升结肠与后壁固定差，易发生肠扭转及肠套叠，肠蠕动快，易发生肠道功能紊乱，肠壁薄，毒素及过敏原等容易入侵，易导致感染及过敏性疾病。

（5）肝胆：年龄越小肝脏相对体积越大，后肝脏的重量相对减少，正常婴儿常在锁骨中线右肋缘下约2cm处可及，3岁以后少数可触及，但不应超过1cm。肝脏血管丰富，再生能力强，不易发生肝硬化，但易受不利因素的影响，使肝细胞变性、坏死等。小儿肝脏具有造血功能，储存糖原少，易发生低血糖胆囊被肝叶遮盖，不易在肋缘下触及。小儿胆汁较少，消化、吸收脂肪的功能较差，但具有更强的防腐作用，可抑制肠道内细菌的生长。

（6）胰腺：小儿的胰腺功能接近成人水平，胰液分泌量随年龄生长而增加，胰液及其消化酶的分泌易受炎热天气及各种疾病的影响而被抑制，容易发生消化不良。

4. 泌尿系统

（1）肾脏：新生儿肾脏位置较低，相对较大，呈分叶状，肾皮质、肾小球滤过功能和肾小管分泌功能发育不全，肾脏吸收能力差，对抗利尿激素反应不足，浓缩功能差。由于通过泌尿系统是药物排出体外的主要途径，且小儿泌尿系统功能发育不全，因此应注意某些药物在体内蓄积。小儿肾脏支持装置较薄弱，肾脏位置不固定，肾周脂肪囊薄弱，肾脏易剥离。

（2）输尿管：小儿输尿管肌肉及弹力纤维发育不全，输尿管较宽，易受压屈曲，易发生尿潴留及感染。

（3）膀胱：小儿膀胱位置较高，常突出盆腔之上，随生长逐渐下降，肌层薄弱，弹性纤维组织发育不良，膀胱容量小，且神经系统对排尿调节作用差，小儿排尿次数多，且排尿控制能力差。

（4）尿道：男孩尿道较长，女孩尿道较短，尿道外口与肛门紧邻，易导致上行感染。

5. 中枢神经系统　出生时脑皮质平均厚度接近成人，脑细胞数与成人相同，但脑沟、脑回较浅，脑细胞体积、脑重量不断增长，脑细胞逐渐分化成熟，神经纤维逐渐增粗、长度增加，分支增多，神经髓鞘化逐渐完成。脊髓出生时发育较好，于2岁时接近成人。3～4月龄婴儿的原始神经反射逐渐消退，若未消退，提示其神经发育异常或存在颅内疾病。小儿神经系统未发育成熟，兴奋性较强，应减少不良刺激，对中枢抑制剂敏感，易发生中枢抑制。中枢神经系统容易受到药物的影响，血－脑屏障不成熟，药物易穿透，新生儿药物容易使脑脊液压力增加或形成脑水肿。

（汤绍涛　普佳睿）

第三节　围术期管理

一、术前评估及术前准备

1. 术前评估

（1）收集病史，包括现病史、既往病史、手术史、用药及过敏史、家族史等。

（2）完善体格检查、实验室检查、影像学检查及特殊检查。

（3）充分了解患儿病情，进行全面评估，制订适合的、个体化的治疗方案。

（4）手术时机的选择：择期手术若患儿存在呼吸道感染、发热、贫血、严重心肺功能不全、严重内环境紊乱等情况，应积极调整后再安排手术；急诊手术也应尽量在不延误手术时机的前提下，调整患儿状态后再进行手术。

2. 术前准备

（1）术前禁饮食：我国麻醉前禁食指南、美国麻醉学会、美国麻醉医师学会制定建议的禁食时间均为：清液体——2小时；母乳——4小时；牛奶、奶粉——6小时；固体——8小时。急诊手术患儿，按饱胃患儿处理。需延长禁食时间的患儿有：严重创伤患儿、消化道梗阻患儿、肥胖患儿、困难气道患儿、颅脑损伤、中枢神经系统疾病患儿等。

（2）术前用药及停药：儿童是否给予术前用药有较多争议，传统观念认为，术前用药有可缓解小儿的焦虑情绪、易于进行麻醉诱导等优点。但目前新的观点认为，术前用药有不良反应，且由于麻醉技术的进展，目前麻醉诱导快且较安全，术前用药反而可能增加麻醉的风险，并不推荐术前用药。抗凝药物、降压药、抗抑郁药、降糖药等，应根据患儿情况及药物的特性，在术前数天或手术当天停药。

（3）心理准备：充分向家长交代病情，安抚患儿及家长的紧张情绪，必要时可给予患儿术前镇静药。

（4）其他特殊准备：如备皮、皮试、备血、预防感染、肠道准备、调整全身状况等。

二、围术期液体管理

小儿围术期液体治疗的目的在于提供维持机体所需的液体、补充术前禁食和手术野的损失量，维持电解质、血容量、器官灌注和组织氧合正常。液体量和组成应适应患儿的状况、手术的类型及术后所期待患儿出现的状态。有研究表明，液体治疗能影响外科患者的预后。应针对患者制订个体化、合理的液体治疗方案，并反复评估，根据不同的治疗目的、疾病状态及阶段不断调整。

1. 术前评估

（1）术前禁食：择期手术的患儿，尽量缩短禁饮食时间，可以让患儿更加舒适并使机体不缺水，必要时应给予静脉补充液体。严重创伤、肠梗阻并伴有胸、腹水的患儿可能存在进行性的血容量的丢失和第三间隙的液体转移。

（2）脱水的判断：术前有发热、呕吐和腹泻等临床情况者可伴有不同程度的脱水。婴幼儿可通过观察黏膜、眼球张力和前囟饱满度对失水程度进行粗略评估。儿童体重减轻是判断脱水的良好指征。

2. 输液量的确定 包括维持量及补充量。

（1）维持量：为维持机体代谢所需量，与机体代谢密切相关。补充生理需要量，可根据体重、热卡消耗和体表面积计算。手术期间根据患儿体重按小时计算。

术前禁食水但无低血容量的患儿、不存在体液异常丢失的患儿，可按照维持性液体治疗。正常条件下每代谢 1kcal 热量需 1ml 水。10kg 以下小儿的液体需要量为 4ml/（kg·h）；10 ~ 20kg 小儿第一个 10kg 的液体需要量为 4 ml/（kg·h），第二个 10kg 的液体需要量为 2ml/（kg·h）；20kg 以上小儿第一个 10 kg 的液体需要量为 4ml/（kg·h），第二个 10kg 的液体需要量为 2ml/（kg·h），超过 20 kg 的液体需要量为 1ml/（kg·h）。

足月新生儿出生后最初几天因丢失水分，液体的维持需要量减少；早产儿的液体维持需要量应增加，并应每日监测体重和电解质，及时确定治疗方案；发热、多汗、呼吸急促、代谢亢进（如烧伤）、处于暖箱中或光照治疗中的患儿，失水量将明显增加，应增加液体量；心肺功能不全、营养不良等患儿，可适当减少液体量。

（2）补充量：补充液体的丢失包括术前禁饮食缺失量、消化液丢失（腹泻、呕吐、胃肠引流等）、第三间隙滞留量、手术创伤导致的局部液体丢失或失血量、麻醉导致的液体丢失量等。

1）术前缺失量：补充术前丢失的液体不足，可能导致术中循环、呼吸系统不稳定，禁饮食缺失量可根据生理需要量 × 禁饮时间计算得出，也可根据脱水征象判断丢失程度，特别是存在低血容量的情况时，应立即补液。

2）补充术中损失量：与手术的种类、手术操作时间、器官暴露程度、室内温度计湿度等相关，一般小手术为 2ml/（kg·h）、中等手术为 4ml/（kg·h）和大手术为 6ml/（kg·h），腹腔大手术和大面积创伤时失液量可高达 15ml/(kg·h)，并应根据术中检测的结果进行调整。

3. 输液种类 围术期输液类别包括晶体液和胶体液，晶体液可用于血容量缺失，胶体液可维持血管内渗透压，应根据患儿的需要，并考虑液体的电解质、含糖量和渗透浓度进行选择。多数小儿术中给予无糖溶液；新生儿及婴幼儿、长时间手术的患儿一般使用低糖溶液（1% ~ 2.5%）；早产儿、患儿母亲为糖尿病、全肠外营养的患儿可使用 2.5% ~ 5% 的溶液。

4. 围术期输血 小儿血容量相对较小，应尽量精确估计失血量，早产儿血容量为 90 ~ 100ml/kg；足月新生儿为 80 ~ 85ml/kg；小于 1 岁婴儿血容量为 75 ~ 80ml/kg，儿童血容量为 70ml/kg。可根据皮肤色泽、体温、心率、血压、中心静脉压、纱布重量、吸引瓶内血液量、术中血细胞比容和血红蛋白等进行评估。预计术中出血量可能达血容量 10% 或以上者，术前应查血型并充分备血，失血量小于 20%，可考虑使用平衡液及血浆代用品，一般可按失血量的 3 倍补充平衡液及血浆代用品，失血量达 20% 以上应开始输血，术中出现失血就必须积极进行补充容量，可输注适量的胶体液，输注 4ml/kg 的浓缩红细胞可增高血红蛋白 10g/L。

5. 注意事项

（1）监测体温、心率、血压、中心静脉压、电解质、尿量、脱水程度、血气、血糖等指标。

（2）控制输液速度及输液量，可使用微泵进行输液。

（3）强调个体化液体治疗。

（4）迅速纠正低血容量。

三、围术期疼痛管理

小儿疼痛的敏感性高、疼痛反应强烈、对疼痛的回避性强、疼痛持续时间短、器官代偿能力差、新陈代谢快，小儿无法准确描述而难以进行疼痛评估，小儿的术后疼痛管理往往被忽视。但小儿的疼痛管理是很重要的，应给予足够重视。

可通过自我评估、行为学评估、生理学评估等方法进行小儿疼痛的评估。评估方法包括视觉模拟评分法、数字等级评定量表、脸谱疼痛评估法、Oucher 疼痛评分、CRIEES 评分、FLACC 评分、CHEOPS 评分等，应注意根据患儿不同的年龄、语言能力、认知水平、评估方法特性等进行选择，也应注意多种评估方法的联合使用，注意与患儿、家长、监护人等相关人员进行交流，进行全面评估。

应根据小儿的特点、手术类型、手术部位等选择不同的镇痛方案。主要包括：

1. 局麻药物　可通过手术切口、神经丛、神经干、椎管等途径使用，包括利多卡因、丁哌卡因、罗哌卡因等药物，局麻药联合阿片类药物可以达到协同作用，还可降低两者的不良反应。

2. 非甾体抗炎药　适用于轻、中度疼痛，可单用或与阿片类药物联合使用。目前常用的是布洛芬、双氯芬酸、对乙酰氨基酚等药物。但应注意其可能影响凝血功能、导致消化道溃疡、加重哮喘、影响肝肾功能等不良反应。

3. 阿片类镇痛药　其中弱阿片类药物包括可待因、曲马朵等，阿片类药物包括吗啡、芬太尼等。应注意，阿片类药物可能导致恶心、呕吐、尿潴留、呼吸抑制等，应注意观察并处理其不良反应，联合使用非阿片类镇痛药可减少其用量及不良反应。

4. 非药物疗法　包括心理干预、分散注意力、催眠等。另外，蔗糖目前被认为是新生儿时期最主要的非药物镇痛疗法。

小儿术后镇痛应注意，充分进行评估，术后早期可规律给药，后期按需给药，个体化给药，观察药物治疗的效果及不良反应，进行疼痛管理的人员应进行充分的培训，以安全、有效地进行疼痛管理。

四、围术期护理

1. 术前　做好患儿状况的评估、完善患儿核对项目。术前访视，了解患儿的病情及家属的身心状况，根据交接单上的内容，严格核对患儿的信息，做好准备后，用诱导的方法将患儿带进手术间，消除其恐惧和紧张情绪，尽量使其配合麻醉师及手术医师的操作。麻醉前、切皮前与麻醉医生、手术医师再次核对患儿身份。

2. 术中 适当而舒适的手术体位可避免压伤、有利于患儿的放松，使手术顺利进行，防止术后皮肤的破损，防止患儿坠床、管道脱出等。正确操作各种仪器，防止烧伤、爆炸、烫伤、电伤等。根据年龄及手术部位决定穿刺部位，根据手术的大小及静脉的粗细选择输液针，精确估计输液量及输血量。应严格清点各种手术物品，确保无误后方可关闭切口。术中监测体温，防止术中体温过低或过高。

3. 手术结束 密切观察病情变化，注意保暖，保持呼吸道通畅，保证各管道通畅及固定良好，防止坠床、静脉输液针脱出等。将患儿安全移到手术平车上并送返病房。认真做好记录，完整地进行交接班。

（汤绍涛　普佳睿）

第四节　液体疗法、营养及要素饮食

一、液体疗法

小儿处于生长发育的时期，新陈代谢旺盛，体液分布有其特点，特别是新生儿和婴儿维持水、电解质及酸碱平衡的功能不尽完善，故小儿很容易出现水、电解质及酸碱平衡失调。小儿液体疗法的目的是短时间内恢复和调整循环系统的液体量，纠正小儿体内水、电解质平衡紊乱，稳定细胞内外的电解质成分，使机体能够很好地耐受麻醉与手术的打击，顺利度过手术期及后期。因此液体疗法是极其重要的环节。

1. 小儿体液平衡的特点

（1）小儿体液总量：年龄越小体液总量占体重的百分比越高，新生儿体液占体重的80%，＜2岁的婴幼儿占70%，2岁至成人占60%。体液中分布在细胞内和细胞外的量也因年龄而异，小儿细胞外液较成人多，新生儿细胞外液占体重的40%，＜2岁者为25%，2岁至成人占20%。

（2）小儿体液代谢的特点：小儿新陈代谢旺盛，生长发育快，体表面积相对较成人大，活动增加，体温高，呼吸快，不显性失水多，需水量也较成人多，且年龄越小，每日需水量越多；小儿水交换快，较成人快3~4倍；小儿肾脏浓缩功能差，排钠及产氨的能力差，调节酸碱能力差，对缺水的耐受力差。由于小儿体液调节功能相对不成熟，故小儿更容易发生脱水、电解质及酸碱平衡紊乱。

2. 小儿体液平衡紊乱

（1）脱水的性质：体液丢失时，水与电解质损失的比例不同，导致体液渗透压改变，临床上将脱水分为等渗性、低渗性和高渗性脱水。

1）等渗性脱水：体液渗透压偏低或正常，血清钠正常（130~150mmol/L），细胞内容量保持原状，临床表现取决于细胞外液的丢失，常见于急性肠梗阻、呕吐、胃肠减压、肠瘘和大量腹泻时，此时细胞内液正常或内、外液均减少，血容量减少。

2）低渗性脱水：体液渗透压降低，血清钠浓度降低（＜130mmol/L），水从细胞外进入细胞内，常见于小儿长期呕吐、腹泻、营养不良、长期禁盐、肠瘘及严重烧伤时，电解质丢失多于水的丢失，此时尿量减少、尿比重降低、休克、脑水肿、酸中毒、低血钾、低血钙、低血镁等。

3）高渗性脱水：体液渗透压升高，血清钠升高（＞150nmol/L），水从细胞内转移至细胞外，常见于严重感染或败血症、高热、大量出汗、补充水分不足等，导致水的丢失多于电解质的丢失。此时尿量减少、烦渴、肌张力增高、氮质血症等。

（2）脱水的临床表现：主要从脱水占体重的比例、皮肤弹性、口干程度、眼泪、前囟、眼眶等方面判断，按脱水程度不同表现为轻、中、重三种程度。

1）轻度脱水：失水量小于体重的5%（50ml/kg），患儿有轻度口渴、黏膜稍干、皮肤弹性稍差、前囟及眼眶稍凹陷、尿量略减少、血压及脉搏基本正常、哭时有泪、呼吸正常。

2）中度脱水：失水量为体重的5%～10%（50～100ml/kg），症状表现为有明显的口渴、皮肤弹性差、精神委靡、前囟及眼眶凹陷、四肢发冷、脉搏细速、尿量减少、哭时泪少、呼吸深快。

3）重度脱水：失水量大于体重的10%（100～120ml/kg），小儿极度口渴、烦躁或意识障碍、皮肤弹性很差、前囟及眼眶明显凹陷、四肢厥冷、血压下降、脉搏细速、尿量极少或无尿、哭时无泪。

（3）脱水的治疗

1）生理需要量：如前面所述，小儿因年龄不同，需水量也不同。一般生理需要量为60～80ml/kg。一般以1/5～1/4张溶液进行补充，应在24小时内匀速滴入。

2）累积损失量的补充：按脱水程度、性质决定补液的量、成分及速度，轻度脱水按40～60ml/kg补液，中度脱水按80～100ml/kg补液，重度脱水按100～120ml/kg补液。等渗性脱水用3∶2∶1溶液；低渗性脱水用4∶3∶2溶液，高渗性脱水用1/5～1/3等渗溶液。输液速度一般在8～10ml/（kg·h），8～10小时内输入。

3）继续损失量：一般使用1/3～1/2张溶液，10～40ml/kg，也应在24小时内匀速滴入。

如上所述，全天补液总量包括生理需要量、累计损失量、继续损失量计算，轻度脱水为90～120ml/kg，中度脱水为120～150ml/kg，轻度脱水为150～180ml/kg。

3.电解质代谢紊乱

（1）钾代谢紊乱

1）低钾血症：血钾低于3.5mmol/L，由钾丢失过多、钾摄入量不足、钾分布异常等导致，常见于肠梗阻、长期禁食或胃肠减压、肠瘘、胃肠引流等。表现为乏力、肌张力减低、恶心、呕吐、腹胀、麻痹性肠梗阻、心音低钝、心律失常、心电图ST段下降、尿浓缩功能差等。治疗包括病因治疗、补充钾盐，若可进行口服，口服补钾及静脉补充更加安全，应注意血清钾的监测、心电监护，液体中氯化钾的浓度不超过3%，应缓慢输入。

2）高钾血症：血钾高于5.5mmol/L，由钾摄入过多、排出过少、钾从细胞内转移至细胞外导致。常见于重外伤或大面积烧伤、缺氧或酸中毒、急性肾衰竭、肾排钾减少等。表现为口唇麻木、面色苍白、心动过缓、心律失常、心电图 T 波高尖、P 波消失，严重时心脏停搏。治疗包括注射钙剂、碳酸氢钠、高渗葡萄糖、胰岛素，应用利尿剂、阳离子交换树脂、透析等，并需进行心电监护，防止心律失常。

（2）钠代谢紊乱

1）低钠血症：血清钠浓度低于 130mmol/L，主要表现为细胞内水肿、神经肌肉应激性增加，如脉细速、精神委靡、肌张力下降、意识障碍等。可使用 3% 氯化钠溶液治疗，但应注意缓慢补充，水中毒时应警惕肺水肿及心力衰竭。

2）高钠血症：血清钠大于 150mmol/L，由于体内水缺失及摄盐过多导致，表现为口渴、尿量减少、烦躁、意识障碍、肌张力增高等。注意补充水分，进行利尿，不宜输入张力过低的液体，监测尿量，输液速度不可过快。

（3）钙和镁代谢紊乱

1）低钙血症：血清钙低于 1.88mmol/L，常见于维生素 D 缺乏、甲状腺功能低下、利尿剂过量等，表现为神经肌肉兴奋性增高，可出现手足抽搐等，可使用葡萄糖酸钙进行治疗。

2）低镁血症：血清镁低于 0.65mmol/L，由于摄入不足、肾脏排泄过多等，常见于肠瘘、长期禁食和大面积烧伤等，表现出与低钙血症相似的症状。可用硫酸镁进行治疗，但应注意血压及呼吸情况。

4. 酸碱平衡紊乱

1）代谢性酸中毒：可能为细胞外液产生酸过多或排出障碍、细胞外液碳酸氢钠丢失过多导致。常见于呕吐、腹泻、感染、饥饿、缺氧、休克等。表现为呼吸快、唇色为樱红色、呼出的气体含酮味、心率增快、意识障碍等。血 pH < 7.35，二氧化碳结合力下降，标准重碳酸盐（SB）下降，碱剩余（BE）下降，可分为轻、中、重三度。纠正酸中毒首先要保证有效血循环，轻度的代谢性酸中毒无需纠正，中度及重度代谢性酸中毒需补碱，根据血气分析调整剂量，并需注意补钾及补钙。

2）代谢性碱中毒：由于体内酸丢失或碳酸氢盐的增加导致，见于幽门梗阻、长期胃肠减压及呕吐导致的大量钾和氯丢失。表现为呼吸浅慢、手足麻木或抽搐、躁动等症状。血 pH > 7.45，二氧化碳结合力升高，血氯下降，SB 及 BE 升高。应停用碱性药物，输注 5% 葡萄糖盐水或生理盐水，同时纠正低血钾、低血钠及低氯血症。

3）呼吸性酸中毒：各种病因引起的呼吸功能障碍导致。常见于呼吸道梗阻、换气不足、中枢抑制等，表现为乏力、气促、发绀、意识障碍、血压下降、心脏停搏等，二氧化碳结合力升高，PCO_2 升高，BE 及 SB 正常。治疗应诊治原发病，改善呼吸功能，必要时人工通气维持体液及热量的需要。

4）呼吸性碱中毒：由肺换气过度导致，常见于高热、昏迷、脑炎、过度哭闹或过度换气等，表现与代谢性碱中毒相似，血二氧化碳结合力下降，pH 增加。治疗主要针对原发病，无需特殊治疗。

二、营养支持治疗

小儿处于生长发育期，手术创伤会导致机体对营养物质的合成和利用发生障碍，若不加强围术期营养支持，可能会出现营养不良、免疫力下降、营养相关并发症，影响术后恢复、手术并发症、死亡率等。近年来，小儿围术期的营养支持治疗越来越受到重视，在营养支持方案及途径等方面，均取得了较大的进展。

1. 营养状况评价　临床上常采用体重、身高及其变化进行判断的方法，包括年龄别体重、年龄别身高、身高别体重等，可将营养状况分为正常、轻度营养不良、中度营养不良、重度营养不良，另外，应对有营养风险的患儿进行既往病史、饮食调查、体格检查、人体测量、相关实验室检查等方面评估。

2. 肠外营养（parenteral nutrition，PN）　指患儿不能经肠道喂养时，由静脉供给能量等物质以满足机体代谢及生长发育需要的营养支持方式，满足肠外营养的适应证包括患儿营养状况良好，预计两周或更长时间不能经胃肠道进食；营养状况差，预计 5 天以上不能经胃肠道进食，或不能满足人体需要；应激或高代谢状态。肝肾功能不良、严重水电解质紊乱及酸碱平衡失调、休克、重度缺氧、高胆红素血症、血小板减少等情况，应慎用肠外营养。

（1）肠外营养的成分：葡萄糖是主要能源物质，但不能仅使用葡萄糖作为能量来源，外周静脉注射葡萄糖浓度应小于 12.5%，中心静脉应小于 30%，必要时可使用胰岛素。脂肪乳剂可提供人体必需脂肪酸，可分为长链及中链脂肪乳，血三酰甘油高、血总胆红素高、血小板减少、肝功能不良、呼吸衰竭的患儿应慎用脂肪乳剂，应检测血脂浓度、血胆红素、肝功能、清蛋白等指标。氨基酸是肠外营养的唯一氮源，小儿处于生长发育阶段，需要更多的氨基酸品种，尤其是 2 岁以下的小儿，应选用小儿专用氨基酸。微量元素包括铁、铬、铜、碘、锌等，可由微量元素制剂提供，但应注意监测，避免过量。维生素一般含 13 种，由维生素混合剂提供。肠外营养也可进行双瓶输注、全合一输注，原则是由少到多、由浓到淡、由慢到快，持续、匀速地输入。

（2）肠外营养的途径：短期进行肠外营养可使用周围静脉，周围静脉操作简单，并发症较少，但其维持时间短，一般不推荐连输输注时间超过 10～14 天。一般用于轻度营养不良患儿，或不能进行中心静脉置管的患儿，由于其不能耐高糖浓度，故不能用于糖利用障碍患儿。长期使用肠外营养应使用中心静脉，包括颈内、颈外、锁骨下静脉，或经外周静脉置入中心静脉导管（PICC），可以输入较高浓度的葡萄糖，操作方便，使用时间长，但发生血栓、感染等并发症的概率较高。

（3）肠外营养的并发症：可分为机械性、感染性和代谢性。与中心静脉导管置管有关的并发症包括气胸、血管损伤、神经损伤、空气栓塞、血肿、导管折断、血栓形成等；感染性并发症包括导管相关的感染及内源性感染；代谢并发症包括糖代谢紊乱（高渗性非酮性高血糖昏迷、低血糖）、脂肪代谢紊乱（必需氨基酸缺乏、高脂血症）、蛋白质代谢紊乱（高血氨症、肾前性氮质血症）、电解质紊乱、酸碱平衡紊乱、微量元素缺乏、胆汁淤积型肝炎、胆石症、肝功能损害、肠道黏膜屏障受损等。

（4）观察指标：生命体征、体重及营养状况的测定、出入量、导管位置及插管部位观察、输液速度、生化指标、血常规、凝血功能、血气分析等。

3. 肠内营养　长时间的肠外营养，可能导致肠黏膜萎缩、肠道细菌及内毒素移位，早期的肠内营养（enteral nutrition，EN）有利于保护肠道黏膜，防止肠道细菌移位。另外，肠内营养还有价格低、安全、并发症少、抗原性弱、方法简便等优点。对于肠外营养及肠内营养的选择，目前认为，应用全营养支持，首选肠内营养，必要时肠内营养及肠外营养联合应用。对于需要进行完全肠外营养的患儿，应注意由完全肠外营养有计划、有步骤地过渡至肠内营养结合肠外营养，最后过渡至完全肠内营养。

肠内营养的适应证包括不能经口进食、但胃肠道仍有功能，短肠综合征与肠内营养合用，胃肠瘘，重症胰腺炎等；禁忌证包括完全性肠梗阻、麻痹性肠梗阻、严重消化道出血、腹泻或呕吐严重、严重吸收不良综合征。

（1）肠内营养的成分：可分为成分型、非成分型及模块型。成分型包括氨基酸型及短肽型，非成分型包括整蛋白型。胃肠功能正常者使用整蛋白型制剂；胃肠功能低下时，使用氨基酸型、短肽型制剂。选择肠内营养制剂时，应注意婴幼儿采用母乳或接近母乳的配方，另外应考虑胃肠道功能、脂肪及糖的耐受情况、疾病情况等。

（2）肠内营养的途径：口服是在非自然饮食条件下，口服易吸收的中小分子营养素配制的营养液。管饲营养用于上消化道通过障碍者，可通过颈食管、胃管、经皮胃造口、空肠造口等，注入肠内营养制剂。

（3）肠内营养并发症：包括胃肠道并发症，如腹泻、恶心、呕吐等，与营养剂选择不当、滴速过快、乳糖酶缺乏、吸收不良、胃潴留等有关；代谢并发症如水和电解质平衡紊乱、高血糖、维生素缺乏、脂肪酸缺乏等；感染并发症如营养液污染、管道污染、误吸等；其他包括黏膜糜烂及坏死、管道移位、管道拔出困难、造口周围渗漏、造口出血等。

（4）观察指标：代谢及营养状况的监测、胃肠道耐受性的监测、血糖、血脂、电解质、肝肾功能等。

（汤绍涛　普佳睿）

013

第五节　重症监护及心肺复苏

一、重症监护

重症监护（intensive care）是通过集中使用最先进的医疗检测及治疗手段，对危重患儿进行连续、系统的观察，通过有效的干预措施，提供规范的、高质量的救治技术，降低死亡率，改善生存质量。儿科重症监护病房（pediatric intensive care unit，PICU）可为危重患儿提供全面、及时、有效的救治；而新生儿重症监护病房（neonatal intensive care unit，NICU）是集中救治危重新生儿的病室，对医护技术力量、仪器设备的要求更加严格。

1.重症监护的收治对象　临床上，病情在多种因素的作用下，发展到危险严重阶段，具有不可预测性且多变，应争分夺秒地识别病情并尽快进行治疗。急危重症患儿主要包括器官衰竭、各种休克、大出血、窒息、昏迷、濒死状态、急性中毒、电击伤、重症哮喘、严重创伤、多发伤等，这类患儿就需要进行重症监护。

2.重症监护的内容　监测重点：动态观察病情变化、及时处理。

（1）一般监测内容：体温、皮肤黏膜、神志、瞳孔、出入量、脉搏、呼吸、血压等。

（2）循环功能监测：通过观察患儿的皮肤黏膜、温度等，评价组织血流灌注的情况；心电图监测可观察心率、心律，可及时发现各种心律失常，并及时处理如电击除颤、心脏起搏等；动脉血压的监测包括无创及有创两种，可反映心排血量、心肌收缩力、周围血管阻力等，是判断休克的重要指标；中心静脉压指右心房及胸腔内上、下腔静脉的压力，可通过压力值间接反映右心容量，主要用于休克、需要大量补液及应用血管活性药物治疗等患儿的监测；肺动脉压通过肺动脉插管监测肺动脉压、肺动脉楔压等，可反映左心室前负荷，肺动脉压升高提示各种原因引起的肺血流量增多如肺水肿等；心排血量的监测可包括心阻抗血流、超声心动图、多普勒心排血量监测、二氧化碳无创心排血量监测等，主要适用于需要监测心肌功能的疾病，可指导调节输液及药物治疗。

（3）呼吸功能监测：一般监测包括面色、神志、呼吸运动、呼吸频率及节律、呼吸系统的体检、呼吸道分泌物等；胸片可了解气管插管等管道或导线的位置、有无气胸、肺不张、肺炎、心脏等情况；超声检查可了解是否存在胸膜增厚及胸腔积液，可引导胸腔穿刺；氧浓度监测可早期发现低氧血症，并可避免长时间吸入高浓度氧造成的氧中毒；动脉血气分析可监测肺的氧合及通气功能，判断是否存在酸中毒或碱中毒；混合静脉血氧分压与氧饱和度结合，可了解氧合、循环功能及组织利用氧能力的综合指标；呼气末二氧化碳可以监测通气，并能反映循环功能及肺血流情况。

（4）神经系统功能监测：需密切观察患儿意识状态，包括睁眼、语言及运动方面，进行 Glasgow 昏迷评分；观测患儿瞳孔对光反射、各种病理反射、记录、肌张力、感觉、脑膜刺激征等；脑电图为无创监测，对癫痫、颅内占位、中枢神经系统疾病有一定诊断价值，可协助诊断及治疗颅内高压；颅内压监测包括无创及有创，无创监测是将传感器植入颅内，通过记录压力变化的曲线判断颅内压力的变化及其对脑功能的影响，是一项重要观察指标。

（5）肾功能监测：是否存在水肿、高血压、腹水等；尿的性状、24 小时尿量反映了肾功能是否受损、是否存在休克等；尿常规、尿比重、尿细胞学、尿生化等检测，血尿素氮、血肌酐、肌酐清除率等可反映肾功能；其他包括尿钠、肾衰竭指数等。

（6）其他：包括电解质及酸碱平衡、血液系统、肝功能等其他监测。

3. 重症监护的治疗

（1）呼吸支持

1）开放气道：应清除呼吸道异物，抬头或提颏开放气道，若需建立人工气道，应立即行气管插管或气管切开。

2）有效吸氧：通过吸入不同浓度的氧，使动脉血氧分压升高，缓解或纠正低氧血症，可分为低流量吸氧（鼻导管、面罩、球囊面罩吸氧）及高流量吸氧（Venturi 面罩）。

3）若患儿吸入高流量氧气后仍有低氧血症，应进行持续正压通气治疗（continuous positive airway pressure，CPAP），也可用于有创通气撤机后的过渡性治疗，可使通气不良的肺泡复张，改善氧合，但要求患儿有一定自主呼吸能力，并可进行有效咳嗽。

4）机械通气：若为呼吸衰竭、需保护气道、严重低氧血症、复杂重症手术后等情况，应进行机械通气。机械通气的模式可以决定呼吸机如何开始吸气，以及如何对患儿的自主呼吸进行反应，常用的通气模式有控制通气（control mode ventilation，CMV）、同步间歇指令通气（synchronized intermittent mandatory ventilation，SIMV）、呼吸末正压通气治疗

（positive end expiratory pressure，PEEP）、压力支持通气（pressure support ventilation，PSV）、反比通气（inverse ratio ventilation，IRV）等。进行机械通气时，应持续监测氧合及通气情况，并进行呼吸道管理，并给予湿化气体、胸部理疗、吸痰、镇静等相关治疗，当患儿氧合良好、二氧化碳分压正常、呼吸衰竭已纠正、循环功能稳定、自主呼吸稳定、呼吸及吞咽反射恢复、神志清楚后，可以撤离呼吸机。

（2）循环支持：在纠正基础病因的同时，及时达到正常的血流动力学及恢复组织的灌注是非常重要的，应进行血流动力学的监测，及时了解心血管功能的变化，评估心血管功能，调节心脏的前负荷、后负荷及心肌收缩力。

1）前负荷：静脉回流量增加，心脏前负荷增加，有效循环血量减少，前负荷降低。心内分外流性疾病、瓣膜关闭不全可使前负荷增加。在前负荷过低时，增加前负荷、补充血容量可增加心排血量，可减少脏器特别是肾脏受损的机会。在前负荷过高时，使用静脉血管扩张剂如硝酸甘油等，可减少回心血量，减轻心脏的前负荷。

2）后负荷：主要取决于动脉的顺应性、外周血管阻力、血液黏度、循环血容量。后负荷过高会增加心室射血阻力，增加心肌耗氧量，过低会影响组织灌注，导致重要脏器缺血，合理使用血管扩张剂，可降低周围阻力、增加心搏量、减轻心脏后负荷。

3）心肌收缩力：是维持心功能的基础，任何造成心肌受损及过多做功的因素均可使心肌收缩力下降。应去除导致负性肌力的因素如缺氧、酸中毒等，必要时可选用正性肌力药如多巴胺等，增加心脏收缩力。

（3）肾脏功能支持：需要重症监护的患儿常发生肾功能不全，但大多为继发性肾脏损害，应监测尿、肾功能等。在进行病因治疗的同时，纠正低氧血症，保护心血管功能，维持足够的血容量及组织灌注，避免钠超负荷，解除尿路梗阻，尽量避免使用肾脏毒性药物，处理肾功能不全引起的高钾血症等严重情况，必要时进行血滤、透析等肾脏替代治疗。

（4）其他：包括神经功能、肝功能、凝血功能等重要脏器系统的维持，并维持水、电解质平衡，进行营养支持治疗等。

二、心肺复苏

呼吸、心搏骤停是必须立即进行急救的措施，对呼吸、心搏骤停采取的一系列急救措施，使心脏、肺脏恢复正常功能，使患儿生命得以维持，称心肺复苏（cardiopulmonary resuscitation，CPR），而复苏的最终目的是恢复患儿的神志及生活能力，故也称为心肺脑复苏。目前小儿心肺复苏成为儿科急救中常见的技术之一，在危重患儿抢救方面起着决定性作用。

1. 呼吸、心搏骤停的原因

（1）突发的意外事件：严重创伤、溺水、电击、中毒、窒息、自杀等。

（2）小儿先天性疾病、早产并发症、婴儿猝死症及气道梗阻等。

（3）各系统疾病的恶性进展，以及其导致的严重酸中毒、电解质紊乱等。

（4）各种原因导致的休克。

（5）手术及临床操作中的意外事件，如心包穿刺、气管插管、介入治疗、胸腔手术、气道吸引、药物的使用等。

2.呼吸、心搏骤停的临床表现 意识突然丧失、昏迷、抽搐，面色苍白或发绀，大动脉搏动消失，心脏停搏或心动过缓，呼吸停止或呼吸不规则、缓慢，双瞳散大，大小便失禁等，一旦诊断，应立即进行心肺复苏，以免延误抢救时机。

3.心肺复苏方法 心肺复苏包括儿童基本生命支持（PBLS）、儿童高级生命支持（PALS）及持续生命支持（PLS）。

（1）儿童基本生命支持：防止呼吸、心搏骤停，尽早进行心肺复苏，迅速启动急救医疗服务系统。

1）迅速评估：周围环境是否安全，患儿的意识状态、是否存在气道阻塞、大血管搏动等，需在10秒内判断是否需要进行心肺复苏。

2）迅速实施CPR：2010年美国心脏协会对2005年小儿心肺复苏与心血管急救指南进行了修订，将"A（airway）—B（breathing）—C（circulation）"的复苏程序更改为"C—A—B"，即从胸外按压开始，而不是从人工呼吸开始。

胸外按压：将患儿置于硬板上，新生儿或婴儿患者，将两手指置于乳头连线下方，或双手环抱拇指按压；儿童用单手或双手于乳头连线水平按压胸骨；大的患儿将一手掌根置于胸骨下半部，将另一只手的掌根置于第一只手上，手指不接触胸壁进行按压，用力按压和快速按压，减少胸外按压的中断，每次按压后胸部须回弹。按压深度为胸部前后径的1/3，按压频率至少为100次/分，按压通气比为30∶2（单人）及15∶2（双人）。

开放气道：患儿仰卧，清理呼吸道，仰头抬颏法（不怀疑存在头部或颈部损伤的患儿）、托颌法（怀疑可能存在头部或颈部外伤的患儿）开放气道。

人工通气：现场急救采用口对口（较大儿童）或口与口鼻（较小婴儿）进行通气，吹气应持续1秒以上。在院内进行人工呼吸可使用气囊面罩通气，中指、环指及小指呈"E"形托颌，拇指及示指呈"C"形将面罩扣于面部。应观察患儿胸廓起伏判断人工通气的效果。

判断心肺复苏有效的指标：大动脉搏动恢复，自主呼吸恢复，散大瞳孔缩小，唇甲转为红润，意识转为清楚等。

（2）儿童高级生命支持：应包括机械通气、建立静脉通道、心电监护、电除颤及药物等治疗。

1）高级气道通气：包括口（鼻）咽气道、喉面罩通气、气管插管、环甲膜穿刺、器官切开等，监测血压饱和度、呼气末二氧化碳及血气等，清理呼吸道，预防感染。

2）除颤：大部分心搏骤停为心室颤动导致，应尽早除颤，进行5个循环的CPR后，开始进行除颤，首剂2～4J/kg；2分钟后再评估心率，无效可加倍除颤剂量，最大不超过10 J/kg。除颤后应立即恢复CPR，尽可能缩短点击前后胸外按压中断时间。建议1岁以下婴儿首选手动除颤仪，1～8岁的儿童可使用自动体外除颤仪。

3）药物治疗：可增加组织血流灌注、维护脏器功能、抗心律失常、纠正休克、纠正水与电解质及酸碱平衡紊乱。主要的药物为肾上腺素、碳酸氢钠、阿托品、利多卡因、钙与钙通道阻滞剂、呼吸兴奋剂等。

4.心肺复苏后治疗

（1）维持有效循环及呼吸，维持重要脏器的血流灌注，防止休克再度发生。

（2）保持呼吸道通畅，避免过度通气及氧气过剩，湿化气道，清除气道分泌物，抗感染治疗。

（3）脑复苏：亚低温治疗，高压氧舱治疗，应用脑细胞保护剂、止痉药、脱水剂、利尿药、激素等。

（4）维持水与电解质、酸碱平衡：注意维持出入量平衡，纠正酸中毒、低血钾、高血钠等。

（5）维持正常血糖：多次监测血糖，应将血糖控制在 8.0mmol/L 以下，6.1mmol/L 以上。

（6）处理原发病，加强支持治疗，防治感染，预防压疮、泌尿系感染等。

（汤绍涛　普佳睿）

第六节　休克与多器官功能障碍

一、休克

休克（shock）是指多种致病因素导致的有效循环血容量急剧减少，导致全身微循环功能障碍，导致重要脏器或组织血流灌注不足，引起缺血、缺氧、代谢障碍及脏器损害的综合征。休克根据病因可分为：感染性休克、失血性休克、心源性休克、神经源性休克、过敏性休克、创伤性休克等。小儿外科常见的休克主要为感染性休克、低血容量性休克。休克可表现为面色发白、手足发凉、尿量减少甚至无尿、血压下降、意识改变等。休克是常见的急重症，必须进行积极的处理，其治疗目标为纠正组织灌注异常，改善组织代谢与组织灌注之间的不平衡，恢复器官功能。

1. 感染性休克　指细菌、病毒、真菌等病原微生物及其毒素入侵机体后，引起外周循环急性衰竭，造成重要脏器的微循环灌注不足，出现组织缺血、缺氧等变化。

其临床表现包括：①意识改变、意识模糊甚至昏迷、惊厥；②皮肤花纹、肢体发凉、面色发灰、口唇及指（趾）发绀、出冷汗；③尿量减少甚至无尿；④毛细血管充盈时间延长；⑤心率、血压、心音改变；⑥多器官功能衰竭。

根据微循环及其他生理改变，可将感染性休克分为三期。①休克早期：缺血缺氧期。此时以缺氧为主要病理，毛细血管前括约肌收缩，毛细血管内血流量明显减少，血液重新分配，血压不变，心排血量正常，患儿末梢循环稍差，血压正常或偏低，脉压减少，心率增快，脉搏尚有力，尿量减少。若此时能及时诊治，积极恢复有效循环血容量，可控制病程的进展，若不能控制，则休克进入失代偿期。②临床休克期：淤血性缺氧期。由于循环障碍，组织缺血缺氧加重，毒素、酸性代谢产物淤积使毛细血管开放，血流不能流出毛细血管床，组织无法得到有效灌注，有效循环血量减少。患儿末梢循环差加重，脉细速，呼吸浅快，血压下降，尿量显著减少，毛细血管充盈时间延长。③休克晚期：微循环衰竭期。血液黏度增加，血液浓缩，内外凝血系统启动，弥散性血管内凝血（DIC）发生，DIC与微循环障碍形成恶性循环，患儿神志昏迷，皮肤湿冷，脉搏及血压无法测到，无尿，呼吸功能障碍，有出血表现。

感染性休克治疗的关键是消除病因、控制感染、恢复血流动力学的稳定。治疗的基本原则是通过调控心排血量和血中氧含量提高氧供并且降低组织氧消耗。

（1）消除病因，控制感染：最常见的致病菌为革兰氏阴性杆菌。使用抗生素前，应做细菌培养，应根据药敏结果使用抗生素；在致病菌未明确时，可使用针对革兰氏阳性菌及革兰氏阴性菌皆有效的广谱抗生素。应及时、足量、足疗程地使用抗生素。休克期间，肾脏受损，应选择对肾脏损害较小的抗生素。

（2）液体复苏：休克时有效循环血量减少，充分的液体复苏是逆转病情及降低病死率最关键的措施。需建立两条静脉通道，进行不同阶段的补液。快速补液阶段：降低血液黏稠度，改善微循环。可选用等张晶体、胶体、低分子右旋糖酐、清蛋白等，快速静脉滴注，评估循环与组织灌注情况，若休克未纠正，可重复输注。但应注意检测心肺功能，避免过快输注导致的心功能衰竭及肺水肿等，条件允许时应监测中心静脉压。继续及维持输液阶段：休克纠正后，应继续输入机体正常需要的液体，并根据血气分析、生化指标等调整输液方案，并继续评估循环状态。

（3）血管活性药物治疗：根据患儿休克状况选择合适的血管活性药物，血管活性药物使用应与扩容同时进行。

1）扩血管药物：包括多巴胺、多巴酚丁胺、酚妥拉明、莨菪类药物，可降低外周阻力，加强心肌收缩能力，有利于主要脏器的血流灌注。一般四肢冷、有发绀及瘀斑时，使用扩血管药物。

2）缩血管药物：包括去甲肾上腺素、间羟胺。皮肤淡红、血压不升时，使用缩血管药物。

（4）肾上腺皮质激素的使用：肾上腺皮质激素可稳定细胞膜，增强心肌收缩力，增加血管活性药物的敏感性，抑制炎症介质释放，改善微循环等。一般主张早期、大剂量使用肾上腺皮质激素。

（5）纠正凝血障碍，治疗 DIC：在扩容的同时，因检测凝血状态，若血小板低于 $50 \times 10^9/L$、凝血酶原时间延长 3 秒至 1 分钟、纤维蛋白原低于 2g/L，可考虑使用肝素。

（6）防治多器官功能衰竭：见本节多器官功能障碍。

（7）其他治疗：包括头抬高 15°~30°，脚抬高 15°，检测生命体征，吸氧，导尿，降温，预防脑水肿，保证能量营养供给，必要时辅助呼吸等。

2. 失血性休克　由于大量失血、脱水等原因，导致血容量减少，微循环障碍，失血量达到全身血量的 40% 即发生休克。出血速度越快，症状越明显，休克越严重，患儿可出现四肢厥冷、少尿或无尿、意识改变、血压下降等临床表现。

（1）扩充血容量：进行快速扩容是此类休克治疗的关键。一般以 15~20 ml/kg（通常为等渗晶体液）为单位容量进行快速补充，这并不需要补充全部的液体丢失，若无好转，可于 10~20 分钟后重复一次。当休克改善后，在 24~48 小时内慢慢补充剩余的液体丢失。若血红蛋白低于 60g/L，应考虑输血。但应注意，休克时微循环障碍，血细胞聚集，补液应先于输血，大量失血引起的失血性休克，补液与输血同时进行。在失血性休克的处理中一般不需要使用血管活性药物。但是，对于严重创伤尚未控制住出血和严重低血压的患儿，应该使用血管收缩药暂时维持重要器官的功能，为控制出血和血液补充复苏赢得时间。

（2）病因治疗：根据不同出血原因进行止血，可采取手术措施或非手术措施。手术措施包括填塞、结扎、切除出血灶等，非手术措施包括药物治疗、内镜治疗、止血带等，若出血量大且快，一般非手术措施难以止血，应积极做手术准备，及早进行手术。

（3）其他：同本节感染性休克。

3. 心源性休克 是由于心排量不足或周围血液分布异常，导致周围组织及器官灌注不足，造成全身微循环功能障碍，并通过机体代偿而出现一系列症状和体征。病因可包括：心肌收缩力降低，如心肌病、心肌炎、中毒、感染、严重心律失常等；心室充盈或射血障碍，如心脏压塞、瓣膜病变等；心脏手术后低排综合征等。

小儿发现症状一般较晚，发生休克时，表现为意识障碍、尿量减少、呼吸急促、皮肤湿冷、毛细血管充盈欠佳等，若存在心泵功能障碍的患儿有以上表现，应高度警惕，及时处理休克。

治疗心源性休克的根本原则是提高心排血量，改善微循环及组织器官的血流灌注。

（1）早期明确诊断，根据不同病因的心源性休克进行治疗。如使用药物控制心律失常、合并感染者控制感染、心包穿刺、电击除颤或安装起搏器等。

（2）一般治疗措施：检测生命体征、中心静脉压、心脏指数等；减少氧耗，改善供氧，如镇静、吸氧、辅助通气等。

（3）补充血容量，维持内环境稳定：应严格控制液体量，补液过多过快可能导致急性充血性心力衰竭，扩容的同时应严密监测心率、血压、肺部啰音、肝脏大小、中心静脉压等。休克时由于组织缺血缺氧，可发生酸中毒，应积极纠正，并根据血生化及血气分析结果调整药物，维持内环境稳定。

（4）血管活性药物：应在血容量充足的情况下使用血管活性药物。可使用多巴胺、多巴酚丁胺增加心排血量、增加肾血流量；也可使用舒张血管的药物如硝普钠、酚妥拉明减轻心脏后负荷。

（5）增加心肌收缩力药物：一般不使用洋地黄制剂，但多巴胺治疗无效时，可考虑使用。米力农可加强心肌收缩力，增加心排血量，扩张外周血管，降低非动脉压，用于先天性心脏病术后心力衰竭，但长期应用可能增加病死率。

（6）营养心肌药物：可恢复及改善心肌细胞代谢，保护心肌，如磷酸肌酸、二磷酸果糖、还原型谷胱甘肽等。

4. 过敏性休克 是有各种致敏因素作用于患儿后，使致敏细胞释放出血管活性物质，引起全身毛细血管扩张、通透性增加、血浆渗出、循环血量不足的全身快速变态反应，致血压下降、喉头水肿、支气管痉挛、肺水肿等，若不及时处理，常危及生命。常见的致敏因素包括：药物（如青霉素）、食品（如鸡蛋）、类毒素等。

该病的起病、表现与致敏因素的强度、健康状况及遗传因素有关。早期出现皮肤症状，表现为皮肤潮红、瘙痒、荨麻疹、血管性水肿等；呼吸道症状包括气道水肿及痉挛、分泌物增加，患儿出现呼吸困难、胸闷、发绀、肺部啰音等；心血管系统症状表现为心悸、脉细速、血压下降、心肌缺血、心脏停搏等；神经系统症状表现为脑组织缺氧导致的意识障碍、抽搐、大小便失禁等；有时可伴恶心、呕吐、腹泻等消化道症状。

（1）立即停止过敏原刺激，清除引起过敏反应的物质。

（2）改善缺氧症状：患儿颈部伸展，避免舌后坠，清理呼吸道异物，确保气道通畅，若出现气道阻塞时，应进行环甲膜穿刺、气管切开或器官插管。

（3）应用肾上腺素：可扩张收缩的末梢血管、强心、升压、扩张支气管，是过敏性休克的首选药物。皮下注射 1 : 1000 肾上腺素，每次 0.01 ~ 0.03mg/kg，每 5 ~ 10 分钟重复一次。也可静脉注射肾上腺素。

（4）应用抗组胺药物：异丙嗪肌内注射或静脉注射，每次 0.5 ~ 1mg/kg；氨茶碱每次 2 ~ 4mg/kg，肌内注射或静脉注射。

（5）应用皮质激素：地塞米松 0.2 ~ 0.4mg/kg、氢化可的松 8 ~ 10mg/kg，可静脉滴注或静脉推注，每 4 ~ 6 小时重复一次。

（6）液体复苏及血管活性药物的使用：见本节感染性休克。

5. 神经源性休克　是由强烈的神经刺激，如创伤、剧烈疼痛、高位脊髓麻醉或损伤等，导致血管活性物质释放增加，动脉阻力调节功能严重障碍，引起血管扩张，导致周围血管阻力降低，微循环淤血，有效血容量减少的休克。此型休克的特点是发生迅速，但可很快逆转，常以脑供血不足导致的急剧意识障碍为主要表现，若处理及时，预后良好。治疗原则包括：

（1）去除病因，停止所进行的操作或药物。

（2）头低位便于静脉回流；若意识障碍，应抬起下颌保持气道通畅；吸氧；保温或者降温治疗。

（3）液体复苏及血管活性药物的使用：见本节感染性休克。

（4）应用肾上腺皮质激素、糖皮质激素。

（5）应用镇静剂镇痛药物：吗啡、哌替啶、地西泮、苯巴比妥钠。

二、多器官功能障碍

多器官功能障碍综合征（multiple organ dysfunction syndrome，MODS）是指严重创伤、烧伤、大手术、休克和感染等 24 小时后，以连锁或累加的形式出现的两个或两个以上器官发生序贯性、可逆性功能障碍及衰竭。小儿以脑、肺、心脏、肝脏、胃肠及凝血等功能衰竭多见，其中肺受累最多。

多器官功能衰竭于 1973 年由 Tilney 首次报道，被称为 MOF，后称之为多器官功能障碍，其病因繁多，发病机制复杂，目前仍未完全明确，临床表现不同，病情危重且进展快，死亡率高。MODS 发生机制主要包括炎症介质学说、微循环障碍学说、肠道细菌移位学说等，其病理生理变化以高代谢、高动力型循环状态、过度炎症反应为特征。

1. 病因　MODS 的病因包括感染因素及非感染因素，其常见外科因素包括：

（1）创伤：以低血容量和横纹肌溶解症多见，其次为颅脑损伤、败血症等。

（2）烧伤：其诱发因素很多，如休克、感染和吸入性损伤。

（3）大手术：以复杂先天性心脏病、肝胆及颅脑等大手术多见，衰竭多以肺、消化道、心、肝、肾多见。诱发因素多为基础病、术后感染、营养不良、手术打击等。

（4）休克：主要与 5 个因素有关。①有效循环血量减少；②组织供氧不足，耗氧增加；③各种感染；④电解质紊乱和酸碱平衡失调；⑤全身炎症反应（SIRS）等。

2. 诊断　目前国内外尚无统一诊断标准，但应包括诱发因素、全身炎症反应综合征、器官功能不全。诊断时应注意 MODS 的高危因素、患儿的身体状况等评估，若发现某一器官有功能不全，应检查其他器官的功能状态，若早期怀疑 MODS 的存在，可进行试验性治疗。

3. 预防措施　严重创伤、感染及大手术患儿容易发生 MODS，若出现一个器官衰竭的症状时，就可能序贯性地引起其他脏器的衰竭，一旦发生 MODS，治疗非常困难，应强调防止其发生，或早期发现并阻止其进展。

（1）严密监测。包括生命体征、脏器功能、凝血功能、重要生理功能、生化指标等。

（2）对休克患儿应充分复苏，加强肺部管理，防治肺部并发症，尽早发现 MODS，及时治疗。

（3）预防感染。采用无菌操作、清除坏死组织及感染灶。

（4）加强支持治疗，改善患儿全身状况，保持内环境稳定、胃肠及静脉高营养、防治肠道细菌移位。

4. 治疗

（1）积极治疗原发病，去除病因。

（2）抗感染治疗。及时发现病灶，联合应用抗生素，清除内毒素。

（3）清除炎症介质。目前认为细胞因子及炎症介质是 MODS 发生的重要环节，可使用抗氧化剂、外源性抗蛋白酶、抗肿瘤坏死因子抗体、血管内皮细胞稳定剂等。

（4）保护脏器功能，及早治疗首先发生功能不全的器官。

（5）支持治疗。包括营养支持、氧代谢治疗、免疫治疗、免疫调节等。

（汤绍涛　普佳睿）

参 考 文 献

蔡威 . 2014. 小儿外科营养支持及临床进展 . 临床小儿外科杂志，13（1）：1-2.

蔡威，王莹 . 2011. 小儿外科围手术期营养支持 . 中华临床营养杂志，19（3）：144-147.

程晔，刘小娥，陆国平 . 2015. 2015 美国心脏协会心肺复苏指南更新解读——儿童高级生命支持部分 . 中国小儿急救医学，22（11）：752-757.

崔华雷，谢艺 . 2009. 小儿多器官功能衰竭的外科因素与防治研究进展 . 临床小儿外科杂志，8（5）：48-52.

李龙，张金哲 . 2011. 精准微创技术是现代小儿外科发展的新阶段 . 中国微创外科杂志，11（2）：97-100.

林轶群，陆国平，凌岚 . 2011. 2010 年儿童心肺复苏及生命支持指南解读 . 中国小儿急救医学，18（1）：21-23.

刘文英 . 2012. 小儿外科发展简史、特点和四川省小儿外科现状与展望 . 实用医院临床杂志，9（4）：19-22.

汤庆娅 . 2012. 外科重症儿童营养支持的挑战与策略 . 临床小儿外科杂志，11（5）：321-324.

王俊 . 2009. 儿童外科围手术期的液体治疗 . 临床外科杂志，17（8）：513.

王卫平 . 2013. 儿科学 . 北京：人民卫生出版社，1-4，445-450.

韦军民 . 2012. 欧美外科营养指南解读 . 中国实用外科杂志，2012（2）：107-109.

魏明发 . 2011. 小儿急诊外科学 . 北京：中国医药科技出版社，20-31.

吴梓梁 . 1998. 实用临床儿科学 . 广州：广州出版社，551-586，603-618，607-608.

谢羚，舒仕瑜 . 2015. 2014 年围手术期儿童高级生命支持指南解读 . 中华危重病急救医学，27（12）：945-949.

徐新献 . 2003. 儿科急危重症手册 . 成都：四川科学技术出版社，40-45，191-206，653-659.

薛辛东 . 2010. 儿科学 . 北京：人民卫生出版社，49-57.

喻文亮 . 2013. 小儿多器官功能障碍死亡风险评估 . 中华实用儿科临床杂志，28（18）：1372-1375.

张金哲 . 2005. 小儿外科发展巡礼 . 中国处方药，2（10）：39-41.

张金哲 . 2009. 我国小儿外科发展历史与展望 . 临床小儿外科杂志，（1）：1-3.

张金哲 . 2011. 小儿外科迎接创新时代 . 临床小儿外科杂志，10（3）：161-162.

张金哲 . 2013. 张金哲小儿外科学 . 北京：人民卫生出版社，1-16，82-87，103-118，157-180，103-118.

张金哲，潘少川，黄澄如 . 2003. 实用小儿外科学 . 杭州：浙江科学技术出版社，37-42，56-59.

赵祥文 . 1997. 临床儿科急诊手册 . 长沙：湖南科学技术出版社，50-53.

中华医学会肠外肠内营养学分会儿科协作组 . 2010. 中国儿科肠内肠外营养支持临床应用指南 . 中华儿科杂志，48（6）：436-441.

中华医学会肠外肠内营养学分会儿科协作组，中华医学会儿科学分会新生儿学组，中华医学会小儿外科学分会新生儿学组 . 2013. 中国新生儿营养支持临床应用指南 . 临床儿科杂志，31（12）：1177-1182.

中华医学会儿科学分会急救组，中华医学会急诊学分会儿科组，《中华儿科杂志》编辑委员会 . 2006. 儿科感染性休克（脓毒性休克）诊疗推荐方案 . 中华儿科杂志，44（8）：596-598.

中华医学会麻醉学分会 . 2014. 中国麻醉学指南与专家共识 . 北京：人民卫生出版社，280-293.

中华医学会麻醉学分会 . 2015. 小儿围手术期液体和输血管理指南 . 实用器官移植电子杂志，3（6）：328-332.

中华医学会外科学分会 . 2015. 外科患者围手术期液体治疗专家共识 . 中国实用外科杂志，35（9）：960-965.

Berg RA，Hemphill R，Abella BS，et al. 2010. Part 9：post-cardiac arrest care：2010 American Heart Association Guidelines for Cardiopulmonary Resuscitation and Emergency Cardiovascular Care. Circulation，122（3）：787-817.

Hazinski MF，Nolan JP，Aickin R，et al. 2015. Part 1：executive summary：2015 International Consensus on Cardiopulmonary Resuscitation and Emergency Cardiovascular Care Science with Treatment Recommendations. Resuscitation. 95：e1–31.

第二章　小儿神经外科手术学基础

第一节　小儿神经系统的生理解剖特点

小儿神经外科之所以作为一种专门学科来进行研究，是由于小儿神经解剖、生理、病理及疾病的诊断、治疗等许多方面与成人有不同的特点。

1. 解剖　小儿体格与成人体格显然不同，如体重、身长、头长与身长的比例等；骨骼发育尚未完全，颅骨较薄及富有弹性，因而容易因外伤而发生凹陷性骨折。

2. 生理　小儿年龄越小，生长越快，对营养物质和液体的需求量越大，故小儿颅内压增高所致的呕吐易导致脱水与营养不良，使患儿对手术的耐受力低下而加剧病情的发展。

3. 免疫　婴幼儿对不少传染病更易感，如上呼吸道感染很容易合并中耳炎，形成脑脓肿，小儿时期中枢神经系统易弓形体感染。但有些疾病如麻疹、腺病毒在最初数月内很少见，这是因为母体的抗体已通过胎盘传给小儿。

4. 病理　人体的病理变化往往和年龄有关。例如，胎儿或新生儿窒息可出现以下几种病理变化：缺血缺氧性脑病、脑室周围血质软化、脑室内出血、原发性蛛网膜下隙出血。这些变化可单独或合并发生。此外，小儿颅脑损伤，有时甚至是较严重的脑挫伤，其晚期并发症较成人少而轻，说明小儿脑的代偿能力较大。

5. 诊断　患儿的临床表现因年龄差别而不同，如婴幼儿的颅内肿瘤常有头围增大，未经确诊，不宜一概视为脑积水。儿童顽固性癫痫有时是脑部病变的表现，应做进一步的特殊检查。

6. 预后　小儿病情变化多端，有正反两方面的倾向。一方面，小儿脑病治疗后恢复能力较强，其代偿能力可超出预料，如将小儿非优势侧的大脑半球切除后，非但未造成偏瘫的进一步加重，反而智力亦有所改变（如小儿脑性瘫痪）。另一方面，小儿的脑部危重病变可不发生症状的显著恶化而猝死，如早产婴儿脑出血、颅内占位病变、顽固性癫痫、颅内压增高的顽固性呕吐、术后高热、脱水等。

7. 预防与治疗　由于小儿神经外科疾病并非十分罕见，若治疗及时，其预后良好。为了优生优育，应加强产前检查，大力推广卫生宣传教育，对集体和散居小儿做到早预防早治疗，以降低小儿的发病率和死亡率。

目前，我国的小儿神经外科诊疗工作只是在大医院才由专门的神经外科医师担任，相信这种局面今后会得到改善。

人类的神经系统是由胚胎时期的神经管发育而成的。小儿的脑实质生长很快，新生儿期约 300g，占体重的 1/9 ～ 1/8。至 6 个月时达到 600g，1 岁时，达到 900g。成人的大脑重量平均为 1300g，相当于体重的 1/40。

胎儿期 3 ～ 4 个月时，大脑在外观上已有脑沟形成，6 ～ 7 个月时，大脑上沟回已很明显，但是还很简单。皮质细胞的分化在胎儿期即已开始。在胎儿末期及新生儿期，皮质细胞分化速度最快，以后逐渐减弱，到 3 岁时，皮质细胞分化已大致完成，8 岁时与成人接近。小儿出生后，皮质细胞的数目不再增加，以后的变化主要是细胞功能的日渐成熟与复杂化。

除了皮质的分层及细胞分化外，神经传导纤维外层的髓鞘的形成对神经系统的活动也有重大意义。髓鞘形成的秩序，在中枢系统各部位有所不同：脊髓神经鞘的形成开始于胎儿期 4 个多月，以后为感觉神经系统及运动神经系统。锥体束髓鞘形成是在胎儿期 5 个月开始至出生后 2 岁完成。之后锥体束本身继续发展至青年期。皮质本身则较其他功能为晚，这是小儿神经精神发育较其他功能迟的主要原因。若婴幼儿时期神经髓鞘的形成不全，则大脑皮质内就不能形成一个明确的兴奋灶。同时，刺激的传导在无髓鞘的神经也比较慢。这一点可以解释为什么小儿对外来刺激的反应常较慢而易于泛化。

新生儿的皮质下系统，如丘脑、苍白球在功能上比较成熟，一些运动的发育与其有关。延髓中有呼吸、循环、吸吮、吞咽等维持小儿生命活动的重要神经中枢，在出生后已基本发育成熟。脊髓在出生时已具备功能，脊髓的生长和运动功能的发育是平行的。出生时脊髓重 2 ～ 6g，到成人期可增加 4 ～ 5 倍。

小儿在出生后数小时即可引出腱反射。1 岁以内的小儿腱反射较成人强，有扩散和泛化的倾向。2 个月以内的婴儿可有握持反射、拥抱反射、姿势反射等生理性反射。1 ～ 2 岁的小儿出现划跖反射亦属生理现象。

与成人一样，小儿的大脑是一完整的结构，能量消耗主要来自于葡萄糖。新生儿脑代谢率高于成人，小儿脑组织耗氧 5.8ml/（100g·min），消耗葡萄糖 6.8mg/（100g·min）；成人脑组织耗氧 3.5ml/（100g·min），消耗葡萄糖 5.5mg/（100g·min）。

早产儿和新生儿的脑脊液为 40ml/（100g·min），6 ～ 40 个月的小儿，脑脊液接近 90ml/（100g·min），到 11 岁时达到 100ml/（100g·min）。脑脊液的分泌可自动调节，其氧的供应由持续的灌注压来保持，但自动调节阈值尚未知。

儿童的颅内压（ICP）低于成人，为 2 ～ 4mmHg，新生儿出生时颅内压为正压，其后几天由于体内盐和水分的丢失，颅内容减少，颅内压低于大气压。由此形成的空腔可增加颅内感染的机会，也可促成脑室出血的发生。

（李　帅）

第二节　小儿神经外科手术的基本原则

一、小儿手术时机的选择

由于小儿正处于生长发育期，其手术时机的选择与成人相比具有不同的特点，主要取决于疾病对患儿生长发育及生命的危害性，一般应主要考虑下述几个方面：

1. 疾病的性质 包括：①有无自愈的可能性。②非手术疗法的效果。③病变的发展速度。④对生长发育的影响。⑤恶变的可能性。⑥智力发育情况，能否配合治疗。⑦ 对患儿心理的影响。⑧对手术的耐受能力。

2. 全身及局部情况 包括全身发育和局部情况，近期内有无急性传染病史等。随着现代医疗理论、技术及护理条件的进步和改善，不少疾病的手术年龄都可适当提前，新生儿、早产儿和低体重儿大手术后的存活率及疗效也大大提高。尽管小儿神经系统再生和修复的能力较成人强，但也是极其有限的，这一理念应贯彻到小儿神经外科手术时机的选择中。

二、术前准备

手术前，手术医师对病变必须进行正确的定位和尽可能的定性，以便设计出最能显露病变、又能保护正常组织特别是对重要脑功能区损害最小的切口和入路，选择安全的麻醉方式与患儿舒适的体位，确定备血量，估计术中术后可能遇到的困难，对预后作初步判断，并尽可能向患儿家属说明，争取取得充分的合作。对于较大的儿童，医护人员应以亲切的态度消除患儿精神的不安和恐惧心理，尽可能保持其原有生活习惯，取得患儿和家长的信任与合作。

术前必须对患儿全身情况有足够的了解，包括生长发育，营养状况，心、肺、肾功能状况，有无出血倾向和药物过敏史等。此外，需根据患儿病情选择有关检查，如 X 线、超声波、核素、心电图、凝血试验、血液常规、电解质和酸碱测定等。如休克状况需用手术解决（如头皮裂伤、静脉窦损伤），则纠正休克与手术可同时进行，以免延误手术抢救时机。预计输血量较大者，手术开始前应行静脉切开，必要时安置中心静脉压测定装置。

蝶鞍区、第三脑室附近或病变侵袭组织较深的脑手术有引起丘脑下部水肿或损害、致使内分泌功能失调的可能性，尤其是临床或实验室检查证实已有丘脑下部及垂体功能障碍者，应于手术前 2 ~ 3 天开始使用糖皮质激素治疗。

术前一日用肥皂水洗头，手术当日剃头，用 75% 乙醇或新洁尔灭清擦头皮，戴上消毒帽或裹以消毒巾。前额部手术者应注意剃眉，枕部手术前备皮应包括颈后及上肩部。为预防手术感染，术前最好静脉滴注抗生素，使手术时血液中保持一定的药物浓度。其适应证为：①新生儿手术（易导致肺部并发症）。②感染区或接近感染区的手术或有可能严重污染的外伤。③体弱、估计手术时间较长者。④再次手术者。

术前晚给予适量的镇静药，保证患儿充足的睡眠。小儿手术前的禁食时间不宜太长，以免发生低血糖、脱水等情况，通常婴儿手术前 6 小时开始禁食、禁饮，较大儿童手术前 6 ~ 8 小时勿进食和饮水。如患儿有癫痫病史，术前还须选用足量的抗癫痫药，以防术中癫痫发作。

颅内压增高的患儿术前无须灌肠，以免大便时用力致使颅内压突然增高，产生脑疝。术前宜留置导尿管，以避免术中应用甘露醇降颅内压所出现的尿潴留。对有明显的颅内压增高致脑室扩大者，可安置脑室外引流，待一般状况改善后再进行手术，但引流时间过长会增加感染的机会，所以最好在外引流减压或脑室造影后接着手术。

三、体位

患儿体位的选择首先应考虑到安全性和便于操作，其次是不影响术区的暴露。如循环情况允许，头部可稍高，以利于静脉回流及减少手术出血。为了满足显微手术的要求，采用神经外科手术头架固定较为合适。

常用的手术体位有以下几种：

1. 仰卧位　适用于颈部、颅前窝、垂体区、额颞部等部位的手术。必要时用手术架固定，更有利于特定部位的操作。

2. 侧卧位　适用于经颞部入路（颅咽管瘤、动脉瘤、脑脓肿、侧脑室三角区肿瘤等）的手术。采用常规手术时，一般可用头托将头部垫起，使头颈及躯干上部呈一直线。例如，采用显微手术，则用头架固定。

3. 侧俯卧位　适用于枕、颅后窝及上颈段脊髓、第三脑室后部等手术，几乎适用于所有年龄段的儿童。一般采用头架或头托固定。

4. 俯卧位　适用于枕、颅后窝及上颈段脊髓、第三脑室后部等手术，几乎适用于所有年龄段的儿童。一般采用头架或头托固定。

5. 坐位　适用于颅后窝及经颅后窝的第三脑室后部的手术，它有利于手术区血性渗出物或脑脊液的引流，应用头架固定可更有效地满足这一要求，便于麻醉医师观察面部，但此体位在术中大出血时易发生休克，较大的静脉出血可能发生气栓，低颅内压状态下易发生气颅或张力性气颅与颅内继发性出血等并发症，因而应严格防止静脉窦损伤或大静脉出血、脑脊液流失过多及手术操作时间过长。

体位对患儿的影响主要表现在心血管系统、呼吸系统及由于体位因素所带来的相关并发症。在体位或头位改变时应妥善固定气管导管，防止气管导管的扭曲和移位。仰卧位及仰卧头侧位对术中管理的影响较小，俯卧位时须用橡胶圈或充气垫等包裹骨盆和下肢，以利于维持心排血量和血压。坐位主要用于颅后窝和延髓手术，手术视野暴露好，静脉回流好，利于脑脊液的引流以降低颅内压。但其减少心排血量、易造成气栓等并发症，限制了其在小儿神经外科手术中的应用。

四、术中管理

1. 术中应尽量注意监测患儿体温，防止过高或过低。7岁以上儿童皮肤消毒可以和成人一样用 2.5% 碘酒及 75% 乙醇，但婴幼儿应用 1% 的碘酒消毒，新生儿及早产儿则仅用 75% 乙醇消毒即可，以防皮肤烧伤。目前广泛使用的活性碘溶液是理想的小儿手术皮肤消毒剂。

2. 因小儿对手术的耐受力不如成人，因此在手术中止血操作应特别轻柔，应准确估计术中失血量并及时补充，注意用温盐水棉片保护暴露的创面和神经组织，以减少组织水分蒸发及外界刺激，还应该尽量缩短手术时间。

3. 术中输液的目的是继续补充术前未完全纠正的水、电解质失衡量和术中损失的体液

（包括失血等），以保证手术平稳、安全地进行。术中失血的量应通过测量引流瓶中的量及清点纱布、棉片等准确估计，尤其是小婴儿，还应力争补充新鲜血。

五、术后监测与处理

早期正确的诊断、及时恰当的手术和周密妥善的手术后处理，皆为手术治疗神经外科疾患的重要环节，三者不可偏废。而手术后处理的目的一方面是使患儿顺利和迅速恢复，另一方面是及早发现和有效地处理手术后并发症。

即使在外科条件理想而且手术经过顺利的病例，术后8～12小时也是一个决定安危的时刻。在这段时间里，有的患儿意识、咳嗽或吞咽反射尚未完全恢复，容易发生窒息，呕吐频繁者有可能发生颅内术后出血，有些患儿呼吸、循环尚不稳定，或可出现其他紧急情况需要抢救，也有少数患儿在此期间死亡。此后，经过顺利者的病情大致可以稳定，意识恢复，可以进食，但其生命功能的反应（体温、脉搏、呼吸、血压）还处于波动状态，也有少数患儿可因某种并发症又再度出现病情恶化。1周以后，多数患儿基本恢复正常，以后虽可发生某种并发症，但病情多较缓和，预后较佳。总之，患儿的术后反应与重型急性颅脑损伤患儿的伤后经过相似，而且这些病例术前都曾经进行详细的检查，医师对其颅内病变情况已有所了解，因此更便于推测其术后的反应经过。

除了熟悉手术后病程经过的一般规律以外，尚须通过"术后交班"环节使有关医护人员都了解患儿术中的情况与病情发展的趋势，再通过"病情观察"具体掌握其病情的转归方向，以便及时发现和处理意外情况或并发症。在患儿病情尚未稳定之前，至少应密切观察：①意识的变化。②瞳孔的变化。③生命功能的反应。④有无特殊新症状或体征出现。应定时做好记录。其他应注意处理的情况包括：

1. 体位　一般取头高位，纵使在休克期内也不应使头部低于胸部。清醒前取侧卧位，将头转向一侧，以免口腔分泌物吸入肺内；每1～2小时翻身一次。坐位手术者起码在前6小时采取半坐位。手术颅内留有巨大空腔者，头部应仍然保持术时的位置，清醒后始可自由活动。

2. 保持呼吸道通畅　目的是防止脑组织缺氧。术后前数小时给昏迷者吸氧，在用提颌法仍不能保持患儿呼吸道通畅时，在婴幼儿用气管内插管麻醉后，或在脑桥小脑角肿瘤术后，往往需要行气管切开术。

3. 营养　未清醒前禁止经口进食。术后前3天应限制入水量，体重在10kg以下者，按60ml/（kg·d）补充液体；体重在10～20kg者，按45ml/（kg·d）补给；体重在20～30kg者，按35ml/（kg·d）补给。昏迷患儿最好是等待肠鸣音出现后才用鼻胃管喂食。术后早期应根据出入量、血、尿生化检测结果的变化，在给予5%葡萄糖溶液或低盐饮食的基础上，水、盐及主要食物加以增减平衡。意识清醒者，按其可能和要求给予适当的饮食，但初期仍以低盐饮食为主。

4. 肠道和膀胱的处理　术后患儿均有便秘表现，可以服轻泻剂，病情稳定后可用硫酸镁溶液灌肠。昏迷者应定时导尿或留置持续导尿管。

5.更换敷料和拆线　切口部引流条或引流管最迟在48小时拔除。头皮缝线一般5～7天后拆除。

6.预防感染　术中已常规应用抗生素者，术后继续用至体温恢复正常为止。

7.抗癫痫药物的应用　术前用抗癫痫药或术后有癫痫发作者均须长期用药，不得骤然停用，以免引起癫痫持续状态。

8.激素的应用　对颅咽管瘤、垂体腺瘤与颅内压增高的狭颅症的病例，如术前已用糖皮质激素或促皮质激素，应继续用至病情稳定后逐步减量停用。

9.腰椎穿刺　术后早期的病例不宜用腰椎穿刺放脑脊液降颅内压，以免引起脑疝，但在病情稳定后则可反复多次进行，目的是排除含血的、渗透压高的脑脊液，以降低颅内压，减轻其对脑膜的刺激，并预防蛛网膜粘连。

六、术后常见并发症的预防处理

1.术后颅内压增高　脑水肿和颅内出血是术后颅内压增高的两种常见原因。有些病例手术完毕时颅内压已经降低，但后来又因脑水肿而重新出现颅内压增高的症状，这种情况尤以恶性胶质瘤更为常见。有些患儿则为术中病变继续发展的延续，它通常在术后3～5天内发展达到高峰，轻者逐渐消退，重者继续恶化，可因脑移位、脑疝、全脑功能衰竭而死亡。颅内的术后出血则常因术中止血未尽妥善，或因术后处理不当而引起。出血可为动脉性、静脉性或毛细血管性，可以在硬脑膜外、硬脑膜下、肿瘤床、脑室内或脑实质内等处积血或形成血肿，严重者可在术后8～12小时内出现症状，少数亦见于10余日后或更晚，但以术后3～4天内较多见。其共同症状都是颅内压增高，除巨大的急性血肿形成时有比较典型的症状之外，其余者常难与脑水肿相鉴别。须特别指出的是，手术完毕时颅内压极低者容易发生术后出血，颅内压仍高者则不然，纵然出血，其量也较少，难以形成巨大的血肿。发生颅内血肿且症状典型者应再次开颅，消除血肿，仔细止血，对有血肿可疑者，则可加强降颅压处理措施，如仍不好转，或经特殊检查证实有血肿，亦当再次开颅。其中以症状典型、手术及时、血肿巨大者预后最好。对脑水肿的处理原则与术前略同，但要特别注意改善颅内血液循环和解除脑组织缺氧两个关键性问题。降低颅内压处理、冬眠低温疗法、解除呼吸道阻塞、纠正水和电解质失衡现象、颈交感神经阻滞、应用糖皮质激素或促皮质激素等措施均可选用或合并使用。但这些措施仅限于病变早期，当脑水肿发展至不可逆的程度时，纵然再广泛切除脑组织或移除骨瓣减压，也是无能为力的。

梗阻性脑积水状态也是术后颅内压增高的原因之一，它往往是因导水管或第四脑室阻塞而致。导水管阻塞易发生在小脑幕上脑室壁曾被切开，或在松果体区手术之后；第四脑室阻塞则常见于颅后窝肿瘤术后，或见于手术没有解除原有的脑积水情况者。如为暂时性脑积水引起，可以自行缓解；如为血凝块机化或肿瘤性阻塞则不然。处理时应先行侧脑室穿刺或侧脑室持续引流，如久不见效，则当施以Torkildsen脑脊液分流术。

2.术后高热

（1）原发性高热：又名神经性中枢性高热，常见于下丘脑、颅后窝或脑干附近的手术之后，是体温调节结构受损的后果。早者可以出现在手术中，但以术后48小时内最常见，故又有早期高热之称。体温骤然持续上升者，直肠温度可达 40℃以上，在颈侧、腋下、股部等大血管经过处皮肤灼热，而四肢厥冷、肤色灰暗、表浅静脉明显塌陷难寻。由于代谢率增高而加重脑组织缺氧，更加重中枢神经系统的损害。若处理不及时，患儿必将加深昏迷，可因循环衰竭而死亡。

术后高热的处理原则是：①对血液循环良好者先施以物理降温。如体温仍不下降，则可用氨基比林 0.3～0.5g 行冰水灌肠（其中可同时加用硫酸镁，配成高渗溶液）。此法应在体温升至 38.5℃时即开始应用，2～3 小时后可重复使用。②对循环不良者，首先补充循环血量，以后再按上法降温。如将"四肢厥冷"理解为"患儿太冷"而盲目予以加温，将引起患儿末梢血管扩张，加速循环衰竭。③如上法降温无效，则施用冬眠低温疗法。它对多数病例疗效显著，但如体温调节中枢遇到不可逆转的损害时，仅能起到暂时延长生命的作用。

（2）继发性高热：是指病情一度好转之后，又突然发生高热。原因很多，尚不完全清楚，应特别注意下列可能发生的并发症：①术后无菌性脑膜炎或蛛网膜炎，多发生于术后 2～3 周以后，有些患儿发生更晚。起初患儿一切情况良好，突然体温上升，在 2～3 天内达到最高峰，甚至超出 40℃。以后可以自行缓解，但不久又反复迁延很久，多数体温下降后即自愈。在高温期间，几乎皆有颅内压增高、头痛、呕吐等症状，而一般情况良好，多无严重的意识障碍。如其发生在颅后窝肿瘤术后，则可见枕下部膨隆，头皮下有脑脊液充盈。在高热期间，脑脊液均有炎性变化但无细菌生长。治疗时，除一般解热处理外，以腰椎穿刺放液为主。对枕下部积液者，可以反复经皮穿刺放液，但每次不宜放液过多，否则可造成急性颅内压过低，甚至发生颅内出血。如久不好转，则应考虑到肌层缝线是否脱落，如果确实如此，则应重新缝合。②脑软化和脑实质内出血，多见于手术进行困难，或手术时间很长的病例。轻者可能自行恢复，但将遗下某些后遗症。重者则易发生在小脑脑桥角肿瘤全切除之后。表现为术后数日体温逐渐降至正常，而后又突然上升至 40℃以上，同时出现呃逆、吞咽困难等延髓受损征，继之常转入昏迷而死亡。脑软化如果发生在远离脑桥延髓部位的手术之后，如第三脑室附近的手术，使脑脊液循环发生障碍时，可试用反复脑室穿刺或持续引流，目前尚无有效疗法。③感染：除上述两种情况和术后颅内压过低之外，如遇体温上升，则应检查头部切口和行腰椎穿刺，检查脑脊液，以确定有无感染。头皮抗感染力较硬脑膜为弱，因此感染多限于硬脑膜外。帽状腱膜下的积血易受感染，致病菌常为葡萄球菌。这类情况如果发生在小脑幕上，可引起骨瓣坏死，但很少累及颅内，如发生在颅后窝，则可直接侵入颅内，或向外穿破形成脑脊液漏。对前一种情况，首先试用穿刺排脓，但日久后仍将形成脑脊液漏，有些患儿可自行愈合。不能愈合者则应行颅骨 X 线摄片检查，如骨瓣坏死局限，可将该部分切除，广泛者则应全部切除，移出后即可迅速愈合。病变在颅后窝者，则应每日多次穿刺，以免其向外穿破。但多数病例死于化脓性脑膜炎。

如脑积液检查有细菌者，应选用相应的抗生素进行治疗。多数患儿最终仍死亡。

（3）早期脑脊液切口漏：其形成原因主要是未能将硬脑膜和帽状腱膜层对准行严密缝合，加之颅内压过高而使脑脊液从裂隙中溢出。处理的要点是预防感染和降低颅内压，裂隙大者应重新缝合。局部用乙醇棉球覆盖、加压包扎也有一定的帮助。

（4）脑组织膨出：是头皮或骨瓣感染后，切口膨裂，使脑组织直接膨出的后果。处理的原则是抗感染和降低颅内压。可反复施行腰椎穿刺，使脑组织缩回颅内。待肉芽生成后，移除已经坏死的骨瓣，数周后表面即可为上皮所覆盖。

（5）中枢性肺部并发症：它是中枢神经受损后，肺部自主神经调节机制紊乱的后果，常与颅内压增高互为因果。其病理解剖表现为急性肺水肿，甚至是肺梗死。患儿呼吸道的分泌物突然增多、呼吸急促、发绀。早期分泌物呈黏液状，继之出现血性泡沫，量也增多，最后因呼吸衰竭而死亡。病情轻者多无血性分泌物，病情好转后分泌物转为浓稠。诊断时要排除颅外病理因素的可能性，如输以全氧，同时辅用抗泡沫剂吸入（如95%的乙醇或10%的硅水）、静脉注入洋地黄剂等。

急性消化道出血或穿孔：这是一类较为多见而又非常严重的并发症，原因尚未完全明了，一般认为是脑组织广泛损害，特别是丘脑下部受损或较为严重的脑缺氧、副交感神经功能亢进、胃酸分泌过多和H^+内流所致，称之为"应激性溃疡"或神经源性溃疡。选择性H_2受体拮抗剂可抑制胃酸分泌，有一定的预防和治疗作用，发生后则按腹部外科原则进行治疗。

（李　帅）

参 考 文 献

步星耀.2007.小儿神经外科手术图解.郑州：河南科学技术出版社.

雷霆.2011.小儿神经外科学.北京：人民卫生出版社.

H. Richard Winn，Michel Kliot，Henry Brem，et al. 2009.尤曼斯神经外科学.王任直译.北京：人民卫生出版社.

第三章　小儿颅脑手术

第一节　颅脑损伤手术

一、凹陷性骨折整复术

当颅骨外板的塌陷程度超过了颅骨内板的平面时称为凹陷性骨折，常造成颅骨内外板的全层断裂。骨折片多呈碎片陷入，整片陷入少见，中心区压迫局部脑组织或刺破硬脑膜，甚至形成颅内血肿，从而产生相应神经功能障碍表现；凹陷骨片压迫静脉窦，影响静脉回流，可引起颅内压增高的症状；若刺破静脉窦，可引起大出血。

（一）适应证

1. 开放性凹陷性骨折。
2. 颅骨凹陷深度超过 1.5cm，合并有颅内血肿、脑水肿者。
3. 压迫功能区，出现癫痫、偏瘫、失语、视力下降等表现者。
4. 颅骨凹陷位于顶部中心或上矢状窦、窦汇或横窦等处，有神经系统阳性体征者。
5. 凹陷位于额面部影响外观者。

（二）禁忌证

1. 非功能区的轻度凹陷性骨折。
2. 无脑受压症状的静脉窦区凹陷性骨折。
3. 婴幼儿凹陷性骨折，无明显局灶症状体征可暂不手术，其随生长有自行恢复可能。

（三）术前准备

1. 对患儿应进行全面的检查、评估，避免遗漏合并隐性伤。
2. 开放性损伤及时清创。
3. 手术区域备皮。
4. 出血量大的或压迫静脉窦者，根据患儿情况术前积极抗休克治疗，输血或术前备血。
5. 术前选用有效抗生素预防感染。
6. 根据患儿配合程度，选择全身麻醉或局部麻醉。建议小儿手术尽量全身麻醉。

（四）手术要点、难点及对策

1. 体位及切口。额顶部骨折取仰卧位；颞部骨折取仰卧位，头偏向健侧；枕部骨折可取侧卧位或俯卧位。围绕骨折区做马蹄形皮瓣，切口离骨折区外缘 1.5 ~ 2cm。

2. 如凹陷性骨折范围不大，程度轻微、无游离骨折片且不伴有脑膜和脑损伤者，可采用骨撬上撬法复位。在骨折区旁相对安全区做一颅骨钻孔，稍加扩大后用骨撬经硬脑膜伸至凹陷区域中心上撬骨折片复位。如有脑脊液或脑组织碎片流出应适当扩大钻孔，找到硬脑膜破孔，清除坏死脑组织或血肿并修补硬脑膜。如硬脑膜未破但张力较高且呈紫色时，应切开硬脑膜探查，以防遗漏硬脑膜下或脑内血肿。

3. 凹陷性骨折的骨瓣取下整复。小儿乒乓球样凹陷性骨折用骨撬法整复困难时，可在骨折区外缘钻 4 个孔，锯开并整复骨瓣后，再用此骨瓣原位修补，尽量保证骨膜完整以利愈合。

4. 凹陷性骨折片切除。粉碎性骨折的骨折片应摘除，先去除游离小骨片，然后逐一取出骨折片，刺入硬脑膜和脑组织中的骨折片应仔细剔除，不可强行翻拉，以免形成二次损伤。另外，还应将骨折处锐利的边缘用咬骨钳咬除。

5. 骨折位于静脉窦区的处理。应在做好止血与输血充分准备的情况下进行，在骨折区边缘相对安全区钻孔，后环形咬除正常颅骨，使整块骨折区游离后摘除。此时术野暴露充分，发生静脉窦出血时易于止血处理。切勿直接拔除静脉窦表面的骨折片，以免引起无法控制的静脉窦出血。

6. 静脉窦的修补。小的静脉窦破口可用明胶海绵压迫止血，为防止明胶海绵滑脱，可用缝线或生物胶固定。静脉窦破口大，上述止血无效时，可用细丝线直接缝合修补。

7. 硬脑膜下探查和缝合硬脑膜。切除碎骨片后，将骨折边缘用咬骨钳修整。如硬脑膜下发绀，张力高或有脑组织自破口流出，应切开探查，清除坏死脑组织、血肿，然后修补缝合脑膜，并将硬脑膜悬吊于骨窗四周的软组织上，以防硬脑膜剥离而发生硬膜外血肿。

8. 分层缝合头皮切口。

（五）术后监测与处理

1. 术后监护　注意观察患儿神志、瞳孔、生命体征、言语反应和肢体活动等，每 1 ~ 2 小时观察一次，记录 GCS 评分。

2. 抗生素的使用　使用广谱抗生素，预防感染。

3. 抗癫痫药物的使用　如苯妥英钠、丙戊酸钠等，伴有脑损伤的需长期服用。

4. 脱水剂的使用　伴有脑损伤的患儿应用 20% 甘露醇（1g/kg）静脉滴注，根据损伤程度，2 ~ 3 次 / 天。

5. 颅骨缺损的处理　骨折片去除后的颅骨缺损直径超过 4cm，有头痛及外伤性癫痫且有损美容者，或缺损部位位于功能区者，宜在手术后 3 ~ 6 个月行颅骨修补术。

（六）术后常见并发症的预防与处理

1. 硬膜下血肿　多发生在手术后 24 ~ 48 小时内，多可自行吸收。

2. 癫痫　多出现于有脑损伤者。

3.头颅畸形 复位颅骨坏死或愈合过程中移位可致，可以合成材料行颅骨修补术矫正。

二、硬膜外血肿清除术

颅内血肿是颅脑损伤常见而严重的继发病变，可发生于颅内各部位，尤其是闭合性颅脑损伤，一旦引起脑受压及颅内高压，若不及时有效地解除，可直接威胁患儿的生命。因此早期诊断和及时有效的手术至关重要。

颅内血肿按其病史和症状出现时间的不同可分为 3 种类型。伤后 3 天以内者为急性型（24 小时内者又称为特急型）；4 ~ 21 天者为亚急型；22 天以上者为慢性型。一般急性血肿发展较快，应及时手术，迅速解除颅内高压及脑受压，尽量缩短术前准备时间。病情十分危急的患儿可在受伤现场（急救车手术室）或急救室钻孔，排除血肿的液体部分，暂时缓解脑缺氧和脑干受压的程度，延缓病情的恶化，赢得急救时间，然后送入手术室行常规开颅术。对亚急性和慢性颅内血肿，大多有充分的时间做好术前准备，但一经确诊，也不可拖延观望，延误时机。应视血肿的大小和部位及时安排手术予以清除，或严密观察及（或）放置颅内压监护仪进行监测，以随时调整治疗方案。

（一）适应证

1.伤后有明显的中间清醒期，有骨折线经过血管沟，并有明显脑受压症状或出现沟回疝综合征者。

2.头颅 CT 显示硬膜外血肿，血肿量大于 30ml 者、侧脑室明显受压或已伴有中线结构移位者，血肿量小于 30ml，但血肿位于功能区，已有神经系统功能障碍的患儿。

3.钻孔探查术中发现硬脑膜外血肿的患儿。

（二）禁忌证

颅内血肿较小，患儿无意识障碍和颅内压增高症状，或症状已明显好转者，可在严密观察病情下，采用脱水等非手术治疗。

（三）术前准备

应用气管插管全身麻醉。根据手术部位，可选用适合的体位。额、颞、顶部硬膜外血肿的患儿取仰卧位，头位正中或偏向健侧。枕部和颅后窝硬膜外血肿的患儿取侧卧位。

（四）手术要点、难点及对策

1.钻孔开颅 清除硬膜外血肿，属于探查性质的手术。多系病情危重、来不及进行特殊影像学检查、直接送入手术室的患儿的紧急手术。探查性钻孔的部位宜定在患侧颞部和顶部。若有颅骨骨折，可在骨折线越过脑膜血管的附近钻孔。待血肿的范围探明后，再决定以何种方式开颅。骨瓣开颅方法虽佳，但费时太多，危急患儿可延误抢救时间。如系局限于颞肌覆盖下的硬脑膜外血肿，可采用部分颅骨切除开窗法。如上述钻孔探查阴性、临床判断有血肿存在时，需依次在同侧额部、枕部钻孔，继之在对侧相应位置钻孔探查。

钻孔证实血肿后勿急于清除，而应充分暴露病灶区，以免引起急剧出血和止血困难。清除血肿时宜自远离出血部位处开始，用吸引器和脑压板边吸边剔出。明显的出血点立即电凝烧灼，或用小棉片暂时贴附，渐次扩展直至最后抵达主要出血处。

来自脑膜中动脉的出血可直接缝扎，或用银夹钳闭。无效者可将颞部脑膜颅中窝底翻起，沿脑膜中动脉找到棘孔，用小棉粒填塞棘孔止血。

硬脑膜外血肿清除后宜做硬脑膜小切口，探查硬脑膜下的情况。发现有硬脑膜下血肿时可一并清除。

硬脑膜外血肿清除后颅内压仍高，或患儿病情无改善甚至恶化时，应考虑另有颅内血肿或脑水肿-肿胀存在。此时应在其他部位再次钻孔探查，必要时做脑穿刺以排除脑内血肿。

出血已止者不必寻找出血点。亚急性或慢性血肿凝血块已部分机化并与硬脑膜黏着紧密时，不必勉强完全剥离，以免引起广泛渗血而不易止血。

术中应彻底止血，以防术后复发。硬脑膜需悬吊，并常规在硬脑膜外安放引流。如患儿术后有较严重的脑水肿，宜予以脱水治疗。

2. 骨瓣开颅　硬膜外血肿清除采用骨瓣成形法开颅清除硬膜外血肿是较为传统的。

手术方式：幼儿硬脑膜外血肿通常与跌倒有关，常伴有颅骨骨折。皮肤切口和颅骨骨窗不需要太大，通常通过分离骨缝进行颅内血肿引流，仅剩余少量颅内液体。出血常由骨折缘或硬脑膜面产生，而不是脑膜中动脉分支破裂引起。硬脑膜应缝合到骨窗边缘，骨瓣应复位并固定。

较大的患儿硬脑膜外血肿与成年人一致，需要较大的颅骨骨窗清除血肿，并处理出血点。大多数血肿产生于硬脑膜中动脉的分支，颞部入路开颅通常是最佳选择。患儿取侧卧位，头下放置马蹄形头垫，皮瓣和骨瓣基部均朝向耳郭方向。去掉颞鳞部骨质更容易到达颅中窝底部。处理出血点后，硬脑膜周边悬吊于骨窗边缘。在帽状腱膜下放置引流 1 ~ 2 天。

3. 颅后窝硬脑膜外血肿的紧急处理　常见于年龄较大的跌倒患儿，血肿比颞顶部区域产生缓慢。症状和体征延迟于数天后产生，出现症状或体征者预后差。血肿多为单侧，用枕下窦旁入路可充分暴露。应值得注意的是静脉窦出血很难控制，所以应提前配血，进行静脉置管并检测血氧饱和度。颅后窝硬脑膜外血肿多见于年龄较大的患儿，可以用头钉固定，手术中患儿采用公园长椅体位，头部抬高。术中制作一小的游离骨瓣（大多数血肿可以通过钻孔清除血肿），清除血凝块，不必刻意寻找静脉出血部位。硬脑膜缝合于骨窗边缘，表面覆以止血物质，颅骨复位并固定。如遇出血，采用头高位和包裹措施即可止血，但是硬脑膜破裂处必须修补，可直接缝合或用颅周围移植物修补。

（五）术后监测与处理

同本节凹陷性骨折整复术

（六）术后常见并发症的预防与处理

同本节凹陷性骨折整复术

三、硬脑膜下血肿清除术

（一）急性和亚急性硬脑膜下血肿清除术

大多数小儿急性和亚急性硬脑膜下血肿是非意外伤，并非所有的硬脑膜下血肿都需要立即清除，因为脑组织肿胀缺氧造成的后果比少量硬脑膜下血肿更为严重。发病的最初几天为危险期，小儿应放进重症监护室内进行颅内压监护，应用促苏醒药物和各种支持措施保持患儿的病情稳定。

硬脑膜下血肿的来源有两种，一是因脑裂伤导致皮层动脉和静脉破裂；二是大脑皮质静脉在进入静脉窦处破裂。其特点是前者血肿多局限于损伤部位，而后者多分布于大脑的凸面。硬脑膜下血肿的发生率远较硬脑膜外血肿为高，尤以小儿更多见。硬脑膜下血肿绝大多数位于小脑幕上，幕下者极为罕见。若硬脑膜下血肿占位症状明显时，必须清除血肿。双侧血肿约占 15%，故手术探查时常需双侧钻孔。

急性硬脑膜下血肿在手术前大多不能完全确诊，受挫部位的头皮损伤和颅骨骨折对血肿的定位有所帮助。通常应先行探查性钻孔，亚急性和慢性血肿在术前大多数可行充分的辅助检查以确立诊断并准确定位，故可直接施行清除手术。

1.适应证　急性或特急性颅内血肿，伴有严重脑挫裂伤和(或)脑水肿，术前已形成脑疝，清除血肿后颅内高压缓解不够满意，又无其他残留血肿时；弥散性脑损伤，严重脑水肿，脑疝形成，但无局限性大血肿可予排除时；术前双瞳散大、去大脑强直，经手术清除血肿后颅内压一度好转，但不久又有升高趋势者。

标准外伤大骨瓣开颅术能清除约 95% 单侧幕上颅内血肿，另外 5% 幕上顶后叶、枕叶和颅后窝血肿则需行其他相应部位骨瓣开颅术。例如，顶后和枕部颅内血肿应该采用顶枕瓣，颅后窝血肿则需要行颅后窝直切口或倒钩切口，双额部颅内血肿应该采用冠状瓣切口。

2.禁忌证　神志清楚、病情稳定、生命体征基本正常，症状逐渐减轻；无局限性脑压迫致神经功能受损表现；CT 扫描脑室、脑池无显著受压。

3.手术要点、难点及对策

（1）经前囟穿刺抽吸术：适用于前囟未闭的婴幼儿患者。部分急性、亚急性尚无包膜或包膜菲薄的硬膜下血肿经反复前囟穿刺抽吸也有治愈的机会，但婴儿脑组织还处于发育中，质地较软，且颅骨骨缝未闭，即使将有包膜的血肿抽吸排空，脑组织也很难凸起以填补血肿腔，故较易复发。

穿刺方法：穿刺常在局部麻醉下施行，患儿取仰卧位，助手用双手固定头部，剃净头发。用甲紫标记出前囟侧角。常规消毒、铺巾，用肌内注射针头于前囟侧角前缘呈 45° 斜向额部方向缓缓刺入，边进针边抽吸，刺破硬脑膜时常有突破感，一般刺入不超过 1cm 时立即有棕褐色液体抽出。此时应稳住针头，缓慢抽吸，每次抽出量以 15 ~ 20ml 为度，不宜过多，每日或隔日一次，使受压脑组织逐渐凸起，压闭血肿腔。为避免术后穿刺处继续漏液，穿刺时可略向后牵拉头皮，使皮肤穿刺孔与硬脑膜穿刺孔不在同一点上，术后稍事压迫局部即可防止漏液。

倘若抽出的血肿液呈鲜红色,则说明出血尚未停止,应改用开颅术清除血肿并妥善止血;如果反复穿刺血肿体积无缩小,抽出液中含血量不下降,则表明穿刺法效果不佳,应改行开颅术。

(2)颅骨钻孔冲洗术:出血已经停止的液态硬膜下血肿可采用钻孔引流的方法治疗,此方法操作简单、创伤小、费时短,可在局部麻醉下施行,优点较多。但是,急性硬膜下血肿患儿常因出血尚未完全停止,虽然有暂时缓解颅内高压的作用,但无法进行止血,较易复发。因此,钻孔引流更适合于出血已停止、无须止血的亚急性和慢性血肿。对急性患儿仅在紧急抢救时使用,作为开颅手术清除血肿的过渡治疗方法,其目的主要是延缓病情,争取时间,为下一步处理做好准备。

在疑有血肿的部位钻孔,证实诊断后根据血肿的范围,在其周围再钻孔 2～4 个,用吸引器吸除血凝块后置入 8～10 号导尿管,再用生理盐水反复冲洗。

注意勿将导尿管插至血肿囊壁外,以免盐水注入硬脑膜下间隙或蛛网膜下隙并积蓄,引起急性颅内压增高。冲洗时要求注入盐水量与排出量相等,术毕应在低位颅骨钻孔处用导管行闭式引流 48 小时。

(3)骨瓣开颅硬膜下血肿清除术:适用于诊断及定位均较明确的患儿,术前应评估骨瓣的位置和大小,按计划施行手术,以便做到术野显露良好,操作有序,能在直视下清除所有的血凝块。但此种手术程序复杂,费时较多,不适于紧急抢救的患儿。

开颅方法同本节硬膜外血肿清除术钻孔开颅方法。单侧硬脑膜下血肿者侧卧位,头部下垫马蹄形头垫。大多数血肿位于大脑凸面靠后部,因此额顶皮瓣比常用的额颞瓣更合适。皮瓣沿帽状腱膜下层向下翻开,切口通过中线,必要时暴露上矢状窦。沿矢状窦两侧行颅骨钻孔,暴露矢状窦。硬脑膜瓣基部朝向上矢状窦,注意不要破坏矢状窦旁桥静脉。急性患儿多伴有较严重的脑实质损伤,脑水肿较严重,为避免骤然减压增加脑肿胀和脑膨出的危险,故在切开硬脑膜前宜采用降温和降压措施。先在硬脑膜切一个小口,放出液性陈旧性出血可使颅内压下降。

小儿应特别注意缓慢减低颅内压,切开硬脑膜时应连同血肿外囊壁一并切开,因外壁与硬脑膜之间有肉芽组织,如剥离常致广泛渗血。内层囊壁与蛛网膜甚少粘连,极易切除。

多数情况下,脑组织张力高并随血肿清除而快速膨胀,故止血材料可沿矢状窦周围包裹。少数情况下需要确定出血来源并严密止血。残留的血肿外壁如不致影响脑组织的复位或再形成积液,可不加处理。常规缝合硬脑膜,颅骨复位并固定。颅内压的监测在多数情况下对控制颅内压至关重要。双侧硬脑膜下血肿患儿可做靠后双侧皮层切口,掀起顶盖骨,形成游离骨瓣,暴露矢状窦两侧区域,切开中线两侧硬脑膜,清除硬脑膜下血凝块。矢状窦及窦旁静脉出血通常可用简单矢状窦旁包裹法控制。骨瓣应复位,因去骨瓣减压在控制升高的颅内压时作用较小。

慢性血肿者因脑组织长期受压,故不能在短时间内膨起,应在残留腔隙安放引流管,闭式引流 48～72 小时,以继续排出残余积液,有助于脑膨起后复位。

年龄较大的患儿和青年患者急性硬脑膜下血肿与成人外伤性硬脑膜下血肿处理方法是一致的。位于更靠前方的额叶和颞叶部位的血肿与脑挫裂伤有关,这些血肿通常较大,更易出现占位效应,需要急诊清除血肿。可用大的额颞叶皮瓣,广泛打开硬脑膜,暴露额叶和颞叶区域。清除硬脑膜下血凝块，活动性出血可以直接电凝止血或用止血物质包裹。颅内压检测仪有助于颅内高压的处理。

（二）婴儿慢性硬脑膜下血肿清除术

慢性硬膜下血肿多因大脑皮质凸面汇入上矢状窦的桥静脉破裂出血而致，血液常聚积在蛛网膜外的硬脑膜下间隙，体积较大，可遍及半球表面的大部。由于血肿为时已久，均有厚薄不一的包膜形成，故手术前常可明确定位，可择期手术。但慢性硬脑膜下血肿为双侧者发生率较高，尤其是在婴幼儿。因为血肿包膜的增厚和钙化刺激脑组织，不仅影响大脑的正常发育，同时还能引起局部脑功能丧失及（或）癫痫的发作。

关于双侧硬脑膜下血肿的治疗方法尚存在争议，其主要原则是行硬脑膜下间隙引流，使硬脑膜和蛛网膜层接近。硬脑膜下穿刺放液可达到上述目的。主要方法为钻孔引流和冲洗硬脑膜下间隙；钻孔引流＋闭式外引流；或硬脑膜下分流泵植入。

手术要点、难点及对策　硬脑膜下放液可在床边局部麻醉下进行。患儿用毛毯包裹，头部接近床边。用含 1∶400 000 肾上腺素的局部麻醉药在前额或冠状缝周围浸润麻醉，用一个 22 号腰椎穿刺针沿 45° 角向骨下穿刺，进入硬脑膜下间隙时有明确的阻力改变和进入间隙的突破感觉。在另外一侧重复同样过程，使液体自然流出，直到压力均衡为止。第一次引流通常为血性液体，以后引流液逐渐变为黄色液体。首次引流之后用一个注射器和一段延长管抽吸可以吸出大量液体（引流可持续 2～3 周，引流管置于硬脑膜下间隙和颅内容物之间），使脑和脑脊液之间建立压力平衡。如果患儿症状消失，前额变软和（或）呈舟状，可停止穿刺引流，无须其他处理。此时影像学常显示硬脑膜下积液，这是由于治疗前颅骨扩张，脑组织受压，治疗后脑组织回弹不完全所致。硬脑膜下积液的消失需要一段时间（通常 2～3 个月），再由脑组织充分生长填充颅腔，避免采用不必要的方法试图在短期内消除大的硬脑膜下间隙。

双侧钻孔引流硬脑膜下血肿应在手术室中完成，安全进入硬脑膜下间隙后，可以用生理盐水反复冲洗。如果前囟闭合后可用钻孔方法进入硬脑膜下间隙。

硬脑膜下分流可以提供一种解决长期持续存在的慢性硬脑膜下血肿的方法。慢性血肿积液常常超过额突，多为双侧性，绝大多数双侧积液能通过单侧分流系统治愈，少数需要双侧硬脑膜下置管。钻孔要足够大，以便可以看到硬脑膜下间隙及软脑膜。钻孔必须远离中线 3cm。在脑脊液吸收位置蛛网膜黏附于硬脑膜上，而且容易进入蛛网膜下隙，必须注意确保分流管进入硬脑膜下间隙，而不是大的蛛网膜下隙或脑实质内。用盐水反复冲洗硬脑膜下腔，然后与低压单向阀和腹腔管连接。分流通常需要几个月时间，以便于大脑的生长发育和膨胀，消除硬脑膜下积液。在进展性脑积水时，脑室腹腔分流是非常必要的。

（李　帅）

第二节　脑内血肿清除术

脑内血肿是小儿颅脑损伤中少见的并发症，出血大多源于脑挫裂伤病灶，以额颞叶前部最常见（占 80%），顶枕叶次之，其余位于大脑深部、小脑和脑干。血肿可为单侧或双侧，表现为颅内压增高症状。

一、适应证

急性或特急性颅内血肿，伴有严重脑挫裂伤和（或）脑水肿，术前已形成脑疝，清除血肿后颅内高压缓解不够满意，又无其他残留血肿时；弥散性脑损伤，严重脑水肿，脑疝形成，但无局限性大血肿可予排除时；术前双瞳散大、去脑强直，经手术清除血肿后颅内压一度好转，但不久又有升高趋势者。

二、禁忌证

神志清楚、病情稳定、生命征基本正常，症状逐渐减轻；无局限性脑压迫致神经功能受损表现；CT 扫描脑室、脑池无显著受压。

三、手术要点、难点及对策

在病变部位直接钻孔，或做骨瓣开颅术清除血肿。钻孔部位宜接近血肿处，但应避免伤及中央区等重要结构。骨瓣开颅术中若见硬脑膜张力很高，不宜骤然切开，应在硬脑膜上先切小口进行穿刺，吸出血液，或在血肿表面硬脑膜上切开 2～3cm，同向切开暴露的脑实质，将血肿和破损的脑组织吸出。此时颅内压应降低，再切开硬脑膜将血肿及其四周的破损脑组织清除并止血。

急性期脑损伤较严重者，术后常致脑水肿。因此，一般均行减压术（颞肌下或枕下减压），术后需积极进行抗脑水肿治疗。

多种情况下，小儿颅脑外伤后血肿的治疗与成人不同。伴有颈髓损伤者的患儿，伤后的转运、手术时的体位、失血的处理及体温的控制等问题都特别突出。

手术时不能使用头钉固定。患儿气道细小而且容易损伤，故气管内插管风险较大。

新生儿特别是早产儿或窒息患儿具有较高的出血倾向，故应特别注意，以防止额外的失血。皮瓣切口应用 1∶400 000 肾上腺素浸润以减少出血。切开组织时应边切开边止血，防止切口过大引起出血过多。

保持体温非常重要，但有时比较困难，必须保持手术室内温度高于外界温度，小儿应当在手术过程中保持清醒，尤其是婴幼儿。

（李　帅）

第三节 新生儿期颅后窝血肿清除术

新生儿期颅后窝血肿风险大，甚至可危及生命，必须进行清除。许多颅后窝血肿可以通过脑脊液外引流和支持治疗等方法进行治疗。

一、适应证

脑室外引流术和苏醒后患儿病情仍不稳定（心率缓慢、低血压、斜颈、特殊体位或肌肉抽动）者。

二、禁忌证

神志清楚、病情稳定、生命征基本正常，症状逐渐减轻；无局限性脑压迫致神经功能受损表现；CT 扫描脑室、脑池无显著受压。

三、手术要点、难点及对策

患儿取俯卧位，头下放一马蹄形头垫。气管内插管必须很好固定。头部安全放置于头垫上，耳郭向下拉粘贴于头垫，颈部微曲有助于保持体位。用约束带约束臀部，将患儿身体固定在手术床上（注：患儿皮肤对约束带过敏时要小心）。即使这样，患儿身体仍有可能从头垫上下滑而向脚端移动，故手术中有可能需要重新调整体位，麻醉师应注意气管插管后的各种变化。

大多数颅后窝血肿位于直窦附近中线区域，并向两侧延伸，偶可看到血肿主体位于一侧小脑者。单侧血肿病例可用矢状窦旁切口，开一小骨窗。当硬脑膜打开困难时，需要扩大切口，以增加硬脑膜的暴露范围。虽然只需小硬脑膜切口即可清除大部分血肿，但为了能清除形成的血凝块，硬脑膜切开应足够大。如果血肿为双侧，使用枕下正中切口，暴露双侧枕下区，但无须常规做大的枕下骨窗，大多数病例制作两侧小骨窗即可（枕窦上的中线处骨块保留）。切开硬脑膜后，血凝块常常会自然流出，冲洗硬脑膜下腔隙。有活动性出血存在时，可制作整个颅后窝骨窗，但这样有静脉窦出血难控制的危险，最好用止血材料和止血海绵包裹静脉窦。出血不能控制时应直接寻找出血来源。如果血流动力学情况允许时，手术台调整为头高位有助于控制出血。

大多数情况下，术后 10～14 天内可以拔除脑室外引流管，无须放置永久性脑脊液分流管。

四、术后监测与处理

1. 术后监护　注意观察患儿神志、瞳孔、生命体征、言语反应和肢体活动等，每 1～2 小时观察一次，记录 GCS 评分。

2.抗生素的使用　使用广谱抗生素，预防感染。

3.抗癫痫药物的使用　如苯妥英钠、丙戊酸钠等，伴有脑损伤的需长期服用。

4.甘露醇的使用　应用 20% 甘露醇（1g/kg）静脉滴注，根据损伤程度调整。

5.颅骨缺损的处理　骨折片去除后的颅骨缺损直径超过 4cm，有头痛及外伤性癫痫且有损外观者，或缺损位于功能区者，宜在手术后 3～6 个月行颅骨修补术。

五、术后常见并发症的预防与处理

1.脑积水　血肿或局部粘连阻塞脑积液循环通路所致。术后充分引流积血及预防再出血可减少发生。

2.癫痫　多出现于有脑损伤者。

（李　帅）

第四节　颅骨成形术

冠状缝和矢状缝早闭后，头颅仅能向上方生长，呈塔头状，又称尖头畸形。也可有人字缝和后部矢状缝或颞鳞部颅缝早闭者，但多条颅缝早闭症较少见。

一、适应证

狭颅症有颅内高压症症状者。

二、禁忌证

无。

三、术前准备

颅盖骨重建的麻醉操作与常规脑外科操作方法相似。应标示清楚每位患儿的动脉血管位置，为手术时大输血做准备。

四、手术要点、难点及对策

患儿俯卧在手术台上，下巴垫马蹄形垫，固定头部。整个头颅部分、眼眶区和面部中上区用碘溶液消毒，并划出双冠状切口位置。常规切开头皮和颞肌，暴露眶上区、颞区，颅穹隆至后隐窝。

矢状缝早闭从前额进行开颅手术更容易接近额底和蝶翼，做硬膜外切开术可很容易到达蝶翼、眼眶中部和颅中窝前区，此时可能需要在颞侧钻孔。

切除颅穹隆的主要残余物，做局部手术探查。通常无须把矢状窦全部剥离干净，以免出现危险。在紧急情况下，尤其是为了分流脑脊液而引起的继发性矢状骨联合，矢状窦会发生粘连，切除这一部位的骨是不明智的选择。必要时可将在局部剥离的较长的骨条分离出来，防止骨变形。手术前用开颅器切除骨片有助于在颅骨上钻孔，因为骨片可影响开颅器在头上钻孔。用开颅器切除颅顶骨两侧及枕骨下方到颅骨底部的效果不好，但剥离矢状窦上骨的效果很好。在枕骨区用开颅器做分离手术时，一旦硬脑膜和窦汇处于游离状态，最好保留横窦水平线以上部分，切除枕骨底部下方。

如果患儿需做脑积水分流术，为了减少感染的风险，下方板层需切除。术中应保留骨膜下层。做分流手术可贴上一个小骨片，这样有利于骨骼的再建。伴有脑室扩张者，手术时用穿刺分流法降低颅内压，更容易扩大颅内空间，以利于重建；脑内插入一条临时管道而不用通过分流手术也可得到相同的结果。

切除眼眶边缘、鼻额骨区、眶上前部。

重建手术的顺序依次为颅骨外侧、眼眶、枕骨片和颞顶区。首先沿中线切除眼眶，使其可以向外部颞侧转动（由此扩展），同时也要求对眼眶外侧上方进行轻微改动。手术操作可造成横切面切口，不十分理想，可在中线部位插入骨片以改进。骨片可用小薄金属片和螺丝加以固定。如果有太多的骨片突起，可用手术刀遵循内在弯曲原则切削眼眶边缘的突起。小金属片可起到固定作用，眼眶碎片可用小金属片和螺丝将其固定在颅骨底部，此时，改形的眼眶就给前额提供了一个向后倾斜的机会。

041

可在颞顶侧位垂直钻一个洞使骨碎裂，形成青枝骨折现象，增大颅骨区域横切面的面积。然后枕骨可采用以下两种方法中的一种进行处理，一种为垂直钻一个孔，使骨骼内部形成骨折，另一种则像眼眶区手术描述的那样，从枕骨基底部向四周铺开骨片，用小金属片将骨片根据设计要求固定成有一定倾斜度的形象，使前后距离缩短。

基底部分的骨片位置设计好后即可设计颅骨的外形。设计时可在头颅的前后径上加压，而在其两侧减压。颅内压力分布区域是不同的，故压力控制器存在有一定的误差。可通过脑部触诊对此加以评估。前额部首先被重新塑形，根据预定的倾斜度将前额固定在眶上部分，可用外力将骨骼弯曲。年龄稍大点的儿童可以用手术刀切削使颅内弯曲，用小金属片将其固定，残留的骨板依其近似特征进行弯曲并固定于矢状窦上方中线处的骨骼上，或固定于切削部位的两侧或其后部。如果用于固定骨片的颅骨板不够结实，可用一条长条形小板将其连接并固定。这一手术需要许多用于固定的金属板，以保持术后一段时间的造型，但是应避免过多放置。也可用多功能微型板或稍大的固定板来固定骨骼，一方面可加固颅骨的稳定性；另一方面可在术后一段时期内保持颅形不变。如前所述，要完成头颅的整形需要 30 ~ 35 个小型固定金属片和 4 个 3mm 长的螺钉。

骨片按设计要求固定之后，在重建过程中可能需要进一步调整。手术野须用大量抗生素溶液充分冲洗，用环钻切割所留下的骨粉可用来填补颅骨上的一些小空隙和小洞，同时也为新骨的生成提供了一个起源。

手术结束前应在帽状腱膜下放置引流管并接负压吸引装置，术后 48 小时或引流液排完后可撤除。手术后使用弹性加压包扎可减少引流量。

颅骨穹隆前部的重建如前所述，最好使患儿保持标准仰卧头位。术中采用双冠形头皮皮片切开很容易暴露颅盖骨前 2/3，手术途径便捷。颅骨切开术、颅骨穹隆部的重建和小金属板的使用如上所述。

五、术后常见并发症的预防与处理

1. 术中并发症

（1）静脉窦破裂出血：上矢状窦破裂可引起大量失血而发生循环系统功能障碍。若能很快复苏成功，可不留任何后遗症。静脉窦破裂常因剥离硬脑膜或分离骨瓣时撕裂所致。可做单纯缝合修补术。若为颅骨板障静脉出血，可用骨蜡填塞止血。

（2）硬脑膜损伤：绝大多数为硬脑膜小裂伤，为颅骨内板骨嵴插入硬脑膜所致，发生率为 70%，可做缝合修补。硬脑膜大裂伤少见，4% 需要做骨膜贴补缝合。

（3）硬膜下血肿：发生率为 1.3%，为术中剥离硬膜时皮质硬脑膜静脉破裂出血所致。常为额叶前片状小血肿，可经硬脑膜开孔排除血肿。

（4）脑水肿：为通气障碍造成，常影响颅底的暴露。解除通气障碍后，脑水肿即消失。一般不留术后后遗症。

2. 术后并发症

（1）硬脑膜外血肿：其临床表现不典型，很难做出诊断；因此，术后早期有异常症状和体征者，应毫不犹豫地行 CT 扫描。

（2）复苏失败：在整个手术过程中可能持续失血。如手术中发生大出血，对婴儿来说是致命的，常发生呼吸困难、急性肺水肿而死亡。其发生率为 1.3%。

（3）感染：术后感染包括切口感染、脑膜炎及骨髓炎等。切口感染表现为切口红肿，无发热，多无大的变化，经局部处理及全身用药，一般可以控制。若形成骨髓炎，局部引流冲洗无效时，须全部切除感染的骨瓣。个别患儿可能发生脑膜炎，常常危及生命。

（4）脑脊液鼻漏：常发生在颅面狭窄症术后，常并发脑膜炎，可经腰穿蛛网膜下隙引流减压治愈。

（5）头皮张力过高：头皮张力过高可致切口裂开或头皮坏死，这种情况罕见，头皮张力过高亦可使骨瓣移位。广泛游离头皮可以减轻其缝合的张力。

（6）骨瓣吸收：骨瓣吸收是罕见的，但这是颅骨骨瓣成形术中最令人担心的并发症之一。一旦骨瓣吸收，势必导致手术失败。

（李　帅）

第五节　脑动静脉畸形手术

脑血管畸形又称脑血管瘤、脑动静脉血管畸形,是胚胎早期阶段的先天性血管发育异常。根据其形态的不同可分为五类,即动静脉畸形(AVM)、静脉血管瘤、静脉曲张、毛细血管扩张症和海绵状血管瘤。在脑血管畸形中以动静脉畸形最为常见,它是脑的动脉和静脉持续存在的原始交通导致毛细血管的发育障碍所形成的异常血管团,血管团的两端有供应血液的输入动脉和回流血液的引流静脉。畸形血管团大小不等,一般为数厘米,一旦出血,畸形的结构完全被破坏,以致血管造影难以发现,手术清除血肿时肉眼也难以辨认,故又称隐匿性血管畸形。脑动静脉畸形大的可累及整个大脑半球,甚至发展到对侧,其外观似一团蚯蚓,表面的软脑膜增厚。血管团呈圆锥状,锥底朝向脑表面,锥顶部则朝向脑深部。显微镜下所见的组织结构混杂多样,有分化良好的动静脉,也有管壁增厚或变薄透明状的畸形血管。畸形的血管团内及邻近的脑组织几乎都变性,表现为神经元丧失、胶质增生、脱髓鞘及含铁血黄素沉着等。本病的手术目的是防止再出血,解除癫痫症状,治疗或改善神经系统的功能障碍。

一、适应证

1. 儿童及青少年患者。年龄越小,再出血的机会越大,所以应积极采取手术治疗。
2. 病灶小且易切除者,尽管没有出血也应手术切除。
3. 持续性颅内高压,经脱水治疗无效。
4. 一次大出血或多次反复出血。
5. 出现进行性神经功能障碍。
6. 难以用药物控制的癫痫。
7. 顽固性头痛。
8. 智力逐渐减退。

二、禁忌证

病灶范围大或位于重要功能区的病例不适合手术切除,可选择血管栓塞疗法。

三、术前准备

体位:脑动静脉畸形手术往往需要几个小时,因此,患儿的体位至关重要,要使主要受力点和相关关节处于舒适的位置,如肩膀、胳膊和颈椎等。适当调整头部使其位于心脏水平之上且平行于地板。

术前备血,以预防术中大出血。

在手术过程中，应用甘露醇脱水降颅压，以利于暴露病变。

四、手术要点、难点及对策

1. 切口选择　可以应用立体定位法确定病变，也可以直接靠骨性标志和脑结构关系画出皮肤切口，切口不仅要考虑脑动静脉畸形的空间位置，而且也要考虑利于血肿清除，特别是血肿位置与血管畸形部位不一致者。脑动静脉畸形较小且位于重要的功能区者，皮瓣和骨窗可相应减小。

2. 手术中应该适度降低硬脑膜的紧张度　一般手术中，术中应常规直接悬吊硬脑膜，但在脑动静脉畸形手术中应该把这一步骤放在最后进行，如果首先悬吊硬脑膜，有可能损伤脑组织或直接刺破畸形血管。

儿童脑动静脉畸形的供血动脉很少来源于颈外动脉系统，因此，除了在主要的引流静脉附近剪开硬脑膜者，一般不会有大出血。

3. 术中对病变部位进行定位　最明显的标记是动脉化的引流静脉，因为病变无论起源于哪个部位，引流静脉都要通过脑表面到静脉窦。其他线索包括软脑膜表面的典型迂曲的血管和变厚、浑浊及有时黄染的蛛网膜也有助于辨别病变血管。有时一侧半球脑动静脉畸形不易在脑表面发现，而是隐藏在脑皮质下，它唯一的标志是一条非正常解剖动脉直接进入脑沟。

4. 脑表面的切口　一般选择畸形血管团周边的正常脑回，同时要避开重要功能区，或者直接在脑皮质的血肿病变区直接切开。在紧急情况下，清除血肿是必要的，但是，切勿用穿刺针穿刺血肿或向外引流血肿，因为血肿往往似果冻样黏稠，这些操作反而有可能增大血肿。一般情况下，血肿很容易被清除掉，但血肿块不易吸除者不要勉强操作，可暂不处理，这种情况可能是血肿与畸形血管在同一位置所致。

5. 辨认引流静脉　儿童的脑动静脉畸形往往只有一条主要引流静脉，手术时没必要在早期处理引流静脉，因为可以利用这条静脉处理病变，直至手术结束时再处理之。由于静脉结构完整，在解剖畸形血管团周围时，切口应在距离血管壁几毫米内进行。

6. 辨认病变边界　在畸形血管团周围分离时要一直向前，因为在病变周围有一层胶质增生层，以此可以辨认病变边界。解剖过程要保持与病变几乎垂直的方向前进，直至到达脑室壁外侧，分离至病变最深部时可能已呈点状。如果出现红色卷曲或膨出的血管时，表明已进入病变内，应停止退回，这时应确定直形的动脉和静脉并进行分离和电凝，因为这个位置相当于病变的边界。

7. 处理血管　不要盲目地直接从上端电凝血管并切断，因为有可能在血管下面有另外的血管存在，特别是那些扩张的静脉，可能存在有大量的小动脉分布在它的下面。因此，要用钝性分离器械沿着血管壁游离血管，探查有无与之平行的血管或者从深部垂直发出的血管，待完全游离后才可电凝切断。

脑动静脉畸形手术在围绕病变解剖分离时务必细心和缓慢进行。当在一个区域不能进行时可转到病变对侧继续分离，不可勉强分离。同样，对小出血的区域也应如此。这样不仅可以帮助术者了解病变范围，也可以从不同角度了解病变情况。整个分离过程应确保在病变周围胶质层内进行，以尽可能减少损伤，且不会增加新的创伤。

8. 处理脉络丛 畸形血管团的顶端有一细血管通向室壁，通常进入脉络丛，表明脉络膜为病变深层结构的一部分。因此，相关脑室脉络丛应在直视下进行分离，直接沿着脉络丛体部向前分离到正常结构，使其完全与脑室壁分离，最后电凝、分割，使脉络丛和血管团的顶部结构从脑室内去除。

9. 处理引流静脉 当整个畸形血管团完全从周围结构分离且能够在瘤腔内滚动时才可最后处理引流静脉。如果病变深部结构没有完全处理清楚或解剖彻底，都不能处理引流静脉。当病变周围相关结构处理完毕后，畸形血管团将缩小和褪色，否则则提示病变周围仍然有供血血管，此时应继续分离和寻找供血血管，最后电凝、切断，完整去除病变。

五、术后常见并发症的预防与处理

1. 脑出血 瘤腔创面渗血或瘤体周边小动脉出血，严重时可出现症状；术中放置引流，术后积极观察处理。

（1）预防措施：①术中创面彻底止血；②术后适当选用止血药物；③围术期血压控制在正常范围。

（2）处理措施：①小量出血，患儿循环稳定，可严密观察；②出血量大，出现占位效应，则再次手术止血，清除血肿，必要时去骨瓣减压。

2. 脑梗死 病变周围脑血管痉挛所致，术后可选择使用改善微循环药物预防。

（1）预防措施：①术中注意正常血管的保护；②术后合理使用止血药物；③术后预防血管痉挛治疗。

（2）处理措施：①适当扩容，抗血小板聚集治疗；②如梗死面积大，则脱水，降颅压治疗，必要时去骨瓣减压。

3. 脑水肿 病变周围脑血管痉挛或引流静脉处理后不能代偿所致。术后常规脱水治疗。

（1）预防措施：①术中注意保护正常脑组织，避免过度牵拉；②术中注意保护正常回流静脉。

（2）处理措施：合理使用脱水剂、甘露醇、甘油果糖、白蛋白、利尿剂、糖皮质激素等。

（李　帅）

参 考 文 献

步星耀.2007.小儿神经外科手术图解.郑州：河南科学技术出版社.

雷霆.2011.小儿神经外科学.北京：人民卫生出版社.

H.Richard Winn, Michel Kliot, Henry Brem, et al.2009.尤曼斯神经外科学.王任直译.北京：人民卫生出版社.

第四章　小脑肿瘤手术

小脑肿瘤是小儿较为常见的肿瘤之一，其早期发病率研究表明，颅后窝肿瘤通常为小儿脑肿瘤的 2/3，其中小脑星形细胞瘤为颅后窝最多见的肿瘤群（约占颅后窝肿瘤的1/3），其发病率与髓母细胞瘤、脑干胶质瘤大致相同。

一、适应证

1.原发性或复发性神经上皮肿瘤（星形细胞瘤、髓母细胞瘤、毛细胞胶质瘤和室管膜瘤等）、血管网状细胞瘤和转移瘤等。

2.患儿全身状况较好，可耐受手术，且征得患儿和家属同意的情况下，应积极手术治疗。

二、禁忌证

1.患儿全身状况差，不能耐受手术。

2.多发性血管网状细胞瘤或转移瘤，如病灶体积较小，占位效应不显著者，手术应慎重考虑，可以选择放射治疗。

3.髓母细胞瘤沿蛛网膜下隙弥散性播散者，手术应慎重考虑。

三、术前准备

如颅内压增高严重，患儿一般情况差，不能立即耐受手术时，可先行脑室引流 2～3 天，同时纠正水和电解质失衡状态，给予支持治疗，为手术创造条件。术前要备血。

四、手术要点、难点及对策

1.患儿麻醉并固定后，取枕外粗隆至颈椎棘突中点切口。上部皮切口经过帽状腱膜，下部切口经过颈部筋膜中线无血管区，分解暴露颈 1 后弓及颈 2 棘突。

2.在枕下区深筋膜水平做一"V"形切口，尖部直接向下延伸，通过枕颈筋膜和两边肌肉正中线。筋膜和肌肉从骨膜下分离，暴露枕下颅骨的两侧部分。根据肿瘤位置及手术方式选择颅骨切开术或颅骨切除术，上达横窦，下至枕骨大孔，左右两侧依据肿瘤位置而定。

3. "V" 形剪开硬脑膜，尖部向下，在环窦水平沿中线纵行切开，向下到颈 1 后弓。硬脑膜瓣分别向上和向两侧牵开，然后检查枕骨大孔区，决定是否切除颈 1 后弓。硬脑膜继续向下剪开，因为肿瘤可合并小脑扁桃体下疝或肿瘤向下生长。偶尔还需要切除颈 2 椎板。小脑扁桃体很容易回缩，从而暴露出枕骨大孔。将棉片轻覆于闩部上方和远侧暴露的脊髓表面。小脑半球从小脑蚓部向两侧牵开，小脑蚓部通常因其下方的肿瘤而突起，沿长轴方向从下向上切开蚓部，根据需要打开适当长度。蚓部切开，用双极电凝和吸引器操作，直到暴露出肿瘤为止，深度可为几毫米到 1cm 以上。

4. 当显露出肿瘤后，用半自动牵开器在小脑半球两侧固定牵开。然后用双极电凝止血，取瘤镊及超声吸引器进入并切除肿瘤组织（注：在切除肿瘤前，首先沿肿瘤边缘分离，肿瘤常可以全部切除）。取瘤时常伴出血，使肿瘤与脑组织界面变得模糊，影响完整切除的精确性，会延长手术时间。

5. 大部分肿瘤切除后，将一小牵开器放入枕骨大孔内，抬起下方的蚓部，暴露第四脑室底部。在第四脑室底部表面放一棉片，以便在小脑蚓部内切除肿瘤时防止损害第四脑室底面。有时可能必须切开蚓部全长。当肿瘤内部被切除后，可能需将两边肿瘤向中线推移，然后进行切除，同时需要重新调整脑牵开器的位置。随着肿瘤大部分被切除，继续抬高蚓部，直到整个第四脑室底完全显露，放入脑棉片，可以切除突入到第四脑室内的前部肿瘤，保护和观察脑干。全部切除肿瘤并确定严密止血后，检查小脑桥静脉，防止桥静脉撕裂。用 4-0 不吸收缝线间断和连续严密缝合硬脑膜。因为硬脑膜回缩，多致局部关闭不全，有时候必须用移植物。如果是颅骨切开术，可还纳固定颅骨瓣。枕颈部筋膜和肌肉用 3-0 不吸收缝线连续和间断缝合。帽状腱膜和皮下筋膜层用 3-0 或 4-0 可吸收丝线缝合。常规不放置引流管。

五、术后常见并发症的预防与处理

1. 空气栓塞　易发于坐位手术，其他体位手术中只要头部术野高于心脏水平面也可发生。表现为呼气末二氧化碳浓度下降，心前区多普勒超声监测出现机械样杂音，动脉血压骤降。处理：①降低患儿头位呈 30° 或低于水平位；②寻找并封闭静脉破口，或立即关闭手术切口；③压迫双侧或右侧颈静脉；④患儿左侧躯体降低，将气体局限于右心房；⑤通过中心静脉导管抽取右心房内的气体；⑥吸入 100% 的氧气；⑦停止吸入一氧化氮；⑧系统升压扩容。

2. 脑水肿　术后 2～3 天达到高峰，通常会出现意识加深，双瞳不等大，头痛、呕吐，甚至昏迷。不及时处理可出现脑疝。可采取头高位，足量快速使用脱水剂，控制输液量特别是晶体液的量（总输液量低于 1500ml/d），并准确记录尿量，量出为入。

3. 癫痫　一般发生于脑水肿高峰期（术后 2～4 天）。预防性应用抗癫痫药物，发作期镇静及避免四肢、舌的损伤，保持呼吸道通畅。

4. 高热的护理　首先要判断是中枢性高热还是感染性高热。对中枢性高热患儿可采用亚冬眠加冰块物理降温，效果满意。对于感染性高热除大量使用抗生素，可给予琥珀酸氢考 100～200mg 加入 5% 葡萄糖 250ml 静脉滴注，或用解热镇痛药肌内注射（或经直肠给药），同时给予酒精擦浴。

六、预后

小脑星形细胞瘤若为实性瘤者，术后应予以放射治疗，放射治疗可延长患儿的生存期。肿瘤为囊性且在囊内者，完整切除瘤结节后不需放射治疗，其5年生存期可达50% ~ 88%，生存者多能恢复正常学习、工作和生活。但实性小脑肿瘤且侵入脑干者生存期明显缩短。

（李　帅）

参 考 文 献

步星耀.2007.小儿神经外科手术图解.郑州：河南科学技术出版社.

雷霆.2011.小儿神经外科学.北京：人民卫生出版社.

H. Richard Winn, Michel Kliot, Henry Brem, et al.2009.尤曼斯神经外科学.王任直译.北京：人民卫生出版社.

第五章　神经系统先天性畸形手术

第一节　脑膜膨出修补术

颅裂脑膜膨出是婴幼儿和儿童较多见的一种先天性疾病，为胚胎期中缝组织闭合不全所致。近20年来，由于B型超声技术广泛应用于临床，可在出生之前发现而中止妊娠，因此发病率已渐减少。颅骨由中胚叶发育而成，中央管约在妊娠第4周末完全闭合，中线闭合不全者即形成颅裂。颅裂临床上分为三类，即隐性颅裂、囊性颅裂及露脑畸形。隐性颅裂多无临床表现，少数可有头皮瘘管与颅内相通，常引起反复感染，并出现局部流脓水的表现。囊性颅裂为神经组织和（或）其被膜经裂孔膨出，如仅为脑膜膨出则其囊内为脑脊液，如囊内有脑组织甚至脑室也同时膨出者则为脑膜脑膨出和脑膜脑室膨出。颅裂多发生在颅顶或颅底的中线部位，常见于枕部和鼻根部，而额部、眶内及鼻咽部少见。患儿出生后即已膨出很大，也有出生后膨出很小，但随患儿生长膨出肿块不断增大者。膨出物多为椭圆形，基底较细形成蒂，但也有基底很宽者。膨出囊壁菲薄，摩擦挤压可致其破溃，引发颅内感染而导致不良后果。在患儿哭闹时肿物可增大，前囟张力增高。如为脑膜膨出，则有水囊感，透光试验阳性，而脑膜脑膨出时肿块为实体感，透光试验阴性。有些患儿可表现有神经系统的症状和体征，如视力障碍、肢体瘫痪、智力低下等，或伴有兔唇、腭裂等其他部位的先天畸形。颅骨X线平片检查多可发现相应部位的颅骨缺损，一般诊断并不困难。发生于鼻咽部及眶内者，应与鼻咽部肿瘤及眶内肿瘤相鉴别。

除非膨出物很小、皮肤较厚、无神经功能障碍及不影响容貌者无需手术，符合治疗指征者，手术切除修补是唯一的治疗方法。关于手术时间的选择，多数人主张早期手术，以防止神经症状的加重及减少术后脑积水的发生率。囊肿壁已破溃者应行急症手术处理，如囊壁菲薄濒临破溃或囊肿很大、生活不便时也应尽早施行切除术。如囊肿不太大且囊肿壁较厚及鼻根部和鼻咽腔内膨出不甚严重者，可根据情况在1岁以后或年龄更大时再切除。

一、适应证

进行性神经症状加重、囊肿很大及囊壁菲薄者，均应早期手术切除。如囊壁已破溃、膨出时间较短、尚无明显感染时，应紧急手术切除并加以修补。如局部已有明显感染或脑膜脑炎等，应先局部换药并进行抗感染治疗，待炎症控制后再做手术处理。

二、手术要点、难点及对策

麻醉采用气管内插管全身麻醉。

手术的重要目的在于预防脑疝和得到有足够皮肤覆盖的防渗漏的硬膜封闭。手术应在生理监护仪监护下进行。手术中的主要危险是急性出血，因而应做好术中补液的准备。婴儿应放在加热的电毯上，在胸部下方加垫支撑物，头置于马蹄形的头托上。麻醉前应用小剂量的抗生素。如果病情不重，无须剃去皮肤的毛发。

对于膨出物囊大而无蒂的患儿，为了方便备皮，可用组织钳在皮肤正常区域捏住囊顶并提起，脑膨出的形状和大小的变化通常使黏附的覆盖层发生很大的变化。偶尔，脑膨出组织的过度增生会影响脑干的基本功能。

为保证术后皮肤闭合良好，可在离颈部稍远的囊周围行椭圆形切口，在封闭切口时将多余的皮肤切除。切开时应先考虑横切，但低处破损者例外，如颈棘上方到后凹处的损伤。在这个阶段处理囊部较为理想。

应用钝刀将皮肤与硬膜分离，直到分离至囊颈并看到骨损的边缘。保护皮肤边缘并止血，用鱼钩防止皮肤退缩。术中应注意静脉窦是否接近缺损的基底部，以免造成损伤。

切除穹隆附近的硬膜囊，排出脑脊液并进行培养，囊内容物取出行病理学检查。

病变为单纯的脑膨出者，应切除过多的囊壁，仅在底部留一硬膜套以便防漏，封闭切口。如果囊内出现神经组织，应决定是否保护神经组织。小块神经组织可回纳颅内，必要时可用咬骨钳扩大骨损伤面。一些神经外科医师认为，所有的神经组织不仅可能会保留部分功能，可能还包含有维持生命活力的血管。但是颅外组织通常出现严重的发育异常和局部缺血，几乎无生存活性的神经细胞及大的团块状物质。异常增生的肿瘤应施行切除术。用钝性剥离和烧灼的方法将位于硬脊膜根部的瘤体颈与神经组织分离。然后在根部将瘤切除。在此手术阶段遇到数条较大的静脉及动脉者应烧灼并分离。有时瘤体可能与脑室相通，应确保血液不致流入脑室内。

细心止血之后再切除多余的囊壁，然后用不可吸收的4-0缝合线连续缝合硬脑膜。如果硬脑膜很薄，应先对其修补，对纤维蛋白胶原和头骨碎片的缝合可使缝合线变硬。婴儿期无须对这些骨质缺损进行修补，因为随着年龄的增长，缺损会逐渐减小。用皮肤钩插入椭圆形缺损的两端，用钩轻轻拉开手术创口，暴露手术创面，切除多余的皮肤。如果切口处皮肤边缘缺乏皮下组织，则伤口的边缘下层易造成损伤，应对其帽状腱膜下方进行切除至健康皮肤。受损部位缝合时应注意减张，头皮应缝合两层，内层帽状腱膜间断缝合，应用不可吸收缝线缝合皮肤层。

（李　帅）

第二节　先天性脑积水的手术治疗

脑积水是一个临床症状，可由多种病因引起，婴儿脑积水则常由室间孔、第三脑室、中脑导水管、第四脑室或第四脑室正中孔和（或）侧孔梗阻所引起，也可因产伤引起蛛网膜下隙出血、继发粘连和颅底脑干周围的脑池等闭塞，以及脉络膜丛分泌脑脊液过多所引起。因此，应对脑积水患儿进行进一步检查，以明确发生的原因，选择适当的手术方法。

一、适应证

1. 脑皮质厚度不足 0.5cm 者、有严重神经功能障碍者，或合并有严重心血管畸形者，采取手术治疗时应持慎重态度。

2. 交通性脑积水若 12 小时酚红排出量在 30% ~ 50%，可试用姑息治疗（如进行轻度脱水治疗等）；若排出量在 20% ~ 30%，可试用脑室镜下脉络膜丛电切手术；如脑室镜下脉络膜丛电切手术效果不佳，可考虑行分流术。

二、术前准备

1. 颅脑的 CT 检查　为无损伤的检查手段，可了解脑皮质厚度，也可通过脑室扩大情况推断梗阻平面。

2. MRI 颅脑检查　检查手段优于 CT，不仅可进行冠状断层扫描，也可做矢状断层扫描及按所需的其他特殊要求进行成像。因此比 CT 更能有效了解脑内梗阻的具体情况、脑皮质厚度和有无室管膜瘤等。

3. 酚红排泄试验　以前囟侧角为穿刺点，向两外耳道假想连线位置穿刺，进针时注意突破感并估计脑皮质厚度。穿刺进入脑室后，注入酚红 1ml（中性），拔出穿刺针。立即做腰椎穿刺，分别于注药后 2、4、6、8 和 10 分钟收集脑脊液。若为交通性脑积水，往往在穿刺后 10 分钟内即可在脑脊液中发现酚红，穿刺后 20 分钟以上仍未见有酚红者，说明是梗阻性脑积水。同时收集 12 小时尿液。正常情况下，12 小时尿液中应排出 50% ~ 70% 酚红，若排出量不足 10% 则为梗阻性脑积水。若 12 小时排出酚红不足 10% ~ 15% 者系交通性脑积水，表明有严重蛛网膜下隙粘连闭塞。

三、手术要点、难点及对策

先天性脑积水的手术治疗大致可分为两类：减少脑脊液生成和脑脊液分流术。前者常用的手术方式为侧脑室脉络膜丛切除或电灼术；后者包括侧脑室－腹腔分流术、侧脑室－心房分流术、侧脑室－小脑延髓池分流术。

（一）脑室镜脉络膜丛电切术

1. 体位　全身麻醉或静脉复合麻醉下取俯卧位。

2. 操作

（1）顶部切2～3cm长，切开皮肤、皮下、帽状腱膜直至骨膜。颅骨钻孔，其大小应以方便脑室镜活动为度。硬脑膜做"十"字形切开，大小以可容纳脑室镜，预置缝线数根，以便拔出脑室镜后立即结扎，防止脑脊液过多外溢。

（2）暴露脑皮质后，表层用电凝器烧灼至发黄，尖刀片在中心部轻轻刺一小孔，再用钝性血管钳轻柔分开扩大，逐渐进入脑室，一旦有脑脊液溢出立即插入脑室镜。

（3）脑室镜沿侧脑室透明隔上小静脉追踪至脉络膜丛，脉络膜丛为淡红色，呈蕈状。脑室镜接触脉络膜丛后，用不起火花的低电压烧灼到发白为止。继续向前达室间孔，向下达颞角，仔细烧灼所有脉络膜丛，遇有折叠时用镜子翻动，达到充分电灼的目的。因术中不断有脑脊液溢出，因此应同时向脑室中补充林格液，以免脑室塌陷影响手术操作。

（4）操作完成后应缝合结扎好硬脑膜和帽状腱膜，防止脑脊液外溢。间断缝合皮肤伤口。

（5）转动头部，在对侧头顶部再施行上述操作，完成对侧脑室脉络膜丛电切术。

（二）脑脊液分流术

脑脊液分流术适用于各种类型的脑积水，包括交通性和梗阻性脑积水；患儿无颅内、分流和手术部位的感染，无腹水和气颅。

就分流术而言，细致的脑脊液分流术对于消除和减少手术并发症至关重要。分流手术方式的选择应视外科医师的经验和患儿的自身情况而定，尤其要考虑的是颅内压和患儿的年龄。

患儿在全身麻醉下手术时，术前须排尿。术前1小时应用抗生素有助于预防术后感染。患儿的手术体位对减少手术并发症和确保手术顺利进行至关重要。手术通常在右侧进行，所以患儿应采取仰卧头转向左侧位。在患儿脖子下方放一卷状枕头，头部或腹部须用毛巾支撑，使其腹部、枕部和枕骨顶部区域在一条直线上。

手术前消毒非常重要。应遵循无菌原则对枕骨顶部区域、枕部、颈部、胸部和腹部用碘酒擦洗并脱碘。在患儿身上预先标出插入导管的部位，以便在实施手术时进行监测，手术医师应了解和熟悉脑室系统的解剖，脑室导管需要安放在脉络膜丛的前面，即门罗（Monro）孔的前面。根据患儿头部的形状和大小对病变进行精确的定位，其位置应在枕外隆凸尖与乳突之间以及顶骨隆起与耳上部之间。手术切口的设计必须利于分流术器械的使用。消毒之后，分流术设计的路线也应清晰可见，应尽可能减少皮肤暴露。分流术所用的分流器用抗菌溶液浸泡。

1. 侧脑室－腹腔分流术　头部半月形切口，防止分流导管直接位于切口下方，用拉钩拉开皮肤。皮下分离出潜行腔，然后颅骨钻孔，电凝器烧灼硬脑膜。抗生素浸泡过的纱布覆盖切口。腹部切口位于脐旁右侧，切开腹壁直达腹腔。分流器进入腹部切口经皮下隧道至颅侧切口，导管末端经分流器自颅侧传送到腹部。导管口用一抗生素浸泡过的纱布覆盖。用11号手术刀片在硬脑膜上切开，脑室导管按预先测定的长度安放于右侧脑室，使导管顶端位于门罗孔前面，取脑脊液进行培养。分流装置用丝线固定，分流装置充满脑脊液并且位于皮下潜行腔内；导管不应出现缠绕扭结，用抗生素浸泡过的纱布覆盖伤口。

腹腔导管安放后应适时检查分流管系统的脑脊液情况，液体流动应是自发地不受分流泵及呼吸的影响。腹部切口至腹直肌鞘，钝性分开，小心切开腹膜。直视下将导管直接插入腹腔。用 3-0 可吸收缝线对腹直肌鞘进行缝合。伤口用抗生素药液充分冲洗，用 3-0 可吸收缝线缝合皮下组织，用 4-0 可吸收缝线缝合表皮皮肤。亦可应用套管针穿刺腹壁，最好采用瓦尔萨尔瓦法使套针穿过腹膜腔，再将分流管直接插入腹腔（建议尽可能不用套管针，以免增加损伤性事件的概率，导致腹腔内容物暴露）。

2. 侧脑室－心房分流术　其手术体位与侧脑室－腹腔分流术相似，颅部切口相同，颈部切口方法为右侧胸锁乳突肌前缘做一平行切口，始于胸锁乳突肌后缘和平行皮肤皱褶处。通常在做侧脑室－腹腔分流术时，胸部和腹部皮肤均要做好准备，以便手术方案临时变动时可在不同的部位放置导管。

侧脑室－心房分流术最好在 X 线透视监测下操作，并注意避免手术污染。患儿仰卧位，右肩下垫一小枕头，头稍向左偏。定位画线，常规消毒铺手术单。在颅侧切开头皮，皮下分离出潜行腔，然后颅骨钻孔，电凝器烧灼硬脑膜。抗生素浸泡过的纱布覆盖切口。颈部手术切口需一直扩展到颈阔肌，确认胸锁乳突肌的后缘，同时识别外侧的颈静脉。手术切口深至胸锁乳突肌表面，找到颈内静脉和颈动脉，颈内静脉紧邻颈动脉的外侧。进入颈动脉鞘，解剖并分离颈内静脉。沿颈内静脉找出面总静脉的入口，丝线结扎面总静脉远心端、近心端套线，并牵出静脉。生理盐水充满心房侧导管。

打开 X 线机显示器对右心房进行监测。在面总静脉壁上切一小口。如果静脉太细，导管可以直接从颈静脉插入心房。在荧光屏监视下，将分流管心房端经此口放入面总静脉，向内送到颈内静脉，直至右心房（注释：分流管心房端的位置，X 线机用荧光屏来确定，不受脊椎水平或一些其他的心外明显标记的影响）。心房管的尖端必须在心房内或上腔静脉近心房处，不得穿过右心房。导管位置摆放正确后，收紧套在面总静脉近心端的丝线并结扎固定心房管；同时心房管与充满生理盐水的注射器相连，用抗生素溶液充分冲洗。

颅侧处操作时，导管末端经分流器自颅侧传送到颈部。11 号手术刀片切开硬膜，将分流管经右侧脑室前角置入右侧脑室，使导管顶端位于门罗孔前面，取脑脊液进行培养。连接分流装置并用丝线固定，经颈部切口做皮下隧道至颅侧切口，修剪心房管的长度，将心房管经皮下隧道传送到颅侧切口，并与分流装置相连，最后将充满脑脊液的分流装置置于皮下潜行腔内。打开 X 线机荧光屏，重新评估心房管在右心房的位置，若位置不正确，应予调整。用抗生素溶液充分冲洗伤口，分层缝合。

3. 侧脑室－小脑延髓池分流术（Torkildson's operation）　适用于梗阻性脑积水。

（1）体位：在全身麻醉下取俯卧位。

（2）操作

1）在右侧半球做枕部和枕下切口：在枕外隆突上 6cm、外 2cm 作标记，以此为中心，与矢状窦平行做 2cm 长的切口直达枕骨。用骨膜刀向两侧推开骨膜，暴露颅骨外板，颅骨钻孔约 1cm，咬骨钳咬去下缘外骨板，使其边缘圆滑，呈沟槽状，以避免引流管在此成角和压迫封闭。

2）硬脑膜上选择一无血管区，用尖刀片戳孔，大小以分流管能插入为佳。

3）枕骨粗隆下1～1.5cm做正中切口，下达第5～6颈椎棘突平面，切开项韧带，将肌肉向两侧牵开，暴露枕骨，咬除骨板2～4cm。若行小脑延髓下方置管应同时咬除寰椎后弓。

4）用血管钳在帽状腱膜下做一隧道，使两切口沟通，穿过分流管。

5）在枕部硬脑膜孔处将局部脑组织电灼成焦黄色，中心戳孔，用脑穿针从此处沿平行矢状面方向刺入，进针过程中注意突破感，估计皮质厚度。退出针芯，沿针管插入前端戳孔开口的脑脊液引流管，一般进入深度应超过皮质厚度的2～3cm。退出脑针，将引流管固定于硬脑膜上，单向活瓣泵固定于骨膜上。按压泵鼓排气体，见脑脊液从远端管口排出。将远端导管从预先所做的帽状腱膜下隧道穿过达顶部切口，防止扭曲和折叠成角。

6）在枕下硬脑膜切口处两侧预先缝合2或3针，缝针应穿过蛛网膜，以防止切开脑膜后脑脊液外溢而导致蛛网膜下塌影响插管。引流管下端修剪成45°～60°斜面，并自插管的1cm长处做侧孔，可方便引流管插入枕大池和其后的脑脊液引流。若引流管置入延髓上部，硬脑膜切口应偏向枕骨钻孔处，上端抵达小脑扁桃体表面，这样导管固定后呈平直走向，以利引流。若置管在延髓池下部，硬脑膜切口应以枕骨大孔缘为中心，引流管定位后应妥善固定在硬脑膜上。

（李　帅）

第三节　脊膜膨出和脊髓脊膜膨出修补术

胚胎时期神经管闭合障碍可导致脊柱的椎弓闭合不全形成脊柱裂、脊膜膨出、脊髓脊膜膨出等先天性畸形，其发生率约为1/3000，占中枢神经系统先天性畸形的64%。

一、适应证

1. 无症状的隐性脊柱裂不需手术治疗，但有脊髓栓系综合征者应积极治疗。

2. 脊膜膨出与脊髓膨出者应早期手术治疗。

二、禁忌证

有以下情况者应慎重手术：①有严重下肢瘫痪和括约肌功能障碍。②严重脑积水。③脊膜膨出伴严重脊髓功能障碍者。④严重脊柱畸形。⑤合并其他先天性畸形如先天性心脏病、膀胱外翻、智力障碍等。⑥局部已发生感染者。

目前脊膜膨出与脊髓膨出的手术方法很多，包括显微神经外科手术、激光手术和Kyphectomy手术。

三、手术要点、难点及对策

（一）脊膜膨出切除修复术

1. 体位和切口　取俯卧位或侧俯卧位，同时采用头低位，以减少术中脑脊液丢失。沿突出包块做纵向梭形切口。

2. 显露囊膜　沿切口剥离周围皮下组织到骶棘肌筋膜平面，并向囊颈分离直至椎板缺失处，行囊颈与周围分离。

3. 囊腔探查　分离切除囊壁表面的附着组织，在囊膜最薄而无神经组织处切开一小口，直视下逐渐扩大。注意防止血液进入蛛网膜下隙。

4. 硬膜囊重建　若无神经组织，将硬脊膜在囊颈平面无张力切除后严密缝合，有张力及囊颈处的结扎易使此处硬膜囊狭窄，造成粘连及压迫。

5. 椎管腔重建　在硬脊膜外用两侧腰背筋膜做成相应大小的瓣，翻转重叠并缝合加固。

（二）脊髓脊膜膨出切除修复术

患儿俯卧，胸部用布包卷垫起并固定，使腹部自由悬起，以免影响股动脉搏动。首先切开蛛网膜和皮肤粘连处的几个形成环状面的白线，同时可观察从神经板与腹侧硬膜内蛛网膜的黏附情况，并用锐利的解剖刀将其剥离。

鉴别覆盖着的神经板和蛛网膜，分离硬脊膜，观察板层下部各层组织结构。沿中线切开皮肤，沿两端扩展切口。鉴别正常硬脊膜分离并切开硬脑膜，直达缺损的根部，以便确认缺损的末端和背侧下方硬脑膜的表面，沿中线扩展，暴露根部的缺损区。

用手术显微镜和二氧化碳激光切除硬脑膜上残存的脂肪及过剩的蛛网膜，对硬膜组织切除性修复会引起继发性脊髓内脂肪瘤和（或）表皮样瘤的发生，因为这是翼板或硬膜内侧根部进入的区域，所以扩大手术区是必要的。神经板的内侧面以基底板或前角细胞区为代表，在中线处用 7-0 的线缝合或用二氧化碳激光凝结，由此将神经板重建为类似管状结构，通常神经板太大，故无法估计它的实际边缘。管状结构的内部是脊髓中央管的延续。

在接近中线处缝合硬脊膜，在重建脊膜的周围恢复硬膜囊袋的连续性，使其成管状结构。

要尽力使硬脊膜囊开放，注意任何一点的缩狭都会造成神经板缺血、继发性粘连。塑料及其他形式的硬脊膜替代物可以用来维持硬脊膜内部空间的畅通，但许多替代物可引起蛛网膜炎和继发性粘连狭窄。

腰骶筋膜与附着在后方髂骨和骶骨处的筋膜有同样结构，将该筋膜两侧切开，并在髂后上棘和骶脊肌下方处进行分离。筋膜的束状附着物并无太大影响，包括骶脊肌表皮纤维等物质均能保护变薄的筋膜，在筋膜瓣的外侧边缘向内折叠，并在背部硬脊膜表面上的中线处缝合。注意一定避免出现硬膜腔的压迫及继发缩窄。

皮下组织尽可能缝合，有利于关闭的一个好方法是在连接处缝合（即硬脊膜的切开边缘处，此处为硬脊膜与皮肤连接处），该组织非常硬，缝合时这些组织具有很强的牵拉力，以使缝合皮肤边缘密闭，正是这些内层"滞留性缝合"才使皮肤缝合张力下降，如果缝合的目的只是为了保持足够的张力，那么皮肤边缘就很容易闭合，结合区的边缘也就没必要完全缝合。如果皮下组织双侧均被破坏，势必影响局部的松弛度和形态，应把切口的边缘修整齐并形成垂直的直线形切口，并采用多层缝合法。

近年来，人们对肌皮再建技术越来越感兴趣。该技术是用全厚皮肤覆盖较大的脊髓脊膜缺损区。虽然该技术能够提供很好的皮肤覆盖面，但有潜在的危害性，影响躯干和局部的肌肉功能。这些手术过程还延长手术时间，并增加出血的危险性。

（三）脂肪瘤性脊髓脊膜膨出手术

较大的儿童应取俯卧位。如果是婴儿，可在加热的电热毯下胸部两侧放两个棉卷来固定，通常不需用导尿管导尿。先用肥皂和清水清洁皮肤，再用乙醇消毒背部手术区。手术区用附有碘酒的塑料手术巾覆盖，暴露手术区皮肤。用 1ml/mg 含有 1：400 000 单位肾上腺素的 0.5% 利多卡因局部麻醉，切开皮肤。用二氧化碳激光实施手术，激光能量为 20W。手术中需要强调的是，在皮肤下应保留足够的脂肪组织以防止皮肤坏死和影响外观。脂肪瘤与皮肤完全分离，用激光切除瘤体与软组织之间的筋膜。激光切除向脂肪瘤根部移行，使其周边组织松解，进一步剥离脂肪瘤。用激光在脂肪瘤的下方呈放射状切开筋膜，所切宽度多以脂肪瘤两侧的情况而定，可以 MRI 检测结果为依据。手术时应注意保持手术面与关节面的平行。用激光切除脂肪瘤和两旁多余的肌肉，脂肪瘤下部操作较复杂，两侧多为层状。在多数情况下，腰椎板是对裂的。暴露在外的硬膜可以切除，但无须进行椎板切除术。如果 MRI 显示为腰椎板未裂开或脂肪瘤向对侧伸展较大，应先切除一个或两个椎板，而年龄较小的患儿最好应用椎板成形术。一旦看到突出物与脊髓相连时，应改用手术刀切除突出的部分。向下方切除脂肪瘤时，应仔细鉴别瘤下面的神经结构。一旦切到瘤体深入硬脊膜的区域，应停止在硬膜处的操作，应确认所切除的硬脊膜上没有蛛网膜组织。往往背根穿入的部位恰处于硬脊膜与脂肪瘤和脊髓交界处。从硬脊膜插入脂肪瘤的部位切除硬脊膜是很危险的，很容易将背根神经切断。脊神经根固定于蛛网膜内，因而在硬脑膜以下手术时应清除神经内侧，以保证安全切除硬脊膜。应用保留缝线会影响到硬脊膜外侧，但有利于观察鞘膜间隙的状态，评估神经与脊髓和脂肪瘤的关系。

在开始切除脂肪瘤前，有时需先切除瘤体周围组织。当脂肪瘤相当大并将神经组织压于骨边缘时，会对神经组织造成过度压迫。因而有些脂肪瘤仅能进行局部切除。一种方式是在脂肪瘤中央直接切开并扩大切口，在脂肪组织内直接应用激光烧灼使其蒸发。中线处顺利减压后，脊髓可从骨骼边缘复位，脊神经根组织可被识别。

处于硬脊膜下部的脂肪瘤一般采取手术切除，以便使硬脊膜边缘完全分离，在这一点上，脂肪瘤和伴有脊神经根的脊髓之间的位置关系就显而易见，能很简单地用激光横切和摘除脂肪瘤的大部分。通常脊髓内会残留大部分瘤体组织，脊髓内部脂肪瘤的激光手术切除可通过背部中线处切开进行。将脂肪瘤组织用激光汽化蒸发，直到手术界面出现纤维组织或软脂肪组织数量明显减少时中止手术，而该界面为神经胶质层和脂肪瘤的交界面。

笔者的经验是：任何从背侧通向脂肪瘤的神经或出入脂肪瘤的血管，以及在椎板上方通过硬脊膜出入的神经和血管均已失去其原有的功能，可以纵向切断，而任何通过脊椎孔下方的神经都可能保留一定程度的功能活动，所以应给予保护。

绝大部分脂肪瘤组织被切除及鞘内部分汽化后，应在远端检查以确定是否有增粗的与脊髓相连的终丝，如果有应切断或剪断。切除瘤体及终丝后，脊髓的体积应显著减小并能自由移动。如有可能，应行软脑膜-软脊膜缝合，关闭脂肪瘤切除后脊髓上的组织缺失部分，减少新生肉芽组织，避免新生组织黏附到硬脊膜上端。

第二步是缝合硬脊膜。硬脊膜内体积较大的脂肪瘤切除后常常留有充足的硬脊膜用来重建硬膜囊，如果没有足够的硬脊膜，可用异体硬脊膜或其他人造物替代。通常应关闭硬脊膜。

缝合上层肌肉和筋膜的操作非常重要。关闭的硬脊膜会出现渗水的情况，主要通过硬脊膜的缝线处渗出脑脊液。因而，肌肉和筋膜是防渗的第二道防线。

另一个重要问题是，关闭硬膜和其上的肌肉时不要触及和压迫其上部或下部的神经组织。为防止脑脊液（CFS）进入皮下组织应尽量轻巧地解剖神经组织，局部压迫及减少血供都不会有什么效果。

中线处肌肉和筋膜缝合后，用包埋缝合法缝合脊柱旁的肌肉筋膜。患儿的筋膜比较柔软且韧性较大，因此较易完成。

大的脂肪瘤切除后皮下会留有较大空隙，应缝合脊柱两侧的肌肉和筋膜，并在局部皮肤上缝合固定纱布块将皮肤和皮下组织压迫于脊柱两侧的肌肉上以消除腔隙，防止术后脑脊液积聚。垫子一般留置14天。

可吸收手术线缝合在背部中线处缝合皮肤，这样可以不必拆除缝线。

四、术后监测与处理

1. 体位　患儿术后继续俯卧或侧俯卧，以免污染伤口。

2. 抗生素应用　术前已有囊壁破损甚至感染者，在围术期应选择能很好通透血-脑脊液屏障的抗生素。

3. 并发症及其处理　术后发生脑脊液漏者，应再次缝合漏口。采用体位治疗，适当使用脱水剂降低颅内压。

4. 其他　部分患儿在术后可继发脑积水。因此要在术前测量头围，术后每周测量一次，持续半年，若发生脑积水做相应治疗。

（李　帅）

第四节　颅咽管瘤手术

颅咽管瘤是一种先天性颅内肿瘤，起源于胚胎期颅咽管的残余组织，是小儿最常见的鞍区良性肿瘤之一。国内文献报道颅咽管瘤占颅内肿瘤的4.7%～6.5%，60%发生于15岁以下小儿，发病高峰年龄是8～12岁，男女之比为1.4：1。

颅咽管瘤大部分位于鞍上，其中多数突入第三脑室。根据肿瘤与鞍膈的关系可分为4

型。①鞍上型：位于基底池蛛网膜内，压迫额叶和第三脑室，向上发展可位于视交叉前位及后位。②鞍内型：发生于鞍内，较少见，蝶鞍显著扩大。③鞍内鞍上型：肿瘤既位于鞍上又位于鞍内。④脑室内型：一半以上的颅咽管瘤有囊性变或钙化。

一、适应证

1. 伴有视力、视野缺损的颅咽管瘤。
2. 伴有颅内压增高的颅咽管瘤。
3. 临床上垂体－下丘脑功能障碍明显时手术应慎重。

二、禁忌证

1. 大的囊性单腔性颅咽管瘤可用放射性核素 ^{32}P 内放疗。
2. 小的 2 ~ 3cm 的肿瘤可行立体定向放射外科治疗。

三、术前准备

1. CT 或 MRI 检查　确定肿瘤部位，特别是明确肿瘤和室间孔的关系，是选择手术入路的依据。
2. 对垂体、下丘脑功能进行检查　检测指标包括血糖、甲状腺功能、肾上腺皮质功能等。同时应注意患儿的身高、体重、骨龄及第二性征发育情况。
3. 术前用药　应常规给予地塞米松，可口服 3 天 ~ 1 周。

四、手术要点、难点及对策

小儿颅咽管瘤手术以额底入路最为常用，适用于肿瘤位于鞍上者。下面就以额底入路为例，介绍有关的手术步骤。

1. 头皮切口　由于美容的目的，更多的学者主张小儿颅底入路采用发际内冠状切口，以免在面部遗留瘢痕。
2. 打开骨瓣与切开硬脑膜　额部的骨瓣要尽量开的低些，直抵颅前窝底的前缘，但应根据 X 线所示的额窦的大小设计骨瓣，尽量避免锯开额窦，硬脑膜切口与眶上缘平行，其内、外端向前后剪开两个辅助切口，形成 "H" 形，切口前方的硬脑膜瓣缝吊在骨膜上。
3. 进入鞍区　用脑压板轻抬额叶底面外侧，暴露外侧裂。撕开外侧裂表面的蛛网膜，吸出脑脊液，显露患侧嗅神经，并尽量予以保护。硬脑膜上的小出血点用电凝止血，沿蝶骨嵴向内直至前床突，即可看到手术侧视神经。抬起额叶时不可操之过急，必须等待放出足够的脑脊液使脑组织自动退缩，不可用力牵拉脑组织，接近鞍区时应仔细用棉片保护显露的额叶眶面，并改用蛇形脑牵开器。

4. 显露肿瘤　在手术显微镜下开放视交叉池与颈内动脉池，显示同侧或双侧视神经、视交叉和其前方颅咽管瘤的鞍膈上部分。有时为了充分显露，最好能打开侧裂池根部，以显露颈内动脉分叉部、大脑中动脉和大脑前动脉近端。若为向外侧发展的颅咽管瘤，还应开放视神经，颈内动脉间隙，但由于手术入路本身的限制，难以更广泛地向外侧显露。

5. 肿瘤切除　在开始切除肿瘤前，应首先分离肿瘤周围的蛛网膜，保留蛛网膜下隙，以有利于看清肿瘤的边界。然后穿刺肿瘤的囊性部分，吸出囊液，用超声吸引器或取瘤钳分块切除囊内的实质性瘤块，使瘤体缩小，达到肿瘤内充分减压和视神经减压的目的。囊壁与周围的神经及血管常紧密粘连，钝性分离囊壁或过分用力牵拉常可造成周围的神经损伤或动脉破裂，引起出血，故最好在仔细辨认肿瘤周围边界后，用枪状镊或双极电凝镊提起囊壁，用显微剪刀或镰状小刀锐性分离。钙化的瘤块常与颈内动脉、大脑前动脉等血管紧密粘连，切除时应格外小心。每次切取瘤块不可过多，并注意保护供应视神经、视交叉与视束的小血管，也可切开终板进入瘤腔。大型颅咽管瘤的囊壁应分块切除，分开肿瘤与视神经、视交叉及视束的粘连后再向后上方分离到肿瘤上极与下丘脑。两者间常有一薄层的神经胶质反应层，边界清晰，较易分离，术中可用显微喉镜观察鞍底的肿瘤切除情况，以更好地分离切除肿瘤。垂体柄多位于肿瘤的后外侧，应仔细辨认，注意保持其完整性。向鞍旁发展的肿瘤则应切除视交叉前方的瘤块并使之充分减压后调整手术显微镜的方向，经扩大的视神经－颈内动脉间隙分离并切除位于视神经外侧、颈内动脉下方的瘤块。但由于手术入路不能很好地露颈内动脉外侧的间隙，故后交通动脉、脉络膜前动脉及动眼神经等组织的可见度欠佳，使完全切除进入该间隙外侧的瘤体受到一定的限制。

其他手术入路：

1. 额部经侧脑室入路　适用于肿瘤阻塞室间孔者。手术经右额开颅，额中回皮质造瘘进入侧脑室，通常可见肿瘤自下向上生长阻塞室间孔，导致室间孔扩大。穿刺肿瘤抽出囊内液，勿使囊液流出，显微手术切除肿瘤。肿瘤前下方为视丘下部，切勿损伤。如肿瘤与之粘连紧密，只能部分切除肿瘤，同时穿通透明隔，关闭颅腔前在脑室内留置引流管，排出血性脑脊液。

2. 翼点入路　适用于肿瘤向一侧鞍旁发展的鞍内－鞍上型肿瘤、位于鞍上－脑室外型的视交叉后肿瘤或突入第三脑室者，尤其是视交叉前置型者。经额颞部开颅，分离侧裂后充分显露肿瘤及相邻组织，显微手术下分离粘连，穿刺囊腔，然后分块切除肿瘤。

3. 经终板入路　适用于肿瘤突入第三脑室内而未梗阻室间孔者，如视交叉前置型者更适于此入路。以翼点入路或额下入路开颅均可，切开终板可见肿瘤前下缘，穿刺囊腔减压后分块切除肿瘤。翼点入路可充分利用各间隙而更具有优越性。

4. 胼胝体－透明隔间腔－穹隆入路　可以切除位于第三脑室前、中、后部的肿瘤，尤其对于第三脑室前下方的肿瘤，可以直视下保护下丘脑区域。

五、术后监测与处理

1. 脑室内引流的患儿　术后应保持正常的颅内压力，留置 24 ~ 48 小时后拔除引流管。

2. 术后严格记录出入量　尿崩症是常见的并发症。如有尿崩症，可先给予氢氯噻嗪或氨苯蝶啶口服，3～5天后症状可消失，严重者可给予垂体后叶素。同时还应注意血液中电解质的变化并及时予以纠正。

3. 预防上消化道出血　因下丘脑损伤或使用大量激素，术后消化道出血时有发生。患儿可有黑粪、呕吐咖啡样物，甚至可以出现消化道穿孔。遇到上述情况应及时停用激素，给予鼻饲冰水加肾上腺素、云南白药等，静脉给予维生素K。术后对有消化道出血倾向者可预防性使用奥美拉唑静脉滴注。

4. 生长缓慢患儿的处理　可给予甲状腺素或生长腺素，促使患儿长高。

5. 放射治疗　放射线对颅咽管瘤治疗是否有效目前意见不一致。有人认为颅咽管瘤属分化良好的肿瘤，对放射线不敏感。但也有人认为，颅咽管瘤源于鳞状上皮细胞，放射治疗可防止复发。

另外，放射性核素置入瘤内的内放射线治疗近年也有所发展，此法可使用立体定向手术，将 ^{198}Au 或 ^{32}P 注入瘤内以治疗肿瘤。

6. 术后随访　随诊观察视力、视野改变有助于判断手术效果。

六、术后常见并发症的预防与处理

1. 视丘下部损伤　为颅咽管瘤术后最常见、最严重的并发症。术中对视丘下部牵拉使垂体柄损伤，或粘连紧密而勉强剥离、切除肿瘤，均可造成视丘下部损伤。主要表现为尿崩症、水和电解质紊乱、中枢性高温（40℃以上）、体温不升（35℃以下）、昏迷及急性消化道出血等，死亡率极高。为避免出现以上并发症，术前应了解患儿视丘下部垂体功能状态，测定尿相对密度（比重）、尿渗透压、尿量、血中甲状腺素水平、促甲状腺素和其他垂体激素水平，并行血生化检查。若结果不正常，术前应予纠正。术后必须继续检测水、电解质和各项激素水平，如有异常应及时予以纠正。尿崩症可给予氢氯噻嗪，重者可予垂体后叶素。对中枢性高温应及时予以降温处理。

2. 无菌性脑膜炎　由肿瘤囊内容物刺激室管膜、脑膜所致。术中尽可能完全切除囊壁，并以大量盐水冲洗囊腔。术后行反复腰椎穿刺对预防和治疗无菌性脑膜炎有一定作用。

七、预后

手术治疗的预后与肿瘤部位、术前有无视丘下部及垂体功能障碍、手术操作及肿瘤的切除完整程度等多种因素有关。近年来通过术前术后对患儿丘脑下部及垂体功能进行监测、应用肾上腺皮质激素，以及显微手术的开展及放射治疗的发展，患儿术后生存期延长，生活质量已明显提高。目前，完全切除肿瘤的患儿10年生存率可达80%，部分切除肿瘤并辅以放射治疗的患儿几乎接近完全切除肿瘤患儿的生存率。手术死亡原因主要是丘脑下部损伤、术后体温调节障碍、激素补充不当等。肿瘤无法完全切除者复发率很高。

（李　帅）

第五节　狭颅症多骨缝再造术和骨瓣成形术

冠状缝和矢状缝早闭后，头颅仅能向上方生长，形成塔头状，又称尖头畸形。也可有人字缝和后部矢状缝或颞鳞部颅缝早闭者，但多条颅缝早闭症较少见。本病颅内高压症症状较明显，易造成智力发育障碍。

一、适应证

狭颅症。

二、手术要点、难点及对策

1. 麻醉　颅盖骨重建的麻醉操作与常规脑外科操作方法相似。应标示清楚每位患儿的动脉血管位置，为手术时大输血做准备。

2. 手术操作

（1）患儿俯卧在手术台上，下巴垫马蹄形垫，固定头部。整个头颅部分、眼眶区和面部中上区用碘溶液消毒，并画出双冠状切口位置。常规切开头皮和颞肌，暴露眶上区、颞区，颅穹隆至后隐窝。

（2）矢状缝早闭可引发脑积水，导致头形变长和眶间距狭窄，前额稍向后倾斜呈弓形或前倾，与正常结构相比，从眼眶到颅顶轻度后倾（7°～10°）。从前额进行开颅手术更容易接近额底和蝶翼，做硬膜外切开术可很容易到达蝶翼、眼眶中部和颅中窝前区，此时可能需要在颞侧钻孔。

（3）切除颅穹隆的主要残余物，做局部手术探查。通常无须把矢状窦全部剥离干净，以免出现危险。在紧急情况下，尤其是为了分流脑脊液而引起的继发性矢状骨联合，矢状窦会发生粘连，切除这一部位的骨是不明智的选择。必要时可将在局部剥离的较长的骨条分离出来，防止骨变形。手术前用开颅器切除骨片有助于在颅骨上钻孔，因为骨片可影响开颅器在头上钻孔。用开颅器切除颅顶骨两侧及枕骨下方到颅骨底部的效果不好，但剥离矢状窦上骨的效果很好。在枕骨区用开颅器做分离手术时，一旦硬脑膜和窦汇处于游离状态，最好保留横窦水平线以上部分，切除枕骨底部下方。其中的一种结果是颅骨的枕骨基底部还留在原来的位置，但是游离于硬膜下方板层需切除。

（4）如果患儿需做脑积水分流术，为了减少感染的风险，下方板层需切除。术中应保留骨膜下层。做分流手术可贴上一个小骨片，这样有利于骨骼的再建。伴有脑室扩张者，手术时用穿刺分流法对降低颅内压更容易扩大颅内空间利于重建；脑内插入一条临时管道而不用通过分流手术也可得到相同的结果。

（5）切除眼眶边缘、鼻额骨区、眶上前部。

（6）重建手术的顺序依次为颅骨外侧、眼眶、枕骨片和颞顶区。首先沿中线切除眼眶，使其可以向外部颞侧转动（由此扩展），同时也要求对眼眶外侧上方进行轻微改动。手术操作可造成横切面切口，不十分理想，可在中线部位插入骨片以改进。骨片可用小薄金属片和螺丝加以固定。如果有太多的骨片突起，可用手术刀遵循内在弯曲原则切削眼眶边缘的突起。小金属片可起到固定作用，眼眶碎片可用小金属片和螺丝将其固定在颅骨底部，此时，改形的眼眶就给前额提供了一个向后倾斜的机会。

（7）可在颞顶侧位垂直钻一个洞使骨碎裂，形成青枝骨折现象，增大颅骨区域横切面的面积。然后枕骨可采用以下两种方法中的一种进行处理，一种为垂直钻一个孔，使骨骼内部形成骨折，另一种则像眼眶区手术描述的那样，从枕骨基底部向四周铺开骨片，用小金属片将骨片根据设计要求固定成有一定倾斜度的形象，使前后距离缩短。

（8）基底部分的骨片位置设计好后即可设计颅骨的外形。设计时可在头颅的前后径上加压，而在其两侧减压。颅内压力分布区域是不同的，故压力控制器存在一定的误差。可通过脑部触诊对此加以评估。前额部首先被重新塑形，根据预定的倾斜度将前额固定在眶上部分，可用外力将骨骼弯曲。年龄稍大点的儿童可以用手术刀切削使颅内弯曲，用小金属片将其固定，残留的骨板依其近似特征进行弯曲并固定于矢状窦上方中线处的骨骼上，或固定于切削部位的两侧或其后部。如果用于固定骨片的颅骨板不够结实，可用一条长条形小板将其连接并固定。这一手术需要许多用于固定的金属板，以保持术后一段时间的造型，但是应避免过多放置。也可用多功能微型板或稍大的固定板来固定骨骼，一方面可加固颅骨的稳定性，另一方面可在术后一段时期内保持颅型不变。如前所述，要完成头颅的整形需要 30 ~ 35 个小型固定金属片和 4 个 3mm 长的螺钉。

（9）骨片按设计要求固定之后，在重建过程中可能需要进一步调整。手术野须用大量抗生素溶液充分冲洗，用环钻切割所留下的骨粉可用来填补颅骨上的一些小空隙和小洞，同时也为新骨的生成提供了一个起源。

三、术后监测与处理

1. 手术结束前应在帽状腱膜下放置引流管并接负压吸引装置，术后 48 小时或引流液排完后可撤除。

2. 手术后使用弹性加压包扎可减少引流量。

（李　帅）

参 考 文 献

步星耀. 2007. 小儿神经外科手术图解. 郑州：河南科学技术出版社.

雷霆. 2011. 小儿神经外科学. 北京：人民卫生出版社.

H. Richard Winn, Michel Kliot, Henry Brem, et al. 2009. 尤曼斯神经外科学. 王任直译. 北京：人民卫生出版社.

第六章　脑脓肿手术

化脓性细菌通过身体其他部位的感染灶转移或侵入脑内形成的脓肿称为脑脓肿。脑脓肿的手术方法包括脑脓肿导管持续引流术和脑脓肿切除术。

第一节　脑脓肿穿刺和导管持续引流术

一、适应证

脑脓肿穿刺适用于单发性脓肿、脓肿部位较深或位于重要功能区、病情危急、一般情况较差而不能耐受开颅手术者。若穿刺中发现脓肿壁较厚、脓液浓稠，甚至有脓块形成、抽脓不理想者可置管持续引流。

二、禁忌证

1. 多房性脓肿。
2. 脓肿腔内有异物或碎骨片。

三、手术要点、难点及对策

1. 麻醉　气管内插管全身麻醉。
2. 手术步骤　切口选择根据脓肿部位而定。选择脓肿最邻近脑表层处，避开功能区，选皮质无血管区。周围放置棉片，以防脓液污染，用脑穿刺针穿刺脓腔，缓慢抽吸脓液，记录抽出脓液的量、性质、色、味等，并制作涂片，送细菌培养及药敏试验。脓液抽出后可见脑皮质塌陷，脑搏动恢复，用适量生理盐水或抗生素溶液反复冲洗，最后注入适量抗生素药物。为避免反复穿刺，可在穿刺抽脓同时置入一硅胶导管，若脓液引流通畅，可行低位闭式引流，经导管每日冲洗脓腔并注入抗生素药物。

四、术后监测与处理

脓块较多引流不畅时，可注入尿激酶溶解脓块，以利引流。

（李　帅）

第二节　脑脓肿切除术

一、适应证

1. 脓肿包膜形成完好、位置表浅且位于非功能区者。
2. 脓肿腔内有异物或碎骨片等。
3. 多房性脓肿和小脓肿。
4. 脓肿包膜厚，经穿刺抽脓或持续引流而脓腔不消失者，或经穿刺引流效果不明显者。

二、禁忌证

1. 多发性脓肿。
2. 脓肿部位较深或位于重要功能区。
3. 病情危急、一般情况较差而不能耐受开颅手术者。

三、手术要点、难点及对策

1. 手术体位和手术切口根据脓肿的部位选择。
2. 骨瓣开颅，切开硬脑膜。
3. 检查大脑皮质，根据脓肿大小、深浅及颅内压增高情况，选择非功能区，在无或少血管处先直接穿刺，抽出部分脓液减压以利游离脓肿壁，亦可不穿刺直接摘除脓肿。
4. 切开皮层脑沟，深达脓肿壁，沿脓肿包膜由浅入深逐渐分离，并垫以棉片保护脑组织，最后用无齿镊提起脓肿，分离底部，直至脓肿完全游离摘除。分离脓肿时要特别小心，以免脓腔破溃造成污染。
5. 脓肿摘除后彻底止血，冲洗脓肿部位及手术野，放置引流管。
6. 缝合硬脑膜，关闭颅腔。如术前已形成脑疝者，可去骨瓣减压，如术中有污染可用过氧化氢溶液及抗生素溶液冲洗。

（李　帅）

参 考 文 献

步星耀 . 2007. 小儿神经外科手术图解 . 郑州：河南科学技术出版社 .

雷霆 . 2011. 小儿神经外科学 . 北京：人民卫生出版社 .

H. Richard Winn，Michel Kliot，Henry Brem，et al. 2009. 尤曼斯神经外科学 . 王任直译 . 北京: 人民卫生出版社 .

第七章 颈部手术

第一节 甲状舌管囊肿（瘘管）手术

甲状舌管囊肿（thyroglossal cyst）是指胚胎早期甲状腺发育过程中，甲状舌管退化不全、不消失而在颈部遗留形成的先天性囊肿。囊肿内常有上皮分泌物聚积，可通过舌盲孔与口腔相通继发感染，囊肿可破溃形成甲状舌管瘘（thyroglossal fistula）。

一、适应证

甲状舌管囊肿常合并感染，易于成瘘，且瘘可长年迁延不愈。因此甲状舌管囊肿一经确诊，应尽快手术治疗。

二、禁忌证

1. 异位甲状腺。
2. 局部炎症感染急性期。

三、术前准备

术前常规行甲状腺 B 超检查排除异位甲状腺；必要时做碘水造影，了解瘘管深度；常规术前准备，气管插管全身麻醉，肩部垫高，头过伸位充分暴露颈前肿块。

四、手术要点、难点及对策

手术彻底切除囊肿或瘘管是根治甲状舌管囊肿或瘘的主要方法，由于其瘘管同舌骨体的关系，沿颈部皮纹于囊肿表面做横行切口，长度以能充分显露术野为宜（图 7-1），若为瘘，则需做包括瘘口皮肤在内的梭形切口；分层切开皮肤、皮下组织、颈阔肌、显露囊肿或瘘，再沿其周围分离，注意勿损伤甲状舌骨膜，当至舌骨体下缘时，在其与舌骨体粘连部分的两侧，切开舌骨膜及附着肌肉，因喉内神经走行于甲状舌骨膜的外侧部分，故分离囊肿外侧部分时应紧贴囊壁小心分离，慎勿损伤喉内神经。用骨剪分别剪断两侧舌骨体，将囊肿或瘘管与已切断的舌骨体一并游离，舌骨中段离断（图7-2），轻轻提起高位结扎（缝扎）。冲洗创腔，彻底止血，在舌骨体切除后的骨断端浅面所附着的肌肉及骨膜上缝合2针以拉拢断端，缝合肌肉以消除无效腔。分层缝合颈阔肌、皮下、皮肤，一般不需引流。

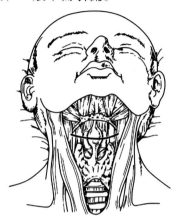

图 7-1　颈过伸位，颈前皮纹横切口

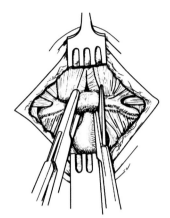

图 7-2　舌骨完全显露后，Mayo 剪剪下舌骨中段

另有学者强调手术时应柱状切除与之相连的舌骨体中段及其至舌盲孔间的软组织，以防止复发。手术在切断舌骨中段后，找到并沿瘘管向上分离直达盲孔，此时，请麻醉师将示指伸入患儿口腔内，将舌盲孔向前下方顶起，可使切断处尽可能靠近盲孔黏膜，不致遗留部分甲状腺舌导管组织，同时，手术解剖将接近舌黏膜时，麻醉师手指可感觉到，立即通告手术医师，避免切开进入口腔。如此完整切除囊肿并高位结扎瘘管，可彻底避免囊肿切除术后复发。

甲状舌管囊肿及瘘管切除术并不复杂，但需注意下述关键点：①在舌骨下方剥离囊肿或瘘管时，需防止损伤甲状舌骨膜和喉内神经。②要防止术后出血。③需将与囊肿或瘘管相连的舌骨体中段一并切除。④当提起和分离瘘管时，不可用力过猛，以免瘘管断裂、残端回缩、残留。⑤术中若怀疑易位甲状腺，则必须快速病理检查决定是否手术切除。⑥有学者强调，舌骨至舌盲孔有一定间距，且瘘管逐渐变细，并可有分支，应当行柱状组织切除，以防分支残留，而且应从口内用示指推舌根向前方以缩短舌盲孔至舌骨间的距离。

五、术后常见并发症的预防与处理

甲状舌管囊肿及瘘管切除术主要并发症有甲状舌骨膜损伤和喉内神经损伤，术后出血、口底血肿导致上呼吸道梗阻及术后复发等。这些并发症的原因和预防措施如上所述。应该强调，术后应注意观察，若口底肿胀明显，要及时处理，必要时做紧急气管切开术，以防窒息。

（李时望）

第二节　鳃源性囊肿（瘘管）切除术

胚胎第 3 周时，颈部出现 4 ~ 5 对鳃弓，鳃弓间的凹沟称为鳃裂，相对凸出处为咽囊，其间隔一薄膜称鳃板。此后，第一鳃弓衍变为锤骨、砧骨和面部，第一鳃裂衍变为外耳道，咽囊为咽鼓管和中耳，鳃板为鼓膜。第二鳃弓形成镫骨、舌骨小角和颈侧部；第二鳃裂在正常发育时全部消失，咽囊成为扁桃体窝。第三鳃弓构成舌骨大角等，第四和第五鳃弓不发达。如果发育过程中鳃裂组织未完全退化而有遗留，则形成瘘或囊肿。第一腮裂瘘较少见。颈部鳃源性瘘管多开口于胸锁乳突肌前缘中下 2/3 附近，舌骨水平以下，经舌咽神经之上方，穿过颈内、外动脉之间而进入扁桃体窝，鳃囊肿也多位于这个区域内，因此可认为鳃囊肿和鳃瘘管的来源多由第二鳃裂未完全退化之遗留组织发育而成。向外开口时即成鳃瘘管，下端闭合无开口时即形成囊肿，偶尔第一鳃裂也可残留，所形成瘘管的位置外口多在胸锁乳突肌前缘，下颌骨角附近，舌骨水平以上，内口进入外耳道软骨部。第三鳃裂，则很少形成瘘管，若有外口，位置接近或在胸骨柄处，内口在舌骨下方的咽部，多数无瘘管仅在颈胸交界部有一外口，形成一短小窦道。鳃囊肿和瘘管的内层为复层鳞状上皮细胞，其中可见毛囊、皮质腺和汗腺，部分囊肿和瘘管的内层为柱状或细毛状上皮细胞，与呼吸道上皮相同。

一、适应证

诊断明确的鳃源性囊肿（瘘管）尽量在发生感染前予以切除。

二、禁忌证

鳃源性囊肿（瘘管）合并感染，尤其在急性感染期间。

三、术前准备

常规术前准备，术前瘘管造影可能对手术有帮助，全身麻醉，肩部垫高，头过伸位偏向对侧，以充分暴露手术野。

四、手术要点、难点及对策

1. 第二鳃囊肿（瘘管）切除术　通常于囊肿或瘘口处做横切口或梭形横切口，瘘管长者可能需两级阶梯切口（图 7-3）。沿囊肿壁分离至瘘管处，仔细剥离瘘管。如果瘘管短，甚至有时几乎与囊肿成为一体，切除囊肿及瘘管并不困难。如果瘘管长而深，上抵扁桃体窝，向上分离瘘管，手术野显露不清楚，强硬解剖则可损伤组织，可在下颌角下方再另做一横切口，经此切口继续向上解剖瘘管直至瘘管的最高部分。切开皮下沿瘘管剥离，瘘管在皮下穿越过颈浅筋膜后，行向舌骨大角外侧，在二腹肌后腹转入深层，再沿瘘管分离至颈内、外动脉之间而达咽壁，相当于扁桃体窝处，从咽部切除整个瘘管。进入深层时，麻醉师将示指插入口腔内，顶起扁桃体处的咽壁，有利于显露瘘管的末端，在接近咽壁处将瘘管根部结扎，以防复发。分离瘘管的过程中，应十分仔细，注意勿损伤舌咽神经与副神经（图7-4）。剥离应十分仔细，止血充分，逐层缝合切口，一般可不必放置引流片。

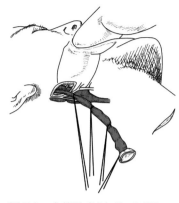

图 7-3　瘘管长者行两级阶梯切口

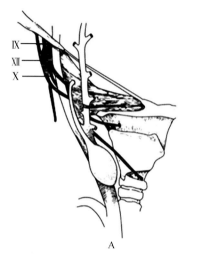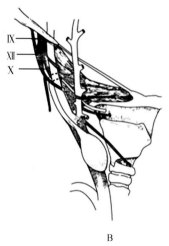

图 7-4　第二鳃裂囊肿（瘘管）及第三鳃裂囊肿（瘘管）与舌咽神经、
喉上神经、迷走神经喉返神经支及舌下神经毗邻

A.第二鳃裂囊肿或瘘管；B.第三鳃裂囊肿或瘘管；Ⅸ：舌咽神经；Ⅹ：迷走神经；Ⅻ：舌下神经

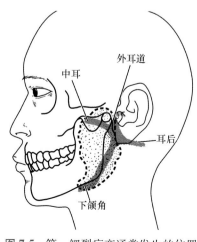

图 7-5　第一鳃裂病变通常发生的位置

2.第一鳃囊肿（瘘管）切除术　第一鳃裂瘘很难修补，特别是年幼患者，术中首先显露面神经主干及周围分支。通过耳后切口暴露并辨认从茎突孔传出的神经，解剖其周围分支并切除腮腺浅叶，若瘘管位于面神经深部，则行腮腺全切。然后游离瘘管至耳道相通处，切除部分附近软骨及耳道内衬皮肤避免复发。耳道缺损手术关闭。窦道进入中耳和鼓膜时，需行部分鼓膜切除、鼓膜成形及刮除经过颞骨的管道（图7-5）。瘘管若与下颌腺粘连，需同时切除腺体。术中应用面神经电生理定位可使切口更小，可避开面神经干，安全完整地切除病灶。

3.第三、四鳃囊肿（梨状窝瘘）切除术　环状软骨

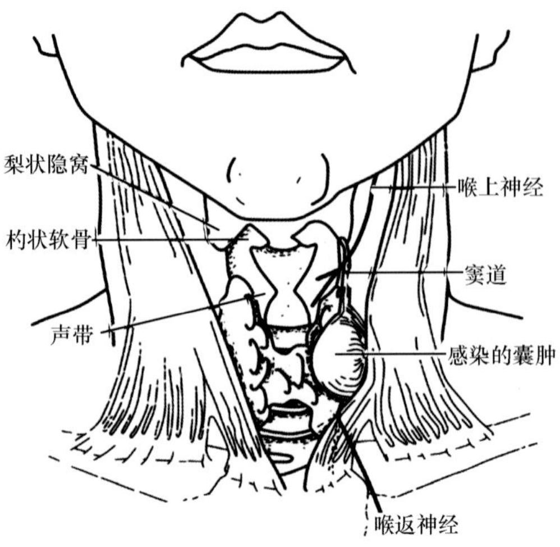

图 7-6　瘘管穿过喉上神经上方到达喉返神经上面

前方皮肤切口依层切开，在甲状软骨下缘辨认瘘管，向侧方牵开甲状腺，暴露环甲肌及环咽肌。必须注意辨认和保护喉上神经及喉返神经（图7-6）。切除管道及附近的瘢痕组织，若瘘管粘连即行部分或一侧甲状腺切除，并在靠近梨状隐窝处结扎瘘管，止血充分，逐层缝合切口。

梨状窝瘘患儿常有反复的上呼吸道感染及疼痛病史，常出现甲状腺疼痛或触痛，并可伴有甲状腺化脓。一旦出现甲状腺感染，需积极抗感染治疗，不宜随意手术，必须待感染彻底控制后行根治手术。

梨状窝瘘可引起两种严重的临床情况：新生儿期致命的呼吸窘迫和急性甲状腺炎，误诊导致错误切除术和引流术使后期手术更复杂。

（李时望）

第三节　颈部囊性淋巴管瘤切除术

淋巴管瘤（lymphangioma）属于先天性胚胎性淋巴管网的瘤样畸形，与淋巴系统相连。为多房囊状良性错构组织，囊内充满淋巴液，无血液侵入。淋巴管瘤基本上由胚胎性淋巴管网状增生集团组成，局限于某脏器内，但绝大多数位于皮下结缔组织中。无包膜，与周围的正常血管或淋巴管均无直接交通。肿瘤有时可有大小的变化，但不明显。淋巴管瘤基本上不能自然消退。皮下囊性淋巴管瘤（subcutaneous cystic lymphangioma）也称水瘤或囊状水瘤，为皮下淋巴管扩张集团，其中某些淋巴管因慢性进行性积液而形成巨大囊肿，但内部分隔很多。皮肤被慢性撑拉而使肿物突出皮肤表面成为球形囊肿，皮肤很薄但结构正常，因囊内为淋巴液，故透光试验阳性。外观看来似为孤立囊肿，实际上多是多囊性。穿刺不可能使囊肿明显缩小，压迫也不能使肿物缩小。有时肿物突然增大，变硬或部分变硬，透光转为阴性，则为囊内出血。一般为个别小囊出血。压力增高后出血可自然止住，以后肿物恢复囊性，但罕见自然消退。有时肿物继发感染，甚至引起严重败血症，全身反应及局部肿硬均严重。个别小囊化脓破溃形成窦道经久不愈，但肿瘤常可因此消退或明显缩小成为纤维化组织。囊肿大小不一，从隐约凸起至巨大球状囊肿，甚至比儿头更大。位于颈部锁骨上区囊肿可延伸至胸腔或纵隔。颈前淋巴管瘤可侵犯舌及口底甚至连通至咽后壁而影响呼吸与吞咽。

一、适应证

诊断明确的颈部囊性淋巴管瘤应尽早手术切除。巨大囊性淋巴管瘤压迫气管危及生命时可紧急穿刺抽吸解除压迫，待情况稳定后择期手术。

二、术前准备

常规术前准备，B 超、CT 或 MRI 检查对指导手术有意义，气管插管全身麻醉，患侧肩部垫高，头偏向对侧以充分暴露手术野。

三、手术要点、难点及对策

沿皮纹梭形切口，切开皮下即见囊状肿物，沿肿物钝分离和锐分离，边分离边结扎止血，很快即达肿瘤基底部，完整将肿瘤切除。个别肿瘤基底部较深，应注意勿损伤其深面颈部或腋部诸血管及神经。下颌下缘勿损伤面神经下颌支及面动静脉（图 7-7），当接近颈动脉鞘时，有必要分离出甲状腺中动静脉（图 7-8）。向深部分离常涉及颈动脉鞘内容物，有时涉及以下神经：迷走神经、副神经、舌下神经、交感干、膈神经和臂丛神经，需注意避免损伤（图 7-9）。较大婴儿囊状水瘤切除时，因脂肪丰满，血管较多且粗大，肿瘤与其周围纤维组织粘连较紧密，分离中应注意充分止血。当肿瘤继发囊内出血

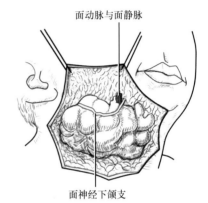

图 7-7 颈部囊肿切除应从下颌支附近肿块上缘开始，保护面神经边缘支

时应立即全部完整切除。因出血后囊肿张力增高比较容易完整剥离，但当颈部囊状水瘤继发出血，瘤体突然增大，压迫气管而呼吸困难时，应行紧急手术，解除呼吸道梗阻。以抢救生命为原则，手术应简捷，手术时间宜短。若呼吸极度困难，应急措施为立即以粗针头刺入肿瘤，穿刺放液，呼吸道梗阻可立即得以改善。颈部囊状水瘤继发感染，应先行气管切开，以免发生窒息，也便于日后麻醉及手术。术后闭式引流并妥善固定引流管。

071

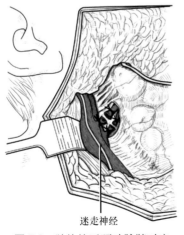

图 7-8 肿块接近颈动脉鞘时应分离出甲状腺中动静脉

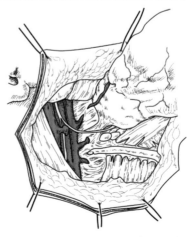

图 7-9 深部分离时避免伤及面动脉、臂丛及副神经

四、术后常见并发症的预防与处理

完整切除瘤体时妥善结扎根部以防淋巴管瘘，尤其是颈深部靠近胸导管时，否则可并发难以控制的乳糜瘘。一旦发生乳糜瘘，可抽尽残腔积液后立即注射博来霉素、平阳霉素或聚桂醇等，辅以局部压迫，常有一定疗效。良性病变手术时应尽量避免损伤重要附属结构，完整切除不能以牺牲重要组织或脏器为代价。

（李时望）

第四节　甲状腺功能亢进症手术

甲状腺功能亢进症（hyperthyroidism，简称甲亢），是指甲状腺本身病变引发的甲状腺毒症。由各种原因导致正常甲状腺分泌的反馈机制丧失，引起循环中甲状腺素异常增多而出现以全身代谢亢进为主要特征的疾病总称。其病因主要是弥漫性毒性甲状腺肿（Graves病）、多结节性毒性甲状腺肿和甲状腺自主高功能腺瘤（Plummer病）。本病病因不明，故无病因治疗，主要是控制高代谢症候群、减除精神紧张等对本病不利的因素。治疗初期予以适当休息和各种支持疗法，补充足够热量和营养物质如糖、蛋白质和各种维生素等，以纠正本病引起的消耗。控制甲亢症群的基本方法为：①抗甲状腺药物。②放射性核素碘。③手术。

一、适应证

对药物治疗无效的 Graves 病儿童患者；不愿使用 [131]I 治疗的患儿；甲状腺明显肿大（Ⅲ度以上），血管杂音明显，内科治疗后甲状腺无明显缩小的患儿；甲状腺体积大以致产生压迫症状的患儿；结节性甲状腺肿或毒性腺瘤患儿。

二、禁忌证

症状较轻，药物治疗有效的患儿；全身情况不能耐受手术、浸润性突眼者及各种甲状腺炎引起甲亢患儿应禁忌手术治疗。

三、术前准备

常规术前准备，术前必须使用甲巯咪唑；使用普萘洛尔减轻甲亢的肾上腺素能症状；服用含碘的 Lugol 液补充碘剂，手术前 4 ~ 7 天开始，每天 5 ~ 10 滴；气管插管全身麻醉，肩部垫高，头过伸位充分暴露颈部手术野。

四、手术要点、难点及对策

手术操作应轻柔细致，严格止血，保护甲状旁腺，避免损伤喉返神经。充分显露甲状腺腺体后，紧贴甲状腺上极结扎并切断甲状腺上动静脉以避免损伤喉上神经；靠近颈总动脉结扎甲状腺下动脉主干以避免损伤喉返神经；双重结扎大血管，严密止血；通常切除腺体 80% 左右，保留两叶腺体背面部分以避免损伤喉返神经和甲状旁腺；手术野常规放置引流片或引流管。

五、术后常见并发症的预防与处理

随着手术技术和器械的不断完善，甲状腺手术术后并发症较前明显减少。但仍应该注意出血、喉头水肿、气管塌陷等严重并发症，床边备好气管切开包。观察并随时处理甲状腺危象。

（李时望）

第五节　甲状腺腺瘤切除术

甲状腺腺瘤或囊肿一般都是单发结节，有完整的包膜。它与甲状腺正常组织有明显分界。甲状腺单发结节需与甲状腺癌相鉴别者，在施行甲状腺手术前应先做细针穿刺细胞学检查，为制订手术方案提供依据。

一、适应证

1. 孤立性甲状腺结节，包括甲状腺腺瘤和甲状腺囊肿。
2. 甲状腺腺瘤的癌变率较高，达 10% ~ 20%，腺瘤切除后应送病理检查。特别是术中见有明显粘连、可疑癌变者应摘除后立即送冷冻切片检查，如为恶性，需改做根治术治疗。
3. 甲状腺腺瘤合并有甲状腺功能亢进时，应行甲状腺次全切除，不宜行单纯腺瘤摘除。

二、术前准备

一般的甲状腺囊肿不需特殊的术前准备。大型腺瘤患儿术前 1 周可应用复方碘溶液。

三、手术要点、难点及对策

皮肤皱纹处做切口,切口的长度应以能获得最佳显露为原则。切开皮肤、皮下组织、颈阔肌,结扎、切断颈前静脉,游离上下皮瓣使位于上极或下极的肿瘤能在直视下切除。纵行切开颈白线。钝性分离颈前肌与甲状腺包膜间隙后,将一侧肌肉牵开即可显露肿瘤。肿瘤较大,应横断部分或一侧舌骨下肌群方能满意地显露一侧腺叶。甲状腺实质内的肿瘤与正常组织间的界面不甚清楚时,用小弯血管钳夹住肿瘤周围的甲状腺血管,切开肿瘤包膜,由浅入深地分离,在切除肿瘤的过程中,先钳夹再切断,出血较少。分离到达腺瘤基底部后,用弯血管钳夹住蒂部后切断,结扎止血,将甲状腺瘤连同周围一层腺组织完整切除。仔细止血后,清除手术野中的积血,残留组织碎片,间断缝合甲状腺的残腔,若残腔较大可用细不吸收线在包膜层面处将创缘内翻缝合,使局部不留粗糙面也避免有残腔。用不吸收线缝合横断的颈前肌,用2-0线缝合颈白线、颈阔肌。缝合皮下组织及皮肤切口。一般不需放置引流物。

术中止血应仔细,如腺瘤较大、较深,在缝扎时应注意勿损伤深部的喉返神经。如果腺瘤包膜不完整,质硬,呈结节状,周围明显粘连,应行次全切除,立即送冷冻切片,如为恶性,应改做根治手术,扩大切除范围。

(李时望)

第六节 甲状腺脓肿手术

甲状腺脓肿较少见,常由化脓性细菌引起,临床表现为甲状腺局部红、肿、热、痛,常伴有全身中毒症状。实验室检查见血白细胞数增高,临床根据其典型症状及体征即可作出诊断。

治疗:①脓肿穿刺。通过穿刺抽出脓液,消炎抗菌治疗。②手术治疗。对脓肿病灶进行脓液清除,放置引流,对症抗菌消炎治疗。

(李时望)

第八章 胸壁畸形手术

第一节 漏斗胸手术

漏斗胸（pectus excavatum，PE）是儿童时期最为常见的胸壁畸形之一，表现为部分胸骨、肋软骨及肋骨向脊柱呈漏斗状凹陷的一种畸形，多自第 3 肋软骨开始到第 7 肋软骨，向内凹陷变形，一般在剑突的上方凹陷最深，有时胸骨偏向一侧。轻微的漏斗胸可以没有症状，畸形较重的可压迫心脏和肺，影响呼吸和循环功能，幼儿常反复发生呼吸道感染、咳嗽、发热，而循环系统症状较少，年龄较大的可以出现活动后呼吸困难、脉快、心悸，甚至心前区疼痛，此为心脏受压、心排血量减少、心肌缺氧等所致。还可出现心律失常及收缩期杂音等。

一、适应证

1. 手术年龄以 > 2 岁为宜，最佳年龄 4 ~ 12 岁。

2. 中重度漏斗胸畸形，凹陷深度 > 2cm 或置水容量 > 20ml 或漏斗指数（FI）> 0.12；CT 检查示 Haller 指数（凹陷最低点的胸廓横径 / 凹陷最低点到椎体前的距离）大于 3.25。

3. 肺功能提示限制性或阻塞性气道病变，易患上呼吸道感染，剧烈活动耐受量降低，跑步或爬楼梯时会气喘。

4. 心脏受压移位，心电图、超声心动检查发现不完全右束支传导阻滞、二尖瓣脱垂等异常。

5. 畸形进展且合并明显症状。

6. 外观的畸形使患儿不能忍受。

7. 其他手术方法失败者。

二、禁忌证

1. 年龄 < 1.5 岁。

2. 漏斗指数 < 0.2，轻度漏斗胸畸形而无症状者。

3.严重的非对称性漏斗胸及局限凹陷非常重的漏斗胸。

4.合并先天性心脏病者须先治疗先天性心脏病。

三、术前准备

1.胸部 X 线拍片、CT 扫描，可了解畸形程度；肺功能检查、心电图、超声心动图了解心肺功能状态。

2.控制呼吸道感染。

3.消毒备好 Nuss 手术常用器械（图 8-1）。

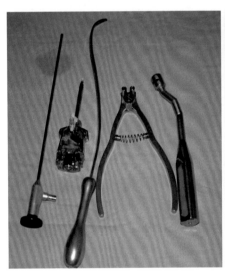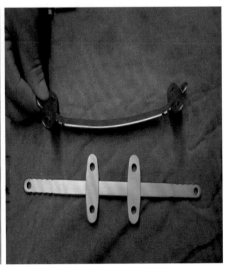

图 8-1　漏斗胸 Nuss 手术常用器械

4.准确测量两侧腋中线距离，选择合适长度的 Nuss 钢板。

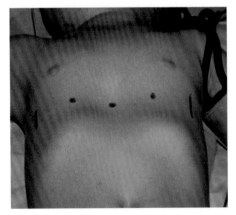

图 8-2　标记胸骨凹陷最低点、同一水平胸脊顶点所在肋间隙及腋中线所在切口

四、手术要点、难点及对策

1.仰卧位，双上肢外展位，在胸骨凹陷最低点、钢板拟行通过的起始点及切口的同一水平处用亚甲蓝做标记，胸骨两侧的出入点应该位于胸（肋软骨）脊最高点的内侧（图 8-2）。

2.消毒术区、铺无菌巾后，将不同长度的 Nuss 钢条（1.5cm 宽，0.2cm 厚），按患儿将成形的胸廓外形，用折弯器将其折弯成"弓"状，弧度与预设抬举高度一致（图 8-3）。

3.在患儿腋前线及腋后线间，胸壁凹陷最低水平做皮肤小切口（右侧约 3cm，左侧约 2 cm），分离两侧肌层至肋骨表面并形成人工隧道，潜行分离至凹陷边缘最高点作为钢板穿入和穿出的位点。

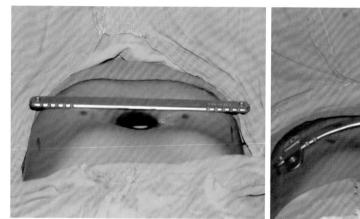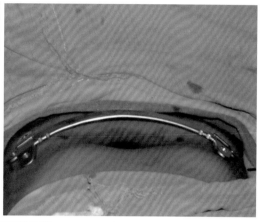

图 8-3　钢板预处理

4. 右侧切口肋间，5mm Trocar 刺入胸腔，建立人工气胸，置入胸腔镜。

5. 胸腔镜监视下，导引器自右侧上述位点肋间进入胸骨后方，仔细分离胸骨后间隙，小心勿损伤胸骨下血管及心包，缓慢向前通过胸骨下陷处，在胸骨后越过纵隔，导引器在对侧隧道口穿出。在穿出过程中可利用引导器将胸骨向上抬起几次（图 8-4）。

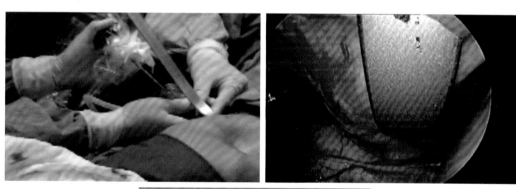

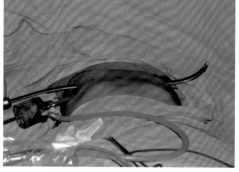

图 8-4　穿入导引器

6. 将"弓"形钢板用绳连到引道器上，引导钢板凸面朝后拖过胸骨后方，带到右侧（图 8-5）。用翻转器将钢板翻转 180°，使钢板弓背向上，将胸骨和前胸壁撑起呈满意形状（图 8-6）。钢板右端上固定器，使局部成"T"形，2-0 Prolene 线将固定器缝合固定在肌肉筋膜和肋骨骨膜上，左侧直接将钢板用尼龙线缝合固定在肌肉筋膜和肋骨骨膜上（图 8-7），依层缝合肌层，皮内缝合皮肤。

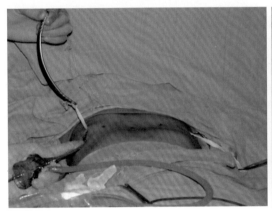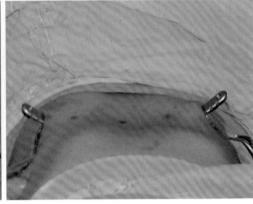

图 8-5　导入钢板

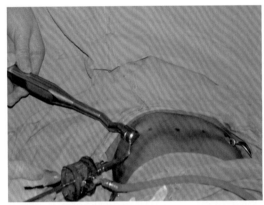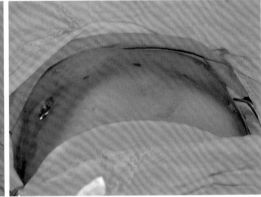

图 8-6　调整钢板

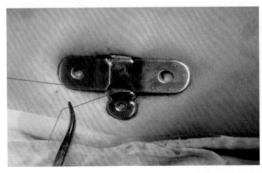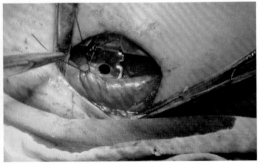

图 8-7　固定钢板及固定翼

7.不常规放置胸管引流，对于医源性漏斗胸，特别是先天性心脏病术后漏斗胸，尤应特别小心，应备足血量，可行剑突处小切口辅助分离松解粘连，最好有心外科医生一起共同完成手术。年龄较大患儿或矫形不满意者，可在相邻肋间置入第二根支撑钢条。

五、术后常见并发症的预防与处理

1.气胸或皮下气肿　发生率低。多因伤口漏气、未放胸腔引流管和引流不畅导致气胸。绝大多数可自行吸收，少部分患儿需负压吸引并延期拔管，可以纠正。拔除 Trocar 前胸腔镜监视下嘱麻醉师鼓肺使肺泡充分扩张，拔除 Trocar 后缝合穿刺孔，缝合肌层最后一针时嘱麻醉师鼓肺并维持至缝合结束，这些措施可明显减少气胸或皮下气肿的发生。

2.心脏、心包损伤　因为漏斗胸时心脏纵隔移向左侧，胸腔镜辅助下行 Nuss 手术胸腔镜监视宜从右侧入路，可避免心脏及心包的损伤。

3. 钢板移位，漏斗胸复发　钢板移位为漏斗胸术后较严重并发症（图 8-8）。支撑点尽量选择在胸骨凹陷最低点或其上的胸骨后平坦部位，如果凹陷起始点水平的胸骨后不够平坦，可把钢板支撑点调整（向内或向外）到胸骨后平坦的位置，确保钢板稳定。在大龄儿童两侧钢板可套入固定器，用尼龙线或细钢丝固定在肌肉筋膜和肋骨骨膜上。小龄儿童胸壁薄，避免影响外观和活动，仅右侧钢板套入固定器并固定在肌肉筋膜上，防止钢板上下移位。对于年龄大（＞ 16 岁）、漏斗胸严重、胸骨外翻的患儿需放置两根钢板，以免复发。

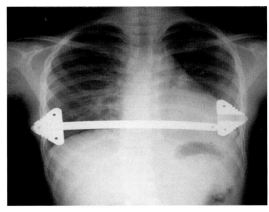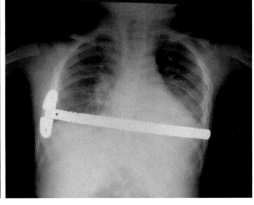

图 8-8　钢板移位

4.胸腔积液　发生率低，很少需要胸管引流，多可自行吸收。

5. 获得性脊柱侧弯　为术后疼痛处理重视不够所致。术后当天应用哌替啶，并辅以双氯芬酸钠塞肛；后期对患儿行心理甚至口服止痛药治疗，尤其是大年龄儿童，可防发生脊柱侧弯并发症。

6.拔除钢板　术后 2 ~ 4 年拔除钢板，视年龄大小及耐受情况而定。

六、预后

适龄儿童宜早手术，并发症少，恢复快，矫正效果好（图 8-9）。微创 Nuss 手术将成为治疗小儿漏斗胸的标准式式。

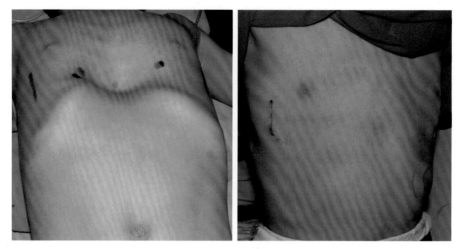

图 8-9　Nuss 手术前后比较

（李时望）

第二节　鸡胸手术

鸡胸（pectus carinatum）指胸骨向前隆起，是一种常见的胸廓畸形，一般认为与遗传有关，多数人认为是肋骨和肋软骨过度生长造成的，胸骨的畸形是继发于肋骨畸形的。鸡胸占胸部畸形的 6% ~ 22%，男：女约为 3：1。临床上按照其不同的解剖形状与手术治疗方式，将鸡胸分为 3 型，即船形胸、球形鸽胸和单侧鸡胸。中重度畸形者会对患儿生理及心理发育造成不良影响，应手术治疗。

一、适应证

本术式包括以下 2 个或 2 个以上标准：
1. CT Haller 指数小于 2.30。
2. 肺功能 EKG 和超声心动图检查提示限制性或阻塞性气道病变等异常。
3. 畸形进展或合并明显症状。
4. 外观的畸形使患儿不能忍受。
5. 年龄 10 岁以上，支具治疗无效者。

二、禁忌证

1. 年龄＜ 10 岁，尤其是 3 岁以下儿童，3 ~ 10 岁的可以用支具治疗。
2. 轻度鸡胸畸形而无症状者。

三、术前准备

常规术前准备，大年龄患儿可适当做一些心理指导，减轻对手术的恐惧及自卑的心理。可指导患儿练习有效咳嗽、咳痰和腹式呼吸。用模板测量长度并塑形，确定所需 Nuss 矫形钢板的型号。手术器械基本同于漏斗胸 Nuss 手术，皮下穿刺可选用一次性胸穿管。留置尿管，不常规留置胃管。

四、手术要点、难点及对策

患儿仰卧，双上肢外展，背部垫枕，暴露前胸及侧胸壁。气管内插管，全身麻醉。以胸部凸出最高点为中心，水平定位标记手术切口及预计放置支架位置。折弯器塑形 Nuss 矫形板至期望的胸壁形状。双侧腋中线 2cm 做皮肤切口，分离皮下组织、肌层，暴露双侧各两根肋骨，分离骨膜后穿钢丝，将固定器固定于肋骨上。胸壁皮下建立隧道，将塑形 Nuss 矫形板带过隧道，翻转矫形板并插入肋骨固定片，向下压迫凸起的胸骨，达到满意程度，拧紧肋骨固定器钢丝固定矫形板。依层缝合肌层，皮内缝合皮肤。

（李时望）

第三节 肋骨肿瘤切除术

一、适应证

肋骨的良性肿瘤有肋软骨瘤和骨软骨瘤等，治疗只需将局部肋骨切除。常见的胸壁恶性肿瘤有纤维肉瘤、软骨肉瘤，或从身体其他部位转移至肋骨的恶性肿瘤。单发的胸壁恶性肿瘤，只要没有远距离转移，应做彻底切除。肋骨的原发或转移瘤，除需将肿瘤前后5cm 以内的肋骨切除外，还需切除肋间肌；如已累及肺脏，也应做部分肺切除术。

二、术前准备

常规术前准备，术前胸部透视和摄片，查明肋间肿瘤与肺有无粘连。必要时用人工气胸后胸部透视鉴定，并做好开胸切肺的准备。气管插管全身麻醉。

三、手术要点、难点及对策

（一）肋骨良性肿瘤切除术

1.体位、切口　根据肿瘤部位，取仰卧或侧卧位。以肿瘤为中心，沿肋骨走向切开皮肤、

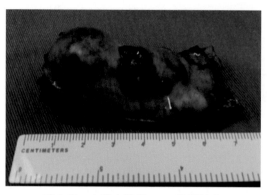

图 8-10 左腋中线第 5、6 肋骨肿瘤

皮下组织和肌层。拉开肌层，显露肿瘤部的肋骨。

2. 切除肋骨　切开肿瘤部位的肋骨骨膜，在骨膜切口两端各做一横断切口，使骨膜可以完整剥离。用骨膜剥离器将局部骨膜剥开，在骨膜下切除肋骨，注意保留胸膜完整（图 8-10）。

3. 缝合　检查无出血后，用丝线将胸壁肌肉、皮下组织和皮肤逐层间断缝合。

（二）肋骨恶性肿瘤切除术

1. 体位、切口　同良性肿瘤切除术。如皮肤和肌层已经受累，应将局部皮肤和肌肉一并切除。

2. 开胸探查　沿肿瘤基部附近肋间切开肋间肌和胸膜，进入胸腔，探查肿瘤是否与肺粘连。如无粘连可只切除局部肿瘤；如局部肺内已有肿瘤累及，则应扩大切口，做开胸切肺手术。

3. 切除肿瘤　根据肿瘤的范围，决定切除肋骨的数目和长度，一般宜超出肿瘤边缘 5cm。在准备切除的肋骨段两端将骨膜切开、剥离一小段后切断肋骨，将有关肋骨连同骨膜、肋间肌整块切除，然后仔细止血，并缝扎切断的肋间血管。如同时需做肺切除术，应争取将肺与胸壁肿瘤一起整块切除。

4. 修复胸壁缺损　肿瘤切除后形成的胸壁缺损，可用胸壁肌肉修复，即在胸腔低位（第 8～9 肋间）腋中线安置引流管后，分离切口附近的胸壁肌肉。将肌肉瓣覆盖缺损部位，缝于切口对侧肋间肌或胸壁肌肉。如缺损较大，附近肌肉瓣不能完全覆盖时，可用阔筋膜修复。缝合皮肤后加压包扎。肿瘤切除后缝合时不要留有无效腔。

（李时望）

第九章 胸膜手术

第一节 急性脓胸闭式引流术

急性脓胸可发生于任何年龄，以幼儿多见。主要致病菌为肺炎球菌、链球菌。随着医疗条件的改善，小儿脓胸的发病率明显降低，耐药的金黄色葡萄球菌成为肺炎后脓胸的主要致病菌。病因包括继发肺内感染、食管吻合口瘘、支气管胸膜瘘、外伤后胸腔感染等。临床表现取决于致病菌、胸腔积液量及一般情况。急性脓胸患儿可表现为气急、胸痛、高热、脉速、无力、发绀等，甚至出现休克。严重者需要行胸腔闭式引流术。

一、适应证

1. 脓气胸。
2. 胸穿抽脓治疗 2 ~ 3 天，脓液无减少，中毒症状无改善者。
3. 脓液稠厚、不易抽出者。
4. 脓胸引起胸壁感染者。

二、禁忌证

无明显手术禁忌证，中毒症状严重、一般情况较差者，支持治疗的同时，积极准备手术。

三、术前准备

1. 检测血常规，出凝血时间，肝、肾功能，电解质。
2. 静脉滴注广谱抗生素，维持酸碱平衡及电解质平衡。
3. 积极处理中毒症状，高热患儿予以物理降温处理。
4. 胸部 X 线片及 B 超检查，了解双侧胸腔情况，并予以 B 超定位。胸部 CT 扫描有助于发现有无合并其他肺部及纵隔病变。急性脓胸胸部立位 X 线平片可显示患侧胸部液平面，合并气胸时有气体液平面（图 9-1）。

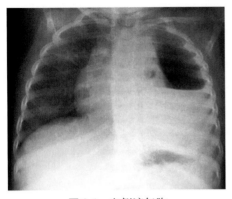

图 9-1　左侧液气胸

四、手术要点、难点及对策

1.麻醉及体位。大龄儿可采用半卧位或坐位，局部麻醉。低龄儿、手术不配合者采用侧位或半卧位，氯胺酮静脉麻醉。

2.切口。根据 B 超确定的脓腔部位选择合适肋间，一般在腋后线第 7 或 8 肋间。

3.于切口部位先行穿刺，抽出脓液后再做一 1.0～2.0cm 沿肋间的小切口（图 9-2）。

4.中弯钳分开肋间肌直达胸膜腔，撑开血管钳见脓液溢出，另一手持血管钳夹住引流管头端，顺切口放置引流管，退出血管钳。胸腔内引流管长度为 2～3cm（图 9-3）。

5.缝合皮肤切口，妥善固定胸管，引流管接水密封瓶。

6.合并有气胸者，可同时于患侧第 2 肋间放置一细引流管，引流气体。

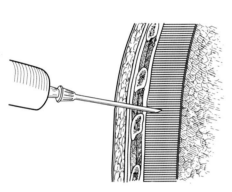

图 9-2　脓腔穿刺

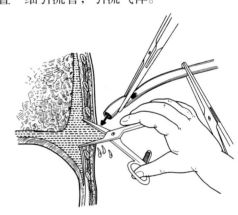

图 9-3　放置胸管

五、术后监测与处理

1.术后处半卧位，监测血氧饱和度，有缺氧者予以持续吸氧。

2.雾化吸入，稀释呼吸道分泌物使其易于咳出。鼓励咳嗽、吹气球等促使肺复张。

3.加强营养支持治疗，纠正贫血及低蛋白血症。

4.术后继续使用广谱抗生素，根据细菌培养的结果调整抗生素。

5.观察胸腔引流管的通畅情况及引流物的量、颜色等。脓液稠厚者，可每天用生理盐水冲洗引流管 1～2 次，或以链激酶或尿激酶稀释液注入胸腔，使纤维素溶解由胸管引流出，可减少胸膜粘连增厚。

6.患儿体温正常 1 周左右，复查胸部平片，检查肺膨胀情况。若肺膨胀良好，每日脓液引流量少于 10ml 时，可行闭管试验。即夹胸管 24 小时，患儿无胸痛，无体温升高及呼吸困难，开放引流管脓液在 10ml 以内，则可拔管。拔管应在吸气末，拔除后伤口立即以凡士林纱布覆盖，避免空气进入胸腔。若脓腔闭合缓慢或不够满意，可及早行胸腔扩清或纤维膜剥除术。

六、术后常见并发症的预防与处理

1. 胸腔感染、败血症　原因：感染没有控制或抗生素治疗效果不佳。术后使用有效抗生素治疗，加强营养支持，间断输注入血清蛋白、球蛋白，根据细菌培养、药敏结果及时调整抗生素治疗。

2. 肺炎、肺不张　术后加强呼吸道管理，鼓励患儿咳嗽、咳痰，予以雾化吸入，促进痰液排出。

3. 胸管引流不畅　原因：术中放置胸管深度不够，脓液黏稠等。术前 B 超检查，充分了解脓腔距胸壁的距离，术中胸管留置合适的深度。脓液黏稠者可每天经胸管生理盐水冲洗。

4. 胸壁慢性窦道　胸管引流处伤口感染，长期不愈，易形成窦道。预防处理：缝合切口前彻底冲洗创面、细致止血；应用有效抗生素。

七、临床效果评价

小儿急性脓胸的预后与治疗的时机密切相关。外科治疗中，准确把握手术时机是治疗的关键。应及早诊断、尽早治疗，凡经内科治疗效果不佳时，及早转外科行胸腔闭式引流术。最佳手术时机为脓胸渗出期和纤维素脓性期。充分引流、促使肺复张是急性脓胸的处理原则。随着胸腔镜手术（VATS）的应用和普及，国内外应用 VATS 治疗小儿脓胸已有成功报道，对于胸腔闭式引流、灌洗及去纤维化等治疗无效的患儿，推荐早期应用。文献报道，大多数脓胸患儿经早期诊断处理后长期预后优良，无呼吸功能不良表现。

（毛永忠）

第二节　慢性脓胸手术

急性脓胸治疗不及时、各种原因使引流不充分、合并食管瘘或者气管瘘、合并特异性感染等原因使脓腔长期不能闭合，迁延不愈，病程超过 4 ~ 6 周以上，形成慢性脓胸。病理生理特点为：胸膜纤维组织增生，广泛粘连；脏层胸膜形成纤维组织板，使肺脏不能膨胀，影响呼吸功能。壁层胸膜增厚，肋间隙变窄，胸廓塌陷，脊柱侧凸和后凸。患儿呈慢性病容，有消瘦、贫血及低蛋白血症，并有低热、无力、食欲缺乏等慢性中毒症状。伴支气管胸膜瘘时，咳大量痰液。慢性脓胸的手术方法包括胸膜纤维板剥脱和脓腔清除术。

一、适应证

1. 确诊为慢性脓胸，胸膜纤维板形成，影响肺膨胀。
2. 合并肺脓肿或支气管胸膜瘘。
3. 肺表面纤维板形成对肺膨胀影响不大、脓液稠厚包裹者，可先行胸腔开放式引流或经肋床放置粗引流管行闭式引流术。

二、禁忌证

伴有心肺功能不全者，经治疗后择期手术。急性脓胸经治疗后，伴有胸膜增厚，但无临床表现，肺膨胀好，无胸腔积液者，无需手术。

三、术前准备

1. 积极抗感染治疗，根据细菌培养及药敏结果选择有效抗生素。
2. 加强营养支持治疗，纠正贫血、低蛋白血症等。
3. 检查血常规、出凝血时间、肝肾功能、电解质。
4. 完善胸片、CT 及 B 超检查。
5. 备血、血浆等。

四、手术要点、难点及对策

1. 经肋床置管引流术
（1）麻醉与体位：静脉复合麻醉，气管插管。取健侧卧位。
（2）切口：沿病灶相邻的肋骨做斜切口。切开皮肤、皮下组织。
（3）显露肋骨，切开肋骨膜，骨膜下切除一段肋骨。
（4）经肋床切开，进入胸膜腔，将一粗胸管放置在胸膜腔，接水封瓶。
（5）缝合皮肤，固定胸腔引流管。

2. 胸腔开放引流术
（1）麻醉与体位：气管插管，静脉复合麻醉。处健侧卧位。
（2）切口：沿肋间隙斜切口
（3）切开皮肤、皮下组织，分开肌层达肋骨骨膜。
（4）骨膜下切除 2～3 根小段肋骨，经肋床切开胸膜进入胸腔。
（5）手指钝性分离粘连包裹的脓腔间隔，生理盐水冲洗，吸尽脓液、脓苔。
（6）留置粗胸管 1～2 根，固定胸管，消毒纱布覆盖伤口。
（7）每天更换敷料 1 次，随着脓液减少，脓腔变小。
（8）新生的肉芽组织逐渐生长，逐渐退出胸管，创面愈合。

3.胸膜纤维板剥脱术

（1）麻醉与体位：气管插管，静脉复合麻醉。处健侧卧位。

（2）切口：患侧胸后外侧切口。

（3）经肋间切口，依层切开皮肤、皮下、肋间肌，进入胸膜外间隙。

（4）向上下分离胸膜，开胸器撑开肋间。

（5）用锐性、钝性分离相结合的方法分离壁层纤维板，然后折向脏层纤维板继续分离，直至全部完整地分离壁层、脏层胸膜板，使肺完全膨胀（图9-4～图9-6）。注意剥离脏层纤维板时，要准确找到脏层纤维板与脏胸膜的间隙，操作应仔细轻柔。术中严密止血，特别是壁层胸膜剥离面有活动性出血者，应缝合结扎止血；对肺表面渗血则可用热盐水压迫止血。如不慎将肺撕裂，可以用4-0丝线行褥式缝合修补；表面肺泡小漏气无需特殊处理，多能自行愈合。

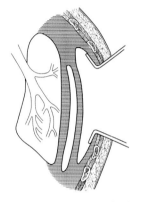 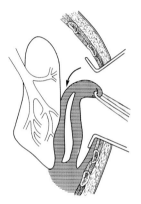 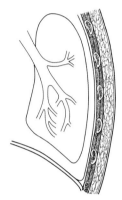

图 9-4　剥离壁层胸膜　　　图 9-5　剥离脏层胸膜　　　图 9-6　纤维板切除后肺扩张

（6）当完整剥离纤维板较困难时，可切开脓腔，吸净脓液、脓苔，逐渐剥离脏层及膈面纤维板，并分离叶间粘连，使肺完全膨胀。壁层纤维板尽量剥离切除，利于胸廓顺应性的恢复。

（7）肺表面纤维板致密、分离困难之处常是肺原发病灶所在，注意绕开该处分离其他部位纤维板。

（8）残余少量纤维板无法剥离时，于其表面做"井"字形切口，利于肺膨胀。

（9）发现肺表面漏气或支气管胸膜瘘者应予以及时修补。合并肺部病变可同时行肺切除术。如果瘘位于某个肺叶或肺段，并且该肺叶或肺段已经毁损无法保留时，可做肺叶或肺段切除术；如果瘘位于肺叶边缘或肺表面，而肺膨胀良好者，可用7-0丝线双层"U"形缝合。

生理盐水冲洗胸腔，并可放入 α - 糜蛋白酶溶液。留置胸腔引流管，依层关闭胸腔。

五、术后监测与处理

同本章第一节急性脓胸闭式引流术。

六、术后常见并发症的预防与处理

同本章第一节急性脓胸闭式引流术。

七、临床效果评价

急性脓胸诊治不及时，胸腔引流不充分或未予以有效抗生素治疗而逐渐形成胸膜纤维板，限制肺组织的膨胀，即形成慢性脓胸。慢性脓胸的处理原则是消除病因，闭合脓腔，恢复肺功能。对于病程较久，胸腔引流及抗生素治疗效果不佳者，应及时手术治疗。文献报道胸膜纤维板剥离术治疗小儿慢性脓胸的优良率达 97%，手术效果确切，疗效满意，术后肺功能可恢复正常，胸廓畸形可得到纠正，生长发育与正常儿童无明显差异。

（毛永忠）

第三节　乳糜胸手术

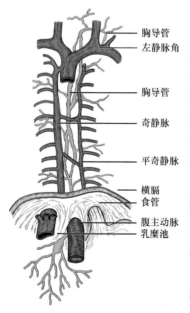

图 9-7　胸导管解剖示意图

各种因素影响胸导管或其较大分支的正常回流，使乳糜液积聚于胸腔，称为乳糜胸。病因包括：先天性、创伤性及胸腔内良恶性肿瘤的压迫致胸导管破裂等。本病少见，先天性乳糜胸更罕见。胸导管起自乳糜池，经膈肌主动脉裂孔上行入后纵隔，在食管右后方，脊柱前纵韧带及右肋间动脉前方，行走于主动脉与奇动脉之间。于第 5 胸椎水平，胸导管自右侧斜跨至左侧，在主动脉弓之后沿食管左侧上行。于左侧锁骨下动脉后内侧达颈部，汇入左颈内静脉与左锁骨下静脉间的静脉角（图 9-7）。因此，胸导管在第 5 胸椎以上的损伤导致左侧乳糜胸，第 6 胸椎以下的损伤多导致右侧乳糜胸。

胸导管是人体最大的淋巴管，主要收集双侧下肢、骨盆、胸部左半、头颈部左半及左上肢的淋巴液。正常人体每天淋巴液流量为 1500 ~ 2000ml。胸导管的主要功能是运送从肠道吸收的乳糜液进入血液。乳糜液中含有脂肪、各种抗体、大量蛋白质、淋巴细胞等成分，其中 T 淋巴细胞占 90%，对细胞免疫起重要作用。乳糜液长期、大量漏出不仅损害机体的免疫功能，导致严重代谢紊乱，乳糜胸膜腔积聚还可引起呼吸循环功能障碍。脂肪、蛋白质的大量丢失，使患儿处于严重的营养不良状态，严重者危及生命。乳糜胸一旦确诊应积极治疗。保守治疗无效者需要手术。

一、适应证

1. 保守治疗无效，持续乳糜漏超过 2 ~ 3 周。
2. 乳糜漏出量较大，超过 500ml/d，连续 5 天。
3. 出现电解质失衡和免疫缺陷并发症。
4. 食管切除术后并发乳糜胸，保守治疗无效者亦需手术治疗。

二、禁忌证

严重的代谢紊乱、心肺功能不全者，积极纠正后再手术。

三、术前准备

1. 检测血常规、出血和凝血时间、肝肾功能、电解质。
2. 静脉营养，输红细胞、血浆、清蛋白、球蛋白，积极纠正营养不良、代谢紊乱。
3. 拍胸部影像片，B 超检测等了解胸腔积液的量。
4. 术前 3 小时口服一次含亚甲蓝牛奶 100 ~ 200ml，便于术中寻找胸导管及其漏出处。

四、手术要点、难点及对策

1. 麻醉与体位：气管插管，静脉复合麻醉。
2. 切口：经右侧或左侧第 6 或 7 肋间胸外侧切口。
3. 依层切开胸壁各层，开胸器撑开肋间。经右侧开胸者，入胸后吸尽乳糜液，将肺推向前侧，显露后纵隔。
4. 于主动脉裂孔上 2cm，奇静脉前方纵行切开纵隔胸膜。
5. 向前拉开食管，显露椎体前方，在主动脉右后方、脊柱前缘间寻找胸导管，发现破口，于其上下方各结扎一次。未发现破口，直接结扎胸导管（图 9-8）。
6. 经左侧开胸者，切断下肺韧带，将肺叶牵向上方，食管旁切开纵隔胸膜，将食管牵向前外侧，将奇静脉和主动脉分别拉向两侧。
7. 于椎体前方寻找胸导管，处理方法同步骤 5。
8. 留置胸管，依层关闭胸腔。

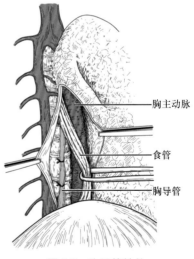

胸主动脉

食管

胸导管

图 9-8　胸导管结扎

五、术后监测与处理

1. 术后处半卧位。吸氧，监测生命体征。

2. 抗生素治疗，预防和治疗肺部感染。

3. 维持水、电解质、酸碱平衡，间断输注清蛋白、血浆、红细胞等。

4. 术后 2 周内予以低脂、高蛋白饮食。

5. 定期复查胸片、B 超。

6. 保持胸管引流通畅，引流管无引流物，查 B 超无积液，予以拔除。

六、术后常见并发症的预防与处理

1. 乳糜胸手术后常见并发症的预防及处理基本同开胸手术后。但乳糜胸术后可能出现继续漏乳糜液，原因可能与手术中未发现胸导管，结扎不确切有关。

2. 小婴儿胸导管纤细，寻找困难，可采用盲扎法，即在膈上，用非吸收线将奇静脉与主动脉之间的所有组织包括胸导管予以缝扎。对于缝合后仍有渗漏者，可用纱布将局部胸膜摩擦，使之变粗糙，并涂上滑石粉，促使局部粘连，避免复发。

3. 术中创面喷洒或术后经胸管注入促粘连剂，亦可起到预防和治疗复发的作用。常用的促粘连剂有 25% ~ 50% 高渗糖溶液，平阳霉素、沙培林（注射用 A 群链球菌）、红霉素等溶液。

七、临床效果评价

小儿乳糜胸诊断并不困难，一经确诊应先采用保守治疗，包括胸腔穿刺、闭式引流、胸腔内注射促粘连剂，禁食，胃肠外营养，间断输入全血、血浆、清蛋白、微量元素及多种维生素等。文献报道约 70% 的患儿经过上述保守治疗可以治愈，对少数治疗无效者可行胸导管结扎术，预后良好。伴有合并症者治疗困难，预后欠佳。

（毛永忠）

参 考 文 献

邓万生 . 2015. 胸膜纤维板剥脱术治疗慢性脓胸的临床疗效分析 . 中国实用医药，10（8）：102-103.

郭金成，王长喜，张月敏 . 2004. 胸腔镜处理小儿急性脓胸的临床体会（附 24 例报告）. 中国内镜杂志，10（2）：69-70.

刘浩，詹祯祥，张丹心，等 . 2007. 胸膜纤维板剥离术治疗小儿慢性脓胸 . 中国临床综合杂志，23（2）：166-167.

王永连，陈志军，王毅，等 . 2007. 小儿急性脓胸治疗方法及时机的选择 . 医学信息手术学分册，20（9）：795-796.

杨盛春，李维光，刘威，等 . 2003. 小儿乳糜胸的治疗探讨 . 广州医药，34（2）：10-12.

袁捷，谷兴琳，壮文军 . 2008. 20 例小儿乳糜胸的外科治疗分析 . 南京医科大学学报（自然科学版），28（12）：1649-1650.

曾骐，贺延儒，张金哲，等 . 1998. 20 例小儿乳糜胸的治疗分析 . 中华小儿外科杂志，19（5）：300-301.

赵辉，施巩宁，车建波，等 . 2008. 小儿急性脓胸的治疗方法与疗效观察 . 中华肺部疾病杂志，1（2）：

158-159.

Ahmed AE，Yacoub TE. 2010. Empyema thoracis. Clin Med Insights Circ Respir Pulm Med，17（4）：1-8.

Bender MT，Ward AN，Iocono JA，et al. 2015.Current surgical management of empyema thoracis in children：a single-center experience.Am Surg，81（9）：849-853.

Brims FJ，Lansley SM，Waterer GW，et al. 2010. Empyema thoracis：new insights into an old disease.Eur Respir Rev，19（117）：220-228.

Saleem AF，Shaikh AS，Khan RS，et al. 2014. Empyema thoracis in children：clinical presentation，management and complications.J Coll Physicians Surg Pak，24（8）：573-673.

第十章 纵隔手术

第一节 纵隔感染手术

一、适应证

急、慢性纵隔感染形成脓肿者均需行纵隔切开引流术。

二、禁忌证

急性纵隔感染无积脓、积气者，不行引流术，拟积极抗感染治疗。

三、术前准备

1. 检测血常规、肝肾功能和电解质。
2. 胸部 B 超、CT、胸部 X 线片等检查，了解有无脓肿形成及部位，双肺有无炎症。
3. 抗感染治疗，有高热、贫血等症状予以对症处理。

四、手术要点、难点及对策

1. 麻醉与体位　气管插管，静脉复合麻醉。前上纵隔脓肿者处仰卧位；后纵隔脓肿处侧卧位。
2. 前上纵隔引流术
（1）切口：锁骨上胸锁乳突肌前缘斜切口。
（2）依层切开皮肤及皮下组织。
（3）沿气管旁钝性分离纵隔组织，达脓肿壁。
（4）长弯血管钳轻轻穿破脓肿壁，见脓液溢出，扩大脓肿壁。
（5）用手指探查脓腔，继续扩大脓肿壁引流口，分离脓腔内纤维间隔。
（6）吸净脓液，过氧化氢溶液及生理盐水冲洗脓腔，置入血浆引流管。
（7）缝扎固定引流管，无菌敷料包扎伤口。

（8）位于食管旁或后间隙的脓肿，应在甲状腺与颈动脉鞘之间分离，将气管、甲状腺拉向内侧，颈动脉鞘牵向外侧，显露椎体前食管，于其周围寻找脓肿。切开、冲洗并置管引流。

3.后纵隔脓肿引流术

（1）切口：根据胸部 B 超、CT、胸片结果，于脊柱旁近脓肿部位做一纵行切口。

（2）依层切开皮肤、皮下组织。

（3）切除 1 ~ 2 段后肋，胸膜外分离进入后纵隔，分离至脓肿壁时，先行脓肿穿刺，抽出脓液后予以切开，引流出脓液。

（4）过氧化氢溶液及生理盐水冲洗脓腔，放置血浆引流管，缝合固定。

4.前下纵隔脓肿引流术

（1）切口：剑突下纵行切口。

（2）依层切开皮肤、皮下组织。

（3）胸骨后钝性分离达脓肿壁，先行脓肿穿刺，抽出脓液后予以切开，引流出脓液。

（4）过氧化氢溶液及生理盐水冲洗脓腔，放置血浆引流管，缝合固定。

五、术后监测与处理

1.术后监测生命体征。

2.抗感染治疗，根据脓液细菌培养及药敏结果选择有效抗生素。

3.营养支持治疗，处理感染中毒症状。

4.保持引流管通畅，当无引流物、复查 B 超无积液时拔除引流管。

六、术后常见并发症的预防与处理

1.术后胸腔感染或气胸　多由于分离纵隔时损伤纵隔胸膜所致。术中应尽量避免损伤纵隔胸膜，发现破损应立即修补，或行胸腔闭式引流术。

2.出血　分离纵隔后间隙时损伤血管所致，应尽量避免。纵隔感染时，脓肿周围组织炎性充血、水肿、粘连，分离时应谨慎操作，特别要注意避免损伤心脏大血管。

3.引流管引流不畅　原因：引流管的位置不当或引流物稠厚等。术中注意引流管放置在最低；术后经引流管冲洗，稀释脓液，利于引流，但应注意控制冲洗液的出入平衡，避免心脏压塞。

（毛永忠）

第二节　纵隔肿瘤手术

小儿纵隔肿瘤和囊肿组织胚胎结构来源多样。发育过程中残留于纵隔内的胚胎性组织，纵隔外组织异位种植，或某一组织在突变因素影响下增生瘤变时，可发生多种肿瘤和囊肿。根据纵隔的解剖部位不同，肿瘤的好发类型亦不同。上纵隔常见的肿瘤包括：淋巴管瘤、血管瘤、胸腺瘤、胸腺脂肪瘤、甲状腺瘤等。畸胎瘤、皮样囊肿、胸腺瘤常发生在前纵隔；心包囊肿、淋巴管瘤和支气管源性囊肿多见于中纵隔；后纵隔多为肠源性囊肿和神经源性肿瘤。小儿纵隔肿瘤无论良性、恶性，均需手术治疗。

一、适应证

儿童原发性纵隔肿瘤一经诊断均应及早手术。恶性肿瘤需要尽早手术，良性肿瘤有压迫胸腔脏器、发生恶变的可能，早期手术可以明确诊断并给予合理的治疗。

二、禁忌证

纵隔恶性肿瘤有远处转移，或侵犯心脏、肺脏大血管者不宜手术。

三、术前准备

1. 检测血常规，出血和凝血时间，肝肾功能电解质。
2. 完善影像学检查　常规拍胸片、CT 或 MRI，评估肿瘤的范围、比邻关系。纵隔肿瘤胸部 X 线平片常表现为胸部高密度影，CT 扫描可见纵隔占位性病灶（图10-1，图 10-2）。
3. 胸腺肿瘤发生重症肌无力危象者，可行气管切开，给予机械辅助呼吸。如为胸内甲状腺瘤合并甲亢者应口服药物控制症状。感染者予以控制后手术。
4. 肿瘤合并感染或合并肺部感染者，予以抗生素治疗。

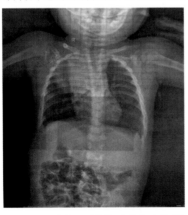

图 10-1　胸部 X 线片显示右上胸部
组织块影

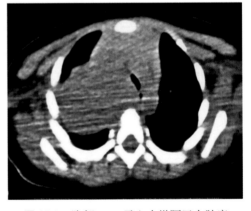

图 10-2　胸部 MRI 示上中纵隔巨大肿瘤

四、手术要点、难点及对策

（一）前纵隔肿瘤切除术

以胸腺瘤为例。

1. 麻醉与体位　气管插管，静脉复合麻醉。注意重症肌无力者不用或少用肌松药。处仰卧位。

2. 切口　采用胸骨正中切口。

3. 依层切开皮肤、皮下组织。

4. 电锯劈开胸骨，钝性分离两侧胸膜，撑开器撑开胸骨。

5. 钝性分离两侧胸膜，暴露胸腺体。

6. 提起胸腺下极，由下而上小心剥离，解剖胸腺上极时注意避免损伤无名静脉和上腔静脉。

7. 完整摘除肿瘤、胸腺组织及附近的脂肪组织。

8. 胸骨后间隙留置胸管。

（二）中纵隔肿瘤切除术

以支气管囊肿切除为例。

1. 麻醉与体位　复合静脉麻醉，气管插管。取健侧卧位。

2. 切口　采用患侧后外侧切口。根据肿瘤的部位选择合适肋间。

3. 依层切开皮肤、皮下组织、肋间肌，打开胸膜。

4. 开胸器撑开肋间隙，扩大手术野。

5. 将肺牵向前方，显露囊肿，沿囊肿壁向气管隆嵴方向分离。

6. 囊肿根部常有一蒂与气管隆嵴、气管或主支气管相连。

7. 结扎加缝扎后离断蒂部，移出囊肿。

8. 创面彻底止血后，留置胸管，依层关闭胸腔。

（三）后纵隔肿瘤切除术

多为神经源性肿瘤，比较常见，多数包膜完整，易于手术切除。

1. 麻醉与体位　复合静脉麻醉，气管插管。取健侧卧位。

2. 切口　采用后外侧切口。根据肿瘤的部位选择合适肋间。

3. 依层切开皮肤、皮下组织、肋间肌，打开胸膜。

4. 开胸器撑开肋间隙，扩大手术野。

5. 打开肿瘤表面的纵隔胸膜，于肿瘤包膜内钝性、锐性剥离肿瘤，结扎、切断肿瘤的营养血管。

6. 结扎切断蒂部血管，摘除肿瘤。注意避免损伤交感神经、迷走神经、膈神经等，特别是来自椎孔内的神经源性肿瘤，切除后易发生出血，止血困难，宁可保留肿瘤蒂部也不要深入椎孔。

7. 彻底止血，留置胸管，依层关胸。

（四）胸腔镜下纵隔肿瘤切除术

随着腔镜技术的发展，国内外文献报道胸腔镜下小儿纵隔肿瘤切除术是可行、安全的。胸腔镜手术创伤小，更好地保护了患儿的胸廓完整性，减轻了患儿疼痛，减少了并发症及维持更好的外观，技术条件成熟者可以选择胸腔镜手术。

1. 麻醉与体位　复合静脉麻醉，气管插管。取健侧卧位。

2. Trocar 放置　采用三孔法。根据肿瘤位置来选择腔镜孔及操作孔。患侧腋中线靠前第 7 或第 8 肋间留置 Trocar 作为腔镜孔，胸腔注入二氧化碳，适当压缩肺组织，观察纵隔肿瘤位置，根据肿瘤位置在腋前线第 4 或第 5 肋间留置 Trocar 作为主操作孔。中、后纵隔肿瘤辅助操作孔选择在腋后线第 7、8 肋间，一般与腔镜、主操作孔呈三角形。

3. 先用电刀切开肿瘤表面纵隔胸膜，沿肿瘤包膜外或囊肿壁外疏松间隙分离。

4. 瘤体表面的血管拟用电刀或超声刀处理止血，肿瘤蒂部丝线结扎、钛夹或 Hem-o-lok 夹闭，尽可能做到整块切除。

5. 扩大 Trocar 孔，置入无菌标本袋，标本袋内将肿瘤粉碎、分块取出。

6. 手术创面彻底止血，冲洗胸腔，经腔镜孔留置胸管引流，妥善固定。

7. 关闭 Trocar 孔，医用胶黏合皮肤。

五、术后监测与处理

1. 术后留置 ICU 监护，严密监测患儿呼吸、循环状况。

2. 保持胸腔引流管通畅，观察引流物的量、色泽。

3. 加强营养支持治疗，应用抗生素预防感染。

4. 鼓励患儿咳嗽、咳痰，雾化吸入，防止肺炎、肺不张。

5. 根据病理诊断进行化疗或放疗。

6. 定期复诊。

六、术后常见并发症的预防与处理

1. 出血　原因包括手术创面的渗血、血管结扎线脱落等，常发生于术后 24 ～ 48 小时内。术后少量渗血，通过止血药物治疗，颜色会逐渐变浅。出血严重者表现为术后心率加快、脉搏细速、血压下降、四肢冰冷等；胸腔引流管引流出鲜红色血液。活动性出血量较大者，须在抗休克的同时立即行再次开胸探查止血。

2. 肺炎、肺不张　术后较常见。多由于呼吸道分泌物堵塞或炎性分泌物等所致。定时拍背、吸痰，鼓励患儿咳嗽，排除痰液。术后给予抗生素静脉滴注，雾化吸入。定期复查胸片，了解肺不张、肺炎情况。

3. 胸腔感染　多由于纵隔囊肿合并感染，术中污染胸腔所致。术中胸腔污染时应彻底冲洗，并行胸腔引流，术后应使用有效抗生素。

七、临床效果评价

小儿纵隔肿瘤一旦发现，应手术切除以明确病理诊断，以便进一步治疗。不同类型纵隔肿瘤预后不尽相同。良性胸腺瘤预后良好，侵袭性胸腺瘤合并或不合并转移，放、化疗生存率较高，完整切除可提高治愈率。恶性畸胎瘤需要强化化疗及有效措施如手术或放疗以确保远期生存率。纵隔囊肿如支气管囊肿、肠源性囊肿，完整切除后多能治愈。颈纵隔淋巴管瘤不宜追求完整切除，残留的囊腔开窗后可减少术后复发。神经源性肿瘤恶性者需配合化疗等措施以提高长期生存率。

不同处理方式也影响对肿瘤切除率及预后。对于手术难以切除或侵袭重要器官、血管的恶性肿瘤，先行活组织检查，据病理诊断行化疗或放疗，待肿瘤缩小后再行切除，术后继续行化疗或放疗。但也有学者认为，术前放、化疗可能会改变肿瘤组织解剖结构，造成纵隔内组织坏死纤维化，增加手术难度，影响肿瘤的根治性切除。对于巨大纵隔占位伴有严重压迫症状的患儿，应急诊手术切除肿块，延误手术可能会造成严重后果。

胸腔镜小儿纵隔肿瘤切除术有创伤小、对小儿胸廓影响小等优点，国内外相继有较多成功报道，也是将来小儿纵隔肿瘤微创治疗的发展趋势。但小儿胸腔狭小，麻醉要求高，操作相对困难，有一定的学习曲线。技术条件成熟者可选择胸腔镜手术。

（毛永忠）

参 考 文 献

范崇熙，李英卓，李小飞，等 . 2011. 小儿原发性纵隔肿瘤和囊肿的诊治 . 中华小儿外科杂志，32（6）：427-429.

蒋连勇，谢晓，胡丰庆，等 . 2015. 单操作孔全胸腔镜手术在小儿后纵隔肿瘤中的应用 . 中国微创外科杂志，15（10）：876-882.

蒋连勇，谢晓，胡丰庆，等 . 2015. 小切口与胸腔镜手术治疗小儿纵隔肿瘤的对比 . 中华小儿外科杂志，36（8）：599-602.

李小兵，沈立，谢业伟，等 . 2013. 小儿纵隔肿瘤的诊断与外科治疗 . 中国医药导报，10（25）：62-67.

王果，李振东 . 2010. 小儿外科手术学 . 2 版 . 北京：人民卫生出版社 .

Asabe K，Oka Y，Kai H，et al. 2009. Thoracoscopic surgery in children in the Kyushu area of Japan. Pediatr Int，51（2）：250-253.

Fraga JC，Rothenberg S，Kiely E，et al. 2012. Video-assisted thoracic surgery resection for pediatric mediastinal neurogenic tumors. J Pediatr Surg，47（7）：1349-1353.

Gow KW，Chen MK，New Technology Committee，et al. 2010. American Pediatric Surgical Association New Technology Committee review on video-assisted thoracoscopic surgery for childhood cancer. J Pediatr Surg，45（11）：2227-2233.

第十一章　肺及支气管手术

第一节　肺切除术

小儿肺叶切除远较成人少，手术方式包括一侧全肺切除、肺叶切除、肺段切除及楔形切除。小儿一侧全肺切除对小儿生长发育产生严重影响，可导致如脊柱侧弯、大血管转位压迫气管等，应尽量保留部分肺组织。

一、适应证

1. 先天性肺囊性疾病　包括支气管源性肺囊肿、先天性肺囊肿、先天性肺囊性腺瘤样畸形、先天性肺叶气肿等。

2. 实体性支气管肺畸形　如肺隔离症，可行隔离肺段或肺叶切除。

3. 后天性肺部疾病

（1）肺脓肿：对病程达 3 个月，经内科治疗症状无明显改善者，不能排除肺囊肿、肿瘤、结核者，反复发作咯血威胁生命者等可行病灶所在肺叶切除。

（2）中叶综合征：反复发作肺不张，或肺不张合并肺萎缩可考虑行肺叶切除。

（3）支气管扩张症：经抗生素及支持治疗 1 年无效、病变局限于 1 个或 2 个肺叶者可行病灶肺叶切除术。

（4）肺肿瘤：如肺错构瘤、炎性假瘤、畸胎瘤等良性肿瘤宜手术切除。儿童原发性恶性肿瘤少见，确诊后也应及早手术切除；原发病灶未切除的转移性肿瘤，宜行综合治疗。

二、禁忌证

严重肺功能不全及心、肾脏功能不全者，宜先保守治疗，待情况改善后手术。

三、术前准备

1. 术前评估　通过病史、体格检查、术前化验及各种特殊检查，评估患儿的全身状况，了解心肺功能，有无其他合并畸形。

2.患儿家长心理准备　关于患儿的诊断、手术方案、手术风险、术中术后可能出现的并发症、手术预期效果等情况，与家长充分沟通，取得家长的信任及配合。

3.完善影像学资料　准备患儿近期的胸片、CT 或 MRI 片，明确病灶的部位、性质、健侧肺组织情况。

4.肺囊肿合并感染或合并肺炎者，宜先行抗生素治疗，待症状缓解后手术。

5.对慢性病患儿，术前注意纠正贫血、低蛋白血症等，改善营养状况。

6.建立静脉通道，其至双通道或动脉置管，备血。注意术中保暖保温。

7.麻醉　儿童肺叶切除采用全麻，气管插管，术中行呼吸循环功能的监测，必要时行血气分析。

四、手术要点、难点及对策

（一）左肺上叶切除术

1.体位及切口　取右侧卧位，后外侧切口经第5肋间依层进胸。部分病例可有胸膜粘连，较疏松的粘连可以电凝切断；致密的粘连中可能有血管及肺组织，应钳夹后结扎、切断。

2.于主动脉弓下方解剖肺门前上方胸膜，解剖左肺动脉，结扎切断供应尖后段的第一分支。将上叶牵向前下方，于斜裂根部解剖肺动脉主干，沿其径路解剖上叶肺动脉分支，一般为 4 ~ 6 支，分别予以结扎、切断（图 11-1，图 11-2）。肺动脉处理要点：先将动脉外纤维膜用长弯止血钳提起并剪开，用小纱布球分离动脉侧壁，再用适当大小的直角钳或弯钳游离后壁，获得足够长度后，于动脉远、近端放置结扎线。动脉近端结扎 1 次、贯穿缝扎 1 次，远端结扎 1 次后切断。

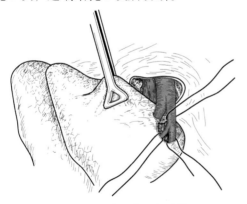
图 11-1　处理尖后段动脉

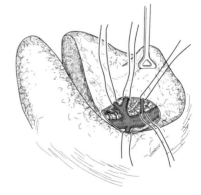
图 11-2　处理肺动脉前段、舌段分支

斜裂发育不全处理要点：由肺门处、左肺动脉干沿动脉之斜裂径路，在其浅面以弯钳向下解剖，将浅面肺组织逐段钳夹、切断缝合，显露全部肺动脉。置钳时尽可能多偏向将切除的肺侧，以免损伤保留的肺组织。靠近周围的肺裂部分融合，因肺组织较薄，无较大支气管和血管，可采取置钳离断。

3.在肺门前解剖结扎切断上肺静脉（图11-3）。肺静脉处理方法与肺动脉相同，应注意肺静脉壁较薄，易损伤，可在纤维膜外游离。

4.游离出左肺上叶支气管。解剖时应注意勿损伤气管前方的左上肺静脉。为避免损伤下叶背段支气管，可将上叶各段支气管分别切断、缝合。

5.上直角钳闭合上叶支气管，切断缝闭上叶支气管（图11-4）。支气管残端的处理要点：游离至近端分叉处切断，支气管残端不宜过长，以免术后引起并发症。周围组织不宜过多残留，以免影响血液供应。支气残端以丝线间断缝合，也可边切边缝合或残端近侧间断褥式缝合，远侧再加一层间断缝合，有条件的也可以切割闭合器直接离断。处理完毕后，胸腔灌注生理盐水，检查残端有无漏气，然后用胸膜覆盖。

6.检查创面无活动性出血，无漏气，放置胸腔引流管，依层关胸。

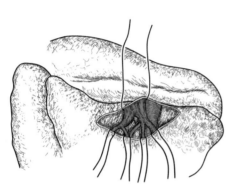

图11-3　处理上肺静脉

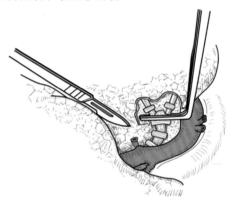

图11-4　处理上肺支气管

（二）左肺下叶切除术

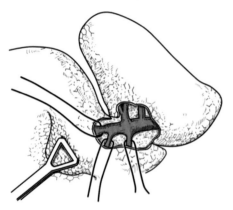

图11-5　处理左下肺叶背段、基底段
各动脉分支

1.体位及切口　取右侧卧位，后外侧切口经第5肋间依层进胸。

2.将左肺上叶推向前方，解剖叶间裂，暴露左肺动脉的叶间段及其分支。鉴别上肺前段和舌叶各动脉支，分别结扎、切断肺下左下肺叶的背段和基底段各动脉（图11-5）。

3.离断左下肺韧带及左下肺静脉（图11-6）。

4.切断缝闭下肺支气管，当背段支气管距舌叶支气管很近时，需分别处理（图11-7）。

5.胸腔粘连，叶间裂发育不全及血管支气管的处理同本节左上肺叶切除术。

（三）左侧全肺切除术

1.体位与切口　右侧卧位，后外侧切口经第5肋间进胸。

2.解剖及切断左肺动脉　将肺尖拉向下方，剪开肺门上面胸膜，即可显露左肺动脉。

若总干较短，可先游离其第 1 分支单独结扎，然后结扎、切断左肺动脉主干。

3. 解剖切断左主支气管方法同本节右侧全肺切除术。

4. 切断支气管，游离上、下肺静脉总干，分别予以结扎、切断。

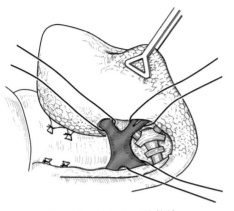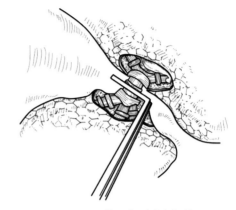

图 11-6　处理左下肺静脉　　　　　　　　图 11-7　处理左下肺支气管

5. 切断肺韧带移出肺脏，胸膜包埋气管残端缝合。

6. 叶间裂发育不全及血管支气管的处理同本节左肺上叶切除术。

（四）右肺上叶切除术

1. 体位及切口　取左侧卧位，后外侧切口经第 4、第 5 肋间进胸。

2. 处理右上肺静脉　于肺门前侧上方剪开胸膜，解剖右上叶肺静脉，结扎切断右肺上叶的各分支。注意后段静脉支位置较深，分离处理时需在叶间裂游离后才能显露（图 11-8）。

3. 处理右肺动脉前干　右肺动脉前干供应右肺上叶尖、前段，有时单独发自肺动脉主干。分别予以结扎、切断（图 11-9）。

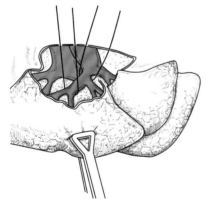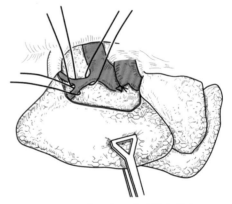

图 11-8　处理右肺上叶各段肺静脉分支　　　　图 11-9　处理右上肺动脉尖前支

4. 处理右肺上叶动脉升支　于横裂根部切开叶裂间胸膜显露肺动脉干，找到向后上行走的后段动脉，予以结扎、切断（图 11-10）。

5. 处理右肺上叶支气管　切断右上叶支气管，若支气管较短，可于分支处切断，封闭支气管残端（图 11-11）。

6. 右肺横裂发育不全的处理 右侧横裂发育不全较为常见。应解剖出上叶肺静脉与中叶肺静脉分叉处，由此点以弯血管钳在肺动脉前壁，沿横裂方向，向外顶破斜裂肺膜，突出钳尖，稍张开血管钳，以扩大裂隙，由外周对向肺门按横裂平面分段放置血管钳，予以切断。断面用褥式缝合加连续缝合处理，以免损伤肺动脉。血管、支气管的处理要点参照本节左肺上叶切除术。

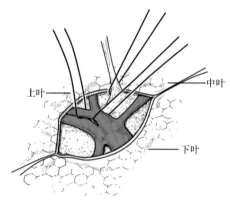

图 11-10 处理右上肺动脉后段分支

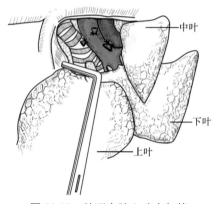

图 11-11 处理右肺上叶支气管

（五）右肺中叶切除术

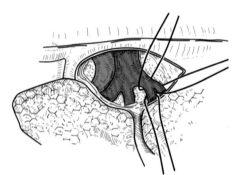

图 11-12 处理中叶肺静脉

1. 体位与切口同右肺上叶切除。

2. 在肺门前面上肺静脉的下缘，解剖切断中叶肺静脉（图 11-12）。

3. 剪开横裂胸膜，显露出肺动脉主干，将中叶向前面牵开，切断中叶动脉（图 11-13）。

4. 右肺中叶支气管常分为两支，可靠近分出处缝扎。残端盖以胸膜（图 11-14）。

5. 叶间裂发育不全及血管支气管的处理要点同本节右肺上叶切除术。

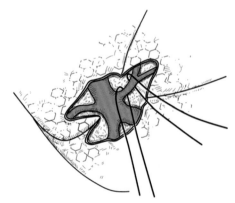

图 11-13 处理中叶肺动脉

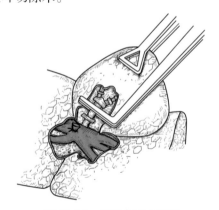

图 11-14 处理中叶支气管

（六）右肺下叶切除

1. 体位与切口　左侧卧位，后外侧切口经第6肋间进胸。

2. 将中叶向内侧牵开，从叶间裂解剖右下叶动脉。下叶背段动脉发出水平较高，常与中叶动脉在同一水平，应先单独切断背段动脉，再处理基底段动脉（图11-15）。

3. 下叶背段支气管往往与中叶支气管在同一水平发出，故先将其切断缝合，再处理下叶基底段支气管（图11-16）。

4. 离断下肺韧带，于两层胸膜间向上分离，暴露下肺静脉，予以分离、结扎（图11-17）。

5. 叶间裂发育不全及血管支气管的处理同本节肺叶切除术。

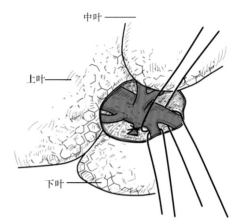

图 11-15　处理下叶背段、基底段动脉

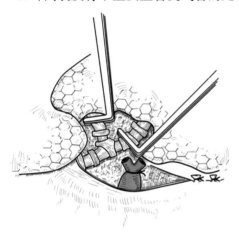

图 11-16　处理背段及基底段支气管

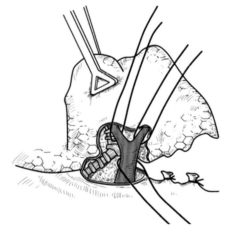

图 11-17　处理下肺静脉

（七）右侧全肺切除术

1. 体位与切口　左侧卧位，右后外侧切口，经第4或第5肋间进胸。

2. 切开肺门前面的胸膜，显露右上肺静脉。该静脉位于肺门前上部位，较短，可以在上叶肺静脉与中叶肺静脉分支上分别结扎、切断。右上肺静脉距离膈神经较近，注意避免损伤。

3. 解剖与切断右肺动脉。于右上肺静脉上方，向上腔静脉后方纵深处解剖肺动脉，先结扎切断尖、前段的第一分支，再进行切断。

4. 解剖与切断右主支气管。将肺向内下方牵拉，纵行剪开肺门后面的胸膜，显露右主支气管，近分叉处切断缝闭残端。

5. 切开下肺韧带，找到下肺静脉予以结扎、切断。

（八）肺段切除和肺楔形切除术

1. 体位和切口　参照本节肺叶切除术。

2. 肺段切除时于肺叶根部解剖处理肺段支气管、动脉，以此段间静脉作为主要标志，沿段间平面剥离，注意保留段间静脉。

3. 牵引切断的支气管和动脉，用手指顺阻力薄弱方向进行剥离，或在切除肺段的胸膜面用手指加压，促使段间结缔组织间隙自行裂开，即可沿段间平面分离。

4. 肺段切除后，余肺的断面一般不需缝合，以免影响其膨胀。大的漏气孔，应予缝合。

5. 肺楔形切除术　适用于肺表浅的病变。切除多呈"V"形，尖端朝向肺门，断面做褥式缝合修复。

（九）胸腔镜肺叶切除术

随着微创手术器械的不断改进和医疗技术水平的提高，胸腔镜已广泛应用于成人的各类胸科手术。儿童胸腔镜手术于 1979 年首次由 Rodger 予以报道，但由于儿童胸腔空间相对狭小、单肺通气困难等原因，儿童胸腔镜下肺叶切除等高难度手术仍受到一定程度的限制。近 10 余年来，随着腔镜操作技术及小儿麻醉技术的不断提高，国内外有较多的成功报道。以右下肺叶切除术为例，叙述如下。

1. 麻醉与体位　采用全身麻醉，气管插管。采用健侧卧位。

2. Trocar 的放置　采用三孔腔镜法。先做右胸后外侧标准开放切口皮肤标记线，于该标记线与腋前线交点处（第 4 肋间）及标记线与肩胛后线相交处（第 7 肋间）分别做 5mm 切口，留置 Trocar，作为操作孔。标记线下方 1cm、腋后线处做 5mm 皮肤切口，留置 Trocar，作为观察孔。注入二氧化碳建立气胸，气体压力维持 4mmHg。操作孔的位置变化可根据切除肺叶不同和术中具体情况而定，其原则是切口的选择要便于手术操作的完成。

3. 探查胸腔　术者用操作钳或胸腔镜专用肺钳轻柔牵拉和挤压，保证术侧肺萎陷，术野得到良好的暴露，便于操作。病变肺叶与胸壁有粘连者，用电凝钩游离肺与胸壁粘连。

4. 用电钩分离叶间裂脏层胸膜及血管鞘膜，分离右下肺背段肺动脉分支。1 号丝线结扎血管近端，5mm Hemlock 于结扎线远端上 2 枚塑料夹，钳闭背段肺动脉，在 2 枚塑料夹之间切断血管。

5. 于中叶动脉远端游离下叶基底段动脉离断方法同上。

6. 电凝钩沿肺下韧带向上游离，显露肺下静脉，用分离钳游离之。

7. 扩大腋前线第 4 肋间的切口至 10mm，置入 10mm Trocar。上 10mm Hem-o-lok 3 枚夹闭肺下静脉主干，使肺下静脉近端保留 2 枚，于远端两枚塑料夹之间离断血管。

8. 游离下肺支气管主干，离断方法同步骤 7。大龄儿童可用腔镜切割闭合器离断支气管。注意肺血管损伤、结扎处滑脱等导致大出血时，应立即用操作钳暂时控制，立即中转开胸。

9. 用电灼或超声刀分离残余肺叶间粘连及融合部位，直至右下肺完全游离。将 10mm Trocar 拔除，切口稍做扩大后将切除肺叶从切口中直接取出。

10. 确认无活动性出血，胸腔内注入适量生理盐水，鼓肺，观察有无支气管残端及肺创面漏气。吸尽积液，从第 7 肋间腋后线切口放入胸腔引流管并固定。

11. 关闭伤口，皮肤用医用胶黏合。

五、术后监测与处理

1. **体位与监测** 术后采取平卧位，防止术后呕吐误吸，持续吸氧，心电监护仪持续监测生命体征变化。

2. **保温处理** 婴幼儿体温调节能力差，术后易出现低体温或高热。术后婴儿宜置温箱或开放暖床，温度保持 30 ~ 34℃，相对湿度 60%。术后持续高热超过 38.5℃应采取降温处理，采用物理降温或小儿退热制剂。

3. **术后饮食** 术后 4 小时、麻醉完全清醒后，可少量饮水，半流质饮食喂养，无呕吐表现可逐渐过渡至正常饮食。

4. **术后输液** 术后补充水、电解质及能量，包括生理需要量及累计丢失量，监测患儿的尿量，监测血常规、肝肾功能及电解质，纠正贫血和低蛋白血症。

5. **术后用药** ①镇静止痛：由于手术创伤较大，术后使用镇静止痛处理有利于患儿安静休息，常用苯巴比妥钠肌内注射，剂量 2 ~ 4mg/kg 体重。年长儿童可以加用哌替啶 0.5 ~ 1mg/kg 体重，或静脉镇痛泵持续给药。②抗生素：无菌手术术后可不用抗生素；对感染手术或手术复杂、手术时间长者，术前宜预防性使用抗生素，术后继续使用 3 天左右。脓性病灶应行脓培养加药敏试验，根据药敏结果调整抗生素。

6. **术后引流** 保持胸腔引流管通畅，记录引流量及性状，有无气泡溢出。根据引流量，手术后 2 ~ 5 天予以拔除。

7. **呼吸道监测** 鼓励患儿咳嗽排痰，婴幼儿排痰困难，需定时吸引及拍背，避免发生肺不张及肺炎。必要时予以雾化吸入，促进呼吸道分泌物排出。

六、术后常见并发症的预防与处理

1. **术后出血** 胸腔内出血是肺叶切除术后围术期的严重并发症，常发生于术后 24 ~ 48 小时内。多由于胸腔内炎症粘连分离后创面出血，或血管结扎线脱落出血。术后应严密监测患儿生命体征，观察胸腔引流管引流物的量及色泽，当引流物量多、颜色不变淡时要警惕活动性出血可能。当出血量大、心率加快、脉搏细速、血压不稳定、尿量减少时，应积极输液、输血的同时果断开胸探查止血。

2. **术后肺炎、肺不张** 术后较常见。多由于呼吸道分泌物堵塞或炎性分泌物等所致。术后应定时拍背、吸痰，鼓励患儿咳嗽，排除痰液。年幼患儿咳嗽困难，可鼓励患儿做吹气球动作，防止肺不张。术后给予抗生素静脉滴注，静脉使用稀释痰液的药物，雾化吸入。定期复查胸片，了解肺不张、肺炎情况。

3. **脓胸及支气管胸膜瘘** 脓胸多由于术中感染或肺部感染性病灶污染胸腔所致，一旦发生，应使用有效抗生素，行胸腔引流。支气管胸膜瘘是肺叶切除术后的严重并发症，原因包括：支气管残端关闭不良；残端过长，使分泌物积聚感染穿透；术前支气管残端处炎症重；支气管残端血供不良等。一旦发现应立即行胸腔引流，行抗生素及全身支持治疗，择期行瘘修补或肺切除术。

七、临床效果评价

小儿肺叶切除原因多为良性疾病，以先天性肺囊性病变为主，行病变肺叶切除后婴儿多能够很好的耐受，手术效果好，预后良好。一侧全肺切除对小儿生长发育可产生严重影响，可导致脊柱侧弯、大血管转位压迫气管等，应尽量予以避免。与传统开放手术相比，胸腔镜下肺叶切除具有创伤小、手术时间短、术后患儿疼痛轻、恢复快、呼吸道并发症少等优点。由于小儿单肺通气困难、胸腔操作空间小及缺乏精巧的腔镜器械等，对小儿行胸腔镜下肺叶切除术仍是手术技术要求高、风险大的手术方式，相信随着腔镜器械的改进和手术技术的提高，胸腔镜在小儿肺叶切除中的应用会愈加成熟。术者应在积累丰富的开放手术经验、具有娴熟的腔镜手术经验后再开展此类手术。术中出现难以控制的出血时应及时中转开胸，以免造成严重后果。

（毛永忠）

第二节　肺大疱手术

一、适应证

1. 巨大肺大疱占患侧肺 50%，伴有临床症状如呼吸困难者，需手术解除压迫，使受压的肺组织复张。

2. 肺大疱合并自发性气胸、出血等并发症者。

3. 肺大疱合并反复感染者。

二、禁忌证

严重肺功能不全及心、肾脏功能不全者，宜先保守治疗，待情况改善后手术。

三、术前准备

1. 术前行胸片及肺部 CT 扫描，了解病灶的范围、解剖关系。

2. 伴有张力性气胸者拟先行胸腔闭式引流，保守治疗无效者考虑手术。

3. 合并肺部感染者拟先行抗生素治疗，感染控制后再行手术。

四、手术要点、难点及对策

1. 麻醉、体位与切口 小儿均采用全身麻醉，健侧卧位，根据病灶的位置选择相应的肋间切口依层进胸。

2. 探查胸腔，探明肺大疱的大小、部位，将病灶暴露在胸腔外，解除病灶的压迫，使受压的正常肺组织扩张，改善呼吸功能。

3. 手术原则为切除肺大疱，尽可能保留正常肺组织。

4. 病灶较小者，于病灶基底部上弯钳，边切除边缝合；也可用肺钳提起病灶，于病灶根部放置切割闭合器，切除病灶。

5. 巨大的肺大疱可先打开肺疱壁，嘱麻醉师鼓肺，检查漏气点，予以逐一缝扎。切除多余肺大疱组织，由大疱基底部正常肺组织分层缝合至肺表面，消除肺组织间的无效腔，最后间断缝合大疱边缘。

6. 肺大疱反复感染导致肺纤维化者，可行肺叶或肺段切除。具体方法参考本章第一节肺切除术。

7. 对于小儿双侧肺大疱，主张分期处理，先切除较为严重的一侧，再处理较轻的一侧。

8. 胸腔注水，检查创面无漏气，留置胸腔引流管，依层关闭胸腔。

9. 肺大疱是胸腔镜手术的良好适应证，胸腔镜监视下用肺钳提起病灶，于病灶根部放置切割闭合器，切除病灶；需要行病灶肺叶切除时也可在胸腔镜辅助下完成，具体手术方法参照本章第一节肺切除术。

五、术后监测与处理

同本章第一节肺切除术。

六、术后常见并发症的预防与处理

肺大疱术后主要并发症是缝合处的肺表面漏气，多发生在术后 2~4 天，主要为肺大疱基底部缝合不够严密，可以自行愈合。一旦发生应该保持胸腔引流通畅，行抗生素治疗，预防胸腔感染。其他并发症如出血、肺炎、肺不张、支气管胸膜瘘等预防处理参阅本章第一节肺切除术。

七、临床效果评价

小儿肺大疱多为先天性，手术效果好，术后很少出现肺功能障碍，生长发育正常。肺大疱是胸腔镜手术的良好适应证，在成人外科中已经成为标准的手术方式。由于小儿麻醉要求高、胸腔操作空间小、对腔镜器械要求精细等原因，小儿胸腔镜开展相对困难。相信随着技术的进步及小儿腔镜器械的完善，胸腔镜下肺大疱切除术将成为小儿肺大疱治疗的标准术式。

（毛永忠）

第三节　肺囊肿手术

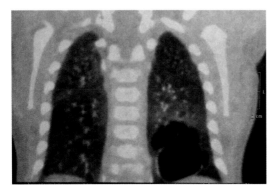

图 11-18　CT 扫描示左下肺—巨大囊肿

小儿先天性肺囊肿（congenital lung cyst）是一种常见的肺发育异常，发生率为 0.03% ~ 0.16%。病变的肺组织出现单个或多个大小不同的囊肿，累及一个或多个肺叶（图 11-18）。

一、适应证

1. 小儿先天性肺囊肿不能够自愈，容易继发感染，出现各种并发症，多主张手术治疗。
2. 无症状的肺囊肿可严密观察，择期手术。
3. 囊肿合并感染者应先控制感染，感染控制后择期手术。
4. 巨大肺囊肿占据胸腔容积 1/2 者，拟尽早手术；张力性的肺囊肿或合并张力性气胸者应急症手术。

二、禁忌证

病灶分布广泛，严重肺功能不全，或合并有其他系统严重畸形者宜保守治疗。

三、术前准备

1. 常规准备同本章第一节肺切除术。
2. 合并张力性气胸或巨大囊肿伴有呼吸困难者，应先行胸腔闭式引流或囊肿引流术，呼吸困难改善后再手术。
3. 肺囊肿合并感染或肺炎者，应先行抗生素治疗，待炎症吸收或好转后手术。
4. 慢性贫血患儿予以输血，改善营养状况，纠正水、电解质、酸碱平衡紊乱。

四、手术要点、难点及对策

1. 麻醉与体位　选择气管插管静脉复合全身麻醉，对痰液多或囊肿含较多液体者可采用双腔支气管插管，也可用单侧支气管插管。麻醉后取健侧卧位。

2. 切口　选择后外侧切口，根据病灶所在位置选择相应的肋间，依层进胸。探查胸腔内病灶的部位、大小等。术前胸片提示有液平者，术中勿挤压囊肿，防止囊液流入气管；预先对病肺的支气管予以阻断也可有效防止囊内液反流入气管。

3. 位于胸膜下的囊肿，沿囊肿壁游离，结扎与之相连的血管、支气管，切除囊肿。

4. 局限于肺缘表面的囊肿，行肺段切除或肺叶切除术。位置较深、靠近肺门的较大囊肿，术后可能出现漏气或残留的正常肺组织较少，也应行肺叶切除术。

5. 生理盐水冲洗胸腔，检查创面无漏气，留置胸腔引流管。

6. 清点器械无误，依层关闭胸腔。

7. 胸腔镜下病灶肺叶切除可参考本章第一节肺切除术。

五、术后监测与处理

参考本章第一节肺切除术。

六、术后常见并发症的预防与处理

参考本章第一节肺切除术。

七、临床效果评价

小儿先天性肺囊肿诊断明确应择期手术，既能解除囊肿对肺组织的挤压影响患儿肺的发育，同时也有利于肺泡的再生和呼吸功能的代偿，对于张力性巨大囊肿应在充分准备的情况下急诊手术。小儿先天性肺囊肿无论是囊肿摘除或肺叶切除，手术效果好，预后好。国内外临床研究表明，儿童胸腔镜下肺囊肿切除术创伤小，术后恢复快，瘢痕小，在掌握手术操作技巧及手术指征的前提下是安全、可行的。

（毛永忠）

第四节　肺隔离症手术

肺隔离症（pulmonary sequestration）又称隔离肺，是以血管发育异常为基础的肺发育异常。其主要特点为发育异常的肺组织团块由体循环供血并与正常的肺组织分离。发病率占先天性肺发育畸形的 0.2% ～ 6.4%，发病年龄从新生儿至 18 岁，13 岁以下占 80%。

根据隔离肺组织有无独立脏层胸膜所包裹，分为叶内型和叶外型。两型亦可同时存在。

1. 叶内型　较多见。位于正常的肺叶内，以左肺下叶多见，多发生在下叶基底段，有共同脏层胸膜。供应动脉多来自主动脉分支，静脉回流入肺静脉。组织结构正常，支气管和肺泡可辨识，与邻近正常的肺组织有交通，常有慢性感染。

2. 叶外型 较少见。常称为副肺叶或副肺段，位于肺外，具有独立的脏层胸膜，与正常肺组织之间被胸膜隔开，偶可与气管、支气管、食管或小肠相通。90% 在左下肺与膈肌之间，或埋于膈肌内形成肿物，少数表现为胸腔或腹腔内肿块。血液供应来自主动脉分支，静脉回流入奇静脉。尖副叶或气管叶是叶外型肺隔离症的少见类型，其血液供应多来自锁骨下动脉，支气管直接发自于气管，故名气管叶。叶外型可合并有其他畸形，主要是膈疝。

隔离肺属无功能肺组织，无炭末沉着，外观呈粉红色或灰白色，肺组织为单发或多发的肺囊性改变。一旦确诊，宜手术治疗。

一、适应证

肺隔离症易引起反复或持续性的肺部感染，明确诊断宜积极手术治疗。

二、禁忌证

合并严重的肺部感染、心肺功能不全者。

三、术前准备

1. 完善术前检查。胸部 X 线平片显示左、右下叶后基底段或内基底段贴近膈面及心影旁的囊性或团块阴影的患儿均应考虑肺隔离症可能。X 线断层或 CT 扫描发现病灶有一条索或逗点状阴影与膈肌或胸主动脉相连者，肺隔离症的可能更大。MRI 检查可显示隔离肺的供血动脉、静脉及其分支与内部结构，可以确诊，并为手术提供帮助。叶内型应与肺部囊性疾病相鉴别，而叶外型应与肺部或后纵隔的良性肿瘤鉴别。

2. 合并有肺部感染者，应行抗生素治疗，感染症状控制后再行手术。

四、手术要点、难点及对策

1. 麻醉与体位。采用气管插管静脉复合麻醉。患儿处健侧卧位。

2. 选择后外侧切口，根据病变所在部位取相应的肋间依层进胸，一般第 6 肋间进胸。隔离肺 90% 位于左下叶肺，手术操作要点及处理同下肺切除术。

3. 分离病灶与周围的粘连 隔离肺常与周围组织粘连严重，应先分离其与膈面、纵隔面及胸壁间的粘连，向下游离至下肺韧带。

4. 切开下肺韧带，在纵隔胸膜间寻找有无异常的动脉分支，有时异常动脉分支由膈肌穿出到达隔离肺组织，发现并予以离断、结扎。

5. 打开下叶与上叶（或中叶）间的叶间胸膜，解剖出下叶背段和基底段动脉，予以结扎、离断。

6. 显露下肺静脉，予以结扎离断。离断、缝合下叶支气管。

7. 右侧隔离肺应在心脏后方、下腔静脉的外侧切开纵隔胸膜，食管的前面解剖出异常动脉，予以结扎。也应注意右侧膈肌穿出的动脉分支，予以结扎离断。

8. 叶外型肺隔离症切除隔离的肺组织即可。

9. 合并其他畸形应一并处理。

10. 手术创面彻底止血，生理盐水冲洗，检查无漏气及活动性出血，留置胸腔引流管。

11. 清点器械，依层关闭胸壁切口。

12. 胸腔镜下病灶肺叶切除可参考本章第一节肺切除术。

五、术后监测与处理

参考本章第一节肺切除术。

六、术后常见并发症的预防与处理

1. 术后胸腔大出血　多发生于术后 48 小时内。肺隔离症的异常血管直接发自胸主动脉或腹主动脉，压力较高，当结扎缝线脱落后易导致出血量多、凶猛，表现为胸腔引流管短期内引流出大量新鲜血液，患儿出现烦躁、面色苍白、脉搏细速、心率加快等失血性休克表现。一旦发生，应该立即再次剖胸探查，彻底止血。

2. 术后肺炎、肺不张　肺隔离症患儿常伴肺发育不良或其他畸形，术后应积极预防肺部感染、肺不张等并发症。术后使用有效抗生素，定期翻身拍背，雾化吸入，促进痰液排除。营养支持治疗，维持内环境的稳定。

3. 脓胸及支气管胸膜瘘　脓胸多由于术中隔离肺合并感染污染胸腔所致，一旦发生，应使用有效抗生素，行胸腔引流。支气管胸膜瘘是肺叶切除术后的严重并发症，原因包括：支气管残端关闭不良；残端过长，使分泌物积聚感染穿透；术前支气管残端处炎症重；支气管残端血供不良等。一旦发现，应立即行胸腔引流，行抗生素及全身支持治疗，择期行瘘修补或肺切除术。

七、临床效果评价

由于隔离肺常引起肺部反复和持续的感染，并且左向右分流引起的动力学方面的危害随着年龄的增加而加重，所以肺隔离症诊断明确，应早手术治疗。手术的时机应在感染控制期，对叶内型原则上做肺叶切除，而叶外型可做隔离肺单纯切除。随着外科技术和麻醉水平的提高，年龄已不是手术禁忌，新生儿不但可耐受肺叶切除，而且随着年龄的增长肺泡的数量和大小亦同步生长，不会影响生长发育和活动，因此，小儿肺隔离症的手术是安全有效的，手术切除可以治愈，预后好。国内外研究表明，胸腔镜下病变肺叶切除是安全、有效的，技术条件成熟者，可以开展此类手术。

（毛永忠）

第五节　气管、支气管损伤手术

　　气管、支气管损伤是指环状软骨到肺段支气管分叉之前的气道损伤，发病占胸部外伤3%左右。原因包括：交通事故挤压导致的气管支气管挫伤、裂伤；锐器直接损伤颈段及胸段气管支气管；吸入性的损伤（包括吸入性烧伤、吸入腐蚀性化学物质或有害气体等），对整个呼吸道都可累及，可致气管狭窄；其他如气道异物及医源性损伤等。小儿气道较细，一旦受伤，远端肺通气则减少或受阻，另外损伤处的出血或周围血管损伤引起的出血流入远端气管，加重气道堵塞，患儿出现不同程度的呼吸困难及低氧血症。轻者仅表现为挫伤、局部肿胀疼痛，重者如严重的胸部闭合性损伤、穿透性及锐器伤等，常伴有血管或食管损伤，表现颈部皮下气肿、纵隔气肿、张力性气胸、咯血、呼吸道梗阻等，出现严重的呼吸困难，甚至窒息死亡。气道异物有呼吸困难、肺炎、肺不张等。小儿气管支气管损伤应早诊断，早治疗。

一、适应证

　　1. 确诊为气管、支气管损伤者均应手术治疗。
　　2. 小的支气管损伤，可行胸腔闭式引流术。
　　3. 长期肺不张伴有肺纤维化，肺功能不能恢复者宜行肺叶切除术。

二、禁忌证

　　1. 患儿全身情况差，呼吸极度困难者，宜先行气管切开，不宜行胸部大手术。
　　2. 支气管断裂合并感染者不宜行气管修补术。

三、术前准备

　　1. 维持呼吸道通畅，纠正低氧血症　小儿气管较软，管腔细，损伤后较易发生通气困难，出现低氧血症，此类患儿需积极抢救处理。发现有气管损伤，应及时吸出口腔、鼻咽和气管内的血液、分泌物及异物。必要时行紧急气管插管或行气管切开术。气胸、呼吸困难者应立即进行胸腔闭式引流术。同时处理局部大血管损伤，只有在呼吸道通畅、循环稳定的情况下，才能做进一步处理。
　　2. 防感染促排痰　预防感染，使用抗生素治疗，雾化吸入促进排痰。

3.完善术前检查

（1）X线检查：病情稳定的患儿可先行胸部正侧位片检查。气管损伤X线间接影像表现为纵隔气肿伴广泛皮下气肿，颈深部气肿，单侧或双侧气胸、血气胸或张力性气胸，胸部上位肋骨骨折（特别是第1～4肋）等。气管、支气管阻塞或含气影像中断，断裂支气管周围有袖状空气带，萎陷的肺向下坠落，远离纵隔等则直接提示气管损伤。

（2）CT检查：胸部CT对气管、支气管与纵隔器官损伤的诊断有重要价值。支气管损伤断裂伴有气胸或血气胸时，胸部CT可显示气管和纵隔向健侧移位，患侧肺门坠落征等表现。

（3）纤维支气管镜检查：术前常规进行支气管镜检查可以了解支气管断裂的程度、长度及支气管黏膜撕裂范围，并依此拟定手术方案。但对急危重患儿有检查风险。

（4）支气管造影检查：对于病程久，伴有慢性纤维化的患儿，支气管碘油造影有助于了解支气管狭窄情况。

四、手术要点、难点及对策

轻微的支气管损伤、无呼吸困难者，经过保守治疗或胸腔闭式引流多可以治愈；严重的单纯裂伤可间断缝合修补，完全断裂则需行支气管端－端吻合术。主支气管裂伤严重不能修复或伴有广泛严重的肺挫裂伤时可做肺切除术，小儿要严格掌握全肺切除的指征。

1.胸腔闭式引流术及气管切开术　无论颈段、还是胸段气管损伤，无明显呼吸困难，经纤支镜证实气管、支气管裂伤＜1cm、伤口边缘对合良好者，采用吸氧、吸痰、抗感染等措施多能治愈。颈部气管损伤伴有呼吸困难者，可采用气管插管维持通气，插管一定要超过损伤远端，48小时后气管损伤多可愈合；亦可在损伤部位以下行低位气管切开术，维持5～6天以上，待损伤愈合，拔除插管。伴有血气胸、呼吸困难者，宜行胸腔闭式引流术。

2.气管修补术　对气管裂伤，诊断明确宜早期手术修补裂口，力争在伤后24小时内、最好不超过6小时进行手术。颈段气管损伤处平卧位，颈部做"V"形切口。胸段气管支气管处健侧卧位，患侧第5或第6肋间进胸。进胸后探查胸腔，找到漏气处，清除周围分泌物及血液，显露气管裂口，清创后行全层间断缝合修补，修补完毕行带蒂胸膜覆盖修补的裂口处。麻醉师鼓肺，促进远端肺扩张，冲洗胸腔，放置胸管引流，关胸。

3.气管端端吻合术　气管、支气管断裂伤，宜尽早行外科手术，重建支气管。气管断裂后远端肺萎陷时间越长，小支气管和肺泡内浆细胞及淋巴细胞浸润越明显，早期手术可避免晚期因感染及肺纤维化造成功能丧失而行肺叶切除。手术入路步骤：进胸后探查胸腔，吸尽受伤处的分泌物及血液，显露气管、支气管断裂处，修剪支气管两侧断端。在口径相近、无张力、无扭转的情况下，4-0号可吸收线间断端端吻合，边距2～3mm，针距5～6mm。处理颈段气管断裂伤时，将患儿头颈屈曲固定，可减少吻合口张力。吻合完毕行带蒂胸膜等覆盖吻合口周围。冲洗胸腔，鼓肺，检查无漏气，置胸管，关闭胸腔。

4.颈段气管损伤合并咽喉部损伤　颈部气管损伤常伴大血管的损伤应予以紧急止血处理，颈段气管损伤常合并喉和声带的损伤，需耳鼻喉科专科协同处理。

5.肺切除术 支气管断裂伴有感染，或损伤后病程超 6 个月者，肺不张伴有不可逆的肺纤维化，不宜行肺叶切除术，应行肺切除术，手术参考本章第一节肺切除术。

五、术后监测与处理

1.术后患儿回重症监护室，处半卧位，抬高头部、颈部屈曲以减小气管张力。

2.术后持续监测生命体征，吸氧，间断吸痰。

3.定期翻身拍背，促进排痰。

4.抗生素治疗预防感染。

5.观察胸腔引流管有无血性液体或气体流出，观察引流量变化。术后 3 ~ 5 天若无漏气，复查胸片肺扩张好转，拔除胸管。

6.随时血气监测。

7.营养支持治疗，促进伤口愈合。

六、术后常见并发症的预防与处理

1.开胸术后一般并发症的预防处理 同本章第一节肺叶切除术后。

2.颈部气管损伤伴有喉返神经暂时性或永久性损伤者 行损伤气管修复后于吻合口远端做气管切开插管，以防误吸和窒息。

3.气管损伤伴有食管损伤破裂者 应尽早一期行食管修补或吻合术，吸收线间断缝合食管黏膜层和肌层，伤口周围放置引流管，术中放置鼻胃管通过损伤部位达胃腔，术后病情稳定后尽早行肠内营养。小儿严重食管损伤少见，情况允许可行食管切除及胃食管吻合术，术后行 TPN 治疗。

4.术后吻合口感染、支气管胸膜瘘 主要原因为吻合口血供不良、感染或有张力，使愈合不良。强调诊断明确应尽早手术，力求支气管吻合处血供好、无张力、无扭曲。术后应使用有效抗生素，积极营养支持治疗。早期手术支气管损伤处无明显水肿，感染轻，肺复张早，手术成功率高。一旦发生，应保持呼吸道通畅，吸净气道分泌物，保持引流通畅，抗感染支持治疗，预防纵隔炎、肺炎及肺不张。

5.术后支气管狭窄 气管支气管损伤后狭窄主要是由局部瘢痕及肉芽组织增生所致。小儿气管支气管轻、中度狭窄者，应尽量采用非手术治疗，治疗方法包括：球囊气管扩张、支气管镜扩张、激光切除、支架置入等。经保守治疗无效者，应考虑手术治疗。不超过 3 个气管软骨环的狭窄可以直接切除，行气管支气管端端吻合术。术中应紧贴狭窄段边缘切除，于正常组织上吻合。

七、临床效果评估

小儿气管损伤临床少见，病因主要包括意外损伤及医源性损伤，其预后与损伤的程度及是否早期诊断处理有关。轻者表现为挫伤、局部肿胀，严重者合并张力性液气胸、失血性休克等，危及生命。因此，早期诊断、早期处理极其重要。对气管断裂伤，早期气管断端周围炎症轻，易于手术游离吻合，同时有利于肺功能的恢复，也可避免晚期因感染及肺纤维化造成功能丧失而行肺叶切除。文献报道支气管断裂早期行气管重建的病例，90% 以上远期效果良好；18 岁以内闭合性气管破裂者死亡率约为 10%。

（毛永忠）

参 考 文 献

奥尼尔 . 2006. 小儿外科原则 . 吴晔明等译 . 2 版 . 北京：北京大学医学出版社 .

蔡瑞君，穆峰，陈刚，等 . 2003. 创伤性气管、支气管断裂的诊断与治疗（附 17 例报告）. 第一军医大学报，23（2）：177-178.

黄俊，王正，刘君，等 . 2008. 电视辅助胸腔镜手术在小儿支气管源性囊肿外科治疗上的应用 . 中华小儿外科杂志，29（3）：140-143.

刘文英 . 2013. 小儿先天性肺囊性病变的分类命名及其处理原则 . 中华妇幼临床医学杂志，9（6）：720-722.

陆爱珍，王立波 . 2010. 先天性肺囊性疾病 . 临床儿科杂志，3（10）：292-294.

裴林惠，丁健国 . 2010. 先天性支气管囊肿的影像诊断及病理学分析 . 中国 CT 和 MRI 杂志，8（1）：25-27.

盛安群，张维溪，张雪雅，等 . 2014. 儿童先天性肺囊肿性病变 51 例的回顾性分析 . 医学研究杂志，43（3）：113-115.

王果，李振东 . 2010. 小儿外科手术学 . 2 版 . 北京：人民卫生出版社 .

王京龙，何志刚，王澄，等 . 2014. 急性气管主支气管裂伤 20 例的诊断与治疗 . 中华临床医师杂志（电子版），8（18）：3407-3410.

吴晔明 . 2014. 胸腔镜下婴幼儿右下肺叶切除术 . 临床小儿外科杂志，13（3）：236-237.

徐畅，罗启成，杨晓东，等 . 2013. 儿童胸腔镜下肺叶切除术 8 例 . 临床小儿外科杂志，12（2）：117-119.

严伟丽，邵贵鸯，张英茄 . 2003. 新生儿先天性肺大疱切除、肺修补术麻醉处理一例 . 中华麻醉学杂志，23（4）：301.

张增俊，黄明霞 . 2012. 先天性肺囊性腺瘤样畸形的 CT 表现 . 实用放射学杂志，28（11）：1757-1759.

Gwely NN. 2009. Blunt traumatic bronchial rupture in patients younger than 18 years. Asian Cardiovasc Thorac Ann，17（6）：598-603.

Kulaylat AN，Engbrecht BW，Hollenbeak CS，et al. 2015. Comparing 30-day outcomes between thoracoscopic and open approaches for resection of pediatric congenital lung malformations：Evidence from NSQIP. J Pediatr Surg，50（10）：1716-1721.

Kunisaki SM，Powelson IA，Haydar B，et al. 2014. Thoracoscopic vs open lobectomy in infants and young children with congenital lung malformations. J Am Coll Surg，218（2）：261-270.

Rothenberg SS，Middlesworth W，Kadennhe-Chiweshe A，et al. 2015. Two decades of experience with thoracoscopic lobectomy in infants and children：standardizing techniques for advanced. thoracoscopic surgery. J Laparoendosc Adv Surg Tech A，25（5）：423-428.

Seong YW，Kang CH，Kim JT，et al. 2013. Video-assisted thoracoscopic lobectomy in children：safety，efficacy，and risk factors for conversion to thoracotomy. Ann Thorac Surg，95（4）：1236-1242.

Tanaka Y，Uchida H，Kawashima H，et al. 2013. Complete thoracoscopic versus video-assisted thoracoscopic resection of congenital lung lesions. J Laparoendosc Adv Surg Tech A，23（8）：719-722.

第十二章 食管手术

第一节 先天性食管闭锁与食管气管瘘手术

先天性食管闭锁和食管气管瘘（congenital esophageal atresia and tracheoesophageal fistula）是新生儿期严重的消化道畸形。国外统计发病率为新生儿的 1/4500 ~ 1/3000，死亡率高。随着新生儿外科水平的提高和围生医学的发展，食管闭锁的治愈率得以大幅提高。有报道称无合并严重畸形患儿的一期食管吻合术成活率可达 90% 以上。

新生儿食管长度为 9 ~ 10cm，管腔内径约 0.5cm。食管上、中段血供丰富，有甲状腺下动脉、肋间动脉，支气管动脉的食管支、主动脉的食管支提供血液供应。食管下段仅由胃左动脉的食管支供血。所以食管闭锁手术中应尽可能少游离远段食管，以免血供障碍引起不良后果。闭锁食管近端至口的距离为 8 ~ 10cm，至鼻孔 10 ~ 12cm。闭锁食管远端与气管的瘘多位于气管分叉或右侧支气管近端。从病理形态上可将食管闭锁分为 5 型，临床上以Ⅲ型最为多见（图 12-1）。

Ⅰ型：闭锁食管的远、近端均为盲端，与气管之间无瘘管，两盲端相距远，占 5% ~ 7%。

Ⅱ型：闭锁食管的远端为盲端，近端与气管间有瘘相通，两盲端相距远，占 0.5% ~ 1%。

Ⅲ型：闭锁食管近端为盲端，远端与气管间有瘘管相通。两端距离大于 2cm 者称Ⅲa；两端距离小于 2cm 者称Ⅲb。此型最常见，占 85% ~ 90%。

Ⅳ型：闭锁食管的远、近两端与气管间均有瘘管相通，占 1%。

Ⅴ型：无食管闭锁，食管与气管间有瘘管相通，占 2% ~ 6%。

一、适应证

食管闭锁诊断明确应积极准备，尽早手术。对于病情稳定，食管两盲端距离不超过 2cm 者，宜行一期食管端端吻合术。

二、禁忌证

有下述情况者，宜延期或分期手术。

1. 伴有重症肺炎，体重低于 1500g，或严重其他畸形者。
2. 闭锁食管两盲端距离超过 2cm 者。

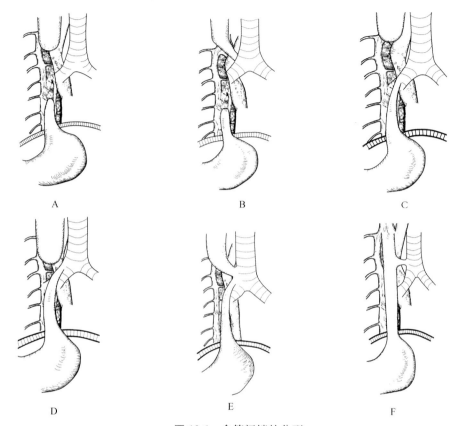

图 12-1　食管闭锁的分型

A. Ⅰ型；B. Ⅱ型；C. Ⅲa型；D. Ⅲb型；E. Ⅳ型；F. Ⅴ型

3. 食管闭锁无瘘管，两盲端距离达 2 ~ 6 个椎体者。
4. 有十二指肠闭锁或肛门闭锁者，应先处理，再矫正食管闭锁。

三、术前准备

1. 完善术前检查，确定闭锁类型。X 线检查可以明确诊断。首先经鼻孔插入 8 号或 10 号胃管，正常新生儿可以顺利进入胃腔内；食管闭锁患儿胃管在 10 ~ 12cm 处进入受阻，并可见管端自咽部返回口腔，注意有时胃管会卷曲在食管盲袋内。怀疑食管闭锁时，经胃管注入少量的水溶性碘剂后，拍片可显示食管盲端和瘘管。禁用钡剂，检查后应及时将食管盲端内的造影剂吸尽。不同闭锁类型的 X 线表现不同。Ⅰ型显示食管上端为一盲端，胃肠无气体影；Ⅱ型显示食管上端为瘘管，造影剂进入气管内，胃肠无气体影；Ⅲ型显示食管上端为盲端，胃肠内充气，若盲端位于第 2 胸椎水平，为Ⅲa，位于第 3、4 胸椎水平为Ⅲb；Ⅳ型显示食管上端造影剂可进入气管内，胃肠内充气。怀疑为Ⅴ型时，慎用食管造影，经气管注入亚甲蓝，纤维食管镜检查发现食管内呈蓝色可诊断。

2. 注意新生儿保温，持续面罩给氧。

3. 患儿处侧卧位或仰卧位、头偏向一侧，间断吸除痰液及口咽部分泌物，鼻胃管持续减压。

4. 血液生化、血常规检查及血气分析。

5. 胸片、心脏 B 超检查，排除心脏及肺部病变。

6. 完全静脉营养支持，抗生素预防感染。

四、手术要点、难点及对策

1. 食管一期吻合术　对足月婴儿，全身情况较好，未合并肺炎及其他严重畸形，闭锁两端相距在 2cm 以内者，选择瘘管结扎、食管一期吻合术。Ⅲ型食管闭锁应首选一期吻合术；Ⅲa 型盲端距离 2cm 以上，可以做 Livaditis 法近端食管肌层环形切开延长术，以降低吻合口的张力，防止吻合口瘘。

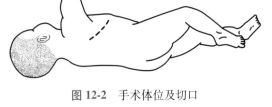

图 12-2　手术体位及切口

（1）麻醉、体位及切口选择：采用气管内插管，静脉、吸入复合全麻。术中良好的气道管理、维持呼吸道通畅至关重要。麻醉诱导前充分吸净口、鼻腔内分泌物，面罩给氧辅助呼吸，控制呼吸时应避免通气压力过高，以免胃内压力过高导致胃内容物通过瘘管反流至肺部。注意术中加强监测，动脉血气的监测有助于酸碱平衡紊乱的诊断和及时纠正。术中注意保温，可采取变温毯保暖、输入加温后的液体或血液制品、室温保持在 28℃左右、皮肤消毒采用加温后的活力碘溶液等多种措施，并加强体温监测。取左侧卧位，右侧第 4 肋间进胸（图 12-2）。

（2）依层切开胸壁进入胸腔，开胸器撑开胸腔，将肺组织推向前下方，显露后纵隔，暴露奇静脉，予以双侧结扎、切断（图 12-3）。注意右侧迷走神经沿着食管上端的外侧缘，伴随着食管气管瘘走向远端食管盲端，血管钳提拉或钳夹时动作要轻柔，避免迷走神经损伤。过度分离可能导致术后食管蠕动功能紊乱及严重的胃食管反流。

（3）游离近端食管盲端：近端食管盲端肌层相对较厚，血供丰富，予以充分游离。盲端显示不清时，可经口咽部置入一导管，向下推送，术者可以触及抵触感，找到盲端。

（4）游离远端食管盲端：由于血供欠佳，食管远端不宜过于广泛剥离，游离时尽量保留食管主动脉侧的血液供应，不宜做完全的环状游离，以免血供不良影响吻合口愈合。注意避免损伤迷走神经。

（5）处理食管气管瘘：远段气管食管瘘常位于隆突上方，游离瘘管后，先以纱带牵引，离断前先试夹闭瘘管，

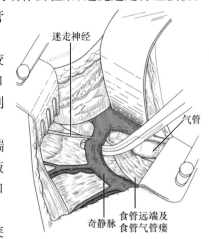

图 12-3　离断奇静脉显露食管盲端

（图中标注：迷走神经、气管、奇静脉、食管远端及食管气管瘘）

麻醉师鼓肺，确认肺扩张好、无支气管损伤后再切断瘘管（图12-4，图12-5）。支气管残端予以5-0可吸收缝线全层缝合，予以关闭（图12-6），周围筋膜组织予以覆盖，注水检查有无漏气。

（6）食管端端吻合：将两盲端试行拉拢，若无张力，以5-0可吸收缝线全层间断缝合，后壁吻合后，将鼻胃管由近端食管送至远端食管达胃腔，再吻合前壁（图12-7，图12-8）。Ⅲa型盲端距离2cm以上，可以做Livaditis法近端食管肌层环形或螺旋形切开延长，以降低吻合口的张力（图12-9，图12-10）。

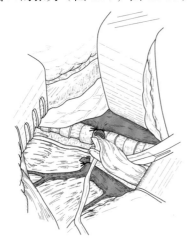

图12-4 游离远端食管气管瘘

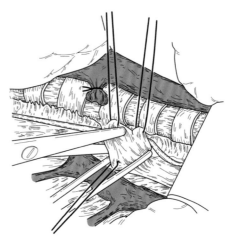

图12-5 离断食管支气管瘘

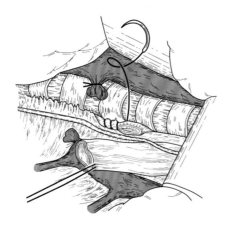

图12-6 缝闭气管残端

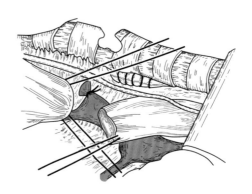

图12-7 食管全层间断缝合

另外一种降低吻合口张力的方法是在近端膨大的食管壁上做一黏膜肌肉瓣，翻转180°，与远端食管后壁吻合，对缝近端食管切缘，残端与远端食管前壁吻合（图12-11）。如果后壁吻合满意，前壁仍然有张力，可以在近端食管壁上加做一直角黏膜肌肉瓣，行食管成形后吻合（图12-12）。此法的缺点是在延长食管的同时，也减小了食管口径。

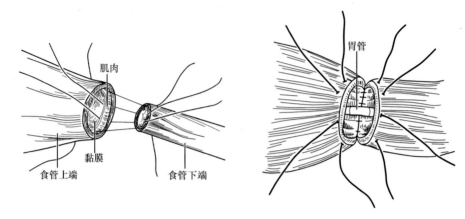

图 12-8 后壁吻合后，将胃管送至胃腔，再吻合前壁

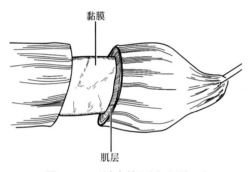

图 12-9 近端食管肌层环形切开

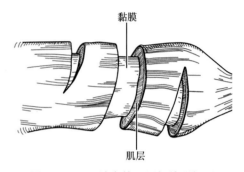

图 12-10 近端食管肌层螺旋形切开

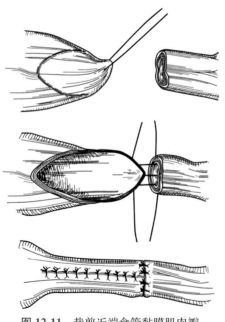

图 12-11 裁剪近端食管黏膜肌肉瓣

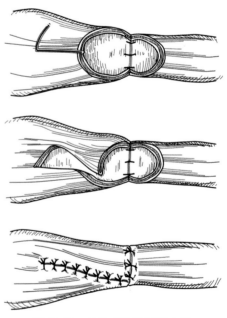

图 12-12 裁剪直角黏膜肌肉瓣

（7）冲洗创面，留置胸腔引流管，依层关闭胸腔。

2. 分期手术　对伴有严重肺炎或其他严重畸形的早产儿及长段食管闭锁，包括Ⅰ型、Ⅱ型、部分Ⅲa型，闭锁两端距离超过 3cm 者选择分期手术。一期手术包括左侧颈部食管造瘘术和胃造瘘术。近段食管经颈部切口引出，可引流唾液，防止流入呼吸道；胃造瘘可以在早期减轻腹胀，减少胃内容物反流入支气管，以后可提供胃肠内营养。待患儿 6 个月至 1 岁时行二期手术。术式包括胃管代食管或结肠代食管术（手术方法见本章第五节食管替代术）。

3. "V"形（"H"形气管食管瘘）　"V"形较为少见，瘘管通常很短，直径 2 ~ 4mm，绝大多数是单一瘘管，常位于胸腔入口的上方，第 2 胸椎或略靠上，故可通过颈部切口修复瘘管。

（1）常规吸入、静脉复合麻醉，处仰卧位，沙袋垫于双侧肩部，充分暴露右侧颈部（图 12-13）。

（2）支气管镜检查，将细输尿管导管经瘘管插入食管。

（3）右侧颈部锁骨内 1/3 处上一横指处横切口，依层切开皮肤各层。

（4）切开颈阔肌后，解剖胸锁乳突肌，牵向外侧，必要时离断胸骨头。

（5）分离甲状腺中静脉和甲状腺下动脉，游离颈动脉鞘。触诊气管软骨和位于食管内的胃管便于解剖定位。喉返神经沿着食管气管间沟上行，需辨认清楚，避免损伤。仔细触摸输尿管导管寻找瘘管所在（图 12-14）。

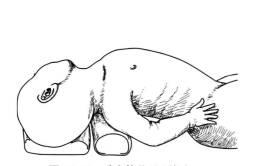

图 12-13　手术体位及颈部切口

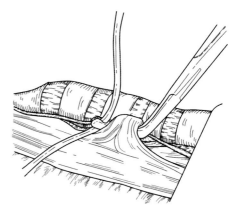

图 12-14　游离食管气管瘘

（6）直角钳游离瘘管后用细纱带环绕瘘管，予以牵引。瘘管的食管侧缝合两根牵引线，拔除输尿管导管，切断、缝扎瘘管（图 12-15，图 12-16），并将邻近筋膜组织修补于食管和气管间，防止瘘复发。

4. 胸腔镜下先天性食管闭锁食管吻合术　传统手术方法为经肋间开胸手术，对新生儿创伤大。随着微创技术及手术器械的发展，微创手术在新生儿、高难度复杂疾病中已逐渐应用。Lobe 于 1999 年首次报道了经胸腔镜手术治疗先天性食管闭锁。近十余年来国内外均相继开展，并有大样本的病例报道。与传统开放手术比较，胸腔镜手术具有术野清晰，手术操作对肺组织的影响小，切口更美观，手术创伤小等优点，具有手术条件及一定腔镜手术经验者可以选择此术式。胸腔镜下手术的适应证、禁忌证及术前准备与开放手术相同。

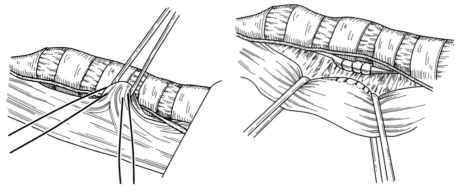

图 12-15 缝合牵引瘘管　　　　图 12-16 离断、缝合瘘管两残端

（1）麻醉：采用气管插管静脉复合全身麻醉。胸腔镜下食管闭锁手术对麻醉的要求高，部分患儿术中受二氧化碳气胸影响导致高碳酸血症、pH 下降、血氧饱和度下降等麻醉不耐受情况，术中可暂停气胸，中止手术，待患儿呼吸平稳后再手术操作。

（2）体位：将患儿置于手术床左侧边缘，取 30°～ 45° 左侧前倾俯卧位，妥善固定。根据患儿体重、胸廓外形做小角度调整，此体位有利于术中建立人工气胸后肺组织萎瘪下沉，较好地显露后纵隔食管部位（图 12-17）。

（3）Troccar 的放置方法：采取三孔腹腔镜法（图 12-18）。术者站于患儿左侧，于右胸腋后线第 5 肋间行 5mm 皮纹小切口，将 5mm Trocar 置入右侧胸腔，建立二氧化碳气胸，压力维持在 6 ～ 8mmHg，置入 30° 腔镜。于腋中线第 4、6 肋间分别行皮纹小切口，戳孔置入 3mm Trocar，作为操作孔。

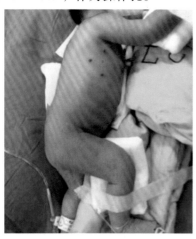

图 12-17 手术体位

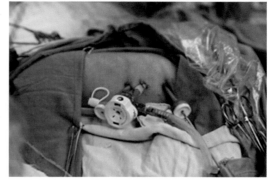

图 12-18 采取三孔胸腔镜法

（4）离断奇静脉：推开肺脏显露后纵隔及奇静脉，电凝刀切开纵隔胸膜，游离奇静脉，2-0 丝线双重结扎后切断（图 12-19）。亦有报道直接用超声刀或电凝予以离断。

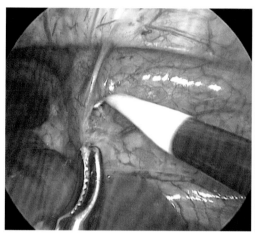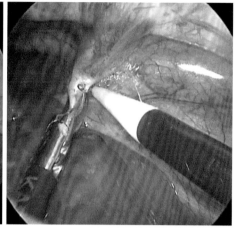

图 12-19　切开纵隔胸膜，游离奇静脉，予以双重结扎或电凝后离断

（5）游离食管：沿纵隔胸膜上下分离，寻找远端食管。因远侧食管发育纤细、肌层薄，游离时勿用力钳夹，避免肌层剥脱。采用电凝刀分离食管前、后壁及侧后壁，游离食管至瘘管颈部，紧靠气管侧用 2-0 丝线结扎或缝扎食管气管瘘（图 12-20）。游离近端食管时，请麻醉师以一定的节律推送鼻胃管，腔镜下显示近侧食管盲端位置，便于寻找近侧食管盲端，钝性或锐性游离近侧食管（图 12-21），评估盲端间距。游离食管时注意在腔镜的放大作用下辨认与食管伴行的迷走神经，避免损伤。

（6）食管端端吻合：评估可一期吻合时，以去顶法切开近侧食管盲端，远端于食管气管瘘结扎线以下约 0.5cm 处剪断食管气管瘘，5-0 PDS 缝线将远、近端食管后壁间断缝合，缝合完后壁后，食管腔内置入胃管作支撑，再缝合食管前壁（图 12-22，图 12-23）。

（7）吻合完毕，留置胸腔引流管，予以妥善固定（图 12-24）。

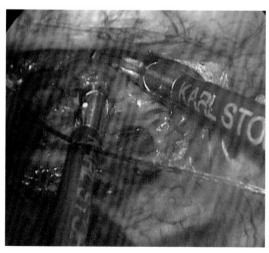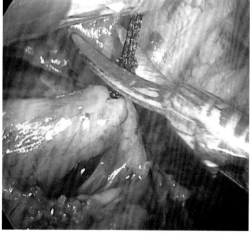

图 12-20　游离食管气管瘘并予以结扎

123

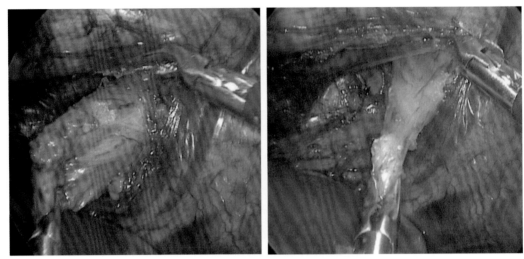

图 12-21　钝性或与锐性相结合方法游离食管近端

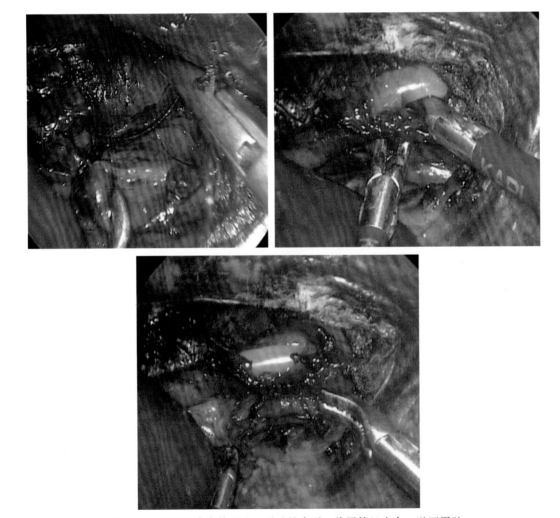

图 12-22　间断缝合食管后壁，后壁缝合后，将胃管经吻合口送至胃腔

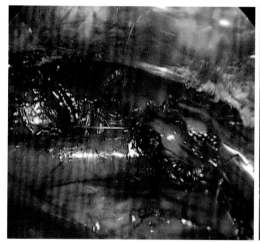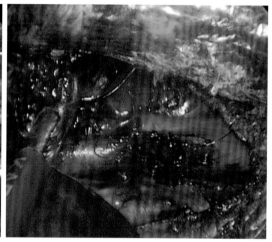

图 12-23 缝合食管前壁

五、术后监测与处理

1. 温箱保温，持续给氧。

2. 术后监测患儿生命体征。

3. 间断吸痰，保持呼吸道通畅。术后需呼吸机辅助呼吸者，病情稳定后及时脱离呼吸机。

4. 定期复查血生化、血常规及胸片。

5. 静脉营养支持治疗，使用抗生素预防感染。

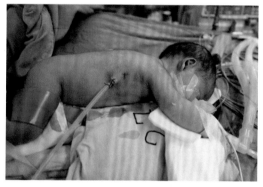

图 12-24 经 Trocar 孔留置胸管，予以固定

6. 术后第 3 天可经鼻胃管或胃造瘘管注入少量糖水；术后 7 ～ 10 天酌情行食管碘水造影，无吻合口瘘时可考虑行口服喂养。术后 1 ～ 3 个月复查食管造影，了解吻合口情况（图 12-25）。

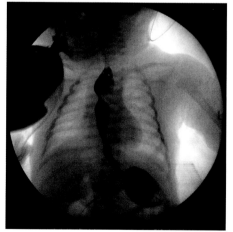

图 12-25 胸腔镜下食管吻合术后 1 个月，
食管碘水造影示吻合口通畅

六、术后常见并发症的预防与处理

1. 术后肺炎 食管闭锁患儿由于术前唾液误吸，围术期常伴有不同程度肺炎。术前术后应加强呼吸道管理，避免误吸，及时吸出口腔分泌物，抗炎支持治疗。

2. 新生儿硬肿症 新生儿硬肿症是食管闭锁术后的主要死亡原因之一。围术期保暖措施不够为其主要诱因。采取保温措施预防，一旦发生应按常规方法逐步升温、保暖、扩容、改善微循环及静脉营养等处理。

125

3. 吻合口瘘　术后吻合口瘘的发生率为 11% ~ 21%，影响因素包括血供、吻合技术、术后膈肌运动及营养状况等。主要原因是吻合口张力过大。瘘的发生时间为术后 3 ~ 10 天，表现为胸腔引流管有大量气体和唾液流出，并伴有全身症状。小的瘘口常表现不明显，需要行食管造影发现。预防重点在于尽可能减小吻合口张力，保障吻合缘血供，改进吻合技术。当食管吻合张力较高时，可采取 Livaditis 食管延长术，或近端食管黏膜肌瓣翻转法减少张力。Spitz 等介绍如发现吻合口张力较大，术后应用呼吸抑制剂并给予持续辅助呼吸 5 天，可减少张力性吻合口瘘发生。吻合口瘘一旦发生，应禁饮食、抗生素治疗及营养支持。小的瘘口多在 1 ~ 2 周可以愈合。较大的吻合口瘘早期即有大量气胸和胸管引流大量唾液，伴有肺炎、肺不张，须保留并固定好胃管，持续胸腔闭式引流，予以抗生素和静脉营养支持治疗，应用东莨菪碱减少唾液分泌，吻合口瘘亦可愈合。保守治疗不能控制感染者，可行颈部食管造瘘和胃造瘘，后期行食管替代术。

4. 吻合口狭窄　是食管闭锁术后中、远期最常见的并发症之一，发生率在 50% 左右。术后吻合口瘘、食管黏膜对合不好、吻合口窄小是吻合口狭窄的主要原因。狭窄引起临床症状的时间可因狭窄程度不同而异，早期很少引起症状。当喂养时出现呕吐，伴有呼吸困难等症状时，行食管碘水造影检查可以确诊。吻合口狭窄可行食管球囊扩张术，严重狭窄需分次逐步扩张。

5. 胃食管反流　食管闭锁患儿常伴有下 1/3 段食管运动及下端括约肌功能不全，易导致术后胃食管反流。其发生率为 20% ~ 50%。轻度胃食管反流随着食管下端括约肌及膈肌的发育可逐渐减轻好转。严重的可以导致体重不增、食管炎和食管狭窄等。处理方法：①体位和饮食疗法：喂养时取头高位，症状重者进食后 1 小时保持直立位，进食稠厚食物。②药物治疗：抑酸制剂如 H_2 受体拮抗剂、质子泵抑制药。促进胃肠动力药物如多潘立酮、小剂量红霉素等。③胃底折叠术：适应证包括上述保守治疗期间反流症状持续存在；24 小时食管下端 pH 监测证实反流的存在；出现并发症如食管狭窄、溃疡、反复肺炎等。腹腔镜下胃底折叠术是目前常用的胃食管反流性疾病治疗的有效术式，疗效确切，创伤小，恢复快。

6. 气管软化症　气管软化亦是食管闭锁术后常见的并发症之一，术后不同程度气管软化可达 25%。可能与先天性气管软化、狭窄、损伤及心血管畸形有关。临床上表现为呼气性喘鸣，常伴有呼吸道感染，严重时可有吸入性呼吸困难，发绀，发作性窒息，危及生命。CT 扫描有助于了解气管形态，支气管镜典型征象是呼气时气管呈鱼嘴样塌陷。处理方法：①无呼吸窘迫症状者可以观察，多数随年龄增长气管内径增大，气管软骨环变硬，病情可逐步缓解。②有呼吸窘迫时需给氧、正压通气，必要时予以机械通气。③并发呼吸道感染者予以抗炎支持治疗。④呼吸窘迫反复发作需行主动脉固定术。

七、临床效果评价

先天性食管闭锁是新生儿期严重的消化道畸形，其治愈率一方面与患儿的基础条件有关，如胎龄、出生体重、食管闭锁的类型、肺炎的严重程度及伴发畸形情况等；另一方面，术中操作和术后治疗对食管闭锁的疗效有重要影响，术后呼吸道的管理及静脉营养支持治疗能提高食管闭锁的治愈率。早期的统计资料显示，食管闭锁和远端气管食管瘘而不伴有严重畸形和通气依赖的患儿，手术存活率为 100%，严重的先天性心脏畸形是早期死亡的主要原因。术后食管功能紊乱导致的吞咽困难，气管软化导致的呼吸困难及吻合口狭窄等都需要长期随访和处理。

随着手术技术、麻醉和围术期管理水平的提高，胸腔镜下食管闭锁食管吻合术在我国大的儿童中心已广泛开展。与开放手术比较，胸腔镜手术具有创伤小、术后恢复快、胸壁不留瘢痕等优点。有学者认为胸腔镜手术由于单侧肺通气，存在新生儿脑缺氧损伤可能。近期研究结果显示，在新生儿食管闭锁胸腔镜手术建立二氧化碳人工气胸（压力维持 5mmHg）期间，脑组织局部氧饱和度仍保持在相对稳定和正常的范围内，提示胸腔镜手术是安全、可行的，长期影响有待进一步研究。统计资料显示，与传统开胸手术比较，手术死亡率无明显差异，死亡的主要原因包括严重心脏病、严重肺部感染、吻合口漏、食管支气管瘘复发等。胸腔镜术式难度大、存在明显的学习曲线，具备熟练的腔镜下组织游离、结扎、吻合等技术可减少术后并发症的发生。初学者应在有经验医生的指导下进行手术，以减少手术相关的并发症，降低死亡率。

（毛永忠）

第二节 贲门失弛缓症手术

小儿贲门失弛缓症（achalasia）原因不明，目前认为可能与食管 Auerback 神经丛节细胞变性或肌层神经节细胞缺如有关。主要表现为吞咽困难，进食后呕吐，营养不良，体重不增，年长儿可诉胸骨后疼痛。食管吞钡检查可见食管下段贲门处狭窄，长 2 ~ 4cm，上段扩张，蠕动差。诊断明确首选食管球囊扩张术，扩张无效须手术治疗。亦有学者认为，小儿食管扩张术穿孔率高，对年龄小的患儿应尽早手术治疗，手术方法为 Heller 肌层切开术。

一、适应证

诊断明确，经食管扩张术治疗 4 ~ 6 个疗程无效者，手术治疗。

二、禁忌证

合并严重的心血管畸形、呼吸功能不全者，禁行手术；严重的肺炎及营养不良经治疗后病情稳定再行手术。

三、术前准备

1. 常规术前准备　包括血液学检查、胸片、心电图、心脏 B 超等，了解有无肺部炎症、心脏畸形，评估营养状态，贫血及营养不良者拟先予以纠正。

2. 食管钡餐检查　食管吞钡造影检查表现为食管下端近膈面水平呈光滑的"鸟嘴样"改变，食管远端和贲门部狭窄；狭窄部近端食管扩张、扭曲、边缘光整，管腔有内容物潴留；食管体部蠕动减弱。

四、手术要点、难点及对策

1. 食管球囊扩张术　主要在放射介入科完成。术前禁食 4 小时，采用静脉麻醉。将导管及导丝经口腔引入食管，造影观察狭窄的范围、部位、程度。将导丝、导管送入胃腔，抽出导丝经导管注入造影剂证实导管位于胃内后，送入硬导丝，撤出导管。送入球囊导管，使球囊的中心位于狭窄段中点，经球囊导管注入空气，使球囊充分扩张。注意观察患儿病情，视情况间歇 1 分钟，可连续行第二次扩张。球囊扩张 4 ～ 6 次无效者选择手术。

2. 经腹 Heller 食管肌层切开术及胃底折叠术　1913 年 Heller 开创食管前后壁肌层纵行切开手术治疗贲门失弛缓症。1923 年 Zaaijer 改为仅切开食管前壁肌层，称为改良 Heller 手术，在简化手术操作的同时仍能保证治疗效果，成为外科治疗贲门失弛缓症的标准术式。

（1）体位与麻醉：采用气管插管全麻，平卧位，稍垫高左上腹部。

（2）切口：取左上腹部横切口或左侧肋缘下斜切口进入腹腔，充分暴露食管胃连接部。

（3）游离食管胃连接部，经过食管裂孔游离食管达扩张段，食管下端用纱带牵引（图 12-26）。

（4）自贲门食管连接处向上 4 ～ 6cm，向下 1cm 切开肌层，向上达扩张段，向下达胃壁，将肌层分离至黏膜膨出食管 1/2 周径以上（图 12-27）。

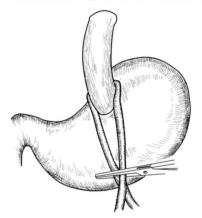

图 12-26　游离食管胃连接部

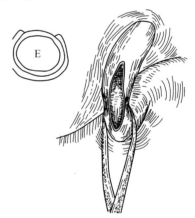

图 12-27　纵行切开肌层，上达扩
张段，下至胃壁

（5）术中食管黏膜破损时，应予 5-0 可吸收线间断缝合，修补破损。

（6）食管胃底折叠：研究发现，随着术后时间的延长，胃食管反流患儿比例增加，加做抗反流手术可有效减少胃食管反流的发生比例。临床上加做的抗反流手术主要为胃底折叠术，术式包括包绕食管后方 180° 折叠（Toupet 式）和包绕食管前方 180° 折叠（Thal 式）。前者将胃底缝合至切开的食管肌层的两侧缘，既能使切开的肌层保持分离状态，还能提供一个抗反流机制；后者可对食管黏膜穿孔修补后提供加强覆盖，可根据术中情况酌情选择（图12-28，图12-29）。具体手术操作要点参照本章第三节胃食管反流手术。

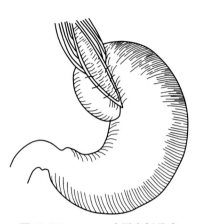

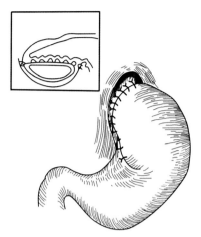

图 12-28　Toupet 式胃底折叠术　　　　图 12-29　Thal 式胃底折叠术

3. 腹腔镜辅助改良 Heller 肌层切开及胃底折叠术　近 10 余年来，随着腹腔镜技术的迅速发展，其在小儿食管胃连接部及膈肌发育缺陷疾病中的应用越来越成熟。国内外学者研究认为，腹腔镜下 Heller 肌切开术及胃底折叠术可作为治疗贲门失弛缓症的首选手术治疗方式。

（1）麻醉与体位：全麻下气管插管，取仰卧、头高足低体位。

（2）采用四孔腹腔镜法：经脐开放切口置入 5mm Trocar，气腹压力设定为 8 ~ 10mmHg，置入腹腔镜，作为观察孔。左锁骨中线肋缘下 3cm、右腋前线肋缘下 5cm 和剑突下各行 5mm 长皮肤切口，置入 5mm Trocar 作为操作孔。分别放置分离钳、超声刀等操作器械。

（3）超声刀游离左肝三角韧带，经剑突下 Trocar 置入扇形牵开器，牵开肝左叶，显露胃食管连接部位。

（4）打开部分膈肌角，用超声刀从食管贲门连接处向上游离食管直至扩张部分，以超声刀沿该处食管前壁纵行切开食管括约肌，直至黏膜下层，向上下延伸切开，向上超越食管狭窄段，向下达贲门下 1.0 ~ 1.5cm，使食管黏膜充分膨出超过食管周径 1/2。

（5）分离过程中若出现食管及胃黏膜破损，应立即予以 5-0 可吸收线修补。

（6）胃底折叠：抗反流术包括部分胃底折叠术（如 Thal 术及 Toupet 术）和全胃底折叠术（如 Nissen 术）两种。全胃底折叠术因包绕食管下段"过紧"，可能导致正常食物通过障碍，增加吞咽困难复发率，甚至影响正常生理中的呕吐、嗳气等，现已很少采用。Toupet 术是胃底绕食管后方270° 包绕，而 Thal 手术经食管前面部分包绕，可覆盖食管黏膜，防止黏膜过度膨胀或穿孔，保持了食管贲门肌层适当收缩性，可减少胃液反流，且腔镜下操作简单、损伤少，不改变解剖结构，术后复发、狭窄机会明显减少。具体操作要点参照本章第三节胃食管反流手术。

（7）根据术中创面出血情况及食管胃黏膜有无破损，酌情放置腹腔引流管。

（8）皮肤伤口用医用胶黏合。

五、术后监测与处理

1. 术后常规行心电监护、吸氧等。

2. 术后营养支持治疗。术中食管黏膜无破损者，术后 2 ~ 3 天食管造影，无造影剂渗漏者，开始饮水。术中食管黏膜有破损者，术后禁饮食 7 ~ 8 天，静脉营养支持治疗，再开始饮食。

六、术后常见并发症的预防与处理

1. 出血　改良 Heller 手术后出血发生率较低。出血是术后较严重的并发症，主要是术中血管处理不满意或损伤实质脏器所致。术中切开肌层时彻底止血，游离食管下端时避免胃短血管损伤，及时止血。必要时手术探查，根据术中出血情况做相应处理。

2. 胃食管瘘　主要原因为切开食管下端时黏膜损伤、破裂，而术中未能发现、及时修补。术后出现消化道瘘时，早期即表现为腹膜炎及全身感染中毒症状等，通过上消化道碘水造影可获得明确诊断。瘘发生后，应禁饮食，建立通畅引流，同时加强抗感染和营养支持、抑制消化液分泌等治疗，一般可以治愈。

3. 吞咽困难　贲门失弛缓症术后远期并发症中较为常见，发生率在 10% 左右，多发生在术后 2 年以后。复发原因以食管下段和贲门括约肌切开不彻底最为常见，手术区域局部纤维组织过度增生和胃底折叠过紧也是术后症状复发的相关因素。术中精细操作，切开肌层使黏膜充分膨出，行胃底折叠术时包绕食管不可过紧或过松，以仅能通过示指为宜等，可减少此类并发症发生；对于吞咽困难症状复发者，应用内镜下局部扩张可以获得较好的临床效果，效果欠佳者可以再次手术，再次行胃底折叠术，80% 患儿可以获得治愈。

4. 胃食管反流　发生的原因和胃食管结合部的肌层切开长度过大有关，表现为反酸等不适，在单纯的 Heller 手术后发生率较高。研究表明 Heller 手术时同时行胃底折叠手术，可降低远期胃食管反流的发生率。术后远期出现的胃食管反流症状，轻者通过口服抑酸药物治疗，严重者可再次行手术治疗，加做胃底折叠手术或更改胃底折叠手术的方式，提高胃食管结合部的压力，终止胃食管反流的发生。

5. 术后腹胀、呕吐　术后出现腹胀、呕吐症状多由于迷走神经损伤所致。幽门成形术不作为常规附加手术，如果游离食管下段时，迷走神经干损伤，应附加幽门成形术，以预防手术后急性胃扩张。

七、临床效果评价

球囊扩张治疗对 50% ~ 90% 病例有效，因需要反复扩张，多数学者不支持其作为贲门失弛缓症患儿的首选治疗。贲门失弛缓症的手术治疗经历了经胸、经腹向微创胸腔镜、腹腔镜转变。腹腔镜下 Heller 肌层切开加胃底部分折叠术作为目前治疗贲门失弛缓症的首选治疗方法，具有创伤小、术后恢复快、痛苦小、住院时间短等优点。国内外大样本研究显示，腹腔镜手术同开放手术具有相同的疗效，有效率高达 90%。腹腔镜手术存在同开放手术相同的术后并发症，通过提高腔镜手术技巧和一定的学习曲线可以避免和减少并发症的发生。文献报道，对于复发病例，可再次腹腔镜手术完成。随着技术的进步，单孔腹腔镜下 Heller 肌层切开加胃底折叠术将会使患儿受益更多。

（毛永忠）

第三节　胃食管反流手术

胃食管反流（gastroesophageal reflux，GER）是指胃食管连接处或食管下端括约肌发育缺陷、位置异常，使胃内容物包括从十二指肠流入胃的胆盐和胰酶反流入食管。胃食管反流病（GERD）是指反流引起的具有一系列食管内、外症状和（或）并发症的临床症候群。在儿童常并发吸入性肺炎，婴幼儿可并发呼吸暂停或猝死、支气管肺发育不良、生长发育迟滞、食管炎等。胃食管反流分为功能性和病理性，功能性 GER 常见于 6 月龄以下婴儿，临床表现以溢乳为主，多发生在餐后，睡眠时较少发生，生长发育不受影响，随年龄增长症状逐渐减轻，通常不需治疗。而病理性 GER 多反流频发，持续时间长，多发生于卧位、睡眠及空腹时，常有胃食管连接处的解剖异常，多需要手术治疗。手术方式包括胃固定术（Boerema 胃固定术）及胃底贲门折叠术（如 Nissen 及 Thal 胃底折叠术）。

一、适应证

1. 经正规的内科治疗 6 ~ 8 周症状无改善者。治疗方法包括三方面。
（1）体位治疗：抬高床头 15° ~ 30°，婴幼儿处仰卧位等。
（2）饮食治疗：适当增加饮食的稠厚度，少量多餐，睡前避免进食，避免过饱等。
（3）药物治疗：如抑酸剂、胃黏膜保护剂及促胃动力药等。
2. 胃食管反流症状严重，合并严重营养不良，影响生长发育。
3. 有解剖异常，如食管裂孔疝伴反复呕吐、上消化道出血。
4. 与反流有关的呼吸道疾病反复发作，如吸入性肺炎、难治性哮喘，甚至窒息。
5. 合并食管炎、食管狭窄、溃疡、出血，并严重贫血。

二、禁忌证

合并严重贫血、肺炎，或心肺功能不全者，宜在贫血及心肺功能改善后再手术。

三、术前准备

1. 术前常规准备　包括血常规、血液生化检查等，全面评估患儿的营养状况。合并营养不良、贫血及肺炎的患儿，术前应予以输血、抗感染支持治疗。术前留置胃管、尿管，肠道准备等。

2. 胸片、心电图、心脏 B 超等检查　了解有无肺部感染及心脏先天性异常。

3. 胃肠道钡餐造影　可以确诊有无胃食管连接部异常，有无食管裂孔疝及十二指肠梗阻等。

4. 24 小时食管 pH 监测　婴幼儿应用微型 pH 探头动态观察反流次数，持续的时间和反流百分比。pH < 4，酸反流 > 5% 可诊断为病理性 GER。

5. 食管动力功能检查　食管测压技术可测定食管蠕动能力和食管下括约肌（LES）功能，包括压力（LESP）及其长度（LESL）。该方法虽然不能作为诊断 GERD 的必备检查，但对确定食管动力异常的类型、研究 GER 的发病机制、判断疗效有重要意义。

6. 胃镜检查　可以了解食管黏膜损害程度，有无食管狭窄，必要时可行食管黏膜活检。

7. 食管核素测定　通过口服含有放射性核素液（^{99}Tc）后进行胃食管区域扫描，其诊断小儿 GER 的敏感性和特异性均不如 pH 监测。核素检查对诊断胃排空有特殊价值，简便、无创、符合生理状态，同时能了解胃排空与 GER 间的关系。对确定有无肺吸入具有高度特异性，若在肺内发现有示踪剂，表明有胃内容物反流到食管上端而被误吸入气道，是核素显像较独特的征象。不作为常规检查。

四、手术要点、难点及对策

胃食管反流手术治疗方式主要包括胃底折叠术（Nissen 手术、Thal 手术）及胃固定术（Boerema 胃固定术）。

1. Nissen 胃底折叠术　主要方法是将胃底包绕食管下端 360°，缝合折叠，抗反流效果好，适用于有严重的胃食管反流病例。缺点是包绕过紧时可有吞咽困难、腹胀表现。

（1）麻醉及体位：采取全身麻醉，气管插管。处仰卧位。

（2）切口：采用左上腹横切口，或左肋缘下斜切口。

（3）进腹腔后，电刀或超声刀游离左肝三角韧带，将肝左叶牵向右下方，显露胃食管连接部。

（4）切开该处后腹膜，游离食管 2 ~ 4cm，以绳带绕过食管牵向下方（图 12-30）。注意保留腹段食管在 3cm 左右，有利于抗反流作用。对于合并食管裂孔疝者，拟先行疝内容物还纳，疝囊剥离切除。切除疝囊后即可显露食管。

（5）解剖左右膈肌脚，暴露食管裂孔。左侧膈肌角后方即为腹主动脉，在解剖时应注意避免损伤。2-0 编织线或丝线间断缝合左右膈肌脚 2 ~ 3 针，缩小食管裂孔，保留大小可容纳术者示指尖端为宜。当裂孔较大、左右膈肌脚对合张力较大时，进出针处以小垫片加强（图 12-31）。

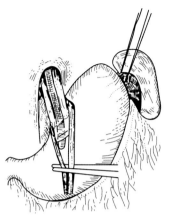

图 12-30　游离食管下端 3cm，
纱条牵引

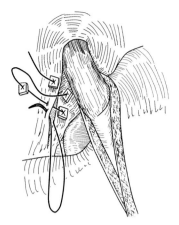

图 12-31　缝合左右膈肌脚，缩
小食管裂孔

（6）游离胃底使之绕食管后方、环状包绕食管 360°。若胃底较小、包绕困难时，可以离断胃短血管 2 ~ 3 支。

（7）胃底侧缘与食管下端间断缝合 3 针，第一针始于胃食管连接处，予以固定（图 12-32）。

（8）胃底包绕食管下端缝合，先缝合左侧胃底浆肌层，再缝合食管纵肌，最后缝合包绕的对侧胃底浆肌层，予以打结，缝合 3 ~ 4 针，完成胃底折叠，包绕长度 2 ~ 3cm。松紧以胃底与食管间通过术者示指为宜（图 12-33）。

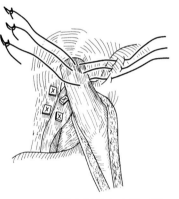

图 12-32　胃底侧缘与食管下端
缝合固定

（9）将包绕的胃底上缘浆肌层与食管裂孔处膈肌间断缝合固定。

（10）术中损伤迷走神经者，同时行幽门成形术。

（11）检查创面无出血，依层关闭腹腔。

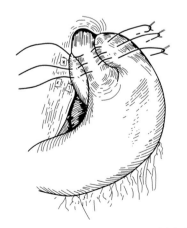

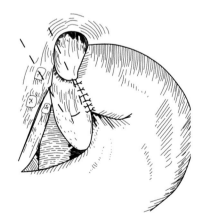

图 12-33　胃底包绕食管下端 360° 缝合

2. Thal 胃底折叠术　主要方法是将胃底包绕食管前壁 180° ~ 270°，术后可发生呕吐及呃逆，吞咽困难发生率较低。

（1）麻醉、体位、手术切口同 Nissen 手术。

（2）食管的游离、食管裂孔的显露、左右膈肌脚的关闭方法同 Nissen 手术。

（3）将食管肌层缝合于食管裂孔缘膈肌上，固定食管，保留腹腔段食管长度约 3cm。

（4）将胃底前壁上提与食管左侧缘及膈肌裂孔部位缝合固定，间断缝合 3～5 针（图 12-34）；将胃底前壁绕食管前方达食管右侧，呈 180°～270° 瓣状附于食管前面，上缘与食管前壁缝合、右侧与右膈肌脚缝合固定，起到瓣膜启闭的作用（图 12-35）。

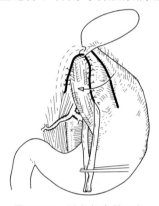

图 12-34　胃底与食管左侧
缘及膈肌缝合固定

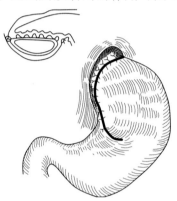

图 12-35　胃底前壁瓣状附于食
管前面

（5）检查腹腔无活动出血，依层关闭腹腔。

3. Boerema 胃固定术　该术式可加强胃小弯肌环，延长腹腔段食管的长度。适用于无反流性食管炎、神经系统正常的小儿。

（1）麻醉、体位同 Nissen 手术。

（2）上腹部横切口依层切开，分开皮下与腹直肌前鞘、肝圆韧带。

（3）探查腹腔，电刀或超声刀游离左肝三角韧带，将肝左叶牵向右下方，显露胃食管连接部。

（4）解剖食管裂孔及左右膈肌脚，游离食管下端 3cm，注意避免损伤迷走神经前后支。丝线缝合膈肌脚，缩小食管裂孔。

（5）2-0 丝线于胃小弯前壁肌层与右下腹壁全层、肝圆韧带间行间断褥式缝合 4 针。

（6）收紧缝线打结，使胃小弯贴近腹直肌后鞘及右肝下腹壁。

（7）检查腹段食管的长度、张力，有无肠管嵌入等。

（8）依层关闭腹腔。

4. 腹腔镜下胃底折叠术　继 Geagea 等于 1991 年在成人完成腹腔镜胃底折叠术后，1993 年 Lobe 等首次报道在儿童成功完成腹腔镜 Nissen 胃底折叠术治疗小儿胃食管反流。之后，该术式在欧美国家广泛流行，并逐渐取代经典的开腹手术，成为新的标准术式。近 10 余年来，随着腔镜技术的不断进步，国内亦逐渐广泛开展，并相继有大宗病例报道，取得较好的治疗效果。目前，腹腔镜下食管裂孔修补加胃底折叠术已成为这类疾病的标准手术方式。小儿腹腔镜胃底折叠术的主要优点为：创伤小、恢复快、并发症少、疗效确切。目前报道的腹腔镜下胃底折叠术主要有：完全包绕食管的 Nissen 术和部分包绕食管的 Thal 术。

（1）麻醉、体位：全身麻醉，气管内插管。患儿取头高足低位。

（2）手术路径：采用四孔腹腔镜法。于脐窝做 0.5cm 切开，开放式放置 Trocar，建立气腹，气腹压力 8 ～ 10mmHg，置入腔镜。右上腹、右中腹和左上腹别放置 5mm Trocar，作为操作孔，放置操作器械（图 12-36）。

（3）探查腹腔，了解胃食管连接部有无发育异常，食管裂孔大小及有无食管裂孔疝等。

（4）显露食管贲门：超声刀游离左侧肝三角韧带。右上腹 Trocar 孔置入扇形钳，将肝左叶推向右下侧，显露贲门区。或采用缝线悬吊法：于剑突左侧穿腹壁刺入 2-0 带针缝线（图

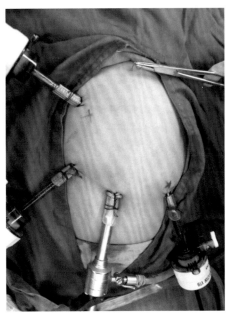

图 12-36　Trocar 放置部位

12-36），缝合食管裂孔前壁的膈食管韧带，然后将针从肝缘下肝镰状韧带的右侧腹壁穿出，在腹壁外拉紧线的两端后，腹腔内缝线将肝左外侧叶悬吊起来，显露贲门区（图 12-37）。若有食管裂孔疝，用无损伤抓钳将疝入的胃和网膜从疝囊内牵出，使之复位，显露贲门食管区（图 12-38）。

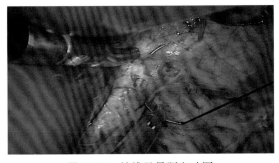

图 12-37　缝线悬吊肝左叶图

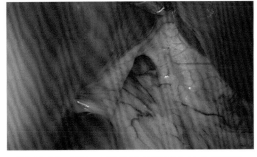

图 12-38　肝左叶悬吊后显露扩大的食管裂孔

（5）游离贲门和食管：切开食管前方的膈食管韧带及迷走神经肝支以上的肝胃韧带及部分脾胃韧带。向下牵拉胃底，保护食管肌层表面上走行的迷走神经左干和右干，充分向上游离食管达到膈肌裂孔水平，显露左右膈肌脚。若合并食管裂孔疝，在疝囊颈水平用电凝切开疝囊内层的腹膜，切除疝囊即可显露膈肌脚（图 12-39，图 12-40）。

（6）缩小食管裂孔：经口腔向食管内导入直径 1.0cm 的肛管作支架，以 4 号丝线或 2-0 编织线缝合膈肌脚，一般缝合 2 ～ 3 针，缩小食管裂孔至合适大小（图 12-41，图 12-42）。将腹段食管上缘左侧，前缘及右侧的浆肌层分别于膈肌裂孔缘缝合固定。

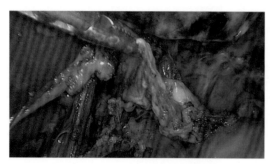

图 12-39　游离疝囊，予以切除

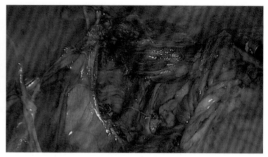

图 12-40　显露左、右膈肌脚及食管

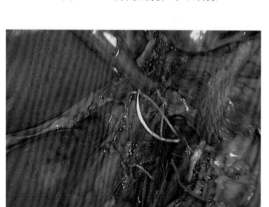

图 12-41　间断缝合左右膈肌脚

（7）**胃底包绕食管缝合：** Nissen 式折叠时从食管后方将胃底拉到食管右侧，把胃底包绕固定食管缝合 3 针，进针顺序为左侧胃底、食管右前壁、右侧胃底，注意只缝合浆肌层，使整个腹段食管由胃底包绕 360°，折叠宽度为 2 ~ 3cm（图 12-43）。Thal 式部分折叠时，将胃底前壁上提与食管、膈肌裂孔部位缝合固定，间断缝合 3 ~ 5 针，使胃底、胃前壁 180° ~ 270° 瓣状附于食管前面，起到瓣膜启闭的作用（图 12-44）。

（8）拔除食管支撑管，去除 Trocar，关闭腹壁切口。

五、术后监测与处理

1. 术后心电监护，持续吸氧，监测血压、心率、呼吸频率及血氧饱和度变化。如遇

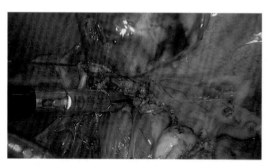

图 12-42　关闭食管裂孔至合适大小

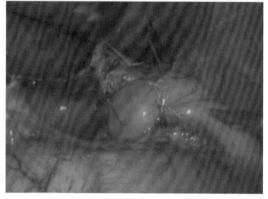

图 12-43　Nissen 式胃底折叠

血压降低或引流量过多，应及时检查、输血。如有失血性休克症状者，应再次剖腹探查。

2. 抗感染、营养支持、抑酸等治疗。胃食管反流小儿易并发肺部感染，术后予以抗生素治疗及雾化吸入，预防肺部感染发生。

3. 术后继续胃肠减压，减轻术后腹胀。

4. 术后 3 天肛门通气、无腹胀，开始饮水，逐渐过渡到半流质、流质饮食。

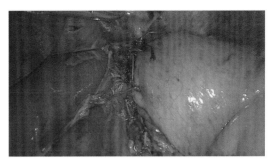

图 12-44 Thal 式胃底折叠

六、 术后常见并发症的预防与处理

1. 腹腔出血 腹腔出血的原因包括胃短血管的损伤，血管结扎线的脱落，缝合膈肌脚时不慎损伤腹主动脉等。术后患儿出现心率加快，血压不稳，四肢冷，或腹腔引流管有新鲜血液流出者应该提示腹腔出血可能。短时间内的大量失血，应立即剖腹探查止血。术中血管结扎牢实，缝合膈肌脚时以手指引导缝针进出等可以避免血管损伤出血。

2. 胃瘘、食管瘘 术后胃、食管瘘较为少见。原因包括术中游离食管、胃底时损伤，或在膈肌修补、胃底折叠时缝针穿透了食管、胃等。术后 5～7 天，患儿出现腹痛、腹胀、发热、恶心、呕吐等中毒症状时应该考虑瘘的可能性。食管胃碘水造影检查可以明确有无瘘发生。小瘘、无严重的中毒症状者，予以胃肠减压、禁饮食、营养支持治疗，一般 1～2 周可以治愈，感染中毒症状严重者需再次开腹探查，行腹腔引流或瘘修补。术中仔细解剖操作，折叠缝合食管、胃时，靠近浆肌层、浅而宽地进出针，可以避免术后瘘发生。

3. 气胸 以右侧多见。主要原因包括解剖食管裂孔或缝合膈肌脚时损伤右侧胸膜或右下肺。严重者表现为呼吸困难、氧饱和度下降、口唇发绀等。术后胸片发现少量气胸，无呼吸困难者，保守治疗，待其吸收；张力性气胸、呼吸困难者应行胸腔闭式引流术。术中仔细操作，发现损伤及时修补，在关闭胸膜时鼓肺、排尽气体等措施可以避免气胸发生。

4. 腹胀 多见于 Nissen 术后，包绕食管下端过紧，患儿出现不能呕吐及呃逆，伴有腹胀不适。处理方法为持续胃管减压，妥善固定胃管，症状严重者可行食管扩张术，多能缓解。当术中行胃底折叠时应该保留胃与食管间隙示指大小，折叠段长度不超过 3cm 为宜；发现胃发育较小、环绕折叠困难时，应适当游离胃短血管 2～3 支，避免包绕过紧，或改行部分折叠术。当术中损伤迷走神经干及分支时，术后也可出现腹胀、呕吐等症状，术中游离食管下端时应予以避免，一旦发现损伤应同时加做幽门成形术。

5. 吞咽困难 多由于技术操作、手术方式不当所致。原因包括：①Nissen 式胃底折叠包绕食管下端过紧、过长。预防、处理方法同前述，必要时应再次手术。②术后早期局部的炎症、水肿导致的暂时性狭窄。通过持续胃肠减压、抗感染治疗可以缓解。③反流性食管炎、食管狭窄严重者，不宜单纯行 Nissen 手术，宜行 Collis 胃成形术与胃底折叠联合术，使食管延长。

6. 复发或折叠滑脱 复发是胃底折叠术后较为严重的并发症之一。其原因包括：①腹段食管长度不够或存在先天性短食管，缝合肌层时进针太浅，或术后因呕吐等原因，食管向胸腔回缩，折叠滑脱是复发的重要原因。预防方法是游离食管时应该保留腹段食管的长度约 3cm，折叠前将腹段食管上缘的浆肌层与食管裂孔缘的膈肌缝合固定数针。② 关闭左右膈肌脚的缝线松脱，或张力大撕裂，使折叠部分或全部疝入膈肌上。术中缝合、结扎牢靠，两侧膈肌脚对合有张力时予以垫片等措施可以减少此类并发症的发生。③ 术中操作时折叠包绕位置误缝至胃底部，而没有包绕食管下端。

7. 食管旁疝　存在食管旁疝时，未处理疝囊，致术后胃及结肠疝入、扭转、嵌顿等。一旦发生，应紧急处理。完善术前检查，术中仔细探查，发现食管裂孔疝应一并处理。

8. 肠梗阻　少见，多为小肠粘连性肠梗阻，多发生于术后 2 周内。术后出现腹痛、腹胀、肛门停止排便排气等症状，腹部平片显示腹部多发性气液平。保守治疗无效者需手术探查，解除梗阻。

9. 乳糜胸　较为少见。主要原因为解剖食管裂孔时损伤乳糜管。乳糜管行走于脊柱前方、食管与主动脉间，术中游离膈肌脚时，应注意避免损伤。乳糜胸通过保守治疗可以治愈。

七、临床效果评价

胃底折叠术治疗胃食管反流疗效确切，临床已经应用数十年。近 10 余年来，随着腹腔镜技术的迅速发展，其在小儿腹部疾病诊治中的应用日渐广泛、成熟。国内外大量文献报道，小儿腹腔镜下膈肌修补及胃底折叠术具有创伤小、恢复快、并发症少等特点，而且与开放手术具有相同的效果，逐渐成为首选术式。术后复发率仅为 2% 左右，对于复发病例同样可以采用腹腔镜手术处理。在折叠方式选择上，有学者认为对严重胃食管反流不伴食管裂孔疝的患儿，采用 360° 胃底折叠包绕（Nissen 术式），而对于食管裂孔疝，选择裂孔修补，食管前壁 180°~ 270° 胃底折叠包绕（Thal 术），可以简化手术操作，亦可获得确切疗效，两种术式术后复发率无显著性差异。腹腔镜胃底折叠术需要在腔镜下游离、缝合、打结等操作，术者须具备娴熟的腔镜手术经验方可开展此类手术。

（毛永忠）

第四节　食管狭窄手术

食管狭窄分为先天性和获得性。先天性食管狭窄（congenital esophageal stricture）为食管先天性结构异常造成的内在狭窄，临床上十分少见，容易与感染（特别是胃食管反流）造成的食管狭窄混淆。新生儿发生率为 1/50 000 ~ 1/25 000。

先天性食管狭窄分为 3 种类型：①食管壁内气管支气管组织残余型，有时残留组织为胃黏膜及异位胰腺，是最常见的类型。②膜性蹼或隔，为少见的类型，多发生在食管中段或下段。③纤维肌性肥厚，又称为特发性肌层肥厚或纤维肌性狭窄，其组织学特点是黏膜下平滑肌纤维和纤维结缔组织增生，其上被覆鳞状上皮。获得性食管狭窄多由于误服化学制剂如家庭备用的强酸、强碱等，多系 5 岁以下幼儿误服，食管全层继发性增厚、纤维化及狭窄。食管狭窄治疗方法包括食管扩张和外科手术治疗。

一、食管扩张术

（一）适应证

1. 单纯性黏膜增厚及狭窄段较短者。
2. 食管闭锁术后吻合口狭窄者。
3. 溃疡性或反流性狭窄，扩张治疗同时配合抑酸治疗。
4. 食管化学性烧伤后 6 ~ 8 周（6 个月以内），急性炎症水肿消退以后。

（二）禁忌证

1. 先天性食管狭窄伴食管肌层气管组织异位或异位胃黏膜、异位胰腺等。
2. 长段型腐蚀性狭窄呈屈曲、广泛节段性，扩张效果差，易发生穿孔。

（三）术前准备

1. 术前禁饮食，输液。
2. 术前检查血常规、肝肾功能、电解质、出凝血时间等，食管碘水造影了解狭窄的部位、长度等。

（四）手术要点、难点及对策

1. 体位及麻醉　取仰卧位，静脉麻醉。
2. 球囊扩张　应用带气囊导管，将球囊注气扩张后通过狭窄部位回拉，力量均匀作用于狭窄部位，使狭窄处扩张，扩张时动作应该轻柔，忌用暴力。
3. 橡胶或塑料扩张器扩张　在食管镜的监视下，将扩张探条置入食管，通过狭窄段，停留 5 分钟。
4. 经胃造瘘置线环形扩张　经胃造瘘口拉出编织合成纤维线，打结成环形，扩张时穿入 Tucker 扩张器，经胃造瘘口、贲门、狭窄段、口腔逆行拉出。

（五）术后监测与处理

1. 术后常规行心电监护，吸氧。
2. 术后禁饮食，24 ~ 48 小时后进流食。
3. 每 7 ~ 10 天扩张 1 次，4 ~ 6 次无效者考虑手术。

（六）术后常见并发症的预防与处理

食管扩张术后的并发症主要为食管穿孔，也是手术较为严重的并发症。主要原因为手术中操作不当、扩张器大小不适引起。主要表现为术后纵隔气肿、感染、发热等。食管碘水造影或食管镜检可以确诊。术中操作轻柔，选择合适大小的扩张器、循序渐进地扩张可以避免穿孔的发生。一旦发现食管穿孔，应该禁饮食，留置胃管，抗感染，营养支持治疗。一般 7 ~ 10 天可以治愈。亦有学者采用内镜下放置覆膜支架堵漏，留置胃管，营养支持治疗等措施，亦取得较好疗效。

（七）临床效果评价

不同病因引起的食管狭窄，其扩张的效果不尽相同。先天性食管闭锁术后吻合口狭窄在进食困难、造影证实有吻合口狭窄（直径小于 5mm）时可行扩张治疗，一般在扩张 1 ~ 2 次后症状明显改善或消失。先天性食管狭窄需了解狭窄部位是肌性狭窄还是软骨狭窄，如是软骨性狭窄，扩张无效，需要手术切除；如是肌性狭窄，可进行扩张治疗，因狭窄部位的纤维索条较吻合口瘢痕组织硬，需要循序渐进地扩张，才可能获得满意的效果。化学性烧灼伤引起的食管狭窄扩张效果较差，与病变长度密切相关，有文献报道食管狭窄段小于 80mm 者，其扩张有效率为 88%，食管狭窄段大于 80mm 者，有效率为 25% 左右。

二、外科手术治疗

（一）适应证

1. 先天性食管肌层气管组织异位、胃黏膜及胰腺组织异位。
2. 先天性食管中下段狭窄、环状狭窄经扩张治疗无效者。
3. 化学腐蚀性瘢痕狭窄经过 2 ~ 4 个月扩张无效者。

（二）术前准备

1. 禁饮食，留置胃管、尿管等。
2. 纠正贫血、营养不良、电解质和酸碱平衡紊乱等。
3. 完善术前影像学检查，如食管造影、胃镜等，了解狭窄的部位、长度。

（三）手术要点、难点及对策

1. 麻醉、体位及手术径路　采用全身麻醉，右侧卧位，根据狭窄的部位选择合适的肋间依层进胸。需行胃或结肠代食管则参阅本章第五节食管替代术。

2. 探查胸腔　左肺下叶向前上方牵开，于心包和主动脉之间纵行剪开纵隔胸膜，寻找食管，探查狭窄的部位及长度。术前预留置鼻胃管有助于术中用手触及食管，寻找食管。

3. 食管端端吻合　切除狭窄段食管，以 5-0 可吸收缝线全层间断缝合，后壁吻合后，将鼻胃管由近端食管送至远端食管达胃腔，再吻合前壁。吻合要点参阅第本章第一节先天性食管闭锁与食管气管瘘手术。

4. 留置胸腔引流管，依层关闭胸腔。

（四）术后监测与处理

参阅本章第一节先天性食管闭锁与食管气管瘘手术。

（五）术后常见并发症的预防与处理

食管狭窄切除、吻合术后的并发症主要包括肺炎、吻合口瘘、吻合口狭窄等，处理及预防方法参阅本章第一节先天性食管闭锁与食管气管瘘手术。

（六）临床效果评估

小儿食管良性狭窄行食管切除吻合效果好，手术恢复顺利者可长期生存。需行食管替代术者，手术效果良好，具体参阅本章第五节食管替代术。

（毛永忠）

第五节　食管替代术

食管替代术（esophageal replacement）的主要目的是恢复食管的连续性和通畅性。食管替代术基本原则：最好保留自身食管；保留近端食管特别是会厌的环咽或食管下括约肌；替代管道尽可能短、直、无弯曲，食物易通过，有正常的生理功能；权衡各替代物利弊，尤以食管闭锁合并直肠肛门畸形肠造瘘者，如选择结肠代食管应考虑不影响日后肛门成形术；术前需做放射学检查，根据胃肠道解剖制订手术方案。食管替代物应具有正常食管的舒缩、抗酸性能，不影响呼吸、循环及胸部外观，手术后吞咽困难症状完全消失，无并发症或后遗症。常用的有结肠、胃管、空肠代食管及结肠补片成形术。

一、适应证

1. 食管闭锁　远近端距离大，或术后吻合口瘘。
2. 先天性和后天性食管狭窄　后者继发于食管灼伤或反流性食管炎。
3. Barrett 食管。
4. 食管功能失调。

二、禁忌证

严重贫血、营养不良或电解质、酸碱平衡紊乱者，暂缓手术，待营养状况、内环境改善后手术。

三、术前准备

1. 术前检查。常规检查胸片、心电图；查血常规、肝肾功能和电解质及凝血功能，评估营养状况。影像学检查包括食管、胃肠造影及结肠造影等，评估食管狭窄长度，了解拟采用的替代管道的生理状况。拟采用胃代食管者，胃容量至少在 200 ~ 250ml，以维持移植后容量所需。

2. 有条件上胃管者，拟留置胃管减压，或经过胃造瘘管减压。

3. 肠道准备。术前经胃造瘘予以要素饮食，术前 1 ~ 2 天静脉滴注抗生素及维生素 K。

4. 拟行结肠代食管者，术前行结肠灌洗，口服或经胃造瘘管注入甲硝唑。

四、手术要点、难点及对策

（一）结肠代食管术

适用于上段食管广泛瘢痕性狭窄。常用横结肠和降结肠或升结肠，顺蠕动、逆蠕动效果相近。有三种手术路径：①胸骨前（皮下）路径不开胸，手术创伤小，发生吻合口瘘易被发现，不引起胸内严重感染，缺点为非生理路径，胸前隆起，外观不雅，小儿处于生长发育期，不宜采用。②胸腔内（后纵隔食管床）优点为符合生理，不增加替代肠管的游离长度，但必须切除病变食管，同时施行颈、胸、腹部手术，增加手术创伤。一旦发生吻合口瘘，导致严重的纵隔炎和胸腔感染。此路径小儿少用。③胸骨后优点在于不开胸，是颈部、腹部间的最短路径，直视下操作安全，前纵隔组织疏松易于分离。缺点是不符合生理。目前临床多采用此路径。

1. 麻醉及体位　全身麻醉，气管内插管。取仰卧位，颈部垫高、过伸，头面偏向右侧（图 12-45）。颈、胸、腹和双大腿上 1/3 常规消毒，铺巾显露颈部和腹部两个手术野。可以分颈部、腹部两个手术组同时进行。

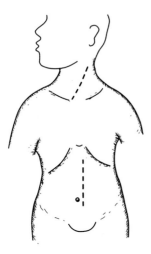

图 12-45　颈部、腹部手术切口

2. 切口选择　选择上腹部纵切口或横切口，左颈部采用沿胸锁乳突肌斜切口（图 12-45）。

3. 颈部手术操作

（1）左胸锁乳突肌前缘斜切口达胸骨柄上方。

（2）切开颈阔肌，横断部分颈前肌群。

（3）将甲状腺左叶向内上方牵开，胸锁乳突肌及深部颈总动脉向外牵开，于气管后方解剖游离出颈段食管，长 4 ~ 5cm，以纱布条带牵引，备吻合。注意勿损伤喉返神经和甲状腺下动脉。

（4）电刀切开附着在胸骨柄上缘的颈深筋膜，以手指紧贴胸骨后向下及两侧钝性分离，显露前纵隔上间隙。注意勿伤及位于胸骨上端后方、胸腺浅面的无名静脉和两侧胸膜。

4. 腹部手术操作

（1）剑突至脐部中线或右侧经腹直肌切口，依层进腹。

（2）探查结肠。进腹后将结肠提出切口外，仔细观察结肠血管分布情况，确定何种替代术式。

（3）以右半结肠替代术式为例，进入腹腔后显露末段回肠、右半结肠及横结肠，仔细观察系膜血供情况。

（4）通常保留结肠中动脉，用无损伤血管钳阻断右结肠动脉和回结肠动脉 5 ～ 10 分钟，若肠管色泽正常，该段肠管边缘血管搏动正常，即可采用。

（5）剪开右半结肠侧腹膜和肝结肠韧带，游离盲肠、升结肠和结肠肝曲。分别高位结扎、离断结肠右动脉、回结肠动脉，保留结肠右动脉（图 12-46）。

（6）距回盲瓣 10 ～ 15cm 处横断回肠，切除阑尾。横结肠中部、结肠中动脉左侧横断横结肠。

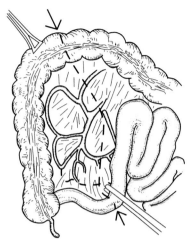

图 12-46 选择右半结肠及末端回肠时保留结肠中动脉

（7）将回肠近侧断端与横结肠远侧断端行端端吻合，恢复其连续性。

（8）仔细游离替代肠段的肠系膜，使末段回肠、盲肠、升结肠和部分横结肠成为仅由结肠中动脉供血的带蒂肠段，供顺时针旋转上提替代食管。游离肠系膜时注意避免损伤结肠的边缘血管。

（9）切除剑突，以手指紧贴胸骨后钝性向颈侧分离推进，颈部组同法在胸骨柄后方向腹侧分离，两组手指会合后扩大分离的间隙，以能容纳结肠为宜。分离时应该在胸骨中线正后方进行，避免损伤两侧的胸膜（图 12-47）。

（10）于横结肠系膜根部做一切口，将移植肠段顺时针旋转，回肠端向上经系膜切口处从胃后提出，再通过胸骨后隧道上移至颈部切口，移植肠管呈顺蠕动。注意拖拉过程中避免肠管的扭转，理顺血管蒂，避免扭转；再次观察颈部肠管断端的颜色，确认血供无障碍。

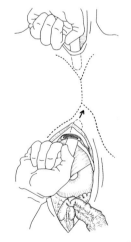

图 12-47 胸骨中线后钝性分离胸骨后隧道

（11）颈组行末段回肠与颈段食管两层间断吻合，后壁吻合后，将胃管经吻合口送至移植肠管的另一端。

（12）腹部组做横结肠端与胃前壁小弯侧双层吻合（图 12-48）。吻合完后壁，将胃管送入胃腔内，再吻合前壁。必要时加做胃造瘘或空肠造瘘术。结肠分别与颈部食管、胃吻合后替代结肠位于胸骨后（图 12-49）。

（13）检查颈部吻合处肠管血供正常，于颈部吻合处置血浆引流管；腹腔放置血浆引流管。

（14）行左半结肠代食管时，保留结肠中动脉，于结肠中动脉右侧横断，游离降结肠脾曲至乙状结肠，保留边缘动脉弓和左结肠动脉弓，测量所需结肠的长度，于乙状结肠处横断，近端结肠逆时针旋转、上提（图 12-50）；选用横结肠时则保留左结肠动脉（图 12-51）。手术路径及吻合方法同上述步骤。

143

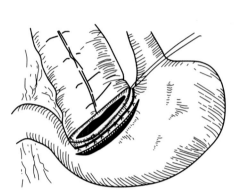
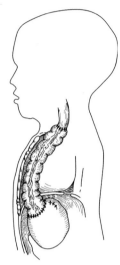

图 12-48　替代肠管的远端与胃前壁小弯侧
吻合

图 12-49　替代结肠
位于胸骨后

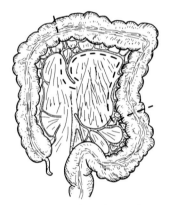
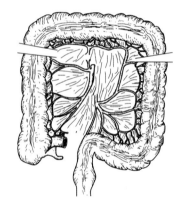

图 12-50　选择左半结肠保留
结肠中动脉

图 12-51　选择横结肠时保留
左结肠动脉

（二）胃管代食管术

胃血供丰富，黏膜具有耐受酸反流特点，能够保持较直的外形，是最为理想的食管替代物。适用于结肠发育畸形，或边缘血管及血管弓畸形；或合并先天性肛门闭锁者。其优点是既恢复了消化道的连续性，又保持了胃的生理功能，缺点为胃管及吻合口瘘发生率较高。手术方法包括胃管间置术、胃小弯延长代食管术及全胃移位术。胃管代食管手术应在术前行上消化道造影检查，评估胃的容积，同时行肠道准备，以备必要时改行结肠代食管术。

1. 胃管间置术

（1）麻醉及体位同本节结肠代食管术。

（2）选择上腹部纵切口或横切口，左颈部采用沿胸锁乳突肌斜切口。

（3）颈部手术操作同本节结肠代食管术。

（4）腹部切口，依层进腹腔，探查胃的大小、位置，原有胃造瘘应分离及闭合；探查胃网膜左、右血管间交通支情况，确定需要移植胃管长度。

（5）离断胃结肠韧带，保留胃网膜左动脉，注意保留胃网膜左、右动脉间的交通支。于幽门近端 2cm 处结扎切断胃网膜右动脉。

（6）距幽门约 3cm 处胃大弯侧，垂直切开胃前后壁。于胃大弯侧胃腔内放入一根 20～24F 的胸腔引流管作为支撑，沿此管将胃壁切开，采用边切、边间断缝合的方法，成型胃管。胃大弯侧前后壁予以双层间断缝合关闭（图 12-52）。

（7）切除剑突，胸骨后向上钝性分离，与颈组胸骨后隧道相通，分离时注意事项与结肠代食管相同。将胃管向上翻转，经胸骨后与颈部食管吻合（图 12-53）。

（8）固定胃管与膈肌，行胃造瘘。

（9）颈部及腹腔分别放置引流管。

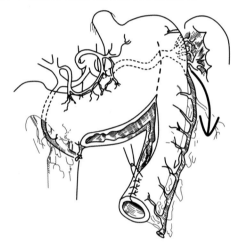

图 12-52　结扎胃网膜右动脉，保留胃网膜
左动脉

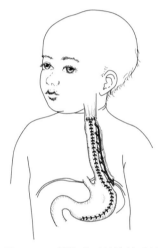

图 12-53　胃管逆时针旋转后经
胸骨后上提至颈部与食管吻合

145

2. 胃小弯延长代食管术　此术式保存食管全段，同时可延长食管 6～8cm，适用于长段型食管闭锁。

（1）麻醉、体位及手术切口同本节结肠代食管术。

（2）颈部手术操作同本节结肠代食管术。

（3）进腹腔后探查胃左动脉分支走行，了解食管血液供应。

（4）于胃左动脉第二分支以下、近腹主动脉处结扎胃左动脉，保留胃深部动脉及胃短动脉侧支循环。

（5）胃钳呈对角线、斜行钳夹胃左动脉分支结扎处胃小弯侧胃壁 2～3cm，切开后延长双倍长度。采用间断双层缝合或切割缝合器缝合。处理部分胃短血管，松解胃体。

（6）将延长的食管经过纵隔后或经胸与颈部食管吻合。

（7）行 Thal 式胃底固定。

（8）行幽门成形术及胃造瘘术。

3. 全胃移位术　因胃在纵隔或胸腔内，可能影响呼吸；胃食管反流发生率高；胃排空过快或延迟，影响患儿生长发育，引起肺部并发症等缺点，较其他术式应用少。

（1）麻醉、体位及手术切口同本节结肠代食管术。

（2）颈部手术、腹腔探查及胃造瘘处理同本节结肠代食管术。

（3）离端胃结肠韧带，保留胃右动脉及胃网膜右动脉，结扎胃左及胃短动脉。

（4）游离胃食管连接部及食管下端5cm，切断、闭合。

（5）扩大食管裂孔，将胃由食管床移至气管隆嵴水平，与颈部游离的食管进行吻合。

（6）行幽门成形术。

（三）空肠间置术

空肠的缺点在于其耐酸性差，术后易发生吻合口溃疡，空肠血管弓细小，多级血管弓结构，边缘血管距肠管较远，不能随肠管相应伸长，移植的肠管呈屈曲状，血管蒂的张力较大，小儿肠系膜菲薄极易撕破，故离位移植常因末端肠管坏死，手术失败。空肠间置术仅在结肠和胃不能用于食管重建时使用，近年来已少有应用。

1. 麻醉、体位及手术切口同本节结肠代食管术。

2. 颈部手术操作同本节结肠代食管术。

3. 将空肠提出切口，观察肠管血管弓形态。

4. 保留Treiz韧带第一主要分支空肠动静脉，保证远端空肠血液供应。游离肠段前，以无损伤钳试夹该分支远端的2～3支主要血管，确保肠段的血供（图12-54，图12-55）。

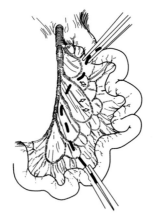 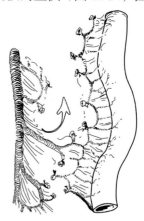

图12-54 于Treiz韧带第一主要
分支空肠动静脉上离断空肠，以
弓状血管为基础游离肠管

图12-55 游离足够长度
空肠段

5. 距Treiz韧带6～12cm处分离肠管，游离合适长度的空肠段。

6. 松解肠系膜根部血管至二级血管弓，必要时离断1～2支二级血管。

7. 妥善游离出替代空肠，经胸骨后提至颈部，检查血运无影响后吻合，或做颈部空肠造口术。

8. 空肠腹腔端与胃吻合，吻合方法同结肠代食管术。行空肠–空肠端端吻合术，恢复小肠连续性（图12-56）。

9.颈部空肠造口者需行胃造瘘,术后行肠内营养,6～8周后,二期行颈部食管空肠吻合术。

10.留置颈部及腹腔引流管。关闭切口。

(四)结肠补片成形术

其特点是原位保留了直行、全长的食管及食管下端括约肌,不影响胃的储存功能。缺点是缺乏正常的蠕动。

1.麻醉 静脉复合麻醉,气管插管。

2.切口 右胸第6肋间后外侧切口及上腹部正中切口。

3.于狭窄段食管的上下2cm、前外侧纵向切开食管。

4.腹腔探查左、右结肠的血管分布及走行。

5.测量食管切开上端、食管裂孔至预选取结肠的血管根部的距离。

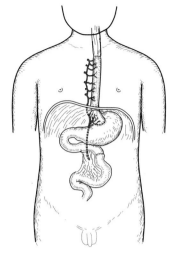

图 12-56 游离空肠分别与颈部食管和胃吻合,小肠断端行端端吻合

6.游离相应长度的结肠,保留边缘血供。

7.将橡皮片裁剪成食管缺损大小。

8.于游离结肠系膜的对侧缘切开结肠,裁剪结肠至橡皮片大小。

9.将带蒂的结肠片经过胃后、食管裂孔牵至食管缺损处,覆盖食管缺损,以4-0缝线间断缝合结肠片与食管缺损缘。将胃管送至胃腔内。

10.结肠端端吻合,恢复结肠连续性。

11.酌情行胃造瘘术及防反流术,留置胸管及腹腔引流管。

五、术后监测与处理

1.半靠位,间断吸氧、吸痰,保持呼吸道通畅。监测生命体征变化。

2.静脉营养、支持治疗,使用抗生素预防感染。

3.定期复查血生化、血常规及胸片。了解术后内环境变化,有无肺部并发症。

4.持续胃管、胃造瘘管减压,观察颈部、腹部或胸腔引流管引流量及颜色变化。

5.术后7～10天行食管胃碘水造影,无吻合口瘘时,考虑行流食喂养,逐渐拔除颈部或胸腹部引流管。

六、术后常见并发症的预防与处理

1.吻合口瘘 是术后较为常见的并发症。其分为颈部、胸腔或腹部吻合口瘘,多见的是颈部吻合口瘘。吻合口瘘的原因包括:①吻合不当,食管黏膜回缩、吻合缘对合不严密等;②替代食管长度不够、吻合口张力大;③长段替代肠管血供不足或牵拉中撕伤、手术致黏膜下或肌层形成血肿;④吻合口感染、血肿等。吻合口瘘多发生在术后5～10天。颈部吻合口瘘表现有发热,切口红肿或渗液,主要为唾液瘘,多能治愈。胸腔内吻合口瘘,表现为高热、脉搏快、胸腔积液、呼吸困难及明显中毒症状，胸腔引流管可见感染性引流物等。预防及处理：①颈部吻合口瘘，多为唾液瘘。应立即禁饮食，拆除伤口缝线，冲洗切口，保持引流通畅，抗感染治疗，胃造瘘管行胃肠内营养。多能自愈。②胸腔内吻合口瘘：碘水造影可以了解瘘的大小，小的瘘先予以保守治疗，保持胸管引流通畅，有效抗生素和营养支持治疗。较大的早期吻合口瘘，尽早行剖胸探查，局部组织无严重感染坏死者予以缝合加固，患儿能耐受的情况下，酌情切除已裂开、坏死的吻合口，重新吻合。若吻合口组织感染、坏死严重，宜彻底切除坏死段肠管，将残端外置于颈或前胸部，待病情好转后再施行其他替代手术。

2. 肺部并发症　肺部并发症较为常见，包括术后气胸、肺不张、肺炎等，多于术后3天内发生。原因包括：①建立胸骨后隧道过程中，一侧或双侧胸膜破损。②术后分泌物堵塞气管支气管、护理不当等原因致肺炎、肺不张。术中胸膜分破时，会立即出现呼吸急促、心率加快等表现；术后患儿唇色发绀、呼吸急促，患侧胸肋间饱满，叩之呈高调鼓音、呼吸音明显降低。肺炎、肺不张主要表现为术后发热，气管分泌物多，严重者出现发绀、呼吸急促、肺部可闻及啰音等，胸片可明确诊断。预防处理：①术中分离胸骨后隧道时应该于胸骨中线后方钝性分离。一旦发现胸膜撕裂，应放置胸腔闭式引流，请麻醉师充分鼓肺，以排尽胸内积气。术后发现气胸，应于患侧锁骨中线第2肋间放置胸管引流。②术后加强呼吸道管理，行间断吸痰、鼓励咳痰、雾化吸入等治疗以预防肺炎、肺不张等并发症。③加强抗感染治疗。

3. 替代食管梗阻　原因：①胸骨后隧道窄小，替代食管在隧道内受到挤压。②代食管在上提至颈部时发生扭转。③移植段食管冗长。建立合适大小的胸骨后隧道、上提代食管时注意勿扭转迂曲等，可减少术后梗阻的发生。必要时再次手术。

4. 胃食管反流　代食管与胃之间由于缺乏有效的抗反流机制，因此术后可能出现胃酸反流、胸骨后不适等表现。预防及处理：吞咽缓慢、进食后处直立位或半靠位；严重者行胃部分折叠术。

5. 颈部吻合口狭窄　与吻合口瘘及吻合技术有关。随着时间延长，症状可以缓解。严重者需行食管扩张术。

6. 声带麻痹　发生率约3%，主要原因为颈部分离食管时损伤喉返神经。表现为术后声音嘶哑、饮水呛咳等。预防及处理：术中分离食管，处理甲状腺下动脉时注意勿损伤喉返神经；喉返神经发生损伤，可采取补充大量维生素 B_1 及 B_{12}、理疗等治疗措施，多数患儿由于健侧声带的代偿，声嘶逐步好转。

7. 倾倒综合征　多见于胃管代食管术后，食物通过胃过快，大量高渗性食物进入小肠，肠壁血管活性物质释放等，产生肠管扩张，出现头晕、心悸、心动过速、极度软弱、大量出汗、颤抖、面色苍白或潮红等表现，重者有血压下降、晕厥。进食稠厚、高蛋白、低糖的食物可以缓解。

8. 乳糜胸　多因术中损伤胸导管引起。一旦发生乳糜胸，应保持引流通畅，采取禁饮食、静脉营养等措施，保守治疗可以自愈。

9. 粘连性肠梗阻　与手术创面大、肠管粘连成角有关。术毕理顺肠管、使用防粘连剂，术后早日下床活动等可以预防其发生。粘连性肠梗阻经保守治疗无效者，需要积极手术治疗，解除梗阻。

七、临床效果评价

　　小儿食管替代术的主要疾病为长段型食管闭锁及腐蚀性食管狭窄。替代物包括胃和结肠。多数学者认为，带有顺蠕动性的左半结肠是儿童食管替代的最佳选择。其长度足够置换全段食管，甚至可以达到咽下部水平。左半结肠动脉血管粗大，变异很少，边缘血管管道较直，很少发生冗余，不宜扭曲。与右半结肠比较，左半结肠较容易推进肠内的固态食物。已经证实结肠是相对抗酸的，移植后的结肠很少发生严重的溃疡。研究显示，接受结肠代食管的病例术后长期生存率、生活质量均比以其他脏器代食管者为优；术后平均随访 10 年，经食管内镜检查、食管 X 线检查以及测量身高、体重等研究，发现与正常同龄儿童相一致。

（毛永忠）

参 考 文 献

陈新国，吴荣德，古立暖，等 .2005.腹腔镜 Heller 手术加部分胃底折叠治疗小儿贲门失弛症一例 .中华小儿外科杂志，26（2）：112.

程邦昌 .2011.替代食管的结肠段缺血坏死的预防措施 .中华胃肠外科杂志，14（9）：681-682.

程邦昌，昌盛，黄杰，等 .2006.结肠代管术中结肠血管结构的研究 .中华医学杂志，86（21）：1453-1456.

程邦昌，夏军，刘昔平，等 .2007.结肠代食管术后远期并发症的观察 .中华外科杂志，45（2）：118-120.

程邦昌，肖永光 .2011.结肠代食管术临床实践 .中华胸心血管外科杂志，27（3）：131-135.

董泾青，孙凯 .2012.小儿贲门失弛缓症的外科诊治 .中国普通外科杂志，21（8）：982-984.

冯继峰，周蜀克 .2011.新生儿食管闭锁手术的麻醉体会 .广西医学杂志，33（1）：52-53.

龚四堂 .2007.小儿胃食管反流病的治疗 .临床儿科杂志，25（5）：329-331.

郭卫红，陈永卫，侯大为，等 .2009.先天性食管闭锁和气管食管瘘预后相关因素分析 .中国新生儿科杂志，24（2）：89-92.

胡明，吴晔明，严志龙，等 .2013.儿童先天性食管裂孔疝的疗效探讨 .临床小儿外科杂志，12（5）：362-365.

黄金狮，陈快，陶俊峰，等 .2014.胸腔镜手术治疗先天性食管闭锁并食管气管瘘 69 例报告 .中华小儿外科杂志，35（6）：414-418.

江米足 .2007.小儿胃食管反流病诊断进展 .临床儿科杂志，25（5）：324-327.

李爱琴，杨欣艳，盛剑秋，等 .2012.食道覆膜支架治疗小儿食管急性穿孔：单中心临床经验回顾分析 .胃肠病学和肝病学杂志，21（9）：829-831.

李海红，马亚群，马丽，等 .2013.胸腔镜治疗新生儿先天性食管闭锁的麻醉体会 .医学综述，19（6）：1139-1140.

马丽霜，李龙，张悦，等 .2010.腹腔镜手术治疗婴幼儿食管裂孔疝的探讨 .中华小儿外科杂志，1（10）：728-731.

马旭晨，区颂雷，张志泰，等 .2007.经胸骨后隧道间置结肠代食管治疗腐蚀性食管烧伤后瘢痕狭窄 .中华全科医师杂志，6（7）：415-417.

邵雷朋，王献良，潘登 .2012.先天性食管闭锁的诊断与治疗 .临床医学，32（12）：43-45.

汤绍涛，刘春萍，阮庆兰，等 .2003.结肠代食管治疗儿童腐蚀性食管狭窄 .华中科技大学学报（医学版），32（2）：229-232.

王果，李振东 .2010.小儿外科手术学 .2 版 .北京：人民卫生出版社 .

王华龙，陈红．2007．先天性食道闭锁术后并发症的分析．中国妇幼保健，22：4490．

王勇，汤绍涛，毛永忠，等．2010．腔镜下手术治疗小儿膈肌疾病 31 例．临床小儿外科杂志，9（6）：441-442．

王勇，汤绍涛，阮庆兰．2004．先天性食管闭锁并气管食管瘘婴儿行结肠代食管手术一例．中华小儿外科杂志，25（2）：107．

吴晔明，Donald．C．Liu，严志龙，等．2003．腹腔镜 Nissen's 胃底折叠术治疗胃食管反流性疾病．中华小儿外科杂志，24（5）：415-417．

吴晔明，严志龙，王俊，等．2012．儿童腹腔镜下胃底折叠术 10 年小结．中国微创外科杂志，12（6）：503-505．

徐伟立，李索林，方燕彬，等．2016．腹腔镜胃造口术联合 Forley 尿管球囊扩张治疗小儿瘢痕性食管狭窄．中华小儿外科杂志，37（1）：48-52．

严志龙，胡明，洪莉，等．2012．胸腔镜治疗先天性食管闭锁．中华小儿外科杂志，33（1）：13-15．

严志龙，胡明，吴晔明．2011．腹腔镜治疗儿童先天性食管裂孔旁疝．中华小儿外科杂志，32（7）：488-490．

尹传高，汪松，王昶，等．2014．球囊扩张成形术在小儿食管狭窄中的应用．介入放射学杂志，23（12）：1083-1088．

张爱梅，刘霞．2012．球囊扩张和 Heller 肌切开治疗儿童贲门失弛缓症疗效和安全性的 Meta 分析．中国循证儿科杂志，7（4）：269- 273．

张志波，黄英，王大佳，等．2010．先天性食道闭锁术后短期中期疗效评定．中国医科大学学报，39（6）：478-480．

赵捷，朱小瑜，杨传忠，等．2010．48 例先天性食道闭锁手术后并发症的分析．中国优生与遗传杂志，18（7）：102-103．

周玲，李凯，和军，等．2014．腹腔镜治疗小儿贲门失弛缓症 20 例．中华疝和腹壁外科杂志，8（5）：439-440．

周致红，隋武，王云慧，等．2011．食管闭锁的诊断和治疗．中国普通外科杂志，20（4）：391-393．

Esposito C，Montupet P，van Der Zee D，et al．2006．Long-term outcome of laparoscopic Nissen，Toupet，and Thal antireflux procedures for neurologically normal children with gastroesophageal reflux disease．Surg Endosc，20：855-858．

Kobayashi M，Mizuno M，Sasaki A，et al．2011．Single-port laparoscopic Heller myotomy and Dor fundoplication：initial experience with a new approach for the treatment of pediatric achalasia．J Pediatr Surg，46（11）：2200-2203．

Nau P，Rattner D．2014．Laparoscopic Heller myotomy as the gold standard for treatment of achalasia．J Gastrointest Surg，18（12）：2201-2207．

Pandian TK，Naik ND，Fahy AS，et al．2016．Laparoscopic esophagomyotomy for achalasia in children：A review．World J Gastrointest Endosc，8（2）：56-66．

Rothenberg S．2014．Thoracoscopic repair of esophageal atresia and tracheo-esophageal fistula in neonates：the current state of the art．Pediatr Surg Int，30（10）：979-985．

Steven S．Rothenberg．1998．Experience with 220 consecutive laparoscopic Nissen fundoplications in infants and children．J Pediatr Surg，33：274-278．

Steven S．Rothenberg．2005．The first decade's experience with laparoscopic Nissen fundoplication in infants and children．J Pediatr Surg，40：142-147．

Tytgat SH，van Herwaarden MY，Stolwijk LJ，et al．2015．Neonatal brain oxygenation during thoracoscopic correction of esophageal atresia．Surg Endosc，10：21．

Yamoto M，Urusihara N，Fukumoto K，et al．2014．Thoracoscopic versus open repair of esophageal atresia with tracheoesophageal fistula at a single institution．Pediatr Surg Int，30（9）：883-887．

第十三章　膈疝及膈膨升手术

第一节　先天性膈疝手术

先天性膈疝是指膈肌的先天性发育缺陷，导致腹腔脏器部分或全部进入胸腔。根据缺损的部位可以分为后外侧疝、食管裂孔疝及胸骨后疝。先天性膈疝常伴有呼吸道、消化道症状，生长发育迟缓，严重者危及生命，诊断明确需要手术治疗。

一、后外侧疝手术

先天性后外侧疝（Bochdalek疝）占出生活婴的比例为1/5000～1/4000，而左侧最为常见，占80%左右，右侧占15%左右。该病需要手术治疗，治疗时机经历了如下几个阶段：出生后立即手术，体外膜式氧合器治疗，机械通气延期手术，胎儿外科手术等。目前多数学者主张术前适当准备后手术。

（一）适应证

诊断明确即需手术治疗，有呼吸窘迫者应做适当准备再手术。

（二）禁忌证

合并严重的心肺功能不全者。

（三）术前准备

1. 置温箱保暖，患侧卧位，持续胃管减压。
2. 有呼吸窘迫、缺氧表现者需气管插管，机械通气。
3. 监测血气变化。
4. 补液支持治疗，纠正酸中毒。
5. 补充维生素 K 及抗生素。
6. 选择性使用肺血管扩张物质。
7. 完善术前影像学检查，如心脏 B 超、胸腹联合拍片、CT 等，了解有无其他系统畸形。

（四）手术要点、难点及对策

先天性膈疝的手术治疗方式包括传统的开放手术和腹腔镜手术。

1. 经腹开放式手术

（1）麻醉及体位：全身麻醉气管插管，动脉穿刺监测血压、血气，颈内静脉穿刺测定中心静脉压。以左后外侧疝为例，取仰卧位、左侧稍抬高。

（2）切口：左肋缘下2横指处斜切口或左上腹横切口（图13-1）。

（3）向上牵引膈肌缺损前叶，轻柔地将疝入胸腔的肠管、胃或脾脏等复位到腹腔（图13-2）。

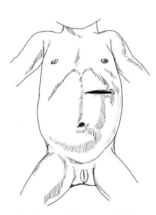

图 13-1　取左上腹横切口

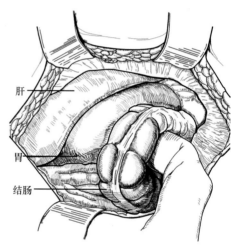

图 13-2　将疝内容物复位至腹腔

（4）膈肌缺损前缘一般较为清楚，后缘向内蜷缩在腹膜后，缝合前需将其游离，游离内侧缘时注意勿损伤食管及主动脉。有疝囊者应予以切除。

（5）检查胃肠有无畸形、肺组织发育情况，是否存在隔离肺、疝囊粘连等。

（6）用组织钳夹住膈肌前后边缘试行对合，若无张力，用不吸收线间断褥式缝合或双重间断缝合膈肌缘，最后一针缝合前预置10F导尿管于胸腔，麻醉师配合鼓肺，排尽胸腔内气体后打结，关闭膈肌缺损（图13-3，图13-4）。

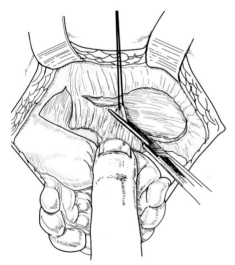

图 13-3　对合膈肌缺损前后缘

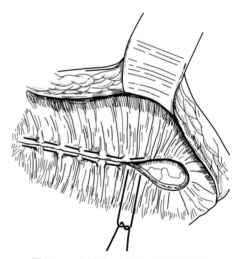

图 13-4　间断褥式缝合膈肌前后缘

（7）膈肌缺损较大时，可采用合成材料，穹隆状缝合修补（图13-5）。必要时绕肋缝合。为防撕脱，针脚处可用小垫片加强。

（8）注意检查消化道有无合并畸形，有粘连带予以松解。

（9）早产儿及新生儿肠管还纳时腹部膨隆明显，影响呼吸，或致术后伤口裂开，可以游离皮肤、皮下组织，仅缝合皮肤，使形成腹壁疝，3～6个月后延期修补。

（10）酌情留置胸腔引流管。依层关闭切口。

（11）右后侧疝：根据切口选择，采用仰卧或右侧抬高45°角。经右上腹横切口或右侧胸第6肋间的前外侧切口。依上述手术原则还纳腹内脏器，横膈做褥式、折叠缝合。经胸部切口缝合横膈时应

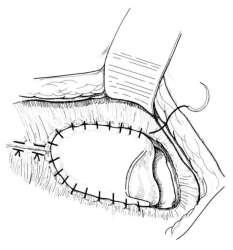

图 13-5　膈肌缺损较大时，采用合成材料修补

避免损伤膈神经或膈下的肝脏。术后放置胸管引流管。双侧膈疝经上腹横切口，手术操作要点同左后外侧疝。

2. 腹腔镜下膈肌修补术　传统开放手术对小儿创伤大，术后恢复慢，住院时间长。近10余年来，随着腔镜技术、麻醉技术的不断进步和临床经验的积累，其在小婴儿先天性膈疝中的应用越来越广泛和成熟。临床研究表明腹腔镜在新生儿及低龄婴幼儿膈疝修补中的应用亦是安全、可行的。手术以左侧后外侧疝为例介绍如下。

（1）麻醉与体位：全身麻醉，气管插管。取仰卧位。小儿腹腔相对小，加之腹腔脏器疝入胸腔，为增加手术操作空间，术前应常规放置胃管、尿管。

（2）Trocar的放置及气腹压控制：采用四孔腹腔镜技术。于脐窝做0.5cm切开，开放式放置Trocar，建立气腹，气腹压力8～10mmHg，置入腔镜。右上腹、右中腹和左上腹分别放置5mm Trocar，作为操作孔，放置操作器械。术中注意气腹压婴幼儿＜10mmHg，新生儿＜8mmHg，麻醉师配合监测患儿呼气末二氧化碳分压，必要时暂停操作，排出腹腔内气体，待患儿平稳后继续手术。若患儿不能耐受，应及时中转开腹手术。

（3）膈肌显露：离断左侧三角韧带，经剑突左侧腹壁穿入带线缝针，将其穿过膈肌脚后再经右腹壁穿出形成一"V"字形把肝脏左叶抬起协助暴露。

（4）探查腹腔：用无损伤钳将疝入胸腔的腹腔脏器（如胃、肠管、脾脏等）还纳入腹腔。探查腹腔脏器有无合并畸形。

（5）切除疝囊：有疝囊者，于疝囊颈水平用电凝钩切开疝囊内层的腹膜，游离切除。

（6）缝合膈肌：2-0带圆针丝线穿腹壁导入腹腔，线尾留于腹壁外，腔内打结，便于缝合后提拉牵引。由左后向右前方向对合连续全层或间断缝合膈肌裂孔，针距1.0cm，边距0.5cm。单纯缝合膈肌难以对合、张力过高，或膈肌缺损范围＞7cm，应采用自体或人工合成补片进行修补。

（7）气胸的处理：腹腔镜手术中引起的气胸一般无须放置胸腔闭式引流，少量气胸可自然吸收，或在最后一针关闭膈肌时，麻醉师配合鼓肺，关闭膈肌缺损。

（8）切口处理：去气腹及 Trocar，关闭腹壁切口，皮肤医用胶黏合。

（五）术后监测与处理

1. 术后给氧，监测生命体征，呼吸功能不全者予以机械辅助呼吸。
2. 定期血气分析，及时予以纠正，避免酸中毒和高碳酸血症。
3. 输液、静脉营养支持治疗。
4. 静脉滴注抗生素预防肺部感染。
5. 酌情使用镇痛和镇静剂。

（六）术后常见并发症的预防与处理

1. 肺炎、肺不张　膈疝患儿常合并肺发育不良，术后出现肺炎、肺不张；关闭膈肌缺损之前未排尽胸腔积气亦是原因之一。预防与处理：术中关闭膈肌缺损时预置一尿管排气，或酌情留置胸腔引流管，术后呼吸功能不全者予以呼吸机辅助呼吸。

2. 胃食管反流　与食管下端膈肌发育差有关，发生率为 0.6% ~ 1%，有研究发现术后轻重不等反流发生率达 100%。预防及处理：术中应常规检查胃食管连接处，宽大的食管裂孔予以缝合缩小；将大弯侧胃底与横膈间断缝合 3 ~ 5 针，重建 His 锐角，具有抗反流的作用。轻度反流经体位和饮食治疗可缓解。

3. 术后肠梗阻　主要原因：肠管复位时不慎扭转，合并肠旋转不良或十二指肠前粘连带遗漏未处理，术后肠粘连等。预防与处理：术中动作轻柔，依序复位肠管；胃管注入少量气体，观察空肠上段通过情况，排除幽门前瓣膜和十二指肠梗阻，有粘连带予以松解。不全肠梗阻先保守治疗，严重者需要手术解除梗阻。

4. 食管狭窄　主要因为膈肌折叠缝合时内侧缝合过紧，或食管黏膜水肿等。食管碘水造影可以明确诊断。预防与处理：术中修补膈肌内侧缘时注意横膈与食管间有容示指尖大小间隙；予以禁食、胃管减压和静脉营养，症状无缓解者需再手术。

5. 疝囊囊肿　膈肌缺损中的疝囊未予切除所致。术中应仔细检查，将疝囊沿缺损缘逐一提起切除缝合。

6. 术后乳糜胸/乳糜腹　术中游离或缝合时损伤乳糜管。乳糜管于腹膜后经主动脉裂孔，在食管与主动脉间，沿脊柱前上行至胸部，手术者应熟悉此解剖特点，避免误损伤。静脉营养，抗感染等可以治愈，无效者需再手术。

7. 肝静脉损伤　肝静脉损伤多发生于右侧膈疝。右肝静脉肝外的部分短，于肝后方直接进入下腔静脉。右后外侧疝分离缺损内缘时易损伤导致大出血和空气栓塞。必要时延长切口，于下腔静脉内侧，沿右肝静脉切开肝脏分离血管，肝内结扎。

8. 肾上腺损伤　是术后死亡的重要原因。新生儿横膈缺损大，肾上腺小，易误伤。缺损后缘缝合至肾脏附近时，进针不宜过深或缝合组织过多。

9. 膈疝复发　见于缺损大、横膈发育不良用合成材料替代修补者。因合成物不能随机体生长或增厚而复发。此类病例需长期跟踪随访。文献报道复发可用背阔肌瓣翻转修补。

（七）临床效果评价

随着体外膜式氧合器和术前呼吸功能稳定措施的使用，出生几小时的先天性膈疝的总体生存率可达 80%，度过新生儿期的儿童可正常生长发育。小儿先天性膈疝发病年龄越早，疝裂孔相对越大，预后则越差；发病年龄越迟，膈肌裂孔相对越小，预后则越好。

国内外研究显示，腹腔镜下膈肌修补术在新生儿和小婴儿中是安全、有效的，可以取得与开放手术同样的近远期手术疗效，而且具有手术创伤小、恢复快、住院时间短等优点。同时，新生儿先天性膈疝常合并肺发育不良，加之术中高碳酸血症等不利因素的影响，对手术、麻醉时间有一定要求，术者应具备熟练的腔镜手术经验或在经验丰富的医生指导下完成此类手术。

二、胸骨后疝手术

胸骨后疝（Morgagni 疝）是横膈胸骨后部与第 7 肋软骨的融合缺损，也是腹壁上动静脉通过横膈 Morgagni 孔间隙发育的缺陷。有腹膜形成的疝囊，于胸骨和剑突右后方与腹腔或心包腔相连。发病率占先天性膈疝的 2% ~ 4%。因左侧有心脏和心包，故右侧发生多，极少数为双侧。典型表现是疝囊包裹肝脏或横结肠，偶见胃及小肠疝入。肠嵌顿发生率极低。

（一）适应证

诊断明确需要手术。

（二）禁忌证

有严重心肺功能不全者。

（三）术前准备

1. 禁饮食，上胃管减压，留置尿管等。
2. 有肺部感染、呼吸道炎症者使用抗生素，控制感染。
3. 完善术前影像学检查如膈肌 CT 扫描、消化道造影等。

（四）手术要点、难点及对策

胸骨后疝的手术分为传统开放手术及腹腔镜下手术。

1. 开放手术修补

（1）麻醉及体位：全身麻醉，仰卧位。

（2）切口：上腹部横切口，依层进腹。

（3）切开左肝三角韧带，将肝左叶拉向右下，方便疝囊切除缝合。

（4）膈肌于肋缘处与腹直肌后鞘用 2-0 不吸收线间断缝合修补，注意缝合时勿损伤心包及胸膜。

（5）检查消化道有无肠旋转不良或其他畸形。

（6）依层关闭腹腔。

2.腹腔镜下胸骨后疝修补术

（1）麻醉及体位：全身麻醉，仰卧位。

（2）经脐部开放小切口，放置 5mm Trocar，设置气腹压力 10mmHg，置入 0° 腔镜。

（3）左右腹直肌外缘与肋缘交界处分别放置 5mm Trocar。置于操作钳探查疝的大小、疝内容物等。

（4）将疝囊内容物轻柔地还纳至腹腔。

（5）上腹部相应部位切开皮肤 2mm，以 2-0 不可吸收线缝合膈肌缺损后缘、疝囊底及腹前壁，再于腹壁原切口相应进针点出针，腹腔外、皮下组织内打结。一般缝合 4 ~ 5 针，关闭膈肌缺损。

（6）观察膈肌裂孔已关闭，无活动性出血，去气腹及 Trocar。皮肤切口以组织胶黏合。

（五）术后监测与处理

1.吸氧，监测生命体征。

2.输液治疗，合并肺部感染者抗生素治疗。

（六）术后常见并发症的预防与处理

1.心包填塞　多由于术中缝合时损伤心包，致积气或积血填塞，是危及生命的严重并发症。术后患儿有烦躁不安、肤色苍白、四肢湿冷、心率快、心音低钝、肝大、血压低、脉压增大等表现时，应立即做心脏超声、心电图及胸部 X 线片。一经诊断，应紧急行手术止血和引流。

2.肠梗阻　少见，多由于肠旋转不良、肠粘连膜带等畸形未处理引起。非手术治疗无效时，应剖腹探查。

3.复发　常因膈肌缺损修补缝合脱落或疝囊处理不全所致，需再次手术。

（七）临床效果评价

儿童胸骨后疝发病率较低，手术修补效果好，预后好。近年来国内外报道采用腹腔镜下疝修补术可获得相同的治疗效果，且创伤小，瘢痕小，恢复快。腹腔镜下手术缝合方式包括连续缝合缺损、间断缝合缺损、补片修补缺损及腹壁全层 "U" 形缝合缺损等。腹腔镜下 "U" 形缝合膈肌缺损后缘及腹前壁全层修补胸骨后疝是一种简单、有效、安全的手术方式，适用于疝囊缺损不大者。文献报道行疝囊折叠缝合，不予切除是安全可行的，也可避免损伤心包、胸膜及膈神经，术后 3 个月疝囊多能完全闭塞。不同方式手术疗效均较满意，复发率不到 1%。

三、食管裂孔疝手术

食管裂孔疝（hiatal hernia，HH）是部分胃底移位至膈上或全部疝入胸腔，甚至翻转，食管 - 胃连接处正常或上移，常合并胃食管反流（gastroesophageal reflux，GER）。临床上分为三型：Ⅰ型食管滑动疝，系先天性膈食管膜薄弱、食管裂孔扩大，在腹腔正压推动和胸腔负压的牵引下，使部分胃底经食管裂孔进入胸腔。Ⅱ型食管裂孔旁疝，比较少见，膈肌的裂孔位于食管裂孔旁，疝入后纵隔的胃底紧靠食管，此型很少发生胃食管反流，但疝入的胃易发生扭转及绞窄坏死。Ⅲ型混合疝，胃、横结肠、大网膜或小肠也可同时疝入。婴儿期的Ⅰ型食管滑动疝通过保守治疗多可治愈，Ⅱ型、Ⅲ型则需要手术。食管裂孔疝患儿胸部 X 线片心膈角、膈肌上可见含气影，消化道造影见空腔脏器疝入胸腔，即可确诊，手术治疗效果良好（图 13-6 ~ 图 13-8）。

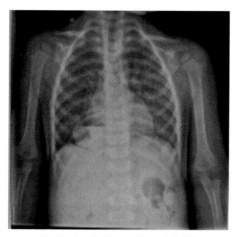

图 13-6　胸片示右膈上含气影

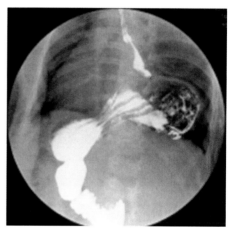

图 13-7　术前消化道造影示胃疝入胸腔

（一）适应证

1. 经饮食、体位和药物治疗 6 ~ 8 周无改善。

2. 伴有严重贫血，体重持续下降，生长发育受到影响。

3. 伴有严重的胃食管反流，反复呼吸道感染、哮喘及梗阻。

4. 胃镜检查伴有重度食管炎、溃疡及狭窄。

5. Ⅱ、Ⅲ型食管裂孔疝易发生疝内容物绞窄坏死，应及早手术。

（二）禁忌证

食管裂孔疝伴有严重的营养不良、重度贫血，或严重呼吸道感染者，拟积极纠正后再手术。

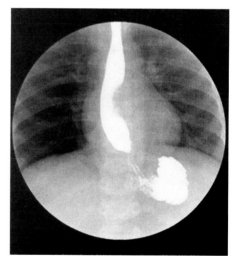

图 13-8　术后复查造影显示胃位置正常

（三）术前准备

1. 纠正贫血、呼吸道感染等。

2. 术前禁饮食，留置胃管、尿管。

3. 完善术前检查，包括血、尿常规，血肝肾功能和电解质，胸腹拍 X 线片，膈肌 CT 扫描，上消化道造影检查等明确诊断，评估有无肺部感染等。

（四）手术要点、难点及对策

食管裂孔疝手术主要步骤包括关闭扩大的食管裂孔，游离并保留足够长的腹段食管，胃底折叠抗反流等。近 10 余年来，腹腔镜下膈肌裂孔修补加胃底折叠术已逐渐成为小儿食管裂孔疝的标准术式，具体手术要点、难点及对策参阅第十二章第三节胃食管反流手术。

1.麻醉及体位：采取全身麻醉，气管插管。处仰卧位。

2.切口：采用左上腹横切口，或左肋缘下斜切口。

3.进腹腔后，电刀或超声刀游离左肝三角韧带，将肝左叶牵向右下方，显露食管裂孔。

4.轻柔地将疝入胸腔的胃、网膜及结肠等回位至腹腔，将胃底牵向左下方。

5.于疝囊颈部开始向上游离疝囊，紧贴腹膜游离，分离内侧疝囊时注意勿损伤胸膜，分离食管表面的疝囊时亦应紧贴腹膜薄层分离，避免损伤迷走神经。

6.切除疝囊后即可显示食管下端，游离食管下端，应保留腹段食管 2 ~ 4cm。

7.解剖左右膈肌脚，暴露食管裂孔，2-0 编织线或丝线间断缝合左右膈肌脚 2 ~ 3 针，缩小食管裂孔，保留大小可容纳成人示指尖端为宜。当裂孔较大、左右膈肌脚对合张力较大时，进出针处可以小垫片加强，防止膈肌撕裂。

8.胃底折叠：胃底折叠的常用方法包括 Nissen 完全折叠及 Thal 部分折叠（见图 12-43，图 12-44），具体手术方法及要点详见第十二章第三节胃食管反流手术。其他手术方法包括：① Rossetti 术式，是 Nissen 改良术式，不同之处在于不游离肝脏，不修补膈脚，不切断胃短动脉，做 2cm 长、宽松式 360° 折叠。② Toupet 术式，主要手术方法是包绕食管后壁 180° 的胃底折叠术，基本步骤同 Nissen 术式，折叠时将胃底绕至食管后方做 180° 包绕膈下食管段和食管 - 胃连接处缝合。

9.酌情留置腹腔引流管。

（五）术后监测与处理

同第十二章第三节胃食管反流手术。

（六）术后常见并发症的预防与处理

同第十二章第三节胃食管反流手术。

（七）临床效果评价

食管裂孔修补加胃底折叠术治疗食管裂孔疝已经有数十年的历史，手术疗效确切，多数患儿术后生长发育正常，复发率约 2%。近 10 余年来腹腔镜技术在小儿食管裂孔疝矫治术中的应用逐渐成熟，并逐渐成为矫治小儿食管裂孔疝的标准术式。腹腔镜手术具有与开放手术相同的治疗效果，且创伤小，恢复快，对于复发病例亦可再次行腹腔镜修补。临床医生应该将此术式推荐给患儿家长。

（毛永忠）

第二节 外伤性膈疝手术

外伤性膈疝（traumatic diaphragmatic hernia）是由于膈肌在外力作用下出现破裂，腹腔脏器疝入胸腔。有呼吸困难及腹腔脏器的嵌闭表现。可单独存在，有时与复合伤，如脑外伤、肺挫裂伤、肠系膜裂伤和肝脾外伤同时发生，也可于伤后 1 ~ 2 天，甚至数周后肠管始疝入胸腔。膈肌纤维呈放射状排列达第 12 肋顶部，后内方纤维起于腰肋弓和腰肋三角，是潜在薄弱区，外伤腹压骤然增加时，导致此三角间隙和横膈后侧方薄弱纤维破裂。由于肝脏的有力缓冲或局限腹压作用，左侧发病高于右侧。左侧创伤性膈疝疝入内脏主要为胃肠及脾脏，易嵌闭，必须及时诊断和治疗。

一、适应证

创伤性膈疝诊断明确需要手术治疗。

二、禁忌证

复合外伤伴有呼吸困难、休克表现者拟先保持呼吸道通畅，纠正休克的同时准备手术。

三、术前准备

1. 禁饮食，留置胃管、尿管。
2. 吸氧，输液，有休克表现者积极抗休克治疗，抗感染治疗。
3. 完善影像学检查，胸部膈肌 B 超、CT 检查可以明确诊断病变部位，了解胸部损伤情况。

四、手术要点、难点及对策

1. 麻醉　采用全身麻醉，气管插管。
2. 体位及切口　手术路径分为经腹、经胸和经胸腹联合切口，视病情而定。以解除患儿生命最大威胁为原则。如并发肺裂伤、心脏大血管损伤应选择经胸切口，处理胸部损伤之后再处理膈疝，合并腹腔脏器损伤经腹手术为宜。经腹入路对患儿的创伤小，对呼吸循环功能的干扰少，可同时探查双侧膈肌有无损伤，能有效防止膈肌破裂的误诊或漏诊。经胸腹联合切口因切断肋弓，破坏胸廓稳定性，小儿应尽量避免。以经腹为例，取仰卧位，上腹部横切口或肋缘下斜切口。
3. 进腹后探查腹腔，轻柔地将疝入胸腔的内脏回位至腹腔，检查疝内容物有无缺血、坏死、穿孔等，检查腹腔其他脏器有无合并伤，并行止血、修补或坏死组织的切除等

159

处理。

4. 探查膈肌破损。早期创伤性膈疝，破裂边缘新鲜，采用 7 号不吸收丝线间断缝合修补，边距 > 0.5cm，针距 1cm。裂口较大者，采用从周边向中间的缝合方法，进针处可以小垫片加强，以免复发。陈旧性膈疝膈肌萎缩变薄难以对合时，需要植入自体材料或人工编织补片修补膈肌。

5. 冲洗腹腔，膈下放置腹腔引流管。酌情留置胸腔引流管。

6. 依层关闭切口。

五、术后监测与处理

1. 术后吸氧，心电监护，严密监测生命体征。

2. 抗感染治疗，预防肺炎肺不张。

3. 输液支持治疗，纠正休克、电解质和酸碱平衡紊乱。

4. 加强呼吸道管理，间断吸痰，避免剧烈咳嗽。

六、术后常见并发症的预防与处理

1. 肺炎、肺不张　创伤性膈疝由于腹腔脏器的疝入，常合并肺不张、肺炎等；肺叶损伤未发现处理，术后也会出现肺炎、肺不张。术后积极抗感染治疗，加强呼吸道管理，促进肺部复张；术中发现肺破裂损伤及时处理，关闭膈肌时，嘱麻醉师鼓肺，排尽胸腔积气，有利于肺复张。

2. 膈疝复发　与膈肌破损较大、缝合修补技术不佳、术后剧烈咳嗽等有关；术中避免缝合张力过大，必要时采用自体材料或人工编织补片修补、加强呼吸道管理等以减少此类并发症发生。

3. 膈下感染、积液　多见于合并有消化道穿孔者。术中发现消化道损伤应及时处理，冲洗腹腔，留置膈下引流管等可预防此类并发症的发生。若膈下积液合并高热，血常规升高，高度怀疑膈下脓肿形成，须再次手术，吸尽积脓，冲洗脓腔，留置引流管，术后予以有效抗生素治疗。

七、临床效果评价

创伤性膈疝的预后与膈肌损伤程度、患儿年龄、有无合并伤、术后并发症及肺功能情况密切相关。膈肌损伤严重，诊断治疗不及时，或合并胸腹腔脏器的严重损伤等均会危及患儿生命。因此，创伤性膈疝应早期诊断，早期处理，并正确处理合并伤是降低病死率的关键。处理及时，术后恢复顺利者预后良好。

（毛永忠）

第三节 膈膨升手术

膈膨升（diaphragmatic eventration）是指先天性或获得性横膈和膈神经异常导致的一侧横膈部分或全部上移，主要引起呼吸道症状。单侧或双侧发病，以右侧发生多。先天性膈膨升的发生机制尚不清楚，表现为横膈肌层部分或全部发育不良，有的薄如疝囊，与先天性膈疝难以区分。后天性横膈和膈神经异常多为分娩时拉伤损伤，心胸手术损伤或冻伤膈神经。偶见肿瘤侵犯膈神经。膈膨升严重者需要手术治疗，手术方式为膈肌折叠术，目的是将麻痹或发育不良的膈肌固定在胸腔最低位，以减少呼吸时矛盾运动和纵隔移动，缓解呼吸道症状。

一、适应证

1. 横膈在第 4 前肋水平以上。
2. 横膈矛盾运动明显者。
3. 有呼吸窘迫综合征表现者。
4. 反复呼吸道感染，内科治疗无效者。
5. 伴发胃扭转或有急性肠梗阻者。
6. 膈神经损伤经保守治疗 6 个月无效者。

二、禁忌证

局限性膈膨升或横膈上抬仅 1 ～ 2 肋，无明显症状者，可不手术。有呼吸道症状者经治疗后再择期手术。

三、术前准备

1. 禁饮食，留置胃管、尿管。
2. 检测血常规、出凝血功能及肝肾功能和电解质等。
3. 有呼吸道感染者行抗生素治疗。
4. 完善术前检查。胸片、CT 和 MRI 可以明确诊断，了解双肺有无炎症等。

四、手术要点、难点及对策

手术方式包括传统开放手术和腔镜手术。

（一）传统开放手术

传统开放手术分为经胸和经腹途径。

1. 麻醉　采用全身麻醉，气管插管。

2. 体位及切口　经胸部路径时，取健侧卧位，胸前外侧切口、第6或第7肋间切口；经腹部者选择仰卧位，上腹部肋缘下斜切口。患儿有明显消化道症状，考虑合并胃肠道畸形时，采用经腹部切口。一般右侧者以经胸部切口，左侧者经腹部切口为宜，双侧者如病情允许可经上腹部切口一次修补。

3. 经胸部路径手术

（1）患侧胸前外侧切口依层进胸。

（2）检查肺组织发育情况，是否合并其他畸形。

（3）游离、切断下肺韧带，显露膈肌。

（4）组织钳逐步提起横膈，于其双层的低位用2-0不吸收的合成线、弯圆针，平行膈神经分支做重叠褥式缝合。右侧膈膨升缝合时注意不宜过深，以免损伤右侧膈肌下的肝脏，引起出血。

（5）折叠缘从前向后与横膈间断缝合，加强固定。

（6）留置胸腔引流管，依层关闭胸腔。

4. 经腹部路径手术

（1）患侧肋缘下斜切口或上腹横切口依层进腹。

（2）探查消化道有无畸形，检查食管-胃连接处位置。

（3）组织钳提起横膈，牵向腹腔侧，2-0合成线双层间断、重叠褥式缝合。

（4）折叠游离缘向后与横膈腰背部分做第2层间断缝合。

（5）合并有消化道畸形应一并处理。

（6）依层关闭腹腔。

（二）腔镜下膈肌折叠术

传统经胸或经腹膈肌折叠术创伤大，术后恢复慢。随着腔镜手术技术的不断进步，目前已逐步取代传统开放手术成为治疗膈膨升的标准手术方式。腔镜下膈肌折叠术可分为胸腔镜手术和腹腔镜手术。例如，右侧膈膨升可采取胸腔镜手术，可获得满意的视野，便于镜下操作，避免了经腹途径时肝脏对操作的妨碍；左侧膈膨升经腹腔镜手术有利于对腹腔其他脏器的探查等；近年来有学者报道，经腹腔镜行右侧膈肌折叠术亦可取得满意疗效。具体选择何种路径需根据不同膈肌病变的部位及手术者的熟练程度而定。

1. 麻醉与体位　采用全身麻醉，气管插管。腹腔镜手术时采用仰卧位，胸腔镜手术时采用健侧卧位。

2. 腹腔镜下膈肌折叠术　以左侧膈膨升为例（图13-9）。

（1）Trocar的放置：采用四孔腹腔镜技术。于脐窝做0.5cm切开，开放式放置Trocar，建立气腹，气腹压力8～10mmHg，置入腔镜。右上腹、右中腹和左上腹分别放置5mm Trocar作为操作孔，放置操作器械（图13-10）。

（2）超声刀将肝圆韧带、左侧三角韧带及肝镰状韧带离断，使肝脏下垂，显露左侧膈肌。

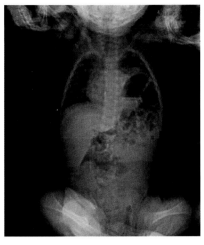

图 13-9　左侧膈膨升

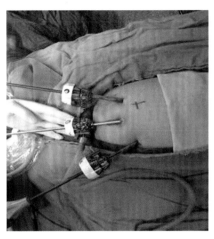

图 13-10　Trocar 的放置

（3）穿左侧腹壁导入 2-0 带针丝线，从膈肌的外侧边缘由后外至前内方对合缝合膈肌的肌性边缘。缝合边距 0.5cm，针距 1.0cm，采用间断缝合或连续缝合。缝合时注意缝针深度，避免损伤心脏。腹腔内绕线、腹腔外牵拉尾线辅助打结（图 13-11）。

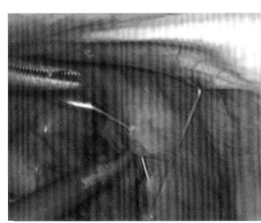
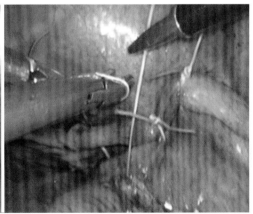

图 13-11　缝合膈肌肌性边缘

（4）如果折叠一层后膈肌仍然松弛，按上述方法加固折叠缝合一层（图 13-12）。

（5）检查胃食管连接部及肠管有无畸形，合并畸形一并处理。

（6）去气腹，关闭 Trocar 孔。皮肤用医用胶黏合。术后复查胸部 X 线片膈肌位置正常，双侧膈肌基本对称（图 13-13）。

3. 胸腔镜下膈肌折叠术　以右侧膈膨升为例。

（1）麻醉后处健侧卧位。

（2）Trocar 的放置：于右侧第 5 肋间腋中线处做 5mm 皮肤小切口，放置一 5mm Trocar，注入二氧化碳建立人工气胸，压力维持在 4～6mmHg，放置 5mm 腔镜。于第 6 肋间腋前线和第 6 肋间腋后线处分别放置 5mm Trocar 作为操作孔。

163

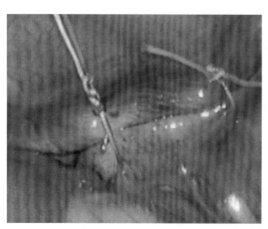

图 13-12　折叠缝合后使膈肌降至正常水平

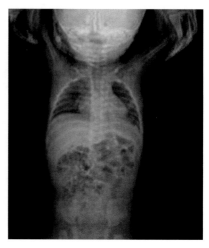

图 13-13　术后复查左侧膈肌位置正常

（3）经胸壁穿 2-0 带针丝线入胸，将膈肌中央薄弱区向腹腔推压后将两侧相对较厚的膈肌向中央部间断折叠缝合，必要时加固缝合一层。缝合时注意避免进针过深损伤膈下肝脏及血管导致大出血。

（4）检查肺叶有无病变，留置胸管，麻醉师配合鼓肺，关闭 Trocar 孔。

五、术后监测与处理

1. 术后给氧，监测生命体征，呼吸功能不全者予以机械辅助呼吸。
2. 定期血气分析，及时予以纠正，避免酸中毒和高碳酸血症。
3. 输液、静脉营养支持治疗。
4. 静脉滴注抗生素预防肺部感染。
5. 酌情使用镇痛和镇静剂。

六、术后常见并发症的预防与处理

膈肌折叠术后并发症的预防及处理参阅本章第一节先天性膈疝后外侧疝手术后并发症的预防与处理。注意经胸行右侧膈肌折叠时，进针勿太深，以免损伤肝脏、心包及大血管。左侧膈肌折叠时注意有无食管裂孔疝及胃食管连接部异常。目前学者认为，折叠时应避免过紧，膈肌折叠后呈穹隆状，可防止术后复发。

七、临床效果评价

膈肌折叠术治疗先天性或获得性膈膨升疗效确切，复发率低，但传统经胸或经腹途径创伤大，瘢痕大。随着腔镜技术的进步和完善，腔镜辅助下小儿膈肌疾病的矫治越来越成熟，腔镜辅助下的膈肌折叠术具有创伤小、恢复快、痛苦小、瘢痕小、疗效确切等特点，并逐渐发展成为一种标准术式。文献报道腔镜手术亦存在如出血、肝脏损伤、胃肠道穿孔等并发症，绝大多数并发症不需要中转开放手术，其中大部分并发症发生于手术解剖游离组织时，通过一定的学习曲线可以避免。经胸腔镜或腹腔镜手术均可达到较好的疗效，临床医生应根据临床经验、腔镜操作技能等条件选择合理的手术方案。

（毛永忠）

参 考 文 献

奥尼尔 . 2006. 小儿外科原则 . 吴晔明等译 . 2 版 . 北京：北京大学医学出版社 .

刘江斌，闫宪刚，陈功，等 . 2014. 开放手术与胸腔镜治疗小儿先天性膈膨升的疗效对比观察 . 中华小儿外科杂志，35（1）：39-42.

刘文英 . 2009. 先天性膈疝的诊治 . 中华妇幼临床医学杂志（电子版），5（1）：6-8.

马丽霜，李龙，黄柳明，等 . 2007. 腹腔镜在 6 月龄以内新生儿和婴儿疾病诊断和治疗中的应用（附 297 例报告）. 中国微创外科杂志，（78）：770-773.

王果，李振东 . 2010. 小儿外科手术学 . 2 版 . 北京：人民卫生出版社 .

王勇，汤绍涛，毛永忠，等 . 2010. 腔镜下手术治疗小儿膈肌疾病 31 例 . 临床小儿外科杂志，9（6）：41-442.

吴晔明，严志龙，洪莉 . 2005. 腹腔镜下 Rosetti's 和 Thal's 胃底折叠术治疗婴幼儿胃食管反流 . 中华小儿外科杂志，26（6）：308-310.

吴晔明，严志龙，王俊，等 . 2012. 儿童腹腔镜下胃底折叠术 10 年小结 . 中国微创外科杂志，12（6）：503-505.

杨逊军，邓宇江，甘俊任，等 . 2012. 腹腔镜手术与开腹手术治疗小儿先天性膈疝疗效观察 . 海南医学，23（10）：39-40.

赵英敏，李龙，叶辉，等 . 2006. 腹腔镜小儿先天性膈疝修补术 . 中国微创外科杂志，6（8）：597-598.

朱琳琳，吕志葆，陈功，等 . 2010. 腹腔镜下 U 形缝合膈肌缺损治疗儿童先天性胸骨后疝 . 临床小儿外科杂志，9（3）：189-191.

Cao GQ，Tang ST，Aubdoollah TH，et al. 2015. Laparoscopic Diaphragmatic Hemiplication in children with acquired diaphragmatic eventration after congenital heart surgery. J Laparoendosc Adv Surg Tech A，25（10）：852-857.

Fujishiro J，Ishimaru T，Sugiyama M，et al. 2015. Thoracoscopic plication for diaphragmatic eventration after surgery for congenital heart disease in children. J Laparoendosc Adv Surg Tech A，25（4）：348-351.

Georgescu R，Chiutu L，Nemes R，et al. 2014. Possibilities and limits in the treatment of congenital diaphragmatic hernia. J Med Life，7（3）：433-439.

Taha A，Radi E，Djamal O. 2012. Laparscopic repair of Morgagni diaphragmatic hernia in infants and children：do we need to resect the hernia sac？ Ann Pediatr Surg，8（1）：1-4.

Wu S，Zang N，Zhu J，et al. 2015. Congenital diaphragmatic eventration in children：12 years' experience with 177 cases in a single institution. J Pediatr Surg，50（7）：1088-1092.

Zalla JM，Stoddard GJ，Yoder BA，et al. 2015. Improved mortality rate for congenital diaphragmatic hernia in the modern era of management：15 year experience in a single institution. J Pediatr Surg，50（4）：524-527.

第十四章 腹壁手术

第一节 脐膨出手术

先天性脐膨出（congenital omphalocele）是一种先天性腹壁发育不全畸形，每5000～10 000个新生儿中有一例，多为未成熟儿，男性多见，母亲多为高龄初产妇。脐膨出患儿通常伴有其他先天畸形，如心脏畸形、肾畸形或染色体异常等。脐膨出患儿部分腹腔脏器通过脐环突出体外，表面覆盖一层透明囊膜（图14-1）。脐膨出分为脐上部型、脐部型、脐下部型三种类型，手术是首选治疗手段。手术方式根据腹壁缺损大小、患儿体重及合并畸形作出判断和选择。除内脏复位困难的巨型脐膨出、脐膨出合并其他严重畸形及一般情况很差的早产儿或低体重儿需行分期修补手术外，其他脐膨出患儿均应争取行一期修补手术。对于伴发严重的、甚至是致命畸形的脐膨出患儿，偶尔需采用非手术治疗。

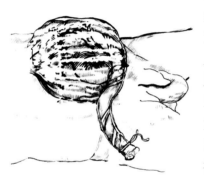

图 14-1　脐膨出

一、适应证

1. 一期修补手术　适用于腹壁缺损直径＜6cm的中、小型脐膨出，内脏膨出不多且多为肠管，将其还纳回腹腔后腹壁缺损边缘能拉拢对合，缝合后不会引起腹内压力增高所致呼吸、循环障碍者。

2. 二期修补手术　适用于腹壁缺损直径＞6cm的巨型脐膨出，内脏膨出多而回纳腹腔较困难，且回纳后引起腹压显著升高及下腔静脉受压、肾衰竭者。

3. 分期修补手术　亦适用于巨型脐膨出，现已基本取代了二期修补手术，多采用硅橡胶袋（硅袋）修补。

二、禁忌证

体弱早产儿、合并严重心血管畸形及其他致命性畸形不能耐受手术者为手术禁忌证。

可采用非手术治疗：目前多采用结痂剂硝酸银溶液或磺胺嘧啶乳膏涂布于囊膜表面，后用无菌敷料覆盖、弹力绷带加压包扎，每天一次。待囊膜干燥结痂，痂下慢慢长出肉芽及上皮细胞，最终囊膜被结缔组织和上皮细胞所覆盖，形成脐部腹外疝。随着小儿的生长发育，腹壁缺损相对缩小、腹腔容量逐渐增大，待患儿 1 ~ 2 岁时即可行腹壁疝修补术。

三、术前准备

1. 出生后如发现脐膨出，周围皮肤严格消毒后应立即用无菌温生理盐水敷料及塑料薄膜覆盖，以避免囊膜破裂和污染，并减少热量和水分的散失。如果囊膜已破裂有内脏脱出，应用庆大霉素溶液冲洗后再用庆大霉素溶液温湿纱布覆盖。

2. 将患儿置于温箱内，防止出现低体温。

3. 巨大的脐膨出，特别是肝脏疝出体外时，应将患儿疝囊于一侧固定，防止下腔静脉从疝囊顶端扭转至另一侧。

4. 及时留置胃管行持续胃肠吸引，减少胃肠内积气；并可行扩肛或生理盐水灌肠，清除结肠内胎粪。

5. 注意观察患儿有无呕吐及排便情况，进行必要的体检、实验室检查和影像学检查，确定有无合并的严重畸形，并进行完整的心脏和肾功能评估。

6. 建立通畅的静脉输液通道，纠正水、电解质平衡紊乱，注射广谱抗生素。注意静脉置管应选择横膈以上部位，因下腔静脉可能被回纳后的肠管和肝脏压迫。

7. 对于伴发肺发育不良及呼吸窘迫的患儿，术前即应维持气管插管通气。

四、手术要点、难点及对策

（一）手术要点

采用气管内插管全身麻醉，应用肌松剂使腹肌松弛。患儿取仰卧位。首先留置胃管和尿管，消毒铺巾后先用手复位膨出的脏器，用手捏挤腹壁缺损两侧边缘，缺损边缘可以靠拢，则行一期修补术，否则应采用其他术式。

1. 一期修补手术

在切除囊膜后还纳膨出的脏器，分层缝合腹壁以关闭腹腔。

（1）切口：沿脐膨出囊膜基底部的皮肤边缘做环形切口。

（2）结扎脐部血管并切除囊膜：脐带根部有 3 条血管，分别是向头侧的一根脐静脉和向两侧下腹部走行的两根脐动脉，应分别双重结扎切断。后切除全部囊膜（图 14-2）。

（3）扩大腹腔：应用肌松剂使腹肌充分松弛后，钳夹缺损腹壁边缘并持续用力牵拉，以扩大腹腔（图 14-3）。

（4）腹腔探查：仔细探查腹腔脏器有无合并畸形，如肠旋转不良、肠闭锁、梅克尔憩室等，如有发现则给予相应处理。

（5）胃肠减压：吸引胃管以排空胃十二指肠的内容物，将小肠内容物捏挤至结肠排出体外，以降低膨出脏器还纳后的腹腔压力。

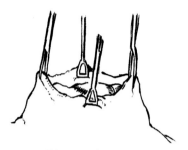

图 14-2　结扎脐部血管并切除囊膜　　　　图 14-3　扩大腹腔

（6）分层缝合关闭腹腔：将膨出的脏器还纳入腹腔后其表面敷以湿盐水纱布垫加以保护。分层解剖出脐部缺损两侧的腹膜、腹直肌后鞘及前鞘，后将上述各层腹壁组织分层缝合（图 14-4）。

2. 二期修补手术　出生后 8 小时内先行一期手术，保持囊膜完整，游离腹壁缺损边缘皮瓣覆盖于囊膜上，使其形成暂时性的腹外疝。

（1）处理脐带：于脐带根部沿囊膜剪除脐带残端，用丝线缝扎以防脐部出血。

（2）切口：沿距囊膜基底部皮缘 0.3cm 处正常皮肤侧环形切开皮肤。自囊膜上剪除切下的皮缘，保持囊膜完整。

（3）游离皮瓣：自切口边缘沿筋膜向两侧游离腹壁皮瓣，直达双侧腋前线（图 14-5）。

（4）缝合皮肤：将游离好的皮瓣覆盖于囊膜表面。两侧皮缘用丝线做间断褥式外翻缝合（图 14-6）。

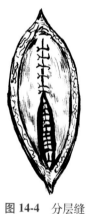
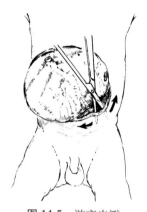
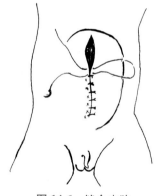

图 14-4　分层缝　　　图 14-5　游离皮瓣　　　图 14-6　缝合皮肤
合关闭腹腔

待患儿 1～2 岁后再行二期腹外疝修补术。两次手术间期应用弹力绷带加压包扎腹部，以扩大腹腔容量，利于膨出脏器回纳入腹腔。手术步骤与一期手术相似，切除多余皮肤后按层次缝合腹壁。

3. 分期修补手术　在切除脐膨出的囊膜后，将膨出脏器纳入硅袋内，将后者缝合于皮缘筋膜上；逐日缩小硅袋容积，待膨出内脏全部回纳腹腔后再行腹壁缺损修补术。

（1）切口：切除囊膜及探查腹腔步骤同一期修补术。

（2）缝合硅袋：将膨出的内脏纳入特制的硅袋内，用丝线将硅袋边缘连续缝合于腹壁缺损边缘的筋膜上，周围用无菌纱布覆盖包扎（图 14-7）。

（3）分次还纳袋内脏器：术后 24 小时开始在无麻醉状态下挤压硅袋，迫使其内脏器逐渐回纳腹腔。每次挤压时以患儿不出现呼吸困难为度，而后结扎硅袋顶部，尽量不留空隙。每日 1～2 次重复上述操作。一般 5～7 天可将膨出内脏完全回纳入腹腔（图 14-8）。

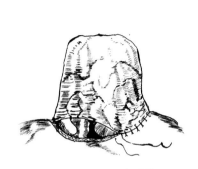

图 14-7　缝合硅袋

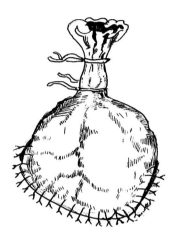

图 14-8　分次还纳袋内脏器

（4）修补腹壁：患儿再次进入手术室，麻醉消毒后去除硅袋，游离腹壁缺损边缘各层后，逐层缝合关闭腹腔。

（二）手术难点及对策

1. 就诊较晚、脐膨出囊膜已破者　除有肠管污染、肠壁水肿增厚外，由于缺乏囊膜的约束和保护，内脏可以毫无约束地向外脱出。脱出肠管可因体位和重力作用而发生扭转；亦可因大量肠管脱出后肠壁水肿，使其嵌顿于腹壁缺损处而发生血液循环障碍，甚至出现肠管坏死。如遇此情况应行急诊手术，向腹壁缺损上下方扩大切口以解除脱出肠管的嵌顿，后视肠管血液循恢复情况决定手术方案，应尽量多保留有生机的肠管，对确已坏死的肠管因行肠切除吻合术，如患儿全身情况较差不能耐受手术者应行肠外置术。为避免上述情况的发生，应重视产前检查的作用。例如，产前 B 超发现胎儿患脐膨出，应与小儿外科医师提前沟通，做好相应准备工作。在分娩过程中和产后注意保护囊膜的完整，条件允许的情况下可在产房或手术室即行修补手术，以期达到最佳的疗效。

2. 脱出脏器还纳困难　主要是由于腹腔容量与腹腔脏器的体积不相称造成。为解决这一难题，可采取以下措施：

（1）采用气管内插管全身麻醉并应用神经阻滞药，使腹肌完全松弛。

（2）留置胃管和尿管，吸尽胃液和尿液。术中顺空肠逐段向远侧轻轻捏挤肠内容物，使其进入结肠并肛门排出体外，可显著缩小腹腔脏器的体积。

（3）用组织钳夹住腹壁缺损四周边缘行持续强力牵引，可使腹壁伸展延长，腹腔容积可以增加一倍以上。

（4）自空肠开始由近及远依次还纳，则有利于肠管组织还纳回腹腔。

3. Contrell 五联征　患儿如出现脐膨出伴有远端胸骨裂、前中线膈肌缺损、心包与腹腔相通、心脏向前移位和心脏发育异常，即为 Contrell 五联征，是脐膨出的一种特殊类型。此型患儿病情复杂，病死率高。如囊膜完整宜采用非手术疗法；如囊膜已破则须行腹壁缺损修补手术，同时修补膈肌。心脏异常则有待以后矫治。

五、术后监测与处理

1. 术后应将患儿置于温箱内，送往新生儿重症监护病房。有呼吸困难者应持续吸氧，必要时应采用呼吸机人工辅助呼吸。

2. 禁食、持续胃肠减压可以降低腹腔压力以利腹壁伤口愈合，亦可减少患儿误吸，减少肺部感染。

3. 应用有效的抗生素 5～7 天，防止出现伤口及肺部等部位的感染。特别是对于行硅袋修补手术的患儿，在分次复位内脏期间较易发生感染。

4. 加强支持疗法，给予静脉输注液，有条件者行 PICC 置管给予全胃肠外营养，待患儿胃肠功能恢复正常后逐渐过渡到肠内营养，以保证营养供给并维持水、电解质平衡，以利于患儿的康复。

5. 术后应用弹力绷带加压包扎腹壁伤口，术后 10 天开始分次间断拆线，一般术后 2 周拆完，如发现伤口愈合不良，还可适当推迟拆线时间，防止伤口裂开发生。

六、术后常见并发症的预防与处理

1. 呼吸循环障碍　多由腹内高压引起。腹部缺损不大、内脏膨出不多的患儿，在全麻状态下腹肌完全松弛后均能顺利地还纳内脏而不致发生呼吸、循环障碍。即使在术后腹肌张力恢复后通常表现为中度张力，不会影响呼吸循环功能，持续吸氧即可维持其正常状态。当腹壁缺损较大、膨出内脏较多时，行一期修补术后可能出现呼吸困难、发绀等缺氧及下腔静脉受压后双下肢水肿等表现，如不及时处理可致患儿死亡。此情况下应在术后继续用呼吸机辅助呼吸，并继续应用肌肉松弛药物，一般维持 24～48 小时待腹腔压力降低后试行脱离呼吸机，以避免腹腔高压导致的呼吸循环障碍。

行硅化橡胶袋分期修补术的患儿，在分次缩小囊袋的体积时，若一次缩小囊袋、还纳内脏太多，可导致腹内压明显升高、呼吸困难和下肢水肿等情况；而每次缩小囊袋体积并还纳内脏太少，又会明显延长内脏完全回纳腹腔的时间，增加感染发生的可能，故每次均应以不引起明显呼吸困难为度，有条件者可以监测胃内压力或膀胱内压力作为内脏复位的指标，可将腹腔脏器完全复位的时间缩短至 5 天以内，可以减少并发症的发生。

2. 皮肤切口并发症

（1）切口感染：多因就诊较晚、脐膨出局部污染严重或囊膜破损、局部消毒处理不当所致。对有伤口感染可能者应在修补腹壁时皮下放置引流片，同时静脉应用足量有效抗生素。对已发生感染的切口应及时拆除部分皮肤缝线，以引流炎性渗液，除全身应用抗生素外可用理疗，切口用蝶形胶布拉合固定，外加弹力绷带加压包扎，防止切口裂开。

（2）切口裂开：主要是由于局部感染、血循环不良、切口张力过大，以及营养不良、低蛋白血症等情况存在，加上咳嗽、哭闹使腹内压突然升高而发生切口裂开。如为皮肤裂开可用蝶形胶布拉合固定，如为腹壁全层裂开伴内脏脱出，则应立即在全麻下行内脏还纳加腹壁切口二次缝合术，术后应着重纠正已存在的上述致病因素。

（3）切口皮肤坏死：多由于游离皮瓣时损伤了皮下组织的血管网，影响了皮肤的血液供应所致，也可由于缝合张力过大、针距过密影响切口边缘的血循环。坏死的皮肤早期表现为苍白、灰暗，周边皮肤充血；3～4天后逐渐变黑、变干、结痂；10余天后黑色痂皮边缘开始翘起、脱落，痂下肉芽组织增生而形成瘢痕愈合。出现切口皮肤坏死时应加强局部护理，防止继发感染。

3. 术后肠梗阻　分为麻痹性肠梗阻和机械性肠梗阻两种情况。腹壁缺损修补后腹腔压力升高会影响术后胃肠功能的恢复，尤其是脐膨出囊膜破裂、内脏脱出时间较长，其肠壁水肿、合并严重污染甚至感染，都会导致麻痹性梗阻。在患儿消化道功能尚未恢复时，应给予禁食、持续胃肠减压并加强支持疗法，直至其恢复。

脐膨出术后导致机械性肠梗阻的原因有：①合并肠旋转不良、肠闭锁或肠狭窄等先天性消化道畸形未发现和处理。②由于内脏还纳后腹内压力高，肠管间紧密相贴可造成粘连成角或肠系膜扭转。确诊为机械性肠梗阻后应再次手术探查，根据术中探查发现给予相应处理。

4. 术后腹膜炎　可能由以下原因导致：①脐膨出囊膜破裂，脱出肠管污染严重，未得到妥善处理；②术后出现肠坏死穿孔；③应用硅袋分期修补时硅袋留置时间过久，一般放置时间超过7天即易发生感染而引起腹膜炎。发生腹膜炎的患儿除腹胀加重外，还可出现腹壁红肿、体温升高、一般情况恶化等情况。确诊腹膜炎亦应剖腹探查，如为肠管污染所致腹膜炎，应彻底清洗腹腔后放置腹腔引流管；如为肠管坏死穿孔引起腹膜炎，则应根据腹腔污染情况及患儿全身情况行肠切除吻合术或肠外置术。术后应联合应用大剂量有效抗生素并加强营养支持疗法。

七、临床效果评价

脐膨出的病死率很高，总体死亡率为25%～35%。手术疗效取决于脐部缺损的大小、囊膜是否破裂、是否早产及伴发畸形的严重程度，如肠闭锁或肠系膜血管受压引起的肠梗死导致的小肠缺损的程度。现代新生儿重症监护技术的进步、通气管理的改善和静脉营养的应用，已对脐膨出患儿生存率的提高产生了重大的影响。

（王　勇）

第二节 腹裂手术

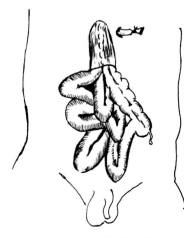

图 14-9 腹裂示意图

先天性腹裂（congenital gastroschisis）是由于脐旁部分腹壁全层缺损而致内脏脱出的畸形，发病率为 1/5000～1/3000（活产婴儿），无性别差异，多发生在早产儿。孕妇年龄小及孕妇吸烟史是胎儿发生腹裂的高危因素。腹壁缺损的内侧缘与脐之间由正常皮肤隔开，多发生于脐右侧。肠管自该缺损处脱出，无肝、脾脱出，表面无囊膜覆盖。脱出肠管由于在宫内长时间浸泡在羊水中，致肠壁水肿、增厚，且浆膜面有炎性渗出物覆盖（图 14-9）。此外，胃、膀胱、输卵管和卵巢也可脱出腹腔外。腹裂畸形常合并肠旋转不良和短小肠畸形，伴发肠闭锁或狭窄的概率高于脐膨出。

一、适应证

先天性腹裂患儿均应行手术治疗，且手术越早越好。产前 B 超如发现胎儿患腹裂畸形，产科医生与小儿外科医生应及时沟通，做好相应计划和准备。妊娠 37～38 周收产妇入院行剖宫产，患儿娩出后立即行气管内插管麻醉及腹壁缺损一期修补手术。

手术方式的选择依腹腔发育程度和肠管脱出的多少而定。全部还纳脱出器官后膀胱压力小于 30cmH_2O 的患儿可行一期修补术，否则须行分期修补术。可供选择的式术有：①一期修补术，适用于腹壁缺损不大、肠管脱出不多的腹裂。②分期硅袋修补术。③二期皮瓣修补术。④部分肠管切除关腹术。后三者适用于腹壁缺损较大、肠管脱出较多的腹裂。若采用二期皮瓣修补术，由于腹裂脱出内脏无囊膜覆盖，皮瓣与肠管直接接触可形成严重的粘连，而使二期手术修补腹外疝时相当困难；而行部分肠管切除吻合术，则术后易形成短肠综合征，患儿很难存活，故后两种手术目前临床已很少应用。

二、术前准备

1. 外露肠管的处理　腹裂患儿出生后需立即处理外露肠管。可将消毒后的肠管放入无菌塑料袋内；也可将患儿腹部以下 2/3 身体全置纳入无菌袋中，同时在袋内注入 20ml 无菌温热生理盐水保暖和保湿；如没有无菌袋，可用无菌生理盐水纱布覆盖外露肠管，纱布外再包裹凡士林纱布，同时需将无菌胃管放入包裹的纱布内，每隔 4 小时将 20～30ml 温生理盐水通过胃管注入。密切观察肠管血运情况，防止发生扭转或嵌顿。

2. 保温和复温　因腹裂患儿多为早产儿，体温调节能力差，加上肠管脱出增加了热量的散失，易出现低体温及代谢紊乱。应将患儿置于温箱以维持体温。在转运过程中亦应注意保温。如患儿入院时已发生低体温，应立即采取复温措施，可将患儿放入 40 ~ 42℃温盐水中 1 分钟，以恢复体温、改善预后。

3. 其他处理措施　包括：禁食、胃肠减压、灌肠；留置导尿观察每小时尿量；调节水、电解质、酸碱平衡，补充清蛋白或血浆和应用广谱抗生素抗感染治疗。

三、手术要点、难点及对策

麻醉与体位同脐膨出手术。手术过程中应采取措施以保持患儿的正常体温，如手术台上方置辐射性取暖器、身下置保温毯或适当升高手术室的温度。

1. 一期修补术

（1）将腹壁皮肤和脱出脏器彻底清洗消毒后铺无菌单。

（2）将脐动、静脉分别牢固结扎后于脐带根部剪除脐带。

（3）自缺损上缘向上延长切口 1 ~ 3cm，仔细探查肠管。发现合并肠旋转不良应切开包绕十二指肠和横结肠间的浆膜，显露肠系膜上动脉并增宽肠系膜，将十二指肠浆膜固定于右侧肾被膜，而将盲肠固定于左侧腹壁，防止发生中肠扭转。如伴发肠闭锁、狭窄或穿孔，也应立即给予相应处理（图 14-10）。

（4）征得患儿家长同意后切除阑尾，以防日后异位的阑尾发生病变不易诊断而延误治疗。

（5）用手指强力扩张腹壁肌肉以扩大腹腔容量，行胃肠减压及结肠直肠减压，后逐段还纳脱出脏器。

（6）如果疝出肠管能完全回纳，腹壁能在没有过高张力的情况下关闭，则使用 3-0 可吸收单丝缝线做间断"8"字缝合预置缝线，在筋膜下置一可塑形拉钩隔开肠管后逐一将缝线打结，以关闭腹腔（图 14-11）。

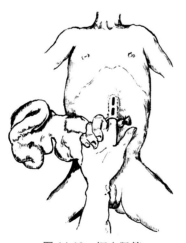

图 14-10　探查肠管

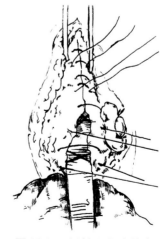

图 14-11　间断"8"字缝合
预置缝线

2. 分期硅袋修补术　先按一期修补术的（1）至（5）步骤进行操作，后将清洗消毒后的脱出脏器置入硅袋，将其一侧与缺损边缘全层缝合，顶端结扎悬吊于温箱顶部；逐日挤压部分外露器官入腹腔，5 天左右完成脏器完全回纳；随后拆除硅袋，间断缝合腹壁完成修补。

四、术后监测与处理

同本章第一节脐膨出手术。

五、术后常见并发症的预防与处理

腹裂畸形术后常见并发症与脐膨出基本相同。但腹裂均合并肠旋转不良和短肠畸形，故较脐膨出更易发生肠管扭转、坏死和短肠综合征。所以对于腹裂畸形患儿手术前后都应注意防止肠管发生嵌顿、扭转或坏死；对已发生肠管坏死、穿孔或伴发肠闭锁、肠狭窄者，在切除肠管时应尽可能多地保留血运良好、有生机的肠管。

六、临床效果评价

目前腹裂的手术疗效已较前明显改善，多数患儿可正常发育，肠管长度也能恢复接近于正常，其存活率＞ 90%。造成患儿死亡的主要原因是感染和肠功能长期不恢复导致的营养不良。

（王　勇）

第三节　腹白线疝手术

白线疝（linea alba hernia）又称腹直肌分离或上腹壁疝，是由于腹直肌出生时没有愈合而在白线处存在孔隙，腹膜外脂肪、大网膜甚至小肠自该处突出而形成。表现为脐上腹壁正中隆起一肿块，多于站立或腹内压增高时出现，安静平卧或按压时可缩小甚至消失。疝出的腹膜外脂肪可发生嵌顿导致疼痛。

一、适应证

肿块较大且有疼痛或消化不良等明显症状者可行手术治疗。

二、禁忌证

肿块体积较小且无症状者可不手术。

三、术前准备

基本上同脐疝手术。另外由于疝缺损可能很小，因此应在术前让患儿清醒时站立，当上腹部肿块出现后于其表面皮肤上做准确的标记。

四、手术要点、难点及对策

患儿取平仰卧位，采用基础麻醉加局麻或气管内插管全身麻醉。

1. 做肿块预先标记处横切口或直切口，对于脐上缺损，可做环脐部弧形切口。逐层切开皮肤、皮下组织，显露突出至皮下的腹膜外脂肪肿块及腹白线裂孔边缘（图14-12）。

2. 切除腹膜外脂肪团块并分离出疝囊。如疝囊较小，可将其还纳后间断缝合修补腹白线的缺损；如疝囊较大，可在还纳疝内容物后高位结扎疝囊，后修补腹白线缺损（图14-13）。

3. 逐层缝合皮下组织和皮肤。

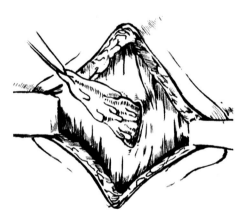

图 14-12　暴露肿块及腹白线裂孔边缘

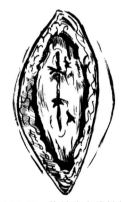

图 14-13　修补腹白线缺损

（王　勇）

参 考 文 献

施诚仁，金先庆，李仲志．2010．小儿外科学．北京：人民卫生出版社，256-261．

王果，李振东．2010．小儿外科手术学．北京：人民卫生出版社，203-211，218-219．

Lewis Spitz，Amold G. Coran. 2012．小儿外科学图谱．吴晔明，顾松主译．北京：北京大学医学出版社，230-247．

Maksoud-Filho JG，Tannuriu，da Silva MM，et al. 2006. The outcome of newborns with abdominal wall defects according to the method of abdominal closure：the experience of single center.Pedia Surg Int，22（5）：503-507.

Othersen HB，Smith CD. 1986. Pneumatic reduction bag for treatment of gastroschisis and omphalocele.a 10-year experience.Ann Surg，203（5）：512-516.

Zivkovic SM. 1991. Repair of gastroschisis using umbilical cord as a path.J Pediatr Surg，26（10）：1179-1180.

第十五章 脐部手术

第一节 脐疝手术

脐疝（umbilical hernia）的发生主要是由于患儿出生后脐血管（脐静脉和两支脐动脉）连接胎盘的部位未能完全闭塞而留有间隙，患儿哭闹、咳嗽、腹泻、便秘等增高腹压的因素可促使腹内脏器，主要是小肠和网膜通过脐环缺损外突至脐部皮下，是一种发育缺陷。脐疝为婴儿常见疾病，女孩较男孩更常见。多见于早产儿，在体重低于1500g的婴儿中占75%～80%。脐疝直径一般在0.5～3.0cm，可合并脐上腹直肌分离，脐疝很少会发生嵌顿或绞窄，几乎不会导致疼痛或其他症状。脐疝多数在生后18个月内逐渐缩小而自愈，极少延至学龄期。

一、适应证

1. 年龄2岁以上，脐环直径大于2cm者。
2. 年龄超过3岁的女性患儿脐疝仍未自愈者。
3. 脐疝已发生嵌顿、绞窄或曾经发生过嵌顿者，应及时手术。

二、禁忌证

1. 年龄小于2岁，或年龄大于2岁但脐环小于2cm并有缩小趋势者。
2. 存在大量腹水、腹腔巨大肿瘤等引起腹内压力明显增高的因素者，应先治疗原发病，不能单纯行脐疝修补术。

三、术前准备

术前常规检查排除呼吸道感染、贫血及出凝血功能障碍等异常情况；术前禁食6～8小时；术前留置胃管和尿管。

四、手术要点、难点及对策

患儿取平仰卧位，采用气管内插管全身麻醉、基础麻醉加局麻均可完成手术。

1. 一般采用脐下弧形切口，切开皮肤及皮下组织直至显露疝囊，合并脐上腹直肌分离者可采用脐上弧形切口，弧形切口延伸不超过180°（图15-1）。

2. 于皮下组织内游离疝囊，使之与皮肤分离。如疝囊与皮肤紧密粘连不易分开，可在直视下于疝囊远侧横断之，将尽量少的疝囊留在皮肤侧，以免损伤皮肤，保留脐部皮肤用于脐部重建（图15-2）。

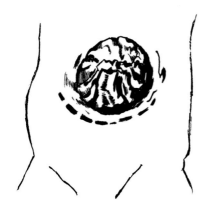 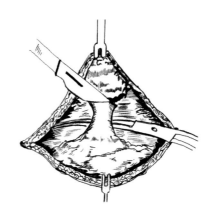

图 15-1 脐下弧形切口　　　　　图 15-2 游离并切断疝囊

3. 清除疝囊周围的脂肪组织，清晰显露脐部缺损的筋膜边缘（图15-3）。

4. 于疝囊颈处切除多余的疝囊组织，1-0丝线间断缝合腹膜以关闭腹腔（图15-4）。

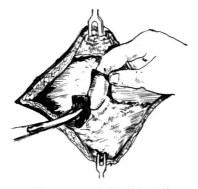 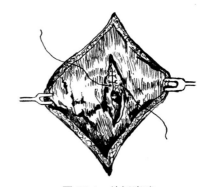

图 15-3 显露脐部缺损边缘　　　　　图 15-4 关闭腹腔

5. 4号丝线间断缝合脐部缺损两侧的筋膜。可根据缺损长径的方向采用横行缝合或纵行缝合（图15-5）。

6. 翻转剩余脐部皮肤内表面至前腹壁，用4-0可吸收线将两者间断缝合以重塑脐部外形。

7. 分层缝合弧形切口之皮下组织及皮肤（图15-6）。

8. 将与脐窝大小相当的酒精棉球压在脐窝处，然后覆盖无菌敷料并加压包扎，以防止皮下积液并保持脐部的外形。

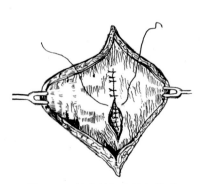

图 15-5　缝合缺损边缘的筋膜

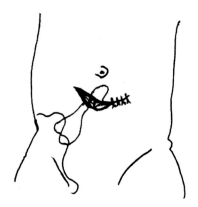

图 15-6　缝合皮下组织及皮肤

五、术后监测与处理

患儿麻醉完全清醒后即可进饮食；全身应用抗生素；术后 3 天观察伤口情况，了解有无皮下积液或皮肤坏死，更换敷料并持续减压包扎，术后 7 ～ 10 天拆线。

六、术后常见并发症的预防与处理

1. 皮下血肿　主要是由于剥离疝囊后创面渗血，其容易积聚在腹壁筋膜缝合后皮下形成的无效腔内。如处理不当可形成脓肿，甚至感染扩散导致危及患儿生命的败血症。皮下血肿的预防措施除术中创面应仔细彻底止血外，术毕还应在脐窝处放置与脐窝大小相当的棉球加压包扎。为防止术后用于加压的棉球移动并保持脐部良好的外观，可在脐窝底部经皮肤缝合一针至筋膜上，而将皮肤外的缝线将其妥善捆扎固定。如已发生脐部血肿，小血肿可自行吸收；大的血肿应拆除部分缝线，清除皮下积血和血凝块，重新加压包扎以消除皮下腔隙，同时继续全身应用抗生素以预防感染发生。

2. 皮肤坏死　当脐疝体积太大或疝囊与脐部皮肤紧密粘连时，为完整游离疝囊，往往会造成皮肤游离范围过广或游离皮肤过薄甚至伤及皮肤，从而发生皮肤局限性坏死。另外切口绕脐部周径超过 1/2，可影响局部血液供应使皮肤出现坏死。为有效预防皮肤坏死的发生可采取以下措施：游离疝囊时注意保留皮下脂肪层、为避免皮肤太薄而保留部分与皮肤粘连紧密的疝囊、绕脐切口不超过其周径的 1/2。如已经出现皮肤坏死，可在坏死界限清楚后去除坏死皮肤，每日更换无菌敷料，待肉芽组织填充局部缺损、周围组织中上皮细胞爬行覆盖创面而愈合。

七、临床效果评价

做绕脐部弧形切口的脐疝修补术操作简单，疗效良好，因保留了脐的正常外观，较脐切除术有更好的美容效果。

（王　勇）

第二节 脐肠瘘手术

脐肠瘘又称卵黄管瘘，是卵黄管先天性发育畸形之一。卵黄管在发育过程中出现异常，使其在出生时部分或全部未闭合即可形成以下疾病：①卵黄管未闭合即脐肠瘘。②卵黄管脐端未闭合即脐窦。③卵黄管中间未闭即卵黄管囊肿。④卵黄管肠端未闭即梅克尔憩室；⑤脐部卵黄管黏膜片状残留即脐茸。⑥卵黄管及其血管纤维索带残留即脐肠束带。脐肠瘘患儿脐部可见鲜红色黏膜，中央有小孔，间歇排出气体、黏液或粪汁，并可刺激脐周皮肤发生湿疹样改变。宽大的瘘管还可造成卵黄管脱垂，卵黄管黏膜外翻形成息肉样或锥状隆起。诊断明确的脐肠瘘均应行手术治疗。

一、适应证

1. 瘘管口径小、仅有少量漏气或漏液的脐肠瘘病例应在充分的准备下择期手术。
2. 伴有肠脱垂的脐肠瘘应尽早手术，以免造成患儿胃肠功能紊乱、营养不良或腹壁皮肤溃烂而影响手术治疗。

二、术前准备

1. 合并肠脱垂的患儿应先使脱垂肠管复位。
2. 加强脐周皮肤护理，保持其清洁干燥，使皮肤湿疹或溃疡尽快痊愈。
3. 积极纠正水、电解质平衡紊乱。
4. 术前禁饮食、静脉输液并预防性应用抗生素。
5. 术前留置胃管。

179

三、手术要点、难点及对策

手术时取仰卧位，多采用气管内插管全身麻醉。
1. 麻醉后患儿腹肌松弛，先将脱出的肠管还纳回腹腔。
2. 沿脐部上、下缘做横向梭形切口（图 15-7）。
3. 切开皮肤、皮下组织以显露瘘管；沿瘘管周围游离进入腹腔，直至找到其近回肠端。脐肠瘘近肠端一般位于回盲部近侧 100cm 以内的肠系膜对侧，与肠管呈 "T" 形延续，与肠壁无明显分界（图 15-8）。
4. 如瘘管回肠端基底部不宽，可以之为中心在回肠壁上做楔形切除，并完整地切除全部的脐肠瘘。注意回肠壁切除范围要足够大，以免在其上残留异位的胃黏膜或胰腺组织。后分层横行缝合回肠壁切缘，以恢复肠管的连续性（图 15-9）。

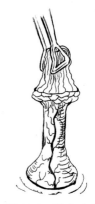

图 15-7 脐部梭形切口 图 15-8 游离瘘管

5.如瘘管回肠端的基底部宽大或合并肠管脱垂,肠管有肿胀、炎性浸润甚至绞窄坏死者,则应做该部肠管切除吻合术(图 15-10)。

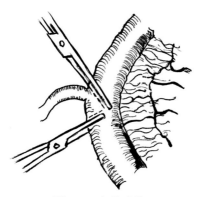

图 15-9 切除瘘管

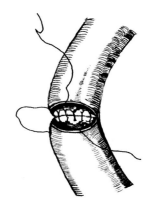

图 15-10 肠管切除吻合

6.如术中发现脐尿管未闭合者,也应同时给予处理。

四、术后监测与处理

1.术后继续禁食、持续胃肠减压。
2.静脉输液,加强营养支持治疗,待肠功能恢复后改为口服肠内营养液。
3.全身应用广谱抗生素。
4.腹带包扎腹部伤口。
5.注意观察脐周皮肤湿疹及伤口情况,有局部感染迹象时及时处理。

五、术后常见并发症的预防与处理

术后最常见的并发症为切口感染。由于肠液可经脐肠瘘排出或肠管经脐部瘘口脱出,都可造成脐部切口的污染。故在手术操作过程中应尽量减少伤口污染,关闭腹腔后应反复用过氧化氢溶液、活力碘溶液及无菌生理盐水冲洗伤口，同时全身应用足量有效抗生素以预防伤口感染。术后如伤口出现红肿、渗液等感染征象时，应及时采取拆除部分缝线、引流皮下积液及伤口局部湿敷换药等措施。

（王　勇）

第三节　脐尿管瘘手术

脐尿管在出生时未正常闭合可形成不同的病理形态。如脐尿管全部未闭合，脐部瘘口经瘘管与膀胱相通者即称脐尿管瘘。其主要表现为脐部瘘口溢尿和泌尿系感染症状。可经脐部瘘口注入造影剂，X线拍片见膀胱显影即可确诊。

一、适应证

脐尿管瘘一经确诊，只要患儿全身情况允许，均需行手术治疗。

二、术前准备

1. 脐部周围皮肤有湿疹样病变者，应加强局部清洁护理，保持局部干燥，使其尽快愈合后手术。

2. 脐尿管瘘合并泌尿系感染者应全身应用足量有效抗生素，一般须待感染控制2周后行脐尿管瘘切除手术。

3. 如瘘管较粗大、脐部流尿量较多者，应先留置尿管行持续导尿以减少脐部尿液外溢，并定时冲洗膀胱以减少泌尿系感染。

4. 术前禁食6～8小时；如术中可能打开腹腔，术前应留置胃管。

三、手术要点、难点及对策

一般采用气管内插管全身麻醉，手术时取平仰卧位。

1. 可采用脐下腹正中切口，亦可采用脐下缘弧形切口加下腹正中切口的"T"形切口（图15-11）。

2. 切开皮肤、皮下组织及白线后可显露瘘管。尽量在腹膜外游离全部瘘管，自脐部直至脐尿管膀胱端。为便于辨认瘘管可经脐部瘘口插入探针引导分离瘘管（图15-12）。

3. 切除脐尿管的脐部瘘口，缝合脐部伤口（图15-13）。

4. 脐尿管膀胱端较细者，可在其膀胱侧用可吸收线妥善缝扎后切断瘘管，残端缝合包埋于膀胱壁内；脐尿管膀胱端较宽大者，应在完整切除瘘管后用可吸收线缝合修补膀胱壁缺损（图 15-14）。

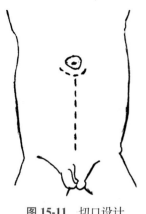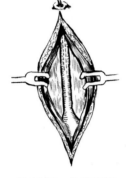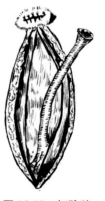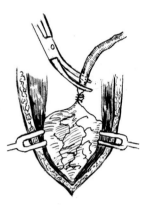

图 15-11 切口设计　　图 15-12 分离瘘管　　图 15-13 切除脐　　图 15-14 缝扎并切断瘘管
部瘘口

5. 如瘘管因局部炎症较重而与腹膜粘连紧密不易分离者，可将瘘管连同部分腹膜一起切除，游离瘘管时尽量避免撕破或拉断瘘管，以免加重创面污染或造成瘘管组织残留。

6. 分层缝合腹壁伤口，缝合皮肤前应反复冲洗伤口，如伤口污染较重，皮下可放置橡皮片引流，术后 2 ~ 3 天拔除。

四、术后监测与处理

1. 手术中打开腹腔者术后禁食、静脉输液给予营养支持，待肠功能恢复后进食。

2. 全身应用抗生素以预防感染。

3. 持续导尿，保持膀胱空虚无张力，以利膀胱伤口愈合。在尿量和尿色正常的情况下，术后 1 周左右拔除尿管。

五、术后常见并发症的预防和处理

1. 切口感染　主要与尿液经脐部瘘口外溢，使脐周皮肤出现湿疹和炎症，导致术中切口污染有关。为预防术后伤口感染，术中可用抗生素溶液反复冲洗伤口，必要时在皮下放置橡皮片引流。术后注意观察切口情况，有红肿或皮下引流液较多时应及时处理。

2. 膀胱瘘　与膀胱创口缝合闭合不牢固、术后局部感染致膀胱修补处缝线脱落，以及尿管阻塞或合并下尿路梗阻所致的膀胱压力增高有关。其原因以膀胱压力增高最为重要。因此术前应做相关检查了解有无合并下尿路梗阻。如发现有下尿路梗阻则须先解除梗阻，再做脐尿管瘘切除手术。术后常规留置尿管并时刻保持其通畅亦有助于防止膀胱瘘的发生。膀胱瘘的表现为切口感染和漏尿。如已发生膀胱瘘，应立即行膀胱造瘘，让尿液自造瘘管排出，待切口愈合后拔除膀胱造瘘管。

（王　勇）

182

参 考 文 献

施诚仁，金先庆，李仲志 . 2010. 小儿外科学 . 北京：人民卫生出版社，249-250，255-256.

王果，李振东 . 2010. 小儿外科手术学 . 北京：人民卫生出版社，219-224，216-218.

Blumberg NA. 1980. Infantile umbilical hernia. Surg Gynecol Obstet，150：187-192.

Lewis spitz，Amold G. Coran. 2012. 小儿外科学图谱 . 吴晔明，顾松主译 . 北京：北京大学医学出版社，232-237，380，381.

Merei JM. 2006. Umbilical hernia in children：is pressure dressing necessary.Pediatr Surg Int，22：446-468.

第十六章　腹外疝手术

第一节　腹股沟斜疝手术

　　临床上所见的小儿腹股沟疝几乎都为斜疝。小儿腹股沟斜疝由先天性鞘状突未闭所致，其特点是疝囊后壁与精索或子宫圆韧带紧贴。小儿的腹股沟管很短，长约 1cm，近乎垂直地从内环通向外环；加之婴儿多处仰卧位，髋关节常屈曲、外旋、外展使腹肌松弛，使其收缩制约能力减弱。如患儿出现剧烈哭闹、咳嗽或便秘等情况使腹压增加时，腹腔脏器则易被挤入未闭合的鞘状突而形成疝。男孩发病率高于女孩，男女比例为 9 ∶ 1。60% 的小儿斜疝发生于右侧，25% 发生于左侧，15% 发生于双侧，与右侧睾丸比左侧睾丸下降晚及右侧鞘状突闭合延迟有关。小儿腹股沟疝分为两种类型：一种是鞘状突全程未闭合，鞘膜腔即为疝囊，疝囊内可见由鞘膜包裹的睾丸，称为睾丸疝。另一种是鞘状突近睾丸部分闭塞，疝囊止于精索部，疝囊内见不到睾丸，称为精索疝。

　　小儿腹股沟斜疝是高风险疝，特别是在婴儿早期和早产儿，由于其常合并疝嵌顿，可导致肠绞窄或肠坏死。伴有未降睾丸的小婴儿，睾丸有时会发生扭转和萎缩。女性患儿中卵巢和输卵管的滑动性疝，亦可能有发生疝囊内卵巢扭转的风险。因此小儿腹股沟疝没有保守治疗的必要，均应行手术治疗。

一、适应证

1.腹股沟疝的择期手术一般在 6 个月以后施行。
2.嵌顿疝在手法复位成功后 24 ~ 48 小时施行手术。
3.手法复位未成功的嵌顿疝或绞窄疝应急诊手术，无年龄限制。

二、禁忌证

1.存在慢性咳嗽、便秘或排尿困难等使腹压增高的情况，不宜择期手术。
2.有严重心、肺、肝、肾等重要器官疾病或营养不良者不宜手术。
3.凝血功能异常未纠正前不宜手术。
4.腹股沟区皮肤有感染灶者暂不宜手术。

三、术前准备

1. 行血尿常规、胸片、心电图等常规检查。
2. 术前禁食 6 ~ 8 小时。
3. 手法复位失败的嵌顿疝或绞窄疝患儿术前应积极纠正脱水、电解质平衡紊乱；有肠坏死可能者术前应做输血前准备、留置胃管和尿管。

四、手术要点、难点及对策

一般采用气管内插管全身麻醉。一般小儿腹股沟斜疝采用疝囊高位结扎术即可达到满意疗效，较大疝或复发疝并有明显腹壁薄弱者则需行疝修补术。

1. 疝囊高位结扎术

（1）体位及切口：手术时取平仰卧位、臀部稍垫高。年龄小于 2 岁的患儿选用沿下腹皮肤横纹的横行小切口，长为 1.5 ~ 2.0cm；大于 2 岁的患儿则应采用腹股沟部斜切口（图 16-1）。

（2）显露外环及精索：切开并用拉钩牵开皮肤，血管钳钝性分离皮下组织直至显露腹外斜肌腱膜内下方的裂隙——外环及通过其间的精索。小于 2 岁的患儿由于腹股沟管短，可以不切开外环，而大于 2 岁的患儿则需切开外环。切开外环时应注意勿损伤其下的髂腹下神经和髂腹股沟神经（图 16-2）。

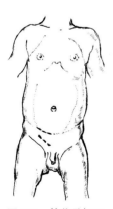

图 16-1 体位及切口

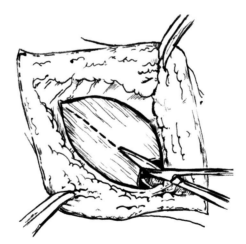

图 16-2 显露外环及精索

（3）寻找疝囊：游离并提起精索，沿精索的长轴方向剪开提睾肌。在精索的前内侧可见白色膜状物，即为疝囊（图 16-3）。

（4）分离疝囊：若为睾丸疝，可见较薄的疝囊壁，应打开疝囊，如有疝内容物应予还纳，随后横断疝囊，小心地将精索血管和输精管从疝囊壁上分离下来，向近侧游离疝囊直至内环处。若为精索疝，则可见较厚的疝囊壁和疝囊底，可将疝囊完全游离后切开探查（图 16-4）。

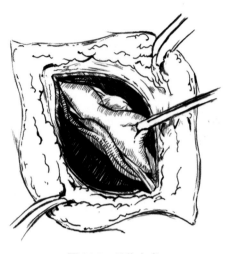

图 16-3　寻找疝囊

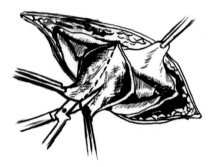

图 16-4　分离疝囊

（5）高位结扎疝囊：于内环处高位结扎并贯穿缝合疝囊，剪除多余的疝囊，残端会自行回缩至腹股沟管内。睾丸疝的远侧端疝囊不必完全剥除，但其创面必须彻底止血，以防术后形成阴囊血肿（图 16-5）。

（6）关闭切口：缝合切开的腹外斜肌腱膜，外环口保留一小指尖大小。逐层缝合皮下组织和皮肤（图 16-6）。

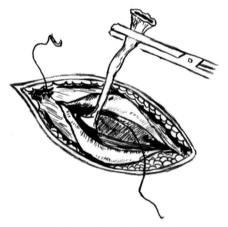

图 16-5　高位结扎疝囊

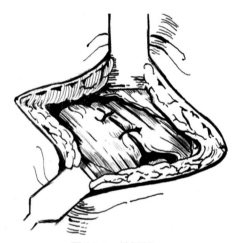

图 16-6　关闭切口

2. 疝修补术　适用于巨大疝和复发性疝。在小儿采用加强前壁的 Ferguson 法多可达到良好的治疗效果。

（1）体位及切口：体位同疝囊高位结扎术，采用腹股沟部斜切口逐层切开皮肤及皮下组织。

（2）打开腹股沟管：自外环口向外上方切开腹外斜肌腱膜，提起其外下叶游离至腹股沟韧带，再提起其内上叶游离至联合肌腱（图 16-7）。

（3）寻找、游离并高位结扎疝囊等步骤同疝囊高位结扎术。

（4）重建并加强腹股沟管前壁：将腹外斜肌腱膜内上叶于精索前方间断缝合至腹股沟

韧带上，再将其外下叶重叠缝合于其内上叶和联合肌腱上（图16-8），重建的外环口以能通过小指尖为度（图16-9）。

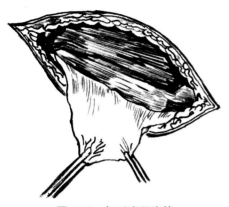
图16-7 打开腹股沟管

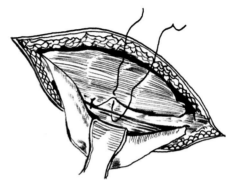
图16-8 加强腹股沟前壁

（5）逐层缝合皮下组织和皮肤。

3. 嵌顿、绞窄疝手术 手法复位失败的嵌顿疝或绞窄疝患儿应急诊手术。手术应采用腹股沟管表面的斜切口。小心打开疝囊，用手指探查缩紧疝囊颈的由腹外斜肌腱膜裂隙形成的束环。妥善固定住疝内容物的同时，在外上方剪开束环以解除其对疝内容物的压迫。完全解除压迫后仔细观察疝内容物的血循环情况，判断其有无坏死或穿孔（图16-10）。如发现疝囊里的两肠袢间有肠管在腹腔内（Maydl疝），应将其拖出腹腔检查，以防遗漏坏死的肠管。若解除压迫后肠管血运恢复良好，可将其送回腹腔；如肠管确已坏死，则须行肠切除吻合术。腹股沟管不做修补，切口逐层缝合，皮下放置引流。

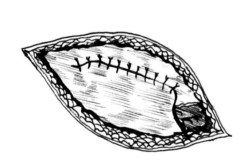
图16-9 重建外环口

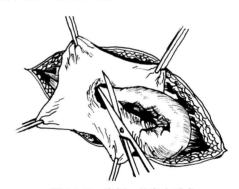
图16-10 嵌顿、绞窄疝手术

4. 滑动性疝手术 多见于女性患儿，其输卵管和卵巢成为疝囊壁的一部分，手术中无法将疝囊与输卵管和卵巢分离。可沿输卵管和卵巢两侧剪开疝囊至疝囊颈部，创面彻底止血后将输卵管和卵巢送回腹腔（图16-11）；缝合疝囊；于疝囊颈部做荷包缝合高位结扎疝囊；切除多余疝囊后逐层缝合切口（图16-12）。

5. 疝合并隐睾手术 疝合并隐睾患儿均应在3岁前手术，否则会影响睾丸的正常发育和功能。手术应采用沿腹股沟管斜切口，切开腹外斜肌腱膜以充分暴露精索和疝囊。如在腹股沟管发现睾丸，应在高位结扎疝囊后充分游离睾丸和精索周围的粘连，尽量在无张力的状态下将睾丸牵至阴囊并妥善固定。如腹股沟管内未发现睾丸，则应行腹膜后探查，具体手术步骤见相关章节。

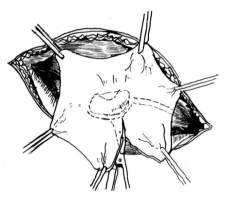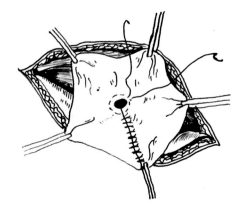

图 16-11　剪开疝囊至疝囊颈部　　　　　　　　图 16-12　缝合切口

五、手术要点、难点及对策

1. 寻找疝囊困难　多因切口定位不准、外环及精索显露不佳所致。首先应用示指沿精索向外上方探摸，确定精索消失处即为外环口的位置；然后以外环的体表投影处为中心做横行或斜行切口，分开皮下组织后可见腹外斜肌腱膜内下方的三角形裂隙即为外环，精索即由外环处穿出腹股沟管进入阴囊，由于精索在该处的位置较为固定，易于在此发现、游离显露并提起精索；疝囊为一白色膜状囊袋，切开提睾肌后多可在精索的前内侧找到疝囊。如由于疝囊太小或显露不清楚而确实找不到疝囊时，可改做 Laraque 手术。

2. 疝囊壁太薄易撕裂　患儿年龄越小其疝囊壁越薄，钝性剥离疝囊时容易撕裂疝囊壁，裂口往往向疝囊颈部延伸，难以行满意的荷包缝合或贯穿缝合结扎，是小儿疝术后早期复发的重要原因之一。如术中见疝囊向内环方向撕裂，且位置较深，应剪开腹外斜肌腱膜以充分暴露内环，将疝囊近侧断端用一把止血钳横行夹闭后用力向上提，再向下游离疝囊直至撕裂缺口的近端行贯穿缝合结扎。为防止出现疝囊撕裂，在将疝囊后壁与精索血管和输精管分离时，用止血钳横向钳夹切开的疝囊边缘；当疝囊完全横行断开后，用一把止血钳将其近侧断缘一并钳夹上提，采取钝性和锐性分离相结合的方式游离疝囊壁至疝囊颈部。将钳夹疝囊断端的止血钳同向旋转数周，使游离的近侧疝囊拧成一索状，可以防止腹腔内脏器突入疝囊造成损伤。在拧成条索状的疝囊颈部行高位贯穿缝合结扎加单纯结扎即可，不必做荷包缝合。如疝囊撕裂缺口太大、已深及疝囊颈近侧腹膜时，将无法提起疝囊颈部行高位贯穿缝合和结扎，此时可用止血钳提起腹膜边缘按常规关腹的方法做连续缝合关闭该处腹膜裂口，切除多余疝囊后逐层缝合伤口。

3. 神经损伤　髂腹下神经和髂腹股沟神经位于腹外斜肌腱膜深面，当切开腹外斜肌腱膜显露精索或行疝修补重叠缝合腹外斜肌腱膜时，未将其看清并从腱膜上分离并牵开则容易造成损伤甚至将其切断。切开提睾肌寻找疝囊时如未看清生殖股神经的终末支，也易将其损伤。神经被切断后难以吻合，功能恢复困难，可造成相应部位腹壁肌肉萎缩薄弱，是导致术后疝复发的因素之一。为防止出现神经损伤，应先将外环处腹外斜肌腱膜切一小口，

188

游离并推开其深面组织，在确认无神经附着的情况下切开腹外斜肌腱膜。在切开提睾肌或行疝修补重叠缝合腹外斜肌腱膜时也应注意勿损伤神经。

4. 精索损伤 由于疝囊位于精索内与周围组织紧密粘连，在游离疝囊时有可能损伤精索内的输精管和精索血管。为避免损伤输精管和精索血管，应在显露良好的情况下辨清疝囊与输精管和精索血管的关系，切忌盲目剥离切断疝囊周围组织。应采用钝性和锐性分离相结合的方式，小心细致地将疝囊游离出来。如果发现输精管确已被切断，有条件时可在显微镜下立即将其吻合，无条件者也应将两断端缝合在一起，以便日后有必要时再行吻合术。

5. 血管损伤 血管损伤所致出血是疝手术的严重并发症，需注意防范，一旦发生应及时处理，以免造成严重后果。疝手术主要易造成腹壁下动脉和股动静脉的损伤。腹壁下动脉紧贴腹股沟管内环的内侧和直疝的外侧，于腹膜和腹横筋膜之间上行进入腹直肌鞘。腹壁下动脉被损伤后会在腹膜外形成血肿，不易止血。此时术者应将示指经内环口伸入其内侧，先向前压迫腹壁止血，清除局部血肿后妥善结扎该血管。股动静脉位于腹股沟韧带中点深面，行疝修补缝合腹股沟韧带时如进针过深则可能伤及该血管。一旦发生损伤，切忌在慌乱中盲目钳夹止血，以免加重损伤。如术中发现因进针过深伤及血管出血，应立即拆除缝线用温热盐水纱布压住出血处，多可以止血。如不能奏效，则可能为血管壁撕裂伤，需立即扩大切口，切开腹股沟韧带以充分暴露股动静脉，暂时阻断局部血流后根据血管损伤情况行血管壁修补术、血管吻合或移植术。

6. 疝内容物损伤 主要见于以下三种情况时。

（1）嵌顿疝切开疝囊时：发生嵌顿疝时，在解除对疝囊颈的箍勒以判断疝内容物有无坏死前，不能还纳疝内容物；同时由于嵌顿后疝内容物水肿并可能与疝囊壁粘连，故打开疝囊时易造成其损伤。在打开疝囊前，可用手轻轻挤开疝内容物并捏起部分疝囊壁后再用止血钳提起剪开；在解除疝囊颈部的束环时，应于外侧先用止血钳潜行探入内环深面，后向上方挑起剪开束环，可避免损伤疝内容物。

（2）疝囊高位结扎时：在疝囊颈部做荷包缝合或高位结扎疝囊时，如麻醉效果欠佳、腹腔压力增加使腹腔脏器膨出，即有可能刺伤或结扎住疝内容物。可不行荷包缝合，在完全游离近侧疝囊后将其朝同一方向旋转拧成绳索状，使疝内容物完全回纳腹腔后再行贯穿缝合及高位结扎，可避免损伤疝内容物。

（3）处理滑动性疝的疝囊时：在滑动性疝中，附件、盲肠或膀胱成为疝囊壁的部分，如强行将其从疝囊上剥离则可能造成损伤。应按前述的手术处理滑动性疝。如怀疑是膀胱滑动性疝，切开疝囊时应仔细辨认，膀胱壁较厚，表面可见血管分布。如果已经切开了膀胱壁，应立即用可吸收线行修补术，术后留置尿管 1~2 周，全身应用抗生素。

六、术后监测与处理

1. 一般腹股沟疝患儿麻醉完全清醒后可以进食。绞窄疝行肠切除吻合术后的患儿术后应禁食、胃肠减压，待肠蠕动恢复后方能进饮食。

2. 术后卧床 5 ~ 7 天，避免长时间哭闹、咳嗽，调节饮食，防止便秘。

3. 术后一般不用抗生素，嵌顿疝或绞窄疝术后应给予抗生素治疗。

七、术后常见并发症的预防与处理

1. 阴囊肿胀　主要是由于剥离疝囊的过程中止血不彻底所致。较小的精索疝可完全剥离，而较大的精索疝及睾丸疝则只需横断其疝囊、剥离其近侧部分并高位结扎即可。疝囊断缘及精索剥离创面均应彻底止血。阴囊肿胀分为阴囊软组织肿胀积血和远端残留疝囊内积血两种情况，可采用兜起患侧阴囊、局部热敷等方法促进其吸收。如 B 超检查提示局部有较大液性暗区，可在严格消毒、穿刺抽出积血积液后加压包扎。

2. 术后肠管坏死穿孔　术后肠坏死、肠穿孔可引起急性弥漫性腹膜炎，后果严重。导致术后肠管坏死穿孔的原因有：①对嵌顿肠管的血运状况判断失误；②对于逆行性嵌顿疝，未将两肠祥中间的肠管牵出体外检查，有可能将坏死肠管遗漏在腹腔内；③术后肠系膜动脉继发血栓导致迟发性肠坏死；④麻醉后由于腹肌松弛使已绞窄坏死的肠管滑入腹腔而未及时发现和处理；⑤高位结扎疝囊时将部分肠壁扎入其中；⑥缝合时进针过深、刺破肠管。一旦患儿术后出现急性弥漫性腹膜炎的表现，考虑肠管坏死穿孔的可能，应立即行急诊手术探查腹腔，根据具体病情行穿孔肠管修补或坏死肠管切除吻合术，污染较重者术后腹腔放置引流管。

3. 术后肠梗阻　肠管与疝囊粘连严重未充分分离，或缝扎疝囊时将肠管扎入其中都可能使肠管成角、扭转造成肠梗阻。如术后患儿出现阵发性腹痛、呕吐、腹胀和肛门停止排气排便等症状，腹部 X 线片提示有多个液气平面时，考虑有肠梗阻，应行禁食、胃肠减压和输液抗感染治疗，若无效则应行剖腹探查术。

4. 睾丸移位、扭转坏死或萎缩　①睾丸位置上移是由于术中将睾丸提出切口，术毕未将其完全复位，或在重建外环时将精索缝在一起导致术后精索短缩所致，可影响睾丸的发育和功能。因此在术中处理完疝囊后应将睾丸牵至阴囊底部的正常位置，重建外环时由助手向下持续牵拉睾丸，避免缝扎精索。如术后却发现睾丸位置较高、不在阴囊内时，应再次手术松解精索，将睾丸置于阴囊正常位置并妥善固定。②睾丸扭转多因精索游离过多、术毕睾丸位置放置不当所致。表现为术后睾丸肿胀疼痛，若不及时处理，可导致睾丸缺血坏死。一旦出现上述症状应立即手术，行扭转睾丸复位固定术。③睾丸萎缩多因精索血管损伤所致。术中止血时切忌大块钳夹精索组织，注意保护精索血管。同时应仔细观察睾丸的血运情况，应切除确已坏死的睾丸，防止发生交感性睾丸炎。

5. 疝复发　造成疝复发的因素有：①疝囊处理不当，包括结扎疝囊位置过低、结扎不牢固或疝囊撕裂等情况。②巨大疝未妥善修补腹股沟管。③神经损伤后腹股沟区肌肉萎缩致腹壁强度降低。④切口感染后腹壁强度下降。⑤便秘、慢性咳嗽或长时间哭闹等增加腹内压的因素未消除。疝术后一旦复发，应明确并消除复发诱因后再次手术，再次手术应谨慎选择合适的手术方式。

（王　勇）

第二节　腹腔镜疝囊高位结扎术

腹腔镜疝囊高位结扎术治疗小儿腹股沟疝效果可靠，腹腔镜手术的初学者易于掌握，术中方便探查对侧且手术创伤小、术后恢复快，现已逐渐取代传统的腹股沟疝手术，成为治疗小儿腹股沟疝的最佳术式。

一、适应证

1. 腹股沟斜疝和嵌顿疝。
2. 交通性精索或睾丸鞘膜积液。

二、禁忌证

同本章第一节腹股沟斜疝手术。

三、术前准备

同本章第一节腹股沟斜疝手术。

四、手术要点、难点及对策

1. 体位　患儿取头低足高仰卧位，臀部稍垫高。
2. 结扎　首先在脐窝放置一枚 5mm 的 Trocar，置镜探查腹腔，而后根据探查情况在镜下高位结扎疝囊颈或未闭合的鞘状突，具体缝合结扎的方法有多种。

（1）腹腔内缝合结扎：除前述脐窝的一个 Trocar 外，还需另外放置 1 ~ 2 个 5mm 或 3mm Trocar 以置操作钳和持针器。具体 Trocar 放置方法有多种，有传统的三孔法，也有二孔法和单孔法；在疝囊颈上方稍偏外侧穿入一带线缝针，将线尾留于体外，针后拉约 5cm 长线入腹腔；在腹腔镜监视下持针在腹膜下环绕内环潜行缝合完整一圈；挤出疝囊内气体和液体，收紧缝线检查无漏气后，采用单手打结技术结扎鞘突；缝针穿腹壁取出（图 16-13）。需要注意的是缝合时针尖不能过深，应始终能够透过腹膜看到针尖，避免刺破或结扎精索血管和输精管；如果腹膜与精索血管或输精管关系紧密不易分开，可在腹膜下局部注射少量生理盐水，增大其间隙以避免缝合时损伤；另外缝合时应牵开展平腹膜皱襞，如果腹膜皱襞较宽或松弛，可经第三个 Trocar 孔置入一操作钳牵拉腹膜，或由助手牵拉留在体外的线尾，术者用针尾向上绷紧腹膜牵开腹膜皱襞后缝合，尽量缩小每针缝合间的距离，防止因缝合间隙过大导致的术后复发。

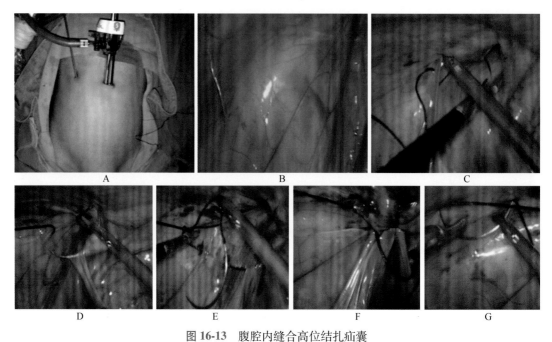

图 16-13　腹腔内缝合高位结扎疝囊

A. Trocar 放置；B. 精索；C. 穿入带针缝线；D. 绕内环缝合一圈；E. 打结；F. 拉紧线结；G. 取出缝针

（2）用疝针缝合结扎：目前临床上使用的疝针有多种，本节介绍一种易于获取、制作简单、使用方便、疗效可靠且价格便宜的疝针——抽去针芯并将前端稍折弯的硬膜外穿刺套管针。除前述脐窝的一个 Trocar 外，一般不必再放置 Trocar。先用粗针头或尖刀于内环体表投影处皮肤切一 1.0mm 小口；将套管针从该小口刺入至疝囊颈上方腹膜外；沿疝囊颈一侧腹膜下潜行缝合半圈后穿破腹膜；将缝线对折后从套管针中送入腹腔内，双股线尾留于体外，将"U"形折叠的线头留在腹腔内后退出套管针；后将套管针沿疝囊颈另外一侧腹膜下潜行缝合半圈，至前述套管针穿出处同一位置穿破腹膜进入腹腔，并将套管针从先前置入腹腔的"U"形线圈中穿过后，稍收紧该缝线；将单根缝线自套管针中送入腹腔，使其亦穿入先前置入腹腔的"U"形线圈中，留置缝线在腹腔内而将套管针退出；将先前置入的双股缝线拉出体外，同时亦将后置入的单根缝线牵出，从而完成疝囊颈部完整一圈的缝合；由助手向下牵拉睾丸并积压出疝囊内气液体后上提缝线，检查无漏气后打结，将线头留在疝囊颈部腹膜外（图 16-14 ~ 图 16-21）。

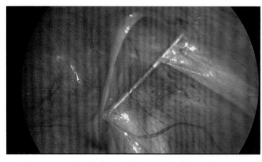

图 16-14　沿疝囊颈一侧腹膜下潜行缝合半圈

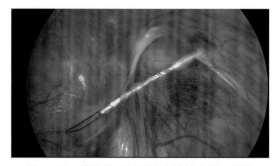

图 16-15　将缝线对折后从套管针中送入腹腔

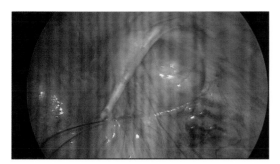

图 16-16 沿疝囊颈另外一侧腹膜下潜行缝合半圈

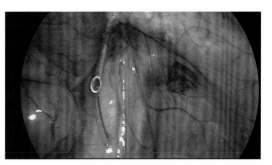

图 16-17 将套管针从先前置入腹腔的"U"形线圈中穿过并将单根缝线自套管针中送入腹腔

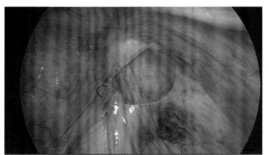

图 16-18 退出套管针

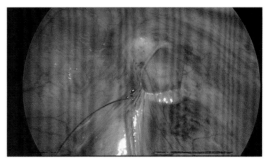

图 16-19 将先前置入的双股缝线拉出体外，同时亦将后置入的单根缝线牵出

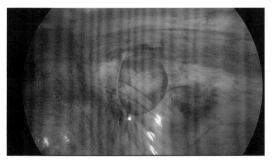

图 16-20 完成疝囊颈部完整一圈的缝合

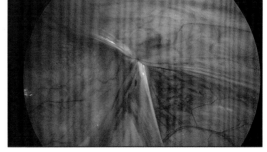

图 16-21 检查无漏气后打结，将线头留在疝囊颈部腹膜外

3. 嵌顿疝手术 对于嵌顿疝病例，可在腹腔镜监视下还纳疝内容物，还纳成功后应仔细检查嵌顿肠管的血运情况，如有坏死或穿孔应立即给予相应的处理。由于嵌顿疝患儿内环处组织水肿明显，局部解剖结构不清楚且组织较脆易撕裂，故其术中损伤和术后复发的发生率都高于择期手术。

4. 巨大疝或复发疝手术 对于小儿巨大疝腹腔镜单纯高位结扎疝囊是不可靠的，术后易复发，可在高位缝合结扎疝囊后采用以下方法之一处理：①经相同腹股沟区小切口处用疝针穿刺脐内侧韧带，将线头留于腹腔后退出疝针，后再次进针带出缝线，打结于皮下，将脐内侧韧带牵至外侧腹壁以完全覆盖内环口。②以相同的方法距线周 1.0cm 再缝合内环口一圈，皮下再次打结双重结扎内环口。

五、术后监测与处理

同本章第一节传统腹股沟斜疝手术。

六、术后常见并发症的预防与处理

腹腔镜疝囊高位结扎术术后并发症与开放疝囊高位结扎术相似。但由于未剥离疝囊，术后一般不会出现阴囊血肿，但可能出现鞘膜积气或积液，所以在结扎疝囊颈时一定要将疝囊内的液体和气体完全挤回腹腔。

七、临床效果评价

腹腔镜疝囊高位结扎术术后复发率与传统疝囊高位结扎术相仿，为 1% ~ 2.5%。但其可以在术中探查对侧内环，如发现对侧鞘状突未闭合即可立即予以结扎，减少对侧术后再发生疝的概率；同时在嵌顿疝病例中，腹腔镜手术还可探查腹腔，避免将坏死肠管或其他脏器遗漏在腹腔内的可能；另外腹腔镜手术的切口一般选择脐部，具有较好的美容效果。故腹腔镜疝囊高位结扎术已逐渐为更多的患儿家长所接受，目前已成为治疗小儿腹股沟疝的首选术式。

（王　勇）

参 考 文 献

李龙，李索林 . 2005. 小儿腹腔镜手术图解 . 上海：第二军医大学出版社，44-46.

李索林，刘琳 . 2014. 小儿腹腔镜腹股沟疝修补术 . 临床小儿外科杂志，13（1）：71-74.

施诚仁，金先庆，李仲志 . 2010. 小儿外科学 . 北京：人民卫生出版社，250-254 .

王果，李振东 . 2010. 小儿外科手术学 . 北京：人民卫生出版社，225-234.

Lewis Spitz, Amold G. Coran. 2012. 小儿外科学图谱 . 吴晔明，顾松主译 . 北京：北京大学医学出版社，217-222.

第十七章　肠系膜、大网膜囊肿、乳糜腹手术

肠系膜囊肿及大网膜囊肿泛指肠系膜及大网膜上一切来源的囊肿，大多为淋巴管先天性发育异常所致，另有创伤、感染、淋巴结退行性变等后天性原因引起的淋巴管梗阻所致的囊肿。肠系膜囊肿比大网膜囊肿多见，且小肠系膜囊肿比结肠系膜囊肿多见。肠系膜和大网膜囊肿可发生于任何年龄，80% 于 10 岁前发病。早期可无症状，随着囊肿的逐渐增大患儿可出现腹部无痛性包块、慢性腹痛甚至急腹症的表现，约 40% 的肠系膜和大网膜囊肿为施行其他手术时偶然发现。术前检查以超声和 CT 最具诊断价值，特别是 CT 检查可判定囊肿的范围及与周边脏器的关系，为手术治疗提供帮助。

第一节　肠系膜囊肿切除术

一、适应证

1. 肠系膜囊肿一经确诊应及早择期手术。
2. 肠系膜囊肿如并发扭转、出血、坏死、破裂或压迫肠管导致梗阻者，应行急诊手术。

二、术前准备

1. 做常规血生化、X 线、B 超及腹部 CT 检查。
2. 术前晚生理盐水普通灌肠一次，如估计术中有结肠切除可能者需做常规肠道准备。
3. 术前留置胃管、尿管及备血等。

三、手术要点、难点及对策

患儿取平卧位，一般采用气管内插管全身麻醉。
1. 开腹肠系膜囊肿切除术
（1）根据囊肿部位采用腹部横切口或经腹直肌探查切口；探查囊肿的大小、部位、与

附着肠管及其血供的关系,其血供与邻近肠管血供不是同一来源,可与肠重复畸形相鉴别。

(2)于无血管区剪开覆盖在囊肿表面的肠系膜,然后沿囊肿壁仔细分离,分离时要紧贴囊肿壁,小血管可切断结扎,注意勿损伤肠管之供应血管,将囊肿完整摘除(图 17-1,图 17-2)。

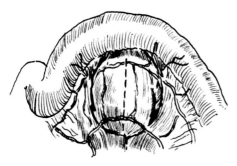

图 17-1　分离囊肿表面肠系膜

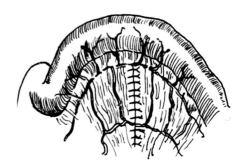

图 17-2　切除囊肿

(3)若囊肿壁与肠管或肠系膜血管紧密粘连不易分离,术中损伤肠管或其血供,或囊肿发生扭转、肠管已坏死,则应行囊肿和部分肠管切除吻合术(图 17-3,图 17-4)。

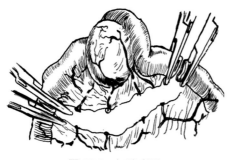

图 17-3　切除囊肿

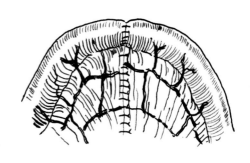

图 17-4　肠管切除吻合术

(4)若囊肿体积大且分布广泛,虽然大部分可游离,但仍有部分囊肿壁与肠管、系膜血管粘连难以分离,强行切除可能损伤肠管或引起血运障碍致大段肠管缺血坏死者,应行囊肿大部分切除术,残余的囊壁涂以 3% 的碘酊烧灼。

(5)手术创面大、渗液较多或合并腹膜炎者需放置腹腔引流管。

2. 腹腔镜肠系膜囊肿切除术

(1)根据囊肿的部位决定 Trocar 放置的位置。一般在脐部放入第一个 Trocar,以 5mm 腹腔镜插入观察囊肿情况。如囊肿位于上腹部,则可在左右上腹分别放入 3～5mm Trocar;如囊肿位于下腹部,则可在左右下腹部分别放入 3～5mm Trocar。

(2)沿囊肿壁用电钩或超声刀进行游离直至完整切除。如囊肿较大影响手术视野不易分离,可抽吸囊内液待囊肿体积缩小后再行剥离。遇到不同情况的处理原则与开腹手术相同。囊肿完整切除后,可先将囊液吸尽,然后将囊肿壁放入取物袋中取出。

四、术后监测与处理

1. 术后常规监测血压、心率、呼吸、体温及尿量等指标。

2. 术后给予抗生素 3 ~ 4 天以预防感染。

3. 行肠管切除吻合术者应禁食、持续胃肠减压、静脉输液，待肠功能恢复后拔除胃管，进流质饮食，逐渐过渡到普通饮食。

4. 术后早期下床活动以防止肠粘连。

五、术后常见并发症的预防与处理

1. 术后腹腔出血、积液或感染　若囊肿大、剥离创面广或术前囊肿已合并感染，囊壁周围组织有明显粘连和充血水肿，或创面止血不彻底，术后可致腹腔出血、积液或发生感染、脓肿形成。预防措施为术中应彻底止血、关腹前反复冲洗腹腔并放置腹腔引流管，预防性使用抗生素。

2. 肠梗阻　创面大者术后易发生肠管严重粘连，甚至肠梗阻。术中创面上可涂布预防粘连药物；鼓励患儿早期下床活动、促进肠功能尽快恢复以减轻肠粘连的程度。

3. 囊肿复发　残留囊壁处理不当或遗留了隐蔽的多发囊肿，均可致复发。故术中应尽可能减少残留的囊壁，并仔细用碘酊涂擦烧灼创面；而且探查要彻底仔细，以免遗留多发囊肿。

（王　勇）

第二节　大网膜囊肿切除术

一、适应证

无并发症的大网膜囊肿一经确诊即应择期手术。并发囊肿扭转及破裂者应急诊手术。

二、术前准备

按腹部手术常规准备。

三、手术要点、难点及对策

1. 开腹大网膜囊肿切除术

（1）根据囊肿部位选腹部横切口或经腹直肌探查切口。

（2）开腹后仔细探查囊肿的部位、大小、与周围组织的关系。然后将囊肿托出腹腔，连同病变的大网膜一起完整切除（图 17-5）。

（3）清理腹腔后关腹，可不用放腹腔引流管。

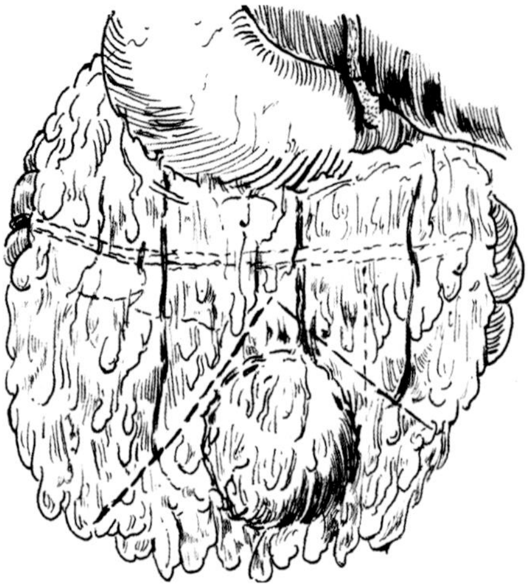

图 17-5 完整切除囊肿及病变大网膜

2. 腹腔镜大网膜囊肿切除术

（1）在脐部放入第一个 Trocar，以 5mm 腹腔镜插入观察囊肿情况，探查囊肿的位置、大小、与周边的关系，然后决定另两个 Trocar 的放入点。

（2）用超声刀在囊肿近侧连同病变大网膜一并切除。亦可以用电钩或分离钳游离，遇有小血管可上钛夹或结扎。如囊肿较大游离困难，可将囊肿内的液体吸出再游离。囊肿游离完毕，吸尽囊液后将切除的囊肿放入取物袋中，自 Trocar 孔取出，如不易取出则需要稍扩大切口。

四、术后监测与处理

1. 严密观察患儿血压、心率、呼吸等生命体征直至平稳。
2. 术后使用抗生素以预防感染。
3. 鼓励患儿早期下床活动，肛门排气后即可进食。

五、术后常见并发症的预防与处理

1. 囊肿复发　术中务必将囊肿壁完全切除，囊壁周围浸润变硬的大网膜亦应一并切除，仔细探查以免遗漏多发囊肿。

2. 肠粘连梗阻　术中应注意保护肠管，尽量不要将肠管暴露在空气中，减少肠管浆膜的挫伤；关腹前腹腔内涂布防粘连药物；术后早期下床活动，促进肠功能恢复。

（王　勇）

第三节　乳糜腹手术

乳糜腹（chyloperitoneum）是由于某种原因使腹腔淋巴系统的淋巴液漏出，导致腹腔积聚大量乳糜样腹水，是一种罕见的淋巴管疾病，多发于 1 岁以内的小儿。发病原因与先天性的淋巴管发育畸形和后天性的炎症、结核、创伤及肿瘤压迫等有关。腹腔穿刺抽出乳糜样腹水即可诊断。淋巴管造影不但可以确定病因，还可确定淋巴液漏出的部位和范围，但小儿行该项检查困难。

一、适应证

乳糜腹的治疗方法有保守治疗和手术治疗。以下情况应手术治疗。

198

1. 乳糜腹经 4 ~ 6 周保守治疗无效或病情加重者。

2. 急性乳糜腹有腹膜炎者。

3. 创伤、手术所致乳糜腹。

4. 肠系膜囊肿破裂所致乳糜腹。

二、禁忌证

1. 慢性乳糜腹未行保守治疗者。

2. 由于恶性肿瘤压迫所致的乳糜腹、肿瘤不能切除者。

三、术前准备

1. 术前行全面细致的实验室检查、心电图、X 线等常规检查，有条件者可行淋巴管造影检查。

2. 静脉输液，纠正水、电解质平衡紊乱。

3. 术前 2 ~ 5 小时经胃管注入或口服 200ml 牛奶或含有苏丹红等脂溶性染料的牛奶，有助于术中寻找淋巴管漏的部位。

四、手术要点、难点及对策

（一）缝合结扎淋巴管漏孔的手术

1. 开腹淋巴管漏缝扎术

（1）取右中上腹经腹直肌切口或脐上横切口进入腹腔。

（2）吸净乳糜液后探查腹腔：探查后如发现乳糜腹因肿瘤或纤维索带压迫淋巴总干所致，应手术切除肿瘤、松解索带以解除压迫。然后于温氏孔、横结肠下方、髂血管附近寻找漏口；游离十二指肠及胰头并向左上方掀起显露主动脉、腔静脉探查寻找漏口；探查肠系膜及肠系膜上动脉根部，乳糜漏多发生在这些部位。在漏口部位可见乳糜液或被染色的乳糜液渗出。

（3）用 4-0 丝线缝扎漏口，检查无渗漏后，放置腹腔引流管；逐层关腹。

2. 腹腔镜淋巴管漏缝扎术　采用三孔法，分别于脐部及左、右中上腹做 5mm 切口放入 Trocar；吸净乳糜液，按开腹手术步骤探查寻找漏口，镜下予以缝扎；经腹壁 Trocar 孔放置腹腔引流管。

（二）分流手术

1. 腹腔双侧大隐静脉分流术　适用于术中找不到病因和漏口、病情又很重的患儿。

（1）切开股三角部，游离大隐静脉结扎其属支，剥除血管被膜。

（2）然后在同侧腹股沟处做横切口显露腹膜，经腹腔最低位置打孔，并沿股管钝性分离出一隧道至大隐静脉根部，测量两点之间的距离，在距大隐静脉根部远侧的上述距离处切断大隐静脉，结扎其远端。

（3）将大隐静脉返转后穿隧道提至腹膜切口处；将静脉近侧断口与腹膜切口用 5-0 无损伤线做间断外翻缝合。

2. 腹腔－上腔静脉分流术　将带有单向活瓣的 LeVeen 管，一端置于腹腔，另一端自腹腔引出经大隐静脉置入下腔静脉直到右心房。单向活瓣使静脉和腹腔之间保持 0.294 ~ 0.490kPa 的压力差。当腹压增高时，腹腔的乳糜液可直接流入静脉。

3. 淋巴结静脉分流术　将腹腔肿大的淋巴结切开，保留进入淋巴结的淋巴管，后将淋巴结切面与下腔静脉或髂静脉或其分支做吻合。

五、术后监测与处理

1. 卧床休息 1 ~ 2 周，并用腹带加压包扎。

2. 先给予低脂饮食，后逐渐过渡到普通饮食。

3. 应用抗生素以预防感染。

4. 有腹腔引流管者应记录每日引流液的量及颜色，待无腹腔引流液流出后，再观察 3 ~ 5 天后拔管。

六、术后常见并发症的预防与处理

1. 乳糜腹复发　一般为术中未找到漏口、仅做探查引流术的病例。处理方法为术后用腹带加压包扎、保持引流通畅、低脂饮食或禁食、胃肠道外全面营养（TPN）等，有部分病例能够自愈，如无效可再行分流术治疗。

2. 腹腔－大隐静脉分流术失败　预防措施为术中注意大隐静脉向上翻转时勿致其扭曲或受压，保持吻合口通畅。倘若出现分流术失败，必要时可再次吻合术或改用其他分流手术。

3. 腹腔－上腔静脉分流术后并发症　有感染、败血症、静脉栓塞、分流管堵塞、凝血机制障碍等。预防措施为各种导管、装置须严格灭菌消毒，随时检查导管装置有无异常；若确已发生感染，则需去除引流导管装置，改用其他治疗方法。

（王　勇）

参 考 文 献

施诚仁，金先庆，李仲志 . 2010. 小儿外科学 . 北京：人民卫生出版社，266-268.

王果，李振东 . 2010. 小儿外科手术学 . 北京：人民卫生出版社，238-243.

Campisi C，Bellili C，Eretta C，et al. 2006. Diagnosis and management of primary chylous ascites.J Vasc Surg，43：1244-1248.

De Perrot M，Burndler M，Totsch M，et al. 2000. Mesenteric cysts.Toward less confusion?Dig Surg，17：323-328.

Trompetas V，Varsamidakis N. 2003. Laparoscopic management of mesenteric cysts. Surg Endosc，17：2036.

第十八章 胃部手术

第一节 胃部分切除术

由于小儿组织再生能力强，只要调节饮食、应用制酸药、解痉药、抗胆碱药及 H_2 受体阻滞剂等药物治疗，当有幽门螺杆菌感染时加用抗生素治疗，症状多能迅速缓解，溃疡自愈。因此儿童消化性溃疡的治疗，应以内科保守疗法为主。小儿消化性溃疡手术治疗的适应证远比成人严格。

一、适应证

1. 胃肿瘤　平滑肌瘤、腺瘤和血管瘤等良性肿瘤；恶性淋巴瘤、恶性畸胎瘤和胃癌等恶性肿瘤。

2. 先天性畸形　胃重复畸形、幽门闭锁、胃及十二指肠憩室等。

3. 胃黏膜脱垂并发梗阻及大出血等情况。

4. 胃损伤　胃窦及幽门部大范围的损伤或完全断裂，强酸强碱所致化学性损伤致胃窦或幽门部的瘢痕狭窄者。

5. 消化性溃疡　①胃溃疡或复合性溃疡经内科积极治疗仍反复发作者。②消化性溃疡合并穿孔或幽门瘢痕性梗阻者。③消化性溃疡合并大出血或复发出血，经药物及内镜治疗不愈者。④经正规和积极内科治疗，疼痛症状仍持续无好转，且影响小儿日常生活和生长发育的慢性溃疡。

二、术前准备

1. 行实验室检查及胸片、心电图和钡餐等辅助检查，全面评估患儿病情。

2. 加强支持疗法。纠正水、电解质紊乱，贫血和低蛋白血症。输血或者血浆，术前血红蛋白达 90%/L 以上。

3. 对幽门梗阻病例，术前 3 天进流质饮食，留置胃管每晚用温盐水洗胃。

4. 术前晚普通灌肠 1 次，禁食 8 小时，术前上鼻胃管并备血。

三、手术要点、难点及对策

患儿取平卧位，采用气管内插管全麻。

1. **探查病变情况** 取上腹部正中或横切口。进腹后仔细探查胃和十二指肠，注意病变所在部位、范围、局部有无粘连水肿及是否穿透至附近脏器，如有必要可切取少量病变组织，行术中快速病理检查以确定其性质，了解上述情况后决定行何种手术方式及切除范围。

2. **标记切断胃体位置** 远端标记是切除全部胃窦；近端标记为小弯侧从食管向下胃左动脉第三支分支处至大弯侧胃网膜左血管最靠近胃壁处，这两点连线远侧的胃容量约占其总容量的50%。于此线两端的胃大弯侧和小弯侧分别缝一牵引线为切断胃的标志（图18-1）。

3. **处理胃大弯血管** 提起横结肠，切开胃结肠韧带，注意勿损伤横结肠系膜血管；沿胃大弯向左分离切断胃网膜血管至预定位置，靠近胃壁处缝扎切断（图18-2）。

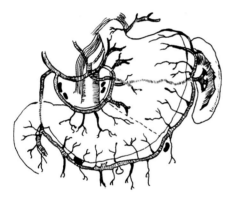

图18-1 标记切断胃体位置

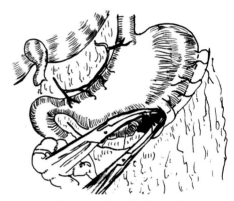

图18-2 处理胃大弯血管

4. **分离胃与胰腺及横结肠系膜** 沿胃大弯向右分离至幽门下，将胃网膜右动、静脉切断结扎；用手指钝性分离幽门窦后壁与胰腺及横结肠系膜间的疏松粘连，至十二指肠球部（图18-3）。

5. **切断缝扎胃左动、静脉** 沿胃小弯向右游离，注意保护肝动脉，将胃右动、静脉分离结扎（图18-4）。

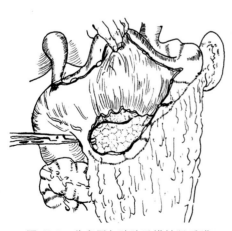

图18-3 分离胃与胰腺及横结肠系膜

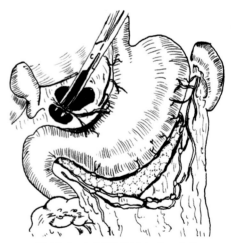

图18-4 切断缝扎胃左动、静脉

6. 分离十二指肠球部周围粘连　胃大小弯完全游离后，再分离十二指肠球部周围粘连，注意在分离十二指肠后壁时，有来自胰腺进入十二指肠的小血管应一一结扎，使十二指肠在胃部分切除后有 1 ～ 2cm 残端，可缝合关闭。

7. 切断血管　向右侧牵开胃远端部分，于十二指肠球部，靠近幽门括约肌远端，平行放置两把直的有齿血管钳，距远端血管钳 1cm 左右在两钳间切断（图 18-5）。

8. 胃体切除与缝扎　助手右手在预定切断胃体的切线左侧，将胃大弯用爪形肠钳钳夹，左手拉住胃体中部将胃展平。术者左手自小弯侧插至胃后方，右手将胃钳自大弯侧沿预定切线稍远侧徐徐插入，至位置满意时钳紧；再在胃钳远端钳夹一把肠钳，紧靠胃钳远侧切断胃体，断面用 0.5% 活力碘擦拭消毒，远端包以纱布；紧贴胃钳近端小弯侧开始，间断做 "U" 形缝合，相邻两针间缝合方向相反并稍有重叠，如此缝合至胃大弯侧留 3 ～ 5cm（图 18-6）；助手将两侧的缝线拉紧后松开胃钳，用一把有齿血管钳夹住胃大弯侧 3 ～ 5cm 已被胃钳夹过的组织（图 18-7）；迅速将上述 "U" 形缝线逐一打结，补充缝扎出血点，浆肌层间断缝合包埋小弯侧断端（图 18-8）。

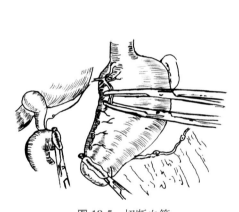

图 18-5　切断血管

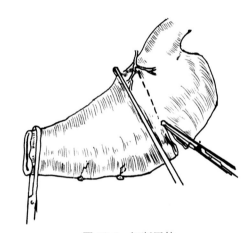

图 18-6　切断胃体

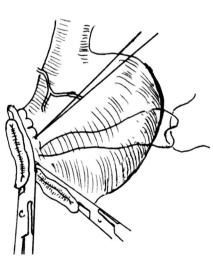

图 18-7　钳夹胃组织

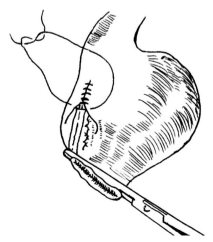

图 18-8　缝扎胃断端

9.重建胃肠道　以恢复其连续性，根据不同病情可选择以下方式。

（1）Billroth Ⅰ式吻合：即胃断端大弯侧与十二指肠断端做端端吻合。

1）将夹住胃和十二指肠残端的有齿血管钳靠拢，用0号不吸收线做后壁浆肌层间断缝合（图18-9）。

2）残胃距断端0.5～0.7cm，切开胃的前后壁浆肌层至黏膜下层，显露小血管一一缝扎（图18-10）。

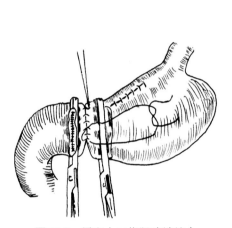

图18-9　胃和十二指肠残端缝合

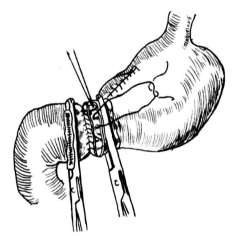

图18-10　缝扎胃前后壁血管

3）沿有齿血管钳近侧切开胃黏膜，去除胃残端被钳夹的边缘组织（图18-11）。

4）胃与十二指肠断端的后壁用3-0不吸收线做全层间断缝合（图18-12）。

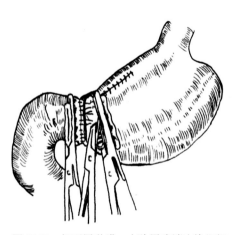

图18-11　切开胃黏膜，去除胃残端边缘组织

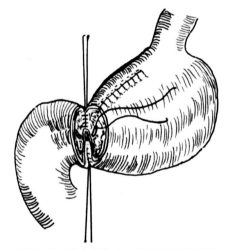

图18-12　缝合胃与十二指肠断端的后壁

5）行十二指肠胃前壁全层间断内翻缝合及前壁浆肌层间断缝合；胃肠吻合口上角易发生漏的三角，宜补加1针浆肌层荷包缝合（图18-13）。

（2）Billroth Ⅱ式吻合：即胃空肠结肠前吻合（莫氏法）。

1）关闭十二指肠残端：在钳夹十二指肠残端肠钳上，全层连续（或者间断）缝合。浆肌层间断缝合，上下角各做半荷包缝合包埋，中间再加浆肌层间断缝合（图18-14）。

2）结肠前胃空肠吻合：提起距十二指肠悬韧带（屈氏韧带）5～8cm的空肠与胃断端大弯侧于结肠前做吻合，空肠输入端对胃大弯、输出端对胃小弯，全口吻合。十二指肠悬肌距吻合口尽量短一些，只要无张力即可。先按前述方法行胃残端黏膜下止血；后行胃后壁与空肠浆肌层间断缝合；再将空肠对系膜缘全层切开后与胃断端吻合，操作要点同胃、十二指肠吻合（图18-15）。

3）吻合完毕后，仔细检查有无出血，吻合口是否通畅。

10. 关闭腹腔　放置腹腔引流管后逐层关闭腹腔。

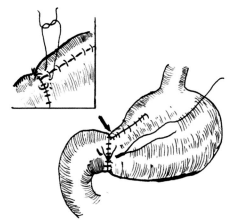

图18-13　十二指肠胃前壁吻合

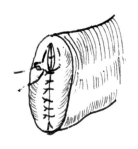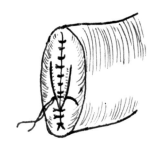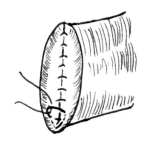

图18-14　关闭十二指肠残端

205

四、术后监测与处理

1.持续监测血压、心率、呼吸、体温等生命体征，定时行血常规、血生化和血气分析检查，如发现异常应及时分析原因，采取相应处理措施。

2. 患儿全身麻醉清醒前应平卧，头偏向一侧，保持呼吸道通畅；完全清醒后如血压、脉搏稳定可改为半坐卧位。

3. 术后持续行胃肠减压；术后24～48小时待肠蠕动恢复、肛门排气、胃管内抽出已为无色清亮胃液量减少时，可拔除胃管。

4. 术后禁食期间应记录24小时出入量，给予全静脉营养支持，并维持水、电解质平衡，必要时输血或者血浆。

5. 如术后胃肠功能顺利恢复，术后第3天可进少量流质饮食，第5、6天可改为半流质饮食，术后1个月内可以进食软质饮食、面条、馒头。

6. 术后给予抗生素以预防感染。

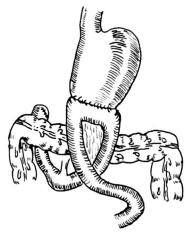

图18-15　结肠前胃空肠吻合

五、术后常见并发症的预防与处理

1. 出血　术后胃管内吸出鲜红色液体，常常是吻合口出血。预防措施是术中行胃黏膜下血管缝扎止血。如为腹腔内出血，表现为血压下降，脉搏变快，有腹膜刺激症状，腹腔引流管内流出或腹腔穿刺为血性液体。为预防腹腔内出血，应对重要的动、静脉均进行确切的缝扎止血。如发现术后腹腔内出血，应立即快速输液、输血并给予止血药物并密切观察病情变化。采取上述措施后血压仍不稳定者，需再次开腹手术探查。

2. 吻合口破裂或瘘　一般发生于术后 6～9 天。如患儿出现腹痛、腹部压痛、反跳痛及肌紧张等腹膜炎症状，伴体温升高、白细胞升高等表现，即考虑吻合口瘘。预防措施包括：保证残胃血循环良好、胃肠吻合时无张力及吻合口缝合仔细不漏针等，同时术后要加强支持疗法。一旦患儿出现急性弥漫性腹膜炎时需要再手术，行瘘口修补术；无弥漫性腹膜炎者可行禁食、持续胃肠减压、抗感染及营养支持治疗，尚未拔除腹腔引流管者应设法保证其引流通畅。

3. 术后梗阻　包括输入襻梗阻、吻合口梗阻及输出襻梗阻。主要症状为呕吐，伴上腹部胀满不适或绞痛。预防措施包括：吻合时切勿翻入更多胃肠组织；注意输入襻和输出襻长短及胃肠吻合口大小适宜；避免输入、出襻形成交叉等。一旦发生术后梗阻，应明确梗阻原因和部位，给予相应处理。

4. 倾倒综合征　原因是胃切除后胃的容量减少，幽门括约肌遭到破坏，进食后食物迅速进入肠道，刺激肠道内分泌细胞分泌大量 5- 羟色胺、缓激肽样多肽、血管活性肽等血管活性物质，使循环血容量骤减；或刺激大量胰岛素分泌，血糖含量下降，出现恶心、呕吐、上腹饱满、腹痛等症状。预防措施为：胃切除不宜过多，胃空肠吻合口不能过大，术后少食多餐，免进甜食，进餐后平卧 10～20 分钟，一般可自行缓解，否则需要再次手术，改 Billroth II 式为 Billroth I 式吻合或 Roux-en-Y 式吻合。

（王　勇）

第二节　胃造口术

一、适应证

1. 先天性食管闭锁、不能一期吻合或术后吻合口瘘的患儿。
2. 化学灼伤致食管狭窄、长期不能进食者。
3. 咽喉部疾患不能吞咽者。
4. 脐膨出行修补术后需胃肠减压者。

二、术前准备

1. 术前纠正水、电解质失衡及贫血，改善营养和全身情况。

2. 术前插胃管至食管，将梗阻以上的食管内容物吸净，以防麻醉及手术过程中反流误吸。

3. 术前给予单次剂量抗生素。

三、手术要点、难点及对策

取平仰卧位，气管内插管全身麻醉。

（一）开腹胃造口术

1. 做上腹正中切口或左上腹经腹直肌切口。

2. 切开皮肤、皮下组织及腹直肌前鞘，纵行分开腹直肌，切开腹直肌后鞘及腹膜，进入腹腔。

3. 向上牵开肝脏左上叶后在上腹部探查并找到胃；在胃体前壁无大血管区域用 3-0 号丝线做 2 个同心的荷包缝合（图 18-16）。

4. 于荷包缝合的中央切开胃壁，用 12 ～ 14 号蕈状导管放入胃内，扎紧荷包缝线（图 18-17）。

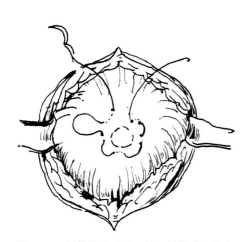

图 18-16　胃体前壁无大血管区域做荷包缝合

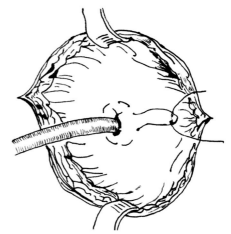

图 18-17　切开胃壁，固定蕈状导管

5. 将导管经由切口左侧另一戳口引出，紧贴荷包缝线的两侧经胃壁各缝 1 针丝线，穿过腹膜壁层及腹壁肌层，将胃固定于腹壁上。

6. 另在穿出处用丝线缝合 2 针将胃造口管固定在腹壁皮肤上，以防滑脱。

（二）腹腔镜胃造口术

特别适用于不能用消化道内镜行经皮胃造口术的患儿。

1. 脐环正中切开直视下放置第一个 5mm Trocar，放入腹腔镜探查腹腔内情况和胃的位置，确定胃前壁造口的部位。

2. 于左上腹直肌外缘切开皮肤，穿刺置入一个 10mm Trocar。放入抓钳，在脾门水平钳夹胃体前壁；关闭气腹，退出该处 Trocar 并将部分胃壁提出切口外。

3. 切开提出体外的胃壁，将腹腔镜经该切口插入胃腔；将带有钢制导丝的细鼻胃管润滑后由鼻孔经狭窄食管插入胃内，并由胃造口牵出体外；将鼻胃管穿过蕈状导管，然后将蕈状导管经胃造口插入胃腔；荷包缝合胃造口，将胃造口处胃壁浆肌层与腹膜间断缝合数针固定；皮肤缝合一针并将胃造口管箍扎固定。

4. 将一根细胶丝线穿过鼻胃管，拔除鼻胃管，留置细胶丝以备以后导引置入扩张探条行食管扩张。

5. 重建气腹，检查腹腔及胃前壁造口固定情况。

四、术后监测与处理

1. 脐膨出患儿术后即开放导管，持续引流减压。每日用生理盐水冲洗导管 2～3 次，以防管腔被黏液堵塞。

2. 如行胃造口术用于灌注营养，则最初 2～3 天将导管放开，减压引流，不灌饮食；待瘘口与腹膜粘连牢固、肠功能恢复、肛门排气排便后，开始经导管灌注饮食；灌注流质温度要适合，灌注速度不宜过快，饮食灌注完毕，应用温开水冲洗导管腔，以免导管堵塞。

3. 注意保持造口周围皮肤清洁，定时更换敷料，防止伤口感染。

4. 保持导管在腹壁的良好固定，防止导管滑脱。

5. 一般术后 3 周后造口窦道形成，当无需减压时，可将导管夹住，口服流质观察，如无异常，即可排除导管，伤口 3 天后即可愈合；如仍需要继续灌注饮食，一般应每 1～2 周更换导管一次。

五、术后常见并发症的预防与处理

胃造口术后常见的并发症有：导管堵塞、胃内容物溢漏、导管脱出等。预防措施如下：

1. 造口位置应尽量离开幽门、胃底及胃大弯缘，在胃体的较高位置，接近大小弯的中点造口为宜，以免导管刺激幽门痉挛或贴紧胃壁而致其堵塞，允许做胃底折叠或将来能替代食管。

2. 插入的导管以蕈状导管为宜，不易脱出。

3. 术中可经导管注入少量生理盐水，观察导管周围有无漏水情况。如漏水应重新做荷包缝合。

（王　勇）

第三节　幽门环肌切开术

先天性肥厚性幽门狭窄（congenital hypertrophic pyloric stenosis）是由于幽门肌层先天

性肥厚、增生，使幽门管腔狭窄而引起的机械性梗阻，是新生儿、婴幼儿常见病之一。

一、适应证

适用于肥厚性幽门狭窄者，确诊后除症状不典型及轻型患儿先采取非手术疗法外，均应经适当的手术准备之后尽早手术治疗。

二、术前准备

1. 纠正脱水、电解质平衡紊乱，并初步纠正营养不良。

2. 术前行胃肠减压和盐水洗胃，可以减轻局部胃肠黏膜组织的水肿，有利于减少术中黏膜的损伤及患儿术后的恢复。

三、手术要点、难点及对策

（一）开腹幽门肌切开术（Fredet-Ramstedt 手术）

1. 做右上腹肿块表面（麻醉后更易触及）长 2 ~ 3cm 横切口进入腹腔（图 18-18）。

2. 将橄榄状肥厚的幽门提至切口外手术野中，术者左手拇指、示指将其固定，在幽门前上方无血管区沿其长轴纵行切开幽门浆膜及浅肌层，用幽门钳或血管钳钝性撑开肥厚的肌层至黏膜完全自然膨出与浆膜相平。切开范围近端自正常胃壁，远端到十二指肠。因幽门肌层在与十二指肠交界处突然终止并突入十二指肠腔内，故分离时需十分小心，切勿损伤黏膜。手术操作的要点是充分切开肥大增厚的幽门肌层，且避免损伤黏膜（图 18-19）。

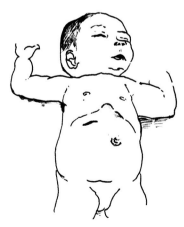

图 18-18　腹部切口

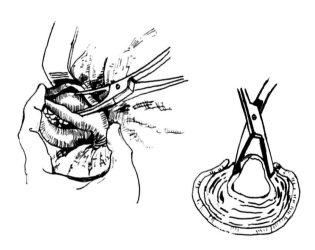

图 18-19　充分切开幽门肌层

3. 若创面渗血，可用盐水纱布压迫止血。

4. 逐层缝合伤口，结束手术。

（二）腹腔镜幽门肌切开术

近年来经腹腔镜行幽门肌切开术的报道日益增多。经腹腔镜手术术后恢复快、瘢痕小，而手术时间、安全性及效果与传统手术无显著性差异。手术方法：

1. 先于脐部做一 5mm 小切口进腹，直视下置入一 5mm Trocar；后在腹腔镜监视下，分别于双侧肋缘下锁骨中线处或右中上腹壁放置两枚 5mm Trocar。

2. 先以无损伤抓钳将幽门管固定；后用电刀于幽门前方少血管区纵行切开浆膜和部分肌层，切开范围同开腹手术（图 18-20）；再换置分离钳撑开幽门环肌直至黏膜完全膨出（图 18-21）。

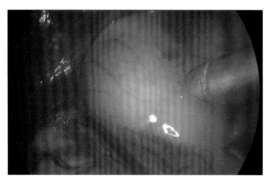 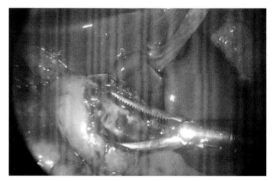

图 18-20　寻找少血管区域　　　　　图 18-21　切开幽门肌层

3. 由胃管向胃内注入气体，检查幽门管黏膜是否完全膨出及有无破损。确认幽门环肌完全分离，黏膜无破损后，创面电凝彻底止血，缝合伤口，结束手术。

四、术后监测与处理

一般禁饮食 6 ~ 8 小时后即可喂少量糖水，如不吐可开始少量多次喂奶，48 小时后恢复正常喂养。少数患儿术后仍有呕吐，为呕吐中枢兴奋或黏膜水肿所致，数日后可逐渐停止。

五、术后常见并发症的预防与处理

1. 幽门黏膜穿孔　如术中发现黏膜破裂穿孔，可在原切口的远侧段做一斜行切口，使切口呈"Y"形或另做一平行切口，如前法离断肌层直至幽门肌层均匀膨出后，缝合原切口浆肌层以覆盖穿孔的黏膜。

2. 术后呕吐症状不缓解　可能的原因有：①幽门黏膜水肿。②合并胃食管反流。③术后胃扩张。④幽门环肌切开不完全。首先给予禁食、胃肠减压和输液支持治疗。必要时行上消化道造影以明确原因，再次手术应谨慎。

六、临床效果评价

一旦先天性肥厚性幽门狭窄诊断明确，应积极做术前准备，尽早施行手术治疗。开腹或腹腔镜幽门肌切开术操作简便、疗效佳，且术后胃肠功能恢复快，为标准的手术方式。

（王　勇）

参考文献

施诚仁，金先庆，李仲志 . 2010. 小儿外科学 . 北京：人民卫生出版社，270-272.

王果，李振东 . 2010. 小儿外科手术学 . 北京：人民卫生出版社，247-250，257-261.

Lewis Spitz，Amold G. Coran. 2012. 小儿外科学图谱 . 吴晔明，顾松主译 . 北京：北京大学医学出版社，301-315，325-332.

第十九章 十二指肠手术

第一节 十二指肠闭锁与狭窄手术

十二指肠闭锁与狭窄是小儿先天性十二指肠梗阻的主要病因，可与其他多种畸形并存，增加了诊断和治疗的困难，如果术中只注意到其中一种畸形而忽略了其他畸形的存在，必将影响手术疗效和预后。十二指肠闭锁与狭窄发生在十二指肠任何部位，分为三型：隔膜型、盲端型和狭窄型。通常闭锁与狭窄为单发，少数病例有两处梗阻。

一、适应证

1. 上消化道碘水造影显示为十二指肠完全梗阻者需急诊手术。
2. 十二指肠狭窄表现为不完全性梗阻，可行数日术前准备后限期手术。

二、术前准备

1. 入院后置新生儿重症监护病房（NICU）；定时测量体温、心率、呼吸、血氧饱和度及尿量；给予吸氧、注意保暖、防止硬肿病及肺炎发生。
2. 置鼻胃管持续胃肠减压，防止误吸。
3. 根据血电解质检查及血气分析结果纠正水、电解质和酸碱平衡紊乱；贫血者给予红细胞或血浆 10 ~ 20ml/kg。
4. 静脉输注抗生素，补充维生素。
5. 十二指肠狭窄表现为不全性梗阻，术前 2 天给予流质饮食或母乳，术前晚置胃管，用温生理盐水洗胃。

三、手术要点、难点及对策

采用气管内插管静脉麻醉。患儿取仰卧位、右上腹横切口。

1.十二指肠隔膜切除手术 适用于隔膜型或风袋型闭锁与狭窄。

（1）开腹后先游离结肠肝曲，显露并探查十二指肠各部及其周围脏器，通常十二指肠粗细肠管交界处即腔内隔膜附着位置，该处肠壁色泽略淡并有一浅凹的环形痕迹，手指触摸时呈增厚感。

（2）确定隔膜位置后在十二指肠前外壁上、跨越隔膜附着处纵行切开肠壁 1.5 ~ 2cm；用丝线在肠壁两切缘上各缝 1 针牵引线，牵开肠壁显露隔膜（图 19-1）。

（3）用尖镊轻轻夹起隔膜或用手由下向上托起隔膜环形剪除，剪除时应留下 1mm 左右的隔膜边缘，用 5-0 细丝线连续缝合隔膜边缘止血（图 19-2）。

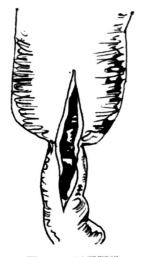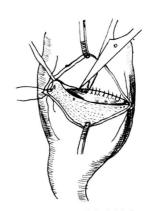

图 19-1 显露隔膜 | 图 19-2 环形剪除隔膜

213

（4）取细软质导管经肠壁切口插入十二指肠腔远端，注入适量生理盐水或空气，检查远端肠管是否通畅。如果存在十二指肠多发闭锁或空、回肠闭锁，应同时手术矫治。

（5）确定远端肠管通畅后，用 5-0 细丝线将肠壁切口横行间断缝合。先缝合切口上下两端的 A 点及 B 点，做肠壁全层间断内翻缝合（图 19-3）；如肠腔内径较宽也可做一层浆肌层间断缝合（图 19-4）。

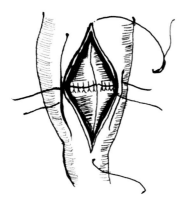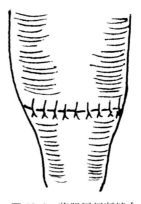

图 19-3 肠壁全层间断内翻缝合 | 图 19-4 浆肌层间断缝合

如隔膜位于十二指肠降部壶腹附近，切除操作时应谨防损伤乳头处的胰胆管开口，尤应警惕胰胆管直接开口于隔膜内或胆总管分两支开口。剪除隔膜前先按摩胆囊，观察胆汁流出处以确定乳头开口位置，剪除隔膜时应保留乳头附近隔膜且不缝合，其余的隔膜缝合止血后再次按摩胆囊至胆汁流出，确认胰胆管开口未被损伤后方可缝合肠壁切口。

2. 十二指肠 - 十二指肠菱形吻合手术　适用于隔膜型闭锁伴肠壁纤维性改变蠕动功能不良或并发环状胰腺者。

（1）开腹探查步骤同前术式；做十二指肠外侧腹膜切口，游离十二指肠各部，必要时松解 Treitz 韧带拉直十二指肠。

（2）用 3-0 丝线在梗阻近侧十二指肠前壁做两针浆肌层缝合的牵引线，将近侧扩张肠管向远侧牵拉；在确定无张力的梗阻部位近、远两肠管的相应位置分别做一 1.5 ～ 2.0cm 长横切口和纵行切口（图 19-5），在两切口上分别定出 AA′、BB′、CC′ 和 DD′ 点（图 19-6）。

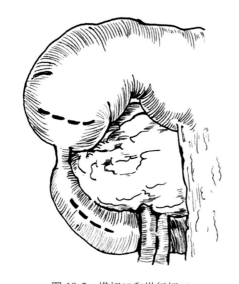

图 19-5　横切口和纵行切口

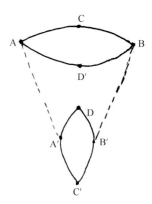

图 19-6　定出 AA′、BB′、CC′ 和 DD′ 点

（3）用 5-0 无损伤线分别将 AA′、BB′ 及 DD′ 各点缝合后先行全层间断缝合后壁，然后缝合 CC′ 点并按相同方法吻合前壁，缝合时的边距和针距均为 1.5mm；拆除牵引线后在 A、B 两点分别加一针浆肌层缝合以减少吻合口张力（图 19-7）。

（4）检查吻合口通过良好无渗漏后逐层缝合腹壁切口。

3. 扩张肠管裁剪后十二指肠 - 十二指肠端端吻合手术　适用于梗阻近端十二指肠明显扩张肠壁肥厚，形成巨十二指肠，肠管蠕动功能不良者。

（1）开腹后按前述步骤显露十二指肠，游离十二指肠各部。

（2）盲端型闭锁者游离两盲端后，横行切开近侧盲端底部肠壁，吸净肠内液；再于扩张肠管前外侧壁做恰

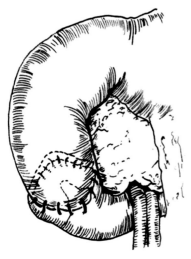

图 19-7　缝合前后壁

当的锥形切除，后用 5-0 丝线将肠壁切口做双层间断缝合，使近端肠管口径接近远端十二指肠口径（图 19-8）。为减少术中出血，裁剪时也可自近心端向远心端方向边切除边缝合十二指肠壁（图 19-9）。

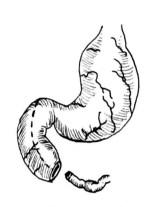 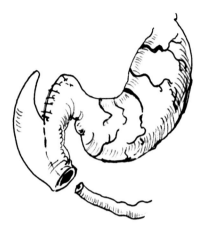

图 19-8　使近端肠管口径接近
远端十二指肠口径

图 19-9　边切除边缝合十二指肠壁

（3）切除远侧盲端肠壁 1cm，与近端成形肠管行端端吻合术（图 19-10）。

（4）隔膜型闭锁，切除隔膜后做同样裁剪尾状成形术。

4. 十二指肠 - 十二指肠端侧吻合手术　适用于盲端型十二指肠闭锁，梗阻近端肠管虽扩张但肠壁健康、蠕动功能良好者。即在游离闭锁两端肠管后，将远端肠管提至近侧肠管盲端前，用 5-0 丝线做吻合处后壁浆肌层连续缝合；距缝线 2mm 处两肠壁上分别做长约 2cm 切口；分别全层间断缝合吻合口后壁和前壁，最后缝合前壁浆肌层，完成吻合后检查吻合口通畅情况。注意远侧肠管盲端勿保留过长，以防术后发生盲端综合征。

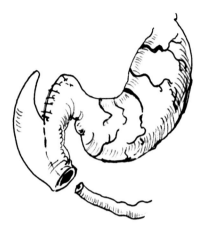

图 19-10　近远端肠管
行端端吻合术

5. 结肠后十二指肠 - 空肠侧侧吻合手术　适用于患儿因低体重、合并多种严重畸形不能耐受较长时间手术者。游离梗阻近端十二指肠，向上翻起横结肠，在系膜右侧无血管区戳孔扩大显露十二指肠前壁，用丝线将十二指肠扩大肠管的肠壁固定于肠系膜裂隙边缘；提起近端空肠按顺蠕动方向贴近十二指肠壁，选择扩张十二指肠的最低部位行十二指肠空肠侧侧吻合，具体吻合方法同前。注意空肠输入襻长度应适宜，太长会发生肠管扭曲或内疝，太短造成张力影响吻合口愈合；同时吻合口不能太小，一般 2.0 ~ 2.5cm。吻合完成后仔细缝合结肠系膜与空肠之间的空隙，以防发生内疝。

6. 腹腔镜十二指肠隔膜切除术　适用于十二指肠隔膜型狭窄或风袋样闭锁且肠壁组织正常者。

（1）脐部正中做一 5mm 小切口进腹，直视下放置一 5mm Trocar，后在腹腔镜监视下，分别于右上腹、右下腹壁各放置一枚 3mm Trocar。

（2）仔细探查腹腔内脏器情况，注意有无先天性肠旋转不良、环状胰腺等畸形。

（3）游离十二指肠第一和第二段周围粘连，确定十二指肠梗阻部位呈漏斗状狭窄，即为隔膜所在位置；检查十二指肠梗阻远端肠管是否通畅。

（4）用电刀或超声刀于粗细交界处纵行切开十二指肠前外侧壁，显露隔膜并分块切除之，注意查找并避免损伤十二指肠乳头。

（5）用5-0带针可吸收线横行全层连续或间断缝合十二指肠切口。

（6）检查肠管通畅情况及有无渗漏后，清理腹腔、缝合伤口，结束手术。

四、术后监测与处理

1. 术后置新生儿重症监护病房（NICU）保暖、吸氧、心肺功能监测。

2. 禁食、持续胃肠减压直至胃液量减少色变清亮、肛门排便排气后排除胃管。

3. 术后暂时行全胃肠外营养（TPN），肠蠕动恢复后逐渐减少TPN液量并由口进食肠内营养液。使用TPN期间定期测量血常规、血生化、血气分析。

4. 继续使用抗生素预防感染。

五、术后常见并发症的预防与处理

1. **十二指肠梗阻继续存在**　可能的原因有：

（1）手术技术存在失误：如①隔膜型闭锁行隔膜切除不彻底、保留隔膜边缘组织过多致肠内容物通过不畅。②隔膜附着处肠壁组织已呈纤维变性仍然采用肠壁切开、隔膜切除，术后肠蠕动差，梗阻未能完全解除。③行肠吻合术时吻合口组织内翻过多，或肠切口过小，或缝合前壁时进针过深，缝住后壁造成梗阻等。出现这类并发症往往需要再次手术重做隔膜切除或重新吻合。

（2）术中遗漏合并的肠道畸形：遗漏十二指肠多发闭锁、肠旋转不良或空回肠闭锁，术后仍存在肠梗阻。预防措施是术中仔细检查全消化道，可在术中经十二指肠插管注入生理盐水或空气，追踪液（气）体通过全部肠管，方不致遗漏合并畸形；对合并肠旋转不良者应行彻底Ladd手术。

（3）保留了已丧失蠕动功能的肠管：近端肠管因扩张肥厚，蠕动功能差，仅做单纯肠吻合手术，不能缓解梗阻症状。因此对扩张肥厚的巨十二指肠应先裁剪成形，再与远端肠管行吻合手术。

2. **吻合口瘘**　多与吻合技术欠佳、吻合口血运不良和张力过大有关，患儿存在营养不良、低蛋白血症等情况，也易导致组织愈合不良而形成吻合口瘘。因此术前应尽量改善患儿全身情况；术中操作尽量细致、熟练和规范，缝合时针距、边距不过疏或过密；肠管的游离既要充分、使吻合口没有张力，又不影响肠壁的血运。一旦发生吻合口瘘，应立即行持续胃肠减压并建立充分而通畅的腹腔引流，同时加强营养支持及抗感染治疗。

3. **胰胆管开口损伤**　剪除隔膜前一定要准确判断胰胆管开口位置，排除胆总管分两支开口的情况，力求切除隔膜满意又不损伤胰胆管开口。

六、临床效果评价

十二指肠闭锁与狭窄手术的并发症并不多见，其疗效几乎完全与是否存在其他畸形有关。术中应彻底探查，避免遗漏第二处闭锁或其他并发的畸形。

（王　勇）

第二节　十二指肠前门静脉手术

十二指肠前门静脉是一种少见的先天性畸形，为异常的门静脉跨越十二指肠上部前面走向肝门，压迫十二指肠引起临床症状。十二指肠前门静脉大多合并腹腔内其他畸形，以肠旋转不良、内脏转位、十二指肠闭锁与狭窄、环状胰腺较多见。

一、适应证

十二指肠前门静脉压迫十二指肠出现高位肠梗阻症状者均需要手术治疗。

二、术前准备

1. 纠正脱水、电解质和酸碱平衡紊乱及营养不良。
2. 术前2天进流质饮食，术前晚温生理盐水洗胃及留置胃管。

三、手术要点、难点及对策

气管内插管全身麻醉。取仰卧位、右上腹横切口或右上经腹直肌切口。

单独存在的十二指肠前门静脉罕见，术前确诊困难，往往在出现十二指肠梗阻或胆道手术时偶然发现。手术中十二指肠前门静脉不易辨认，其外观酷似一条有管腔的条索状物。凡因高位肠梗阻行剖腹手术时，若发现十二指肠前面存在异常的管道结构，应警惕存在本病可能，切不可任意结扎或损伤。仔细辨认该管道的走行方向、与胆总管和肝动脉的关系，此时可见到胆总管和肝动脉位置变异，移至门静脉后方。

十二指肠-十二指肠侧侧吻合术：目前多数作者主张采用本术式。将门静脉近侧扩张的球部与远侧十二指肠在门静脉前行侧侧吻合术：先在十二指肠降部外侧做 Kocher 切口，充分游离十二指肠；靠近门静脉两侧的十二指肠壁上，做2针穿过浆肌层的"U"形缝合，打结后牵引；在两牵引线之间做好吻合口后壁浆肌层间断缝合（图 19-11）；距缝线 3～5mm处两侧十二指肠壁上分别做一切口，切开肠壁吸净肠内容物，行吻合口后壁全层连续缝合（图 19-12）；随后做吻合口前壁全层连续内翻缝合；最后将吻合口前壁浆肌层间断缝合；检查吻合口通过是否良好，缝合 Kocher 切口并关闭腹腔（图 19-13）。

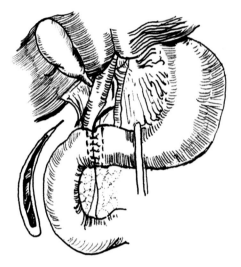

图 19-11　后壁浆肌层间断缝合

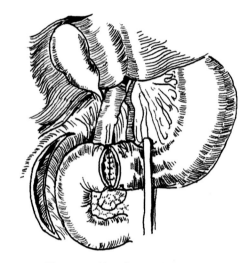

图 19-12　前壁全层连续内翻缝合

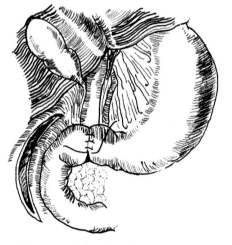

图 19-13　吻合口前壁浆肌层间断缝合

四、术后监测与处理

1. 手术后继续胃肠减压，静脉输液直至肠功能恢复。

2. 手术矫治并存畸形者，参考有关的畸形手术章节进行术后处理。

五、术后常见并发症的预防和处理

参见本章第一节十二指肠闭锁与狭窄手术。

（王　勇）

第三节　先天性肠旋转不良手术

先天性肠旋转不良（congenital malrotation of intestine）是因某些因素妨碍了胚胎发育过程中正常的肠旋转运动，而使出生后的肠管位置发生变异并导致肠梗阻。本病多见于新生儿，婴儿和儿童少见，偶见于成人。常见的病理情况有：十二指肠受压梗阻、肠扭转、空肠上段膜状组织压迫、肠不旋转、肠反向旋转等其他异常。同时肠旋转不良常合并先天性膈疝、先天性腹壁缺损、先天性肠闭锁等其他畸形。

一、适应证

先天性肠旋转不良出现症状的病例，应早期手术治疗。大多数外科医师主张对无症状的肠旋转不良患儿待出现症状时再行手术治疗。

二、术前准备

1. 急性肠梗阻伴脱水、血电解质紊乱、酸中毒者，迅速输入平衡液和碱性药物纠正脱水、电解质及酸碱失衡。

2. 出现肠绞窄症状时，按每小时 30ml/kg 液量快速输入 $V_糖$ ： $V_盐$ ： $V_{血浆}$ = 1 ： 1 ： 2 的液体，贫血者输入适量的压积红细胞，2 ~ 4 小时内行急诊手术。

3. 置胃管行持续胃肠减压，减轻腹胀、防止误吸。

4. 经静脉输注抗生素，合并全身感染者联用足量有效广谱抗生素。

5. 新生儿注意补充维生素 K 和维生素 C。

6. 表现为不完全肠梗阻者可做数日术前准备：根据血生化检查结果，纠正内环境紊乱，加强营养支持，每天输入氨基酸和脂肪乳，输注适量血浆和压积红细胞；术前晚普通灌肠一次，手术当日晨置胃管。

三、手术要点、难点及对策

可以采用开腹途径或腹腔镜进行探查和手术治疗。

（一）开腹肠旋转不良 Ladd 手术

采用气管内插管全身麻醉，体位取仰卧位，切口取右上腹横切口（图 19-14）。

1. **肠扭转复位** 进腹后探查如发现细小瘪陷无气的小肠团块，色泽呈紫黑色，应迅速将肠管整体托出腹腔之外，此时可见小肠甚或部分游离的盲肠和升结肠围绕肠系膜根部沿顺时针方向扭转 1 ~ 3 圈，此为肠扭转的典型表现（图 19-15）。可按逆时针方向转动整个肠管团，直至肠系膜根部完全平坦为止。此时如肠管未坏死，即可见肠管色泽逐渐转为红润。若肠管生机存疑，则用 0.25% 普鲁卡因做小肠系膜根部封闭注射并用温热盐水纱布湿敷 10 ~ 15 分钟，再次观察肠管血运情况。如肠管确已经坏死，则必须切除。

2. **松解压迫十二指肠的 Ladd 膜** 复位扭转的肠管后，可见盲肠和升结肠位于上腹部，有一层薄膜（Ladd 膜）横跨于十二指肠第二段之前，将盲肠和升结肠连接到后腹壁上。充分切开离断覆盖在十二指肠第二段前方的 Ladd 膜，并将盲肠和升结肠推移至左侧，注意不要试图将盲肠和升结肠恢复到右下腹的正常解剖位置（图 19-16）。

3. **松解空肠上段的膜状组织** 如检查发现十二指肠空肠连接处及空肠起始部有膜状组织粘连致肠管扭曲狭窄，应用剪刀或电刀锐性将其完全切开分离，并将空肠起始段推移至脊柱右侧，使其与十二指肠几乎呈直线地相延续（图 19-17）。

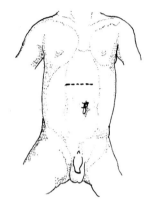

图 19-14　右上腹横切口

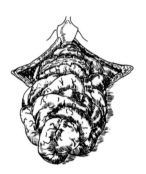

图 19-15　肠扭转复位

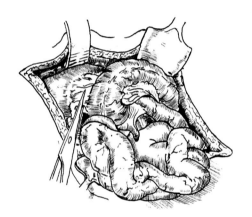

图 19-16　松解压迫十二指肠的 Ladd 膜

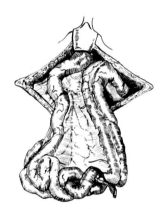

图 19-17　松解空肠上段的
膜状组织

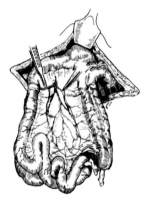

图 19-18　扩展小肠系膜
根部附着点

4. 扩展小肠系膜根部附着点　分离肠系膜根部及系膜间的粘连，尽量扩展使肠系膜根部附着部延伸至 5cm 宽。分离操作时需首先暴露肠系膜上动静脉，动作应轻柔准确，勿损伤血管（图 19-18）。

5. 切除阑尾　因术后盲肠和阑尾位置异乎寻常，日后发生急性阑尾炎时将诊断和处理困难，所以如患儿情况允许，可常规将阑尾切除。

6. 检查有无并存畸形　由于肠旋转不良常伴发消化道其他畸形，完成 Ladd 手术后应仔细检查全消化道，自胃、幽门、十二指肠直至直肠，如发现并存畸形应同时予以手术处理或详细记录，待日后矫治。

7. 关腹　理顺肠管、小肠纳入腹腔右侧，盲肠和全部结肠置腹腔左侧。不需行肠固定术。缝合腹膜及腹壁各层组织。

（二）腹腔镜肠旋转不良 Ladd 手术

上述开腹手术的操作步骤亦可完全在腹腔镜下完成，同开放手术一样具有良好的疗效，手术治愈率达 90% 以上，且有腹壁创伤小、恢复快和伤口美观等优点。腹腔镜手术亦采用气管内插管全身麻醉，体位取仰卧位，操作步骤如下：

1. 首先于脐部切开，直视下放置一个 5mm Trocar，新生儿气腹压力控制在 6 ~ 8mmHg，腹腔镜监视下分别于右上腹和右下腹分别放置一 3.5mm 的 Trocar。

2. 腹腔镜下探查腹腔，可发现阑尾和盲肠位于中上腹或右上腹，十二指肠降部受压，其近侧肠管扩张、延长并扭曲，空回肠及结肠多沿顺时针方向发生扭转成团。

3. 首先松解离断回盲部于肝脏和右侧后腹膜之间的纤维膜和索带，将回盲部肠管推向左侧腹以解除对十二指肠的压迫；后牵拉十二指肠，继续离断其周围的腹膜索带，并显露近端空肠后可见肠管扭转的根部。

4. 自近端空肠开始用无损伤钳逐段牵拉，使全部小肠位于右侧腹，即可使扭转肠管复位。

5. 分离肠系膜根部及系膜间的异常粘连索带，扩展肠系膜根的附着宽度。

6. 镜下离断阑尾系膜后将其自右上腹 Trocar 孔拖出体外切除。

7. 再次检查确认十二指肠及空肠已完全松解、小肠位于右侧腹、结肠位于左侧后，撤除 Trocar，关闭切口。

四、术后监测与处理

1. 持续胃肠减压，输液给予营养支持、抗生素和维生素。肠功能恢复后拔除胃管，先给少量糖水，后逐渐过渡到正常喂养。

2. 如拔除胃管后反复出现呕吐、腹胀、无正常排便者，应摄腹部 X 线片或行消化道碘油造影检查，排出机械性梗阻可能。

3. 因广泛肠坏死行肠外置或暂时关腹需要再次剖腹者，应行心肺功能监护，纠正脱水、电解质和酸碱失衡，行 TPN 及氧疗法，积极改善患儿全身情况，为再次手术创造条件。

五、术后常见并发症的预防与处理

1. 肠梗阻　术后肠梗阻症状持续存在或复发，可能的原因有：

（1）手术中腹膜索带松解不彻底：十二指肠、Treitz 韧带或空肠起始部粘连未完全分离，可使肠梗阻症状持续存在或缓解后复发。因此术中该部位的分离松解应完全彻底。少数病例 Treitz 韧带异常附着于脊柱椎体上，在十二指肠空肠交界部形成成角梗阻，手中应从脊柱面上剪断异常的纤维索带，完全松解 Treitz 韧带，拉直十二指肠，将全部小肠置于右侧腹腔内。

（2）术中未将盲肠、结肠推向腹腔左侧，术后盲肠再次与十二指肠或空肠粘连，压迫后者造成梗阻。因此行 Ladd 手术应完全将盲肠、结肠置于左侧腹腔，而使十二指肠降部直接向下走行延续到近端空肠。

（3）小肠系膜根部附着点未充分游离延展，使肠管活动度仍较大，导致肠管再扭转，故手术时必须充分分离和扩展肠系膜根部的附着点。

（4）术中粘连面剥离较广，创面渗血容易造成广泛粘连。因此，术中松解粘连时需恰当使用锐性分离并妥善止血。

（5）合并消化道管壁神经发育异常。患儿肠管测压显示肠动力功能异常，组织活检显示肠壁神经节细胞缺如、增多或减少，多见于新生儿病例。患儿术后反复呕吐、腹胀、腹痛、进食困难和营养不良。术中如发现胃肠蠕动功能差、肠管痉挛而色泽苍白者，应做胃肠壁全层组织活检，确诊后需长期行 TPN 维持营养。

2. 术中遗漏合并消化道畸形　比较容易被遗漏的疾病有肥厚性幽门狭窄、十二指肠内隔膜狭窄、先天性膈疝、先天性巨结肠等。因此在完成 Ladd 手术后应逐段仔细检查自胃至直肠的全消化道，并对合并存在的畸形给予合理的手术处理及详细记录。

3. 乳糜腹　年龄较大的患儿因肠扭转反复发作，使汇集于系膜根部的淋巴干发生阻塞、淋巴管内压力增高、淋巴液漏入腹腔内形成乳糜腹。多数并发乳糜腹的病例有望在行 Ladd 手术后自愈，但因淋巴管内压力过高导致乳糜管破裂者需手术缝合或修补。术中应吸净腹腔内乳糜液，充分显露肠系膜及后腹膜，按上下左右顺序分区分片仔细寻找裂口和孔隙。用 5-0 可吸收线将裂隙周围组织缝扎。术前 6 ~ 8 小时服苏丹黑使肠系膜淋巴管着色，或术中在肠系膜根部注射亚甲蓝为指示剂，有助于术中寻找漏口。

六、临床效果评价

肠旋转不良术后一般恢复很快，呕吐、腹痛症状消失，营养状况改善，手术治愈率＞90%。肠扭转复发很少见，粘连性肠梗阻见于 3% ~ 5% 的比例，因中肠扭转广泛切除肠管的患儿可能会出现短肠综合征，需要给予长期肠外营养。

（王　勇）

参 考 文 献

施诚仁，金先庆，李仲志 . 2010. 小儿外科学 . 北京：人民卫生出版社，273-277 .

王果，李振东 . 2010. 小儿外科手术学 . 北京：人民卫生出版社，270-274，280-281，295-301.

Escobar MA，Ladd AP，Grosfeld JL，et al. 2004. Duodenal atresia and stenosis：long-term follow-up over 30 years. J Pediatr Surg，39：867-871.

Lewis spitz，Amold G. Coran. 2012. 小儿外科学图谱 . 吴晔明，顾松主译 . 北京：北京大学医学出版社，333-346.

Murphy FL，Sparnon AL. 2006. Long-term complications following intestinal malrotation and Ladd's procedure：a 15 year review. Pediatr Surg Int，22：326-329.

第二十章　小肠手术

第一节　小肠造口术

小肠造口术是小儿腹部外科常用的治疗手段。在处理小儿肠梗阻、肠坏死及肠穿孔时，需要采用小肠造口术作为暂时性或辅助性手术，以解除肠道梗阻、输入营养液及预防结肠手术并发症的发生。小肠造口部位和术式的选择根据具体病情需要决定。小儿小肠造口术有一定的并发症发生率，对严重并发症处理不当会危及患儿生命。因此必须严格掌握小肠造口术的适应证，根据病情和造口目的慎重选择造口位置和造口方法。手术操作务必轻柔细致和规范。手术后注意护理和观察病情，谨防各种并发症的发生。

一、适应证

1. 绞窄性肠梗阻、肠坏死，生命体征不稳伴有严重脱水、酸中毒或中毒性休克，经抢救仍未好转，不能耐受一期肠切除吻合术者。

2. 坏死性小肠结肠炎肠袢坏死后腹腔广泛感染、肠壁严重水肿、无法确定肠管生机或坏死界限不清者。

3. 新生儿肠闭锁行肠切除吻合术后，近端肠管蠕动功能不良、肠麻痹或近远端肠管口径相差太大者，可在吻合口近端做造口术减压，以促进吻合口愈合。

4. 结肠损伤或穿孔行结肠切除吻合术后发生吻合口破裂，巨结肠根治术后并发吻合口瘘，或顽固性肠炎者需做末端回肠造口使粪便分流，以利于结肠病变的愈合。

5. 新生儿长段型或全结肠巨结肠症保守治疗效果不佳又不能耐受一期根治术者，先行末端回肠造口，3～6个月后可再行根治术。

6. 术后较长时间不能经口进食者，做高位空肠营养性造口输入营养液。

二、术前准备

1. 对于有严重脱水、电解质紊乱或中毒性休克患儿，术前应立即给予抗休克治疗，输液、输全血或血浆，纠正酸碱平衡失调，给予血管活性药物，吸入纯氧等。同时做好其他术前准备，争取在2～4小时内行急诊手术。

2.置鼻胃管行持续胃肠减压以减轻腹胀，防止误吸。

3.联合使用足量广谱抗生素，补充维生素 B_1、维生素 C，新生儿还应补给维生素 K。

三、手术要点、难点及对策

采用静脉-吸入气管内复合麻醉，行心肺功能监护和中心静脉置管测中心静脉压；体位取仰卧位。

（一）隧道式高位空肠造口手术

本术式用于输入营养液。

1.取左上腹横切口或经腹直肌切口，逐层切开进入腹腔后，提起横结肠在脊柱左侧找到 Treitz 韧带，将其远侧 10 ～ 15cm 处定为造口肠管（图 20-1）。

2.在预定造口肠管远近两端各置一把肠钳，用 3-0 丝线在对系膜侧肠壁做内外两个穿过浆肌层的荷包缝线，两荷包缝线的距离约为 0.5cm（图 20-2）。

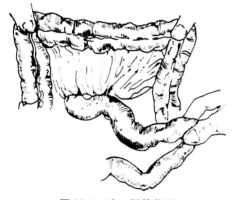

图 20-1　造口肠管位置

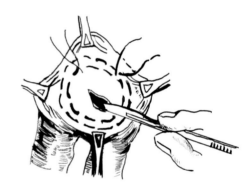

图 20-2　荷包缝线

3.用尖刀在内层荷包缝合中心肠壁上切开一小孔，吸净肠内容物；撤去远端肠钳，经肠壁小孔向远端空肠腔插入剪有侧孔的硅胶导管，将导管插入肠腔 5 ～ 6cm 深，收紧内层荷包缝线打结；将导管再向肠腔推进少许，收紧外层荷包缝线打结，包埋住内层的荷包缝线。将外层荷包缝线绕导管壁结扎以固定导管（图 20-3）。

4.撤去近端肠钳，将导管沿近侧纵轴埋入肠壁，用 3-0 丝线在导管两侧肠壁做长约 5cm 的浆肌层间断缝合，使导管埋藏于肠壁内，最后一针结扎固定导管（图 20-4）。

5.导管末端通过大网膜上的小孔穿出，铺平大网膜覆盖在小肠肠管表面，大网膜可防止肠内容物由造口处溢出，并减少肠管与壁腹膜间的粘连；将空肠放回腹腔；腹壁手术切口附近另切开一小切口将造口导管引出腹壁外（图 20-5）。

6.缝合手术切口；亦将小切口缝合，注意勿使导管扭曲，缝合皮肤后将丝线绕过导管妥善固定，以防导管滑出。

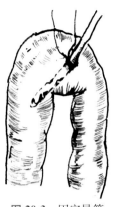
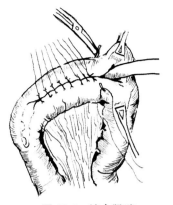
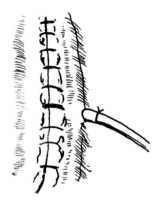

图 20-3　固定导管　　　　图 20-4　缝合肠壁　　　　图 20-5　造口导管引出腹壁外

（二）提吊式空肠造口手术

本术式可使造口肠管紧贴腹壁，肠内容物不易流入腹腔，但拔管后瘘口不易愈合，需分离肠管修补瘘口。

1. 切口同隧道式造口术。

2. 开腹后提出近端空肠，置肠钳，在离 Treitz 韧带 10cm 处对系膜侧肠壁上做两个荷包缝线，内层荷包缝合中央肠壁切一小口后将导管插入肠腔 5cm 深，如为输入营养液，造口导管插向空肠远端，如用于胃、十二指肠术后减压，造口导管插向空肠近端或十二指肠内减压，撤去肠钳，收紧两个荷包缝线打结并固定导管，将空肠纳入腹腔（图 20-6）。

3. 腹壁切口旁另做小切口，将导管经该切口引出腹腔，在腹壁外轻拉导管使造口肠壁紧贴腹壁；用细丝线将造口管周肠壁浆肌层与腹膜间断缝合数针固定（图 20-7）；缝合小切口皮肤，将缝线绕过导管结扎使其固定于皮肤上（图 20-8）。

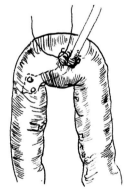
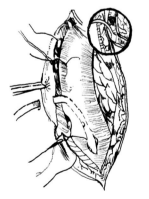
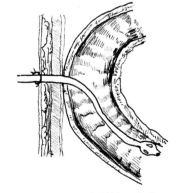

图 20-6　插入导管　　　　图 20-7　缝合造口周围　　　　图 20-8　固定导管于皮肤
　　　　　　　　　　　　　　　　　　肠壁

4. 最后缝合腹部手术切口。

（三）回肠造口手术

回肠造口分为单腔造口和双腔造口。前者用于结肠手术，行回肠单腔造口使大便转流有利于结肠病变的修复；后者用于小肠坏死不能行一期肠吻合术时。

1. 回肠单腔造口手术　①取右下经腹直肌切口或横切口。②将末端回肠提出切口外，逐一结扎切断相应的系膜血管，将距离回盲部约 10cm 处的回肠系膜切开直至系膜根部，注意保留相应回肠的血供。③在准备造口的肠管上置两把肠钳切断肠管，断端用 1% 活力碘棉球消毒；远侧肠管断端做双层缝合或做两个荷包缝合封闭后回纳入腹腔，用 3-0 丝线将该断端肠管缝 2～3 针固定于切口附近腹膜上，便于日后关瘘时寻找。④在右下腹腹肌外侧另做一斜行小切口，切口大小以能提出造口肠管为宜；用 Kocher 钳经该切口伸入腹腔，钳夹近侧回肠断端，将肠管提出切口外。注意提出肠管时切勿使肠系膜发生扭转或有张力，保留腹壁外肠管长度在 2cm 以上，以防造口肠管回缩。如果关腹时肠管高度膨胀，则在缝合腹部手术切口前，行近端肠腔减压排出肠内容物，使肠管易于拖出小切口外。⑤缝合腹部手术切口。将拉出肠管的肠系膜与腹膜缝合 1～2 针固定，肠壁浆肌层与腹膜、筋膜、皮肤做间断缝合固定。⑥用碘仿纱条填充肠管周围间隙，再用凡士林纱布覆盖肠管。术后 24～48 小时取出碘仿纱条，72 小时开放造口肠管。

2. 肠双腔造口手术　进腹后首先确定坏死肠管部位及范围；后将准备切除的肠管提出切口外，尽可能将近端肠腔内容物排挤入欲切除的肠腔内；用两把 Kocher 钳分别钳夹两端正常肠管，在切口外迅速切除坏死肠段；用 5-0 丝线分别将远近两端肠管浆肌层与切口腹膜、筋膜及皮肤间断缝合固定，缝合时将远端造口肠管置于近端造口肠管之上，便于术后护理；将夹肠管的两把 Kocher 钳分别固定在腹壁皮肤上带回病房；72 小时后撤去 Kocher 钳开始排便。

四、术后监测与处理

1. 持续胃肠减压，直至肠蠕动功能恢复拔除胃管。

2. 减压性肠造口开始排肠液后应注意维持患儿水、电解质平衡，纠正酸碱失衡。记 24 小时出入量，定期检查血液生化，按补液标准输液，根据病情变化随时进行调整。

3. 营养性造口在肛门排气、排便后即可从导管内注入营养液，每次注液后应用少许生理盐水冲净导管，防止残留在导管内的物质腐败或堵塞导管。待患儿能经口进食后拔除营养造口导管。

4. 妥善固定造口导管，切勿使其脱落。

5. 造口肠管开放后注意周围皮肤的护理，随时清理分泌物和更换敷料，同时用锌氧糊或铝粉糊涂抹，防止皮肤糜烂或感染。

6. 密切观察造口肠管有无坏死、回缩或肠管膨出，一旦出现并发症应及时处理。

7. 高位减压性造口应尽早关闭，以免肠液大量丢失造成严重的水、电解质紊乱。待患儿全身情况好转、腹腔内感染控制、造口周围皮肤无糜烂或炎症，即可行关瘘手术。

五、术后常见并发症的预防与处理

小肠造口术后可发生各种并发症，如处理不当可危及生命，应重视小肠造口并发症的防治。

1. 造口导管滑脱 隧道式或提吊式小肠造口手术中，插入导管后肠壁上荷包缝线未充分收紧或与皮肤固定不牢靠，术后患儿哭闹躁动或自行拔除等，均可使导管滑脱。如果造口肠管与腹壁间尚未形成粘连时导管滑脱，则肠内容物可流入腹腔形成腹膜炎，需再次行剖腹手术重新置管；如果造口肠管与腹壁间已有粘连形成，则可根据病情需要由原造口处重新插管或任其愈合。

2. 造口肠管坏死 是小肠造口术后较常见并发症，其原因有：①处理肠系膜血管时损伤肠系膜血管，导致造口肠管血供障碍。②肠系膜游离不充分，造口肠管拉出腹腔后系膜张力过大而影响血供。③造口肠管拉出腹腔时肠系膜发生扭转。④腹壁皮肤和筋膜切口太小，压迫肠管和肠系膜。因此，造口术后 72 小时内应密切观察造口肠管血运情况。当肠管发生坏死时管壁色泽发黑、失去弹性和光泽。如坏死仅限于腹壁外肠管而腹腔内肠段已与腹壁粘连时，则待坏死分界线清楚后切除坏死肠壁；如为腹腔内造口肠管坏死，应行开腹手术切除坏死肠段，重行造口术。

3. 造口肠管回缩 原因有：①肠系膜游离不够或周围存在粘连，使肠管拉出后肠系膜张力过大，手术后即缩回腹腔。②保留在腹壁外的肠管太短或未用 Kocher 钳夹牢，致肠管回缩。③术后出现腹胀，腹壁向外膨出，使造口肠段及其系膜相对缩短。一旦发现造口肠管缩至皮肤平面以下，肠内容物流入腹腔形成腹膜炎时，应再次手术将造口肠管与腹壁分离，重新游离出足够长度的肠管再行造口术。

4. 造瘘口狭窄 手术后近期内发生的造瘘口狭窄，多因造口时皮肤和筋膜切口太小或切口缝合过密所致；后期狭窄往往是未行造口肠管扩张术或造瘘口周围感染瘢痕收缩引起。严重的狭窄将导致肠梗阻。因此造口处皮肤切口大小应适宜，以造口肠管拉出后切口内能容术者示指顺利通过为宜。术后还应注意造口皮肤护理，防止切口感染。术后 2 周开始每日用手指或大小合适的扩肛器扩张造瘘口。已发生造瘘口狭窄者，先用保守治疗，每日用手指或扩肛器扩张瘘口直至排便通畅。如狭窄环坚硬难以扩张，则需切除造口周围环状的瘢痕组织，修剪肠管造口，重新缝合肠壁与皮肤。

5. 造口旁肠管膨出 是较严重的并发症，其原因有：①造口肠壁与腹壁缝合时针距过大，留下较大间隙，使腹腔内肠管由此间隙膨出。②术中如缝针穿透造口肠管壁全层，肠液泄漏致造口处切口感染、肠管与腹壁间未形成粘连或缝线脱落，均可使造口肠管旁伤口裂开致腹腔内肠管膨出。③术后严重的腹胀、剧烈的咳嗽和哭闹，使腹内压急剧增高，也可致肠管经造口旁膨出。造口旁肠管膨出如不及时处理，可致肠管绞窄坏死。应立即送入手术室在麻醉下将膨出肠管冲洗干净后还纳腹腔内，重新将造口肠管与腹壁妥善缝合固定。

6. 造口肠管脱垂 表现为肠管呈肠套叠状由造口肠腔内脱出，多数为近端肠管脱出。肠脱垂原因多因切口太大或术后剧烈咳嗽或哭闹所致。脱垂肠管长度由 4 ~ 5cm 到数十厘米不等，脱垂肠管黏膜充血、水肿、溃疡形成甚至发生坏死。故应及时将脱垂肠管复位，复位后用盐水纱布覆盖造口处并稍加压包扎。不能复位、反复脱垂或有坏死趋势者，应施行手术游离造口肠管，切除脱出肠段，重新做造口术。

7. 肠梗阻 肠粘连是造成术后肠梗阻的常见原因。另外，造口肠管及其系膜与腹壁之间留下空隙而又未形成粘连，腹腔内其他肠管可疝入该间隙形成内疝及急性肠梗阻。一旦发生，必须急诊手术将疝入的肠管复位，妥善缝合封闭造口肠管与腹壁间的间隙。

（王　勇）

第二节　坏死性小肠结肠炎手术

新生儿坏死性小肠结肠炎（neonatal necrotizing enterocolitis，NEC）是新生儿特有的一种肠道炎症，表现为小肠、结肠广泛出血坏死。NEC 的病理特征是局部肠壁缺血和出血性坏死。多见于回盲部和结肠。镜下肠黏膜出血、肿胀、脱落、坏死；黏膜下炎性细胞浸润，形成大小不等的溃疡；肠壁内淋巴管扩张、淋巴滤泡增生；血管内血栓形成。肉眼观肠壁水肿、增厚、扩张，有紫色的条纹和斑块，可不断进展呈紫黑色；肠壁僵硬，失去弹性；浆膜粗糙、出血，与正常肠管有明显的分界线，肠坏死可呈节段性，偶有全部肠管坏死，形成肠壁明显积气；肠穿孔后形成局限性或弥漫性腹膜炎，腹腔内积聚大量浆液性或脓性渗液。

一、适应证

1. 绝对指征　外科干预的绝对指征是肠穿孔。
2. 相对指征　是内科保守治疗后病情恶化、肠壁发生全层坏死。以下情况提示发生肠壁坏死：①内科治疗过程中腹胀加重，酸中毒和休克难以纠正，血小板进行性减少。②腹部高度膨隆，腹壁水肿发红，腹肌紧张压痛。③大量便血，经内科保守治疗 24 ~ 48 小时仍无缓解，或已出现弥散性血管内凝血（DIC）。④腹腔穿刺抽出血性、黄色浑浊或脓性液体。⑤X 线检查提示肠壁积气，门静脉和肝内积气；腹膜外积气；进行性肠管扩张、腹腔渗液增多及肠间隙明显增宽。

二、术前准备

1. 留置胃管行有效的持续胃肠减压。
2. 纠正酸中毒和电解质、酸碱平衡紊乱。
3. 加强营养支持疗法，输注压积红细胞或新鲜血浆。
4. 休克患儿给予抗休克治疗，合并心力衰竭给予洋地黄制剂。
5. 抗感染治疗，给予广谱抗生素。

三、手术要点、难点及对策

体位取仰卧位，采用气管内插管全身麻醉，取脐上横切口。NEC 患儿的肠管病变较广泛，术后有发生短肠综合征的风险，故外科手术的原则是仅切除坏死或穿孔的肠管组织，尽可能保留有生机的小肠和回盲部。

1. 穿孔修补、近端肠管造口术　适用于末端回肠或结肠单纯穿孔,其周围肠管较正常者。用 5-0 的无损伤线做穿孔处肠壁全层的横行间断缝合,外加浆肌层间断缝合（图 20-9）。于穿孔修补处近端约 5cm 处结扎切断回肠系膜血管,切断回肠,远侧回肠断端做连续全层内翻缝合和间断浆肌层缝合关闭。近端肠管经腹壁另外戳口拉出并缝合固定于腹壁上。清理腹腔后逐层关腹。2 周后穿孔愈合即可行关瘘手术（图 20-10）。

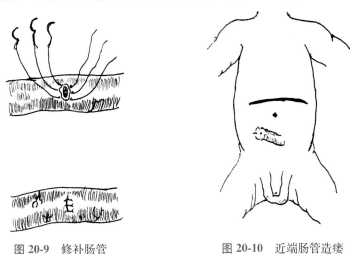

图 20-9　修补肠管　　　　　图 20-10　近端肠管造瘘

2. 一期肠切除肠端端吻合术　适用于病变较局限、邻近肠管较健康而腹腔内无严重污染且患儿一般情况良好的小肠坏死穿孔,可不做肠造口。

3. 肠切除肠造口术　适用于肠管病变较广泛但坏死界限较清楚者,根据不同病变部位决定具体手术方式。

（1）病变位于末段回肠、回盲部和升结肠,应将坏死肠管切除后行末端回肠造口,远侧结肠（升结肠或肝曲结肠）断端可行造口（图 20-11）,亦可缝合关闭（图 20-12）。

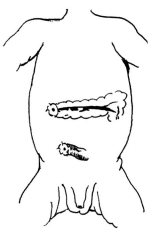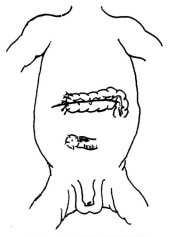

图 20-11　远端肠管造口　　　　　图 20-12　缝合远端肠管

（2）如升结肠和降结肠同时受累，则需同时切除盲肠、升结肠和降结肠，做末端回肠造口、横结肠近端缝合关闭（或造口）、横结肠远端造口及乙状结肠近端造口（或缝合关闭）术（图20-13，图20-14）。

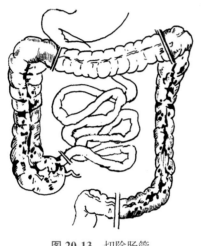

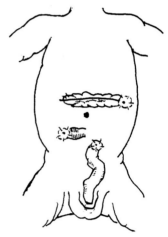

图 20-13　切除肠管　　　　　　　　　　图 20-14　肠管造口

（3）部分小肠和升结肠坏死穿孔者，切除病变小肠和盲肠升结肠，行小肠双腔造口（或其远端缝闭）、末端回肠造口、结肠肝曲造口术（图20-15，图20-16）。

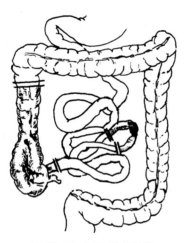

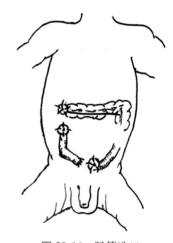

图 20-15　切除病变肠管　　　　　　　　图 20-16　肠管造口

4. 肠外置术　适用于病情危重、一般情况极差、不能耐受长时间手术的患儿或病变范围较广泛、虽经普鲁卡因肠系膜封闭和热敷，仍不能使肠管生机好转者。方法是迅速将病变肠管提出切口外，理顺输入和输出肠襻；关闭部分腹部切口，选择相对健康的近远端肠管与腹膜缝合固定，外置肠襻间的系膜也缝合数针；后用温热盐水纱布覆盖，外加塑料膜包裹以防止肠管水分蒸发。如外置肠管腔内张力较高者，可在外置肠管腔内置细血浆管减压。24小时后坏死范围确定后即可行肠切除肠造口术。

5. 腹腔引流术　病变范围不清或病变范围广泛但无法判断肠管生机者，可先置管行腹腔引流，后依病情变化行进一步处理。

四、术后监测与处理

1. 持续胃肠减压、保暖、吸氧、心肺功能监测。

2. 记 24 小时出入量，定时检查血常规、血生化和血气，纠正水、电解质和酸碱平衡紊乱。

3. 加强营养支持，术后 1～2 周行 TPN 治疗；间断输注新鲜血或血浆。

4. 给予足量广谱有效抗生素治疗。

5. 妥善护理造瘘口周围皮肤，密切观察造口肠管情况，防治肠造口并发症。

6. 造口 4～8 周后患儿全身情况明显改善、腹腔感染得到控制，可行肠管造影检查。如显示肠管功能恢复良好、无器质性病变，即可行关瘘手术。

五、术后常见并发症的预防与处理

1. 肠瘘　可能的原因有：修补肠穿孔后未行近端肠造口，使穿孔处肠管再度破裂；病变肠管切除不彻底；肠管病变继续进展发生新的穿孔。若发生肠瘘应彻底引流腹腔，加强抗感染和营养支持治疗，肠瘘多能自愈，否则，需再次手术治疗。

2. 肠狭窄　NEC 患儿术后肠管可发生纤维化，导致肠管狭窄，以结肠最多见。可先试行保守治疗，如不奏效，则需再次手术切除狭窄肠管，行肠端端吻合术。

3. 腹壁伤口裂开　NEC 患儿多合并贫血和低蛋白血症，加之感染使腹壁伤口局部组织水肿脆弱，术后患儿哭闹或肠管胀气使腹压升高，即可导致腹壁伤口裂开，多发生于术后 3～7 天。表现为腹壁伤口流出淡红色血性渗液，切口缝线下有空虚感。小的裂开可用蝶形胶布拉拢，后用腹带包扎腹部，禁食胃肠减压并给予抗感染和营养支持治疗，表皮愈合后可形成切口疝，可待以后处理。若腹壁伤口全层裂开伴内脏脱出，则需用无菌敷料覆盖后立即急诊手术，重新缝合裂开的手术切口。

4. 肠造口并发症　见本章第一节小肠造口术。

5. 短肠综合征　为 NEC 患儿术后严重并发症，由于坏死肠管范围太广泛或手术切除肠管太多所致。预防措施是术中准确的判断病变范围，尽可能多地保留有生机的肠管，选择最合适的手术方式，切忌随意切除大段肠管，特别是小肠。

六、临床效果评价

NEC 患儿的预后与病情的轻重、伴发畸形、体重、胎龄及正确的处理密切相关。有感染性休克、肠道广泛出血坏死和弥漫性腹膜炎者，死亡率高达 60%。NEC 患儿常常伴有严重的远期并发症，如短肠综合征，在存活的 NEC 患儿中发病率高达 23%。

（王　勇）

第三节　先天性小肠闭锁与狭窄手术

先天性小肠闭锁（congenital intestinal atresia）与小肠狭窄（intestinal stenosis）是新生儿外科中一种较常见的消化道畸形。以往该病死亡率较高，但近年来随着小儿麻醉和手术技术的改进、术后营养支持及监护水平的提高，存活率已显著提高。

一、适应证

1. 小肠闭锁及严重肠狭窄为完全性小肠梗阻，应尽快做好术前准备急诊手术。
2. 小肠狭窄为不完全性肠梗阻，狭窄程度越轻症状出现越迟。可做数日术前准备，限期手术。

二、术前准备

小肠闭锁与狭窄手术术前准备同第十九章第一节十二指肠闭锁与狭窄手术，包括胃肠减压，保暖，纠正水、电解质失衡，补充血容量，纠正营养不良，给予抗生素、维生素 K 和维生素 C 等。

三、手术要点、难点及对策

新生儿采用静脉 - 吸入复合麻醉，体位取仰卧位，开腹手术切口采用右侧腹部脐上横切口，腹腔镜手术则于脐部、右上腹及右下腹做小切口以放置 Trocar。手术方式依具体病情而定。

（一）一期肠切除肠吻合手术

本术式适用于空肠中下段和回肠单发闭锁与狭窄及多发性闭锁。

1. 肠腔注入生理盐水　进入腹腔后探查闭锁部位及远端肠管，可见闭锁以上肠管明显扩张肥厚，闭锁以下肠管细小空虚，将其提出切口外，确认闭锁位置、类型、肠壁有无炎症、坏死或穿孔及肠系膜是否缺如；同时探查有无其他并存畸形，如肠旋转不良、胎粪性腹膜炎等。然后提起远端细小肠管，用 3-0 丝线在盲端或隔膜闭锁以下对系膜侧肠壁上做荷包缝线，插入针头或细硅胶管，缓缓注入适量生理盐水或空气，使远端小肠扩张直至盲肠。如有结肠闭锁可疑，应将盐水注入结肠追踪至直肠。此举可发现多发性闭锁，同时有冲洗肠腔扩张远端萎陷肠管的作用（图 20-17）。

2. 切除病变肠管　闭锁近端肠管扩张肥厚、局

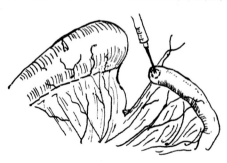

图 20-17　结肠注入生理盐水

部血液供应不良、肠壁肌间神经节细胞变性或减少，蠕动功能差，单纯行肠吻合术效果不佳。因此手术时应切除该段 10 ～ 20cm 长肠管，切除前尽量将肠内容物挤向闭锁端内一并切除。切除闭锁远端盲袋或肠管 2 ～ 3cm，如远端肠管口径太小，可将对系膜侧肠壁纵向切开 0.5 ～ 1cm，使两端肠管口径相近。也可切除近端扩张肠管 5 ～ 10cm 后将其裁剪成形，以便与远端肠管端端吻合（图 20-18）。

3. 肠管吻合 用 5-0 无损伤缝线在两肠管肠系膜侧及对系膜侧肠壁上各缝一针穿过全层的"U"形缝合，收紧打结作为牵引线；在两线之间做吻合口前后壁全层间断缝合，针距和边距均为 1.5mm。缝合时应对齐两肠管组织，切忌遗漏或内翻过多。吻合口全层缝合完毕做 4 ～ 6 针浆肌层的间断缝合遮盖内层缝线。如闭锁远端肠腔口径＜ 1cm，双层缝合可能引起吻合口梗阻，可仅采用单层间断黏膜内翻缝合而不行浆肌层缝合，每针由黏膜下进针浆膜面出针，经对侧肠壁浆膜面进针黏膜下出针，将结打在肠腔内。缝合肠系膜裂孔，检查吻合口（图 20-19 ～ 图 20-21）。

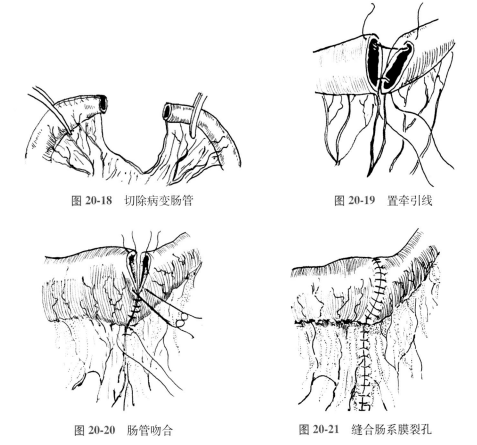

图 20-18 切除病变肠管　　　　图 20-19 置牵引线

图 20-20 肠管吻合　　　　图 20-21 缝合肠系膜裂孔

4. 理顺小肠，清理腹腔 并存肠旋转不良者行 Ladd 手术，伴发胎粪性腹膜炎只需松解可能造成梗阻的粘连，不宜过多分离。缝合腹膜及腹壁各层组织。

（二）肠壁纵切横缝隔膜切除手术

本术式适用于单纯隔膜型闭锁与狭窄，近端肠管虽有扩张但肠管血供和蠕动功能良好者。开腹后确认隔膜附着部位，在粗细肠管交界段对系膜侧肠壁上做跨越隔膜、长约 2cm 的纵行切口；于肠腔内找到隔膜做环形剪除，留下约 1mm 隔膜边缘用细丝线连续缝合止血；依前述方法向远端肠腔内注入生理盐水或插入细硅胶管探查，确定远端肠腔通畅后，将肠壁切口做双层横行间断缝合。

（三）高位空肠闭锁手术

高位空肠闭锁、空肠起始部甚至十二指肠扩张肥厚却又难以施行肠切除术时，应将扩张的近端空肠裁剪成型后与远端肠管吻合，才能恢复肠道的通畅。进腹腔后将横结肠向上翻起，松解 Treitz 韧带，游离空肠起始部以利于裁剪手术操作，还可防止吻合后十二指肠空肠曲过度弯曲而梗阻；于闭锁近端空肠放置肠钳，依远端肠管口径确定裁剪扩张肠管的范围，将对系膜侧肠壁楔形切除，用双层缝合法缝闭部分肠壁切口，使其口径与远侧肠管口径一致；切除闭锁远端盲袋 2 ~ 3cm，与近端肠管行端端或端侧吻合。

（四）Apple Peel 闭锁手术

本术式适用于闭锁远端肠系膜游离、细小的肠管环绕营养血管支呈螺旋状盘曲、闭锁两盲端距离较远者，手术难度较大。如患儿全身情况允许，可行一期肠切除肠吻合术。先切除近端扩张肠管 5 ~ 10cm 并裁剪成形其断端。如闭锁位置在空肠近端则少切或不切除盲袋，只做裁剪成形。远端盲袋适当切除，采用单层间断黏膜内翻缝合法行端端吻合。吻合完成后可在吻合口对系膜侧和系膜侧肠壁上、距吻合缝线 1mm 各加 1 针穿过浆肌层的减张缝合，以防吻合口泄漏（图 20-22）。远端肠系膜游离的肠管不需强行固定，但应仔细理顺肠管走向，防止发生扭转。伴低体重、多发畸形及全身情况不良者，宜采用较简捷术式，行 Santulli Blanc 肠造口术：将扩张近侧肠管与远侧肠管行 "T" 形侧端吻合 - 近肠造口；或 Bishop Koop 造口术：近侧肠管与远侧肠管倒 "T" 形端侧吻合 - 远肠造口。4 ~ 8 周后待全身情况改善再行关瘘术（图 20-23，图 20-24）。

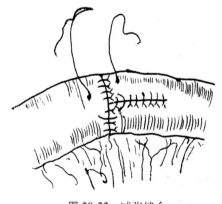

图 20-22　减张缝合

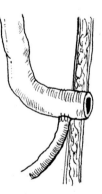

图 20-23　Santulli Blanc 造口术

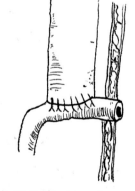

图 20-24　Bishop Koop 造口术

（五）多发性闭锁手术

多发性小肠闭锁手术的原则是妥善处理近端扩张肠管，最大限度保留小肠，特别要保留末端回肠和回盲瓣。末端回肠吸收脂溶性维生素，担负胆汁的肠肝循环功能；回盲瓣防止结肠内容物反流，延长食物滞留回肠时间有利于营养物质的吸收。如多发闭锁较集中、各闭锁部的远近端很接近，则将闭锁段小肠全部切除行肠端端或端侧吻合术（图20-25）。如闭锁肠段分散，各个盲袋间距离较远，尽量只切除每个闭锁盲袋，做多个吻合口（图20-26），或近端肠管造口置管，远端肠管做多个吻合口，造口置管（图20-27）。

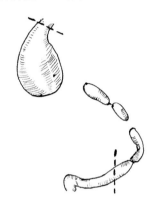

图 20-25　闭锁肠段接近

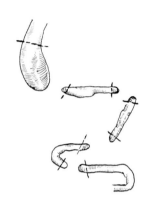

图 20-26　闭锁肠段分散

（六）回盲瓣附近回肠闭锁手术

切除病变肠管及吻合后，因回瓣作用肠腔内压升高，将不利于吻合口愈合。若同时切除回盲部又会影响小儿的生长发育及生活质量。可做暂时性盲肠造口，通过造口插入硅胶导管经回盲瓣至吻合口近端肠腔内减压，以促进吻合口愈合。1～2周后若能正常排便、排气，则拔除造口导管（图20-28）。

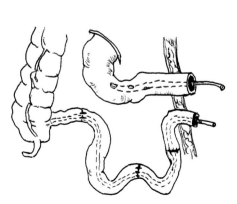

图 20-27　造口置管

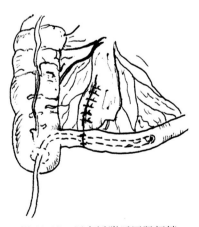

图 20-28　回盲瓣附近回肠闭锁

（七）腹腔镜小肠闭锁与狭窄手术

本术式适用于肠狭窄及Ⅰ、Ⅱ、Ⅲ a 型肠闭锁。

1. 脐部正中做一 5mm 小切口进腹，直视下放置一 5mm Trocar，后在腹腔镜监视下，分别于右上腹、右下腹壁各放置一枚 3mm Trocar 置入操作钳。

2. 腹腔镜下仔细探查腹腔内脏器情况，明确小肠闭锁或狭窄的部位和类型。

3. 稍延长脐部切口后，将病变部位肠管经该处提出体外；在体外根据具体病变类型处理病变肠管，具体操作同开腹手术；后将其置回腹腔。

4. 清理腹腔后，缝合腹壁小切口，结束手术。

四、术后监测与处理

1. 持续胃肠减压，观察胃管引流量和性质。引流液变清亮，肛门排气排便后方可拔除胃管。

2. 一期肠切除肠吻合术后给予 5 ~ 7 天短期 TPN。多发闭锁及 Apple Peel 闭锁预计术后禁食时间较长者，做中心静脉插管 TPN 治疗。TPN 期间密切观察血常规、肝肾功能血电解质和血气分析、有无黄疸及静脉导管并发症的发生，并给予及时合理的治疗。

3. 肠蠕动功能恢复后，试喂糖水，后逐渐过渡到正常喂养。

4. 有肠造口导管者应妥善固定，防止滑脱或渗漏。

5. 术后 1 周仍未排便者应拍腹部 X 线片或口服碘油肠道造影，确定是否发生吻合口并发症或其他异常情况。

6. 密切观察腹部情况，若发生肠梗阻、腹膜炎或吻合口渗漏，应及时处理。

五、术后常见并发症的预防与处理

（一）吻合口梗阻

吻合口梗阻为肠闭锁术后常见并发症。

1. 吻合口梗阻原因

（1）功能性梗阻：①闭锁近端扩张肥厚肠管末行切除或裁剪，吻合后肠管无蠕动功能造成吻合口梗阻。②患儿发生肠闭锁后远端肠腔长期处于空虚状态，导致肠壁发育不全，肠管无蠕动。肠吻合后远端肠管功能的恢复需要一定的时间，故出现暂时性吻合口梗阻。③胎儿期肠道因血供障碍或炎症造成肠闭锁，同时也导致邻近肠壁肌间神经节细胞发育障碍或变性，造成术后吻合口功能性梗阻。

（2）机械性梗阻：①吻合时远、近两端口径不相称，近端肠壁折叠变厚；进针距肠壁切缘过远，组织内翻过多；缝线缝住吻合口对侧肠壁等原因造成吻合口梗阻。②合并胎粪性腹膜炎的病例，手术后易再发生粘连，导致吻合口附近肠管折叠扭曲或成角影响吻合口的通畅。③由于远端肠管蠕动减少、肠腔分泌液黏稠，可在肠道内形成干粪阻塞肠管。

2.吻合口梗阻预防及处理

（1）手术时适当切除或裁剪闭锁近端扩张肥厚肠管，再与远端肠管吻合。远端肠管注入生理盐水扩张肠管并冲洗肠腔内干粪。

（2）高位空肠闭锁近端肠管虽行裁剪，但蠕动功能仍然较差者，将胃管或胃造口管插至近端肠腔内进行减压，待蠕动功能恢复后拔除。

（3）手术操作应轻揉、规范、熟练，切忌粗暴草率，使用适合新生儿手术的精细器械和缝线。

（4）患儿在术后1周胃管内仍抽出胆汁性胃液或拔除胃管反复出现呕吐、腹胀、无正常排便；腹部X线片显示多个液平面应口服碘油行肠道造影检查。如碘油能通过吻合口但前进很缓慢，可能为功能性梗阻，可再继续观察耐心喂养，2～3周后可望恢复。如造影剂在吻合口始终不能通过，表明为机械性梗阻，需再次手术切除原吻合口，重新吻合或造口。

（二）吻合口瘘

1.吻合口瘘原因

（1）技术错误，如吻合的缝线过粗、缝合针距过稀、缝线结扎过紧割裂肠壁组织；吻合口两端肠壁对合不良、黏膜外翻；吻合时损伤肠系膜血管；使用硬质肠钳夹伤肠系膜血管或肠壁，均可导致吻合口瘘。

（2）吻合的肠管存在炎症或水肿、肠管组织血供不良均可致吻合口破裂。

（3）伴有严重营养不良、低蛋白血症、黄疸或维生素缺乏症等全身性因素，影响吻合口胶原纤维形成及组织愈合，可导致吻合口瘘。

2.吻合口瘘的预防及处理

（1）手术前积极纠正营养不良及低蛋白血症。已发生炎症、水肿和血供不良的肠管应充分切除后再吻合。

（2）要求手术者吻合技术娴熟、精细，吻合后认真检查吻合口。

（3）吻合口瘘多发生在术后3～7天，初期表现腹胀、腹部压痛、排便不畅、发热及血白细胞升高或核左移。随后可能从腹部切口溢出粪汁或肠液。吻合口瘘初期腹腔内感染严重，不宜行过多手术探查。在确诊吻合口瘘后先行扩创引流；给予TPN治疗，纠正水、电解质和酸碱失衡；有效控制感染和腹部皮肤护理。待患儿渡过急性期，全身情况稳定后行进一步治疗，必要时再手术。

（三）坏死性小肠结肠炎

肠闭锁患儿肠管血液供应原有先天性缺陷，尤其是apple peel闭锁，小肠营养靠右结肠动脉逆行血流供应。任何影响血循环的因素如脱水、贫血，均可使肠道血流减慢而引发坏死性小肠结肠炎的发生。发病早期就应积极治疗，包括胃肠减压、纠正脱水和酸中毒、联用广谱抗生素、防治中毒性休克等。如有发生肠坏死或肠穿孔的可能，应及时行手术治疗。

（四）短肠综合征

多发性小肠闭锁、Apple Peel闭锁合并肠扭转坏死、肠闭锁伴发胎粪性粘连性肠梗阻等

237

病例，需广泛切除小肠可致短肠综合征。对这类病例的手术原则是尽最大可能保留小肠和回盲瓣。如发生短肠综合征应采用 TPN 治疗，逐步过渡到口服要素饮食及低渣饮食，一部分患儿可望获得痊愈。

六、临床效果评价

随着新生儿术前、术后监护水平的提高及手术技术的改进，先天性小肠闭锁的预后已较前有明显改善，据国内外文献报道，目前其手术治愈率已达 82% ~ 95%。

（王　勇）

第四节　胎粪性腹膜炎手术

胎粪性腹膜炎（meconium peritonitis）是在胎儿时期肠道发生穿孔，胎粪进入腹腔后引起的无菌性化学性腹膜炎，是新生儿及婴儿常见的急腹症之一。患儿出生时穿孔往往已经闭合，但胎粪和渗液所导致的广泛粘连可引起不全性或完全性梗阻；若出生时穿孔未愈，空气和食物经过穿孔处流入腹腔，就会继发细菌性化脓性腹膜炎，病死率较高。

一、适应证

1. 有腹膜炎表现或腹部 X 线片有气腹征提示消化道穿孔者。
2. 完全性或绞窄性肠梗阻。
3. 不全性肠梗阻经保守治疗无效者。

二、术前准备

1. 保温、补液，纠正水、电解质平衡失调。
2. 禁食、胃肠减压以减轻腹胀、防止误吸。
3. 在充分补液的基础上行腹腔穿刺抽吸，以减轻腹胀、改善呼吸和循环。
4. 给予抗生素和维生素。

三、手术要点、难点及对策

体位取仰卧位，气管内插管全麻，按不同病理类型选择手术方法。
1. 穿孔型胎粪性腹膜炎
（1）经脐上横切口或右侧腹直肌切口进腹。

（2）探查腹腔，尽量吸尽腹腔内脓液，寻找到穿孔处，修补穿孔。即使未能寻找到穿孔处，也不宜过度延长手术时间，只能行单纯腹腔引流术。

（3）彻底冲洗并置腹腔引流管。

（4）若合并肠闭锁、肠绞窄、肠坏死者，应行肠切除吻合术，根据具体病情决定是否行造口术。

2. 梗阻型胎粪性腹膜炎

（1）切口同本节穿孔型胎粪性腹膜炎。

（2）本病患儿腹腔内广泛粘连，应单纯分离松解引起梗阻的粘连束带，以解决梗阻为目的，不应过多分离粘连的肠管，以免创面渗血过多导致患儿休克。亦不宜过多剥离肠管上的钙化斑，因为钙化斑下很可能就是肠穿孔的部位，强行剥离容易造成肠穿孔。若粘连严重，无法分离以解除梗阻，可行粘连肠管近端和远端的侧侧吻合或端侧吻合术，也可行肠造口术。

（3）合并肠闭锁、肠坏死，肠管粘连成块无法分离时，可行肠切除吻合术。

四、术后监测与处理

1. 术后转入新生儿重症监护室（NICU），保温，加强呼吸管理，保持呼吸道通畅，及时纠正低氧血症。

2. 选用有效抗生素联合应用。

3. 加强营养支持治疗，给予 TPN。

五、术后常见并发症的预防与处理

1. 肺部感染　经常翻身拍背，定时吸痰，保持呼吸道畅通，使用祛痰药物及广谱抗生素预防感染。一旦发生肺部感染，根据药物敏感实验结果使用有效的抗生素。

2. 吻合口瘘　在吻合时注意吻合肠管的血供，如发现肠管血供明显受损应切除该段肠管；在手术中仔细探查肠管情况，及时发现合并存在的畸形并给予适当的处理。

3. 术后再次发生肠梗阻　避免术中盲目过多分离粘连肠管。分离粘连以解决梗阻为目的，过多分离粘连肠管，增加创面和失血量，亦会增加术后粘连严重程度，易造成术后再次发生肠梗阻。

六、临床效果评价

胎粪性腹膜炎的病情严重，病死率高达 30%。随着手术技术的改进和新生儿术前、术后监护和营养支持条件的改善，病死率已降至 10% 左右。

（王　勇）

239

参 考 文 献

施诚仁，金先庆，李仲志 . 2010. 小儿外科学 . 北京：人民卫生出版社，263-266，277-281，309-312.

王果，李振东 . 2010. 小儿外科手术学 . 北京：人民卫生出版社，289-295，309-310，317-322，333-337.

Lewis spitz，Amold G. Coran. 2012. 小儿外科学图谱 . 吴晔明，顾松主译 . 北京：北京大学医学出版社，347-370，414-423.

Rees CM，Eaton S，Pierro A. 2006. Treatment of necrotizing enterocolitis. N Engl J Med，355：847.

第二十一章　先天性巨结肠症手术

先天性巨结肠症（congenital megacolon）是由于结肠远端肠壁内缺乏神经节细胞，使肠管处于痉挛狭窄状态，蠕动、收缩功能减弱，导致近端结肠积粪、积气，继发肥厚、扩张，形成巨结肠改变，国际上称为无神经节细胞症（aganglionosis），反映了该症的实质。1886 年丹麦医生 Hirschsprung 第一次将其详细描述，所以又称之为赫什朋病（Hirschsprung disease，HD）。但当时他认为疾病的根源在扩张结肠，故先天性巨结肠症这一病名沿用至今。先天性巨结肠症在消化道先天性畸形中发生率仅次于先天性直肠肛门畸形，位居第二，有逐年增加趋势。近年多数文献报道发病率为 1：5000，白种人发生率明显高于黑种人。性别构成比与病变范围有关，病变范围越短，男性越多。一般常见型为 3.7：1（男：女），长段型为 1.5：1（男：女），全结肠型为 1：1.6（男：女）。70% ～ 80% 患者的移行段位于直肠乙状结肠区，8% 的患者可达全结肠和回肠末端。近年来随着对 HD 基础、诊断和治疗的深入研究，80% ～ 90% 的先天性巨结肠症可以在新生儿时期确诊。

临床分型如下：

1. 超短段型　病变局限于直肠远端，对是否存在该型有争议。

2. 短段型　病变位于直肠近、中段交界处以远，相当于第 2 骶椎以下。

3. 常见型　病变位于乙状结肠中段以远，多数位于直肠近端或直肠乙状结肠交界处。

4. 长段型　病变位于乙状结肠中段以近或降结肠。

5. 全结肠型　病变累及全结肠，包括 30cm 以内的末端回肠。

1948 年 Swenson 和 Bill 首先建议采用直肠全层活检结果作为诊断依据，并采用痉挛肠段切除、保留内括约肌，结肠拖出与肛门吻合术治疗先天性巨结肠症。这一术式一直沿用至今，虽然原始 Swenson 手术采用者不多，但在它基础上的各种改良方法相继提出，使 HD 终于有了有效的根治方法。传统外科手术治疗 HD 通常需 2 ～ 3 期完成。确诊后，一期行结肠造口术以降低近端扩张肠管的压力，3 ～ 12 个月后行二期直肠切除结肠拖出术，结肠造口闭合术可同期完成或 3 ～ 6 个月后行三期手术。20 世纪 80 年代初，So 和 Carcassonne 分别报道了一期先天性巨结肠症拖出术并取得满意的疗效，但直到 20 世纪 90 年代中叶微创技术发展后一期拖出术才得以在 HD 治疗中广泛应用。

第一节　经肛门拖出手术

1995 年 Georgeson 等报道了用腹腔镜游离直肠乙状结肠结合经肛门直肠黏膜剥离手术治疗先天性巨结肠症。经肛门拖出手术是 Georgeson 术的进一步发展，无需腹腔镜游离肠管。该术式于 1998 年、1999 年分别被 De la Torre-Mondragon、Ortega-Salgado 及 Langer 等介绍，之后得到普及并不断改进。尽管目前该术式被世界各地的小儿外科医师广泛采用，但关于最佳手术方式仍存在很多争议。

一、适应证

新生儿、婴幼儿短段型和常见型巨结肠症。

二、禁忌证

1. 移行区位于降结肠、横结肠和右半结肠、全结肠型先天性巨结肠症患儿。
2. 移行区不确定的患儿。
3. 扩张段长（＞ 10 cm）的常见型先天性巨结肠症患儿。
4. 一般情况较差、合并严重畸形、并发重度小肠结肠炎病情难以控制的患儿。

三、术前准备

1. 检查血、粪、尿常规，心、肝、肾功能。
2. 纠正营养不良、贫血及水和电解质紊乱、低蛋白血症等状况。
3. 术前生理盐水回流灌洗结肠，新生儿洗肠 1 ～ 3 天；婴幼儿洗肠 3 ～ 7 天；肠管扩张明显洗肠 2 ～ 3 周。方法是将较粗的肛管轻柔地放入肛门，头端应超过狭窄部达扩张段，经肛门注入生理盐水 10 ～ 20 ml/kg，1 ～ 2 次 / 天。如有粪石，注入甘油、50% 硫酸镁液保留灌肠。麻醉后经肛门行结肠灌洗可取得与术前机械灌肠同样的效果。
4. 术前 24 ～ 48 小时禁食，术前 1 天口服肠道消炎药物如新霉素 [100mg/（kg·d）]，分 2 ～ 3 次服用。
5. 手术开始前 1 ～ 2 天静脉内应用广谱抗生素。

四、手术要点、难点及对策

1. 麻醉与体位　采用静脉、气管内插管和骶管复合麻醉。手术结束时再次行骶管阻滞可提供良好的术后止痛。取截石位，将患儿横行或纵行置于手术台的一端，如需行腹腔镜下结肠活检，则最好取前一种体位。选用俯卧屈曲位行经肛门拖出术，可使手术野显露良好，但不能满足必要时术中开腹、腹腔镜下的结肠活检或肠管游离的需要，因此，有一定局限性。

2.排空膀胱 双下肢一并消毒包裹吊起，放置导尿管或不导尿术中间歇性 Crede 手法排空膀胱。

3.肛门显露 扩肛后应用肛门牵拉器或放射状缝合齿状线与周围深浅颜色交界皮肤均匀缝合，共8针，暴露肛管和远端直肠黏膜（图21-1）。

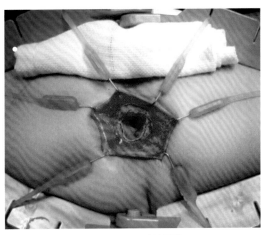

图 21-1 肛门显露

4.直肠黏膜剥离 在齿线上方 0.5 ～ 1.0 cm 水平用针形电刀环形切开直肠黏膜，切口部位的高低取决于患儿的发育情况（图21-1）。有的医生用稀释的肾上腺素溶液或空气行黏膜下注射以便于建立正确的解剖层次。近端黏膜切缘置12 ～ 16根牵引线，以防撕破黏膜。应用电刀建立黏膜下平面，四周环形向前推进。新生儿黏膜薄，若牵拉或分离出现破裂，缝合后仍可继续分离。当直肠肌鞘从肛门内能轻松脱出，提示已达腹膜反折水平（Soave 术）。直肠黏膜层紧贴肌层，但容易分离。两层之间有丰富的小血管和淋巴管，直接推开可致出血，致使手术视野模糊。作者偏好应用蚊式血管钳夹住黏膜下小血管或淋巴管，电刀接触血管钳凝切组织进行分离（间接电凝分离），可避免出血（图21-2），直接用电刀凝切容易损伤黏膜。有的医生在齿状线上分离的是直肠全层（Swenson 术），需要注意辨认解剖层次，靠近直肠外壁游离，以免损伤直肠周围血管和神经（图21-3）。新生儿、婴幼儿直肠全层的游离比较容易，大龄小孩比较困难。

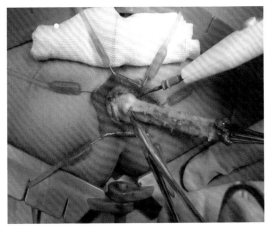

图 21-2 间接电凝分离

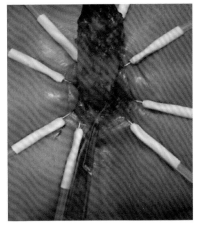

图 21-3 靠近直肠外壁游离

5.游离系膜 从前方切开直肠浆肌层并环形切开直肠肌层，紧贴直肠壁离断所有进出直肠的血管，到达腹膜反折并离断盆底腹膜一周后，进入腹腔。从前壁向外牵拉直肠或乙状结肠，边拖出边游离切断直肠、乙状结肠系膜血管，近端妥善双重结扎。术中根据血管的直径大小采用电凝止血或结扎止血。切取肠壁全层做快速切片以明确病变位置，接近正

243

常肠管时注意保留边缘血管弓，直到正常肠管可以无张力拖出与肛门吻合。

6. 吻合　将游离肠管末端结扎、消毒后送入腹腔，显露肌套，肌鞘后壁"V"形部分切除，"V"尖端至齿状线处（图21-4），利于壶腹形成，四周肌鞘剪短至1cm（图21-5）。在距最远端的结肠活检正常部位上方至少2cm处，切断结肠以免将移行段肠管拖下吻合。采用标准Soave-Boley法5-0或6-0可吸收缝线两层缝合拖下肠管与直肠黏膜（图21-6）。吻合前反复盐水冲洗以避免吻合口瘘及肌鞘内脓肿形成。需小心操作以减少吻合后拖出肠管的张力，张力增高可增大肛门直肠角，从而增加术后大便失禁的风险。

7. 常规放置肛管　可减少腹胀和小肠结肠炎的发生。

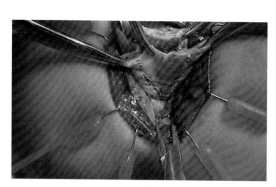

图 21-4　肌鞘后壁 "V" 形部分切除

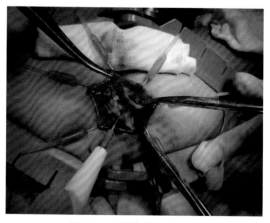

图 21-5　肌鞘剪短至 1cm

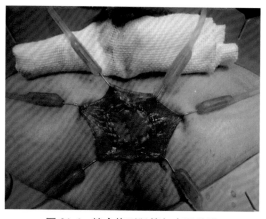

图 21-6　缝合拖下肠管与直肠黏膜

五、术后监测与处理

1. 术后24小时进水，72小时进流质饮食，排便后注意肛门清洁。

2. 静脉应用抗生素3天。

3. 术后2周行肛门指诊，了解吻合口情况，制订扩肛程序。一般每周扩肛 1～2 次，持续 4～6 周。除非在每周一次的随访中发现有吻合口或肌鞘狭窄，一般不需每日扩肛。

4. 术后应教会患儿家长进行肛周皮肤护理，并能识别术后小肠结肠炎的症状和体征。

六、术后常见并发症的预防与处理

1. 出血　主要是经肛门拖出肠管系膜血管凝固或结扎不牢。系膜血管较粗时应多重凝固或双重结扎。

2. 肠管游离不够　肠管分离不够，将结肠强力拖出吻合可引起吻合口瘘。肠管切除不够，遗留病变肠段，会导致便秘复发。应常规术中活检明确病变部位，游离困难时应用腹腔镜或开腹游离肠管。

3. 肌鞘内感染 黏膜剥离不全或止血不彻底的肌鞘内积血继发感染在目前罕见。

4. 吻合口狭窄 吻合时应切开直肠肌鞘后壁，拖出结肠肠管张力不可过大。如果保留长肌鞘时，吻合注意不要有翻转。

5. 肛门失禁 吻合口距离齿状线太近或近端肠管神经细胞发育不良。黏膜切口至少距离齿状线 0.5cm 以上，吻合时不要损伤齿状线。近端扩张明显的肠管应一并切除。

6. 小肠结肠炎 须早发现早治疗，采用输液禁食、抗生素及洗肠 1 周多可好转，重症小肠结肠炎需行肠造口。

七、临床效果评价

经肛门巨结肠手术腹腔干扰小，无污染，手术时间短，进食早，肠蠕动及全身情况恢复快，腹部无瘢痕，费用低。但此手术切除病变范围仅可达至乙状结肠，故应严格掌握适应证，如估计切除病变肠管不够，应及时中转腹腔镜手术或开腹手术。最近多中心回顾性研究中，约 50% 患儿在新生儿期行经肛门拖出术，平均手术年龄为 5 个月，所有患儿均未输血，平均失血量为 16ml，术后恢复正常饮食的平均时间为 36 小时，平均住院时间为 3.4 天。术后小肠结肠炎发生率为 6%，吻合口狭窄为 4%，且无与并发症相关的死亡病例。另一份国外大样本的 Meta 分析显示，与腹腔镜手术相比，术后并发症和远期疗效相同。应注意诊断和病变范围的确定，以免影响疗效。

（汤绍涛　曹国庆）

第二节　腹腔镜辅助 Soave 拖出术

一、适应证

1. 各种类型先天性巨结肠症。
2. 经肛门手术后复发性先天性巨结肠症。
3. 行结肠造瘘术后的先天性巨结肠症。

二、禁忌证

1. 一般情况差，合并严重畸形如先天性心脏病、肺部疾病等，不能耐受麻醉和气腹。
2. 严重脱水、电解质紊乱，并发重度小肠结肠炎。
3. 长段型和全结肠型患儿洗肠效果不佳。

三、术前准备

同本章第一节经肛门拖出手术。

四、手术要点、难点及对策

1. 麻醉与体位　气管内插管静脉复合麻醉。婴幼儿横放在手术台末端，仰卧蛙状位。手术者站在患儿的头部，助手站于患儿左侧肩部（图21-7）。儿童放在手术台末端，截石位。手术者站在患儿的右侧，助手站于患儿左侧（图21-8）。腹部、臀部、会阴部及双下肢消毒，并用无菌巾包裹双下肢。

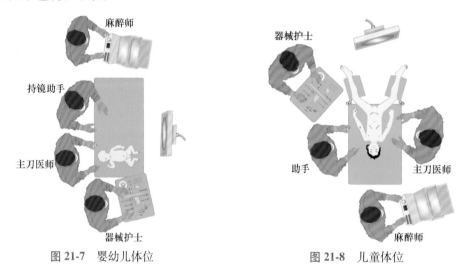

图 21-7　婴幼儿体位　　　　　图 21-8　儿童体位

2. 穿刺孔位置　脐部切开直视下置入第一个5mm穿刺器，放入镜头。分别于左中腹、右中腹放入3mm或5mm穿刺器作为操作孔（图21-9），根据患儿年龄和病变范围可以在右下腹再置入第四个5mm穿刺器作为操作孔。注入二氧化碳气体建立气腹，压力保持在8～12mmHg，气体流量1岁以下患儿为2L/min，1岁以上为5L/min。适度的放气以预防高碳酸血症的发生。

3. 探查腹腔　腹腔镜下辨认扩张段和正常肠段的移行区，了解病变位置。于外观正常肠段取肠壁浆肌层或全层组织，快速冷冻切片查找神经节细胞，确保切除全部无神经节细胞肠段（图21-10）。肠管出血或穿孔可行"8"字缝合。病变肠管切除范围应在移行区近侧10cm，如果快速冷冻切片不易分辨，术中可适度扩大移行区近端肠管切除范围以确保切除病变肠管。

4. 分离直肠、乙状结肠系膜　将手术台置于头低向右倾斜位，腹腔镜下辨清双侧输尿管、输精管、髂血管、卵巢或睾丸血管。从腹膜反折上方5cm左右直肠乙状结肠交界处开始解剖，提起结肠，将系膜展平，超声刀靠近肠管壁从右侧开始分离直肠、乙状结肠系膜（图21-11）。先将系膜切开一小孔，沿此孔靠近肠壁向下切割系膜。年长患儿应游离至腹膜反折以下，注意紧靠直肠壁，避免盆丛神经、输尿管和输精管的损伤。1岁以下的患儿，游离系膜至腹膜反折水平已足够，因为这些患儿经肛门游离比较容易。继续向上用超声刀沿血管弓下缘切割乙状结肠、降结肠系膜，直至预计切除水平。对移行区位于乙状结肠近端、降结肠或横结肠的患儿，在向下拖出有神经节细胞的结肠过程中需要一蒂状结构。系膜游离至预计切除水平时应保留边缘动脉以提供拖至盆腔的结肠的血供（图 21-12），尽可能松解筋膜及周围组织以保证结肠及血供在拖至肛门吻合过程中没有张力。

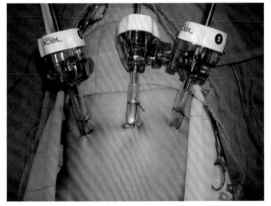

图 21-9　穿刺孔位置

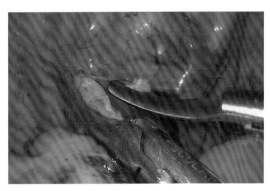

图 21-10　快速冷冻切片

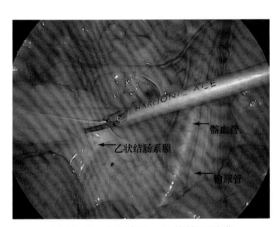

图 21-11　分离直肠、乙状结肠系膜

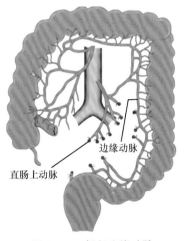

图 21-12　保留边缘动脉

5. 会阴部操作　基本同本章第一节经肛门拖出手术。

吻合完毕后重建气腹，仔细检查拖出结肠有无扭转、出血、肠管内疝等。拔除 Trocar，解除气腹，脐部切口缝合后用医用生物胶黏合，余切口直接对齐黏合。肛门放置粗橡胶管并妥善固定。

五、术后监测与处理

同本章第一节经肛门拖出手术。

六、术后常见并发症的预防与处理

1. 腹腔镜相关并发症　包括皮下气肿、高碳酸血症、穿刺并发的血管和肠道损伤、气体栓塞等。

2. 出血　主要是牵拉结肠损伤肠管壁或血管、系膜血管凝固不牢出血。术中牵拉肠壁要轻柔，系膜血管较粗时应多重凝固，再切断，若不可靠可行夹闭。

3. 输尿管损伤　术中应仔细辨认。游离直肠后间隙时两侧输尿管很近，特别是左侧更近，新生儿更要小心。游离乙状结肠侧腹膜时应紧靠肠壁，如果损伤可在腔镜下直接吻合。

4. 其他　同本章第一节经肛门拖出手术。

七、临床效果评价

腹腔镜辅助经肛门拖出术的优点：可以行快速冷冻切片明确病变位置并规划手术方案；腹腔镜可保留边缘血管弓游离结肠系膜以减小张力；可离断牵拉的韧带以减小吻合口张力，并检查拖出结肠有无扭转。对年长患者，近端直肠可通过腹腔镜游离以使经肛门操作更快更安全。总之，腹腔镜辅助下游离肠管使手术更安全、简单和快捷。

腹腔镜手术适合任何年龄患者，随着手术器械的不断发展和手术技术、经验的不断积累，以前认为是禁忌证的全结肠型巨结肠症也能在腹腔镜下完成手术。与开腹手术相比，腹腔镜手术对患儿机体、腹壁所造成的损伤与干扰较小，降低了手术对患儿的打击，提高了患儿对手术的耐受性，可提早进食、早日出院，家庭所承担的经济压力也有所减少。随着技术进步和腔镜器械的发展，单孔技术特别是经脐部单切口和经肛门的单孔手术在先天性巨结肠症中得到应用，使患儿的腹壁创伤进一步减少，但需要注意病例选择和常规腔镜技术经验的积累。2015年武汉协和医院在国内首先开展了 Da Vinci 机器人腹腔镜辅助巨结肠拖出术，具有比传统腹腔镜器械更好的灵巧性和更大的活动范围，三维立体高清影像及 10 倍放大视野；使术者的手术操作更为灵活而精准。更加清晰地显示肠系膜和盆腔解剖结构，分离更精细，出血更少，副损伤更小，具有明显的优势。随着手术机器人设备使用成本的下降及临床医生手术技能的提高，手术机器人系统在先天性巨结肠症的治疗乃至小儿外科领域的应用必将越来越广泛。

（汤绍涛　曹国庆）

第三节　腹腔镜辅助 Duhamel 拖出术

一、适应证

同本章第二节腹腔镜辅助 Soave 拖出术，目前常用于需要行结肠次全或全切除的巨结肠患儿。

二、禁忌证

1. 以往手术切除直肠的患儿。

2.其他同本章第二节腹腔镜辅助 Soave 拖出术。

三、术前准备

同本章第二节腹腔镜辅助 Soave 拖出术。

四、手术要点、难点及对策

1.麻醉与体位　同本章第二节腹腔镜辅助 Soave 拖出术。

2.穿刺器位置　采用三孔（左半结肠切除）或四孔（结肠次全切除或结肠全切除）法，首先经脐部直视下放置 5mm Trocar 放入镜头，再分别在右下腹和左中腹放置 2 个 5mm Trocar 作为操作孔，右上腹放置 1 个 3mm Trocar 放入牵引钳（图 21-13）。

3.探查病变　对于没有结肠造瘘患儿，探查腹腔，了解结肠病变范围，移行区以上浆肌层活检明确病变位置。有结肠造瘘的患儿，笔者倾向于同时将瘘口还纳，通过造瘘腹壁切口尽量分离结肠和系膜。关闭切口同时放入 Trocar 完成腹腔镜手术。直肠后间隙的游离需到达肛提肌水平，大龄小孩需游离两侧直肠侧韧带，便于将直肠拖出至肛门外（图 21-14）。注意保护直肠周围组织特别是两侧输尿管和输精管。

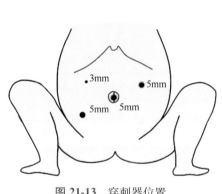

图 21-13　穿刺器位置

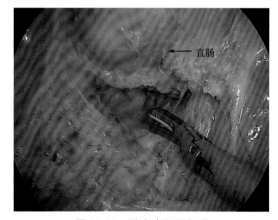

图 21-14　游离直肠后间隙

4.结肠游离　应用超声刀游离结肠，笔者倾向于先游离胃结肠韧带、结肠脾曲、结肠肝曲、降结肠、升结肠、回盲部，再游离乙状结肠、直肠。这样可减少变换患儿体位次数。行结肠次全切除时，离断结肠中动脉，保留升结肠动脉分支，按 Deloyers 法将升结肠逆时针转位 270° 下拖，切除阑尾，保留升结肠 10 ~ 15 cm。注意不要损伤双侧输尿管和十二指肠。行结肠全切除时，还需要离断回结肠血管。

5.拖出直肠　肛门牵拉器暴露肛门，在齿状线上方 1cm 直肠后壁用电刀做一 2 ~ 3 cm 的直肠全层横切口，近端缝线牵引便于分离（图 21-15）。应用血管钳或手指分离直肠后间隙直至与盆腔直肠后间隙相通。通过此切口应用卵圆钳夹住已游离的直肠上端后壁，将直肠拖出至肛门外（图 21-16），此步骤需要在腹腔镜监视下完成（图 21-17）。

6. 切断直肠　尽量下拖直肠远端，用切缝器在肛门外切断直肠，直肠残端保留 4 ~ 5 cm（图 21-18），将直肠回纳盆腔内。

7. 拖下升结肠或回肠与直肠后壁切口环形吻合（图 21-19），前壁采用间断缝合，后壁连续缝合（图 21-20）。拖出过程应在腹腔镜监视下完成，不要有肠管扭转。

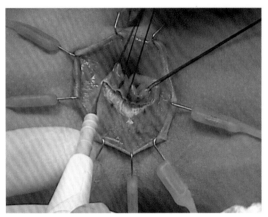

图 21-15　直肠全层横切口

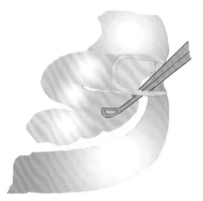

图 21-16　直肠拖出

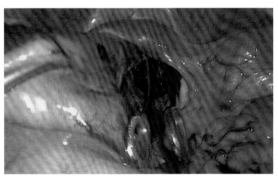

图 21-17　腹腔镜监视

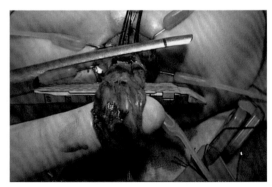

图 21-18　切断直肠

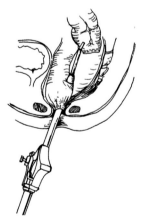

图 21-19　升结肠或回肠
　　　　与直肠后壁吻合

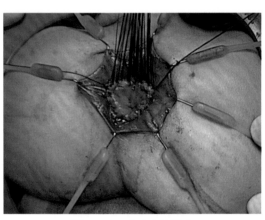

图 21-20　后壁连续缝合

8. 切开直肠后壁并拖出肠管前壁间隔　将腔内切缝器两肢分别放入无神经节的直肠和有神经节细胞的升结肠或回肠，切缝器顶端应达直肠盲端（图 21-21），切开直肠后壁和拖出肠管前壁间隔，同时使直肠与结肠或回肠侧侧吻合，避免盲袋形成（图 21-22）。

9. 置入引流　经右下腹穿刺孔直肠后放入引流管。肛门放置粗橡胶管，妥善固定。

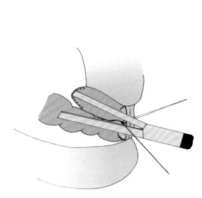

图 21-21　切缝器顶端应达直肠盲端

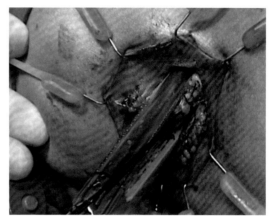

图 21-22　直肠与结肠或回肠侧侧吻合

五、术后监测与处理

同本章第一节经肛门拖出手术。

六、术后常见并发症的预防与处理

1. 包括盲袋形成或闸门综合征、大便潴留形成粪石、压迫膀胱及结肠，反复发作结肠炎。改进技术直肠残端保留 4cm，应用腔内切缝器几乎完全切开间隔，很少出现该并发症。

2. 其他同本章第二节腹腔镜辅助 Soave 拖出术。

七、临床效果评价

经典的腹腔镜 Duhamel 手术经右下腹 12mm Trocar 置入切缝器械（Endo-GIA）离断直肠；齿状线上方 1.0cm 左右直肠后壁做 2cm 横切口，置入 12mm Trocar，腹腔镜监视下抓住结肠远端，经直肠后切口随 Trocar 一起拖出，切除病变肠管后环形吻合；将切缝器两分支分别放入直肠和拖出结肠或回肠，切开两段肠管间隔，盲袋长度应小于 5cm。这种术式具有吻合口宽大，不需要扩肛，术后排便频率恢复快等优点。由于该术式保留了一部分无神经节细胞的直肠前壁作为储袋，术后排便频率明显减少。文献报道在直肠乙状结肠型 HD 患儿中，便秘、小肠结肠炎发病率高于 Soave 术。而对于需结肠次全切除术或全切除术的病例，因术后仅保留 10 ～ 15cm 结肠甚至不保留结肠，水分吸收少、排便频率高，应用 Duhamel 术达到了较好的平衡效果，有助于控制排便。但该手术过程较为复杂，腹壁需要

251

12mm Trocar，且因婴幼儿盆腔小，腹腔内使用切缝器械操作困难，不易推广。

本章节介绍改进的腹腔镜辅助 Duhamel 手术将盆腔离断直肠改为肛门外操作，使手术变得更为简单，同时避免腹壁 12mm Trocar 置入，进一步减少腹壁创伤。对于大龄小孩需要游离部分直肠侧韧带，便于直肠拖出至肛门外。贴近肛门口用 Endo-GIA 切断并封闭，容易保留较短的直肠残端。应用 Endo-GIA 切断直肠结肠间隔时，结肠前壁与直肠的吻合缝线不剪断作为牵引，向外拉紧，同时 Endo-GIA 向盆腔顶紧直肠盲端，保证残留间隔在 0.5cm 以下，不足以形成盲袋，可有效避免闸门综合征或粪石形成。术者可根据自己习惯行回肠造口术，一般保护性回肠造口并非必需。

（汤绍涛　曹国庆）

第四节　先天性巨结肠分期手术——肠造口术

虽然大多数先天性巨结肠症可以采用一期微创手术进行治疗，但有些患儿的治疗仍然需要两期或三期手术完成。明确诊断后，一期先行结肠造口术以降低近端扩张肠管的压力，3～6个月后行二期结肠拖出术，结肠造口闭合术可同期完成或 2～3 个月后行三期手术。

一、适应证

1. 先天性巨结肠并发重度小肠结肠炎，肠管扩张不能用灌肠法维持排便或因并发结肠穿孔者，均需急诊做结肠造口术。

2. 重度营养不良，不能耐受一期手术者。

3. 长段型先天性巨结肠症术前清洁洗肠困难者。

4. 患全结肠型巨结肠症者。

二、禁忌证

有凝血功能障碍的患儿。

三、术前准备

1. 选择性造口术在术前 2～3 天做肠道准备，口服庆大霉素和甲硝唑，每天用温生理盐水灌洗结肠。术日晨清洁灌肠并置鼻胃管。

2. 急诊造口术根据病情做 3～4 小时术前准备。

四、麻醉和体位

采用静脉-气管内插管吸入麻醉，仰卧位。

五、手术要点、难点及对策

1. 切口　横结肠造口采用右上腹横切口或经腹直肌切口，乙状结肠造口选择左下腹斜切口或腹直肌切口（图 21-23）。

2. 结肠双腔造口手术

（1）进入腹腔后，明确造口位置，选择移行区近端肠管。将准备造口的结肠提出腹腔，外置于切口外的肠管应留有 4～6cm 长，如做横结肠造口需分离切除结肠上大网膜。在靠近肠管的结肠系膜无血管区剪开一小孔，用血管钳通过此小孔（图 21-24），将连接橡皮管的玻璃棒穿入系膜孔，使结肠横跨于玻璃棒上不致缩回腹腔（图 21-25）。

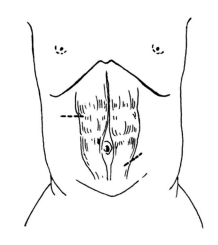

图 21-23　切口设计

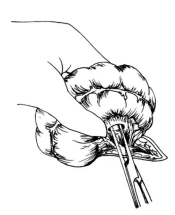

图 21-24　血管钳通过无血管区
小孔

（2）将造口结肠系膜及浆肌层分别与切口腹膜间断缝合固定。缝合时切勿损伤系膜血管和穿透肠黏膜。缝合的针距不可过稀或过密。玻璃棒下两肠襻间系膜也不可留下空隙。

（3）如切口过大，可将切口两端的腹膜和腹壁缝合 1～2 针，用碘仿纱条环绕填充肠管周围皮下空隙，凡士林纱布覆盖造口肠管。术后 48～72 小时用电刀切断肠管形成双腔造口（图 21-26）。

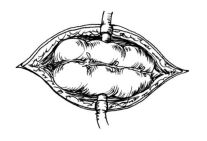

图 21-25　避免结肠缩回腹腔

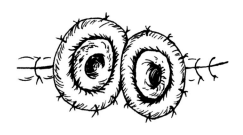

图 21-26　双腔造口

3. 结肠单腔造口术　笔者偏向这种造口。将结肠提出切口外，逐一结扎离断肠系膜血管。在准备造口的肠管上置两把肠钳切断肠管，断端用 5% 活力碘棉球消毒。如结肠远端

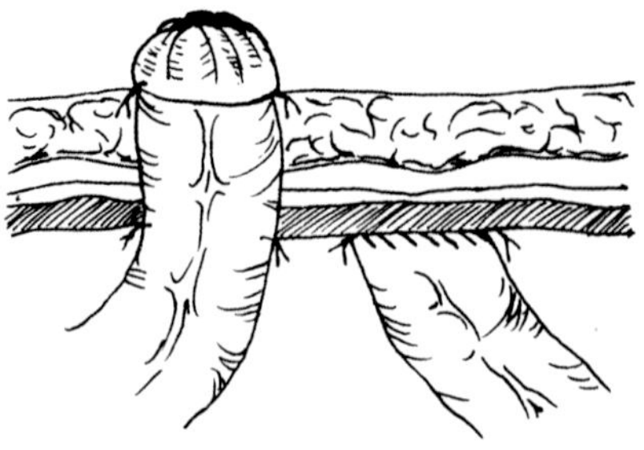

图 21-27 断端肠管固定于腹膜上

没有梗阻，远端肠管断端做双层横向缝合后放入腹腔，为了便于日后关瘘时寻找远端肠管可用细丝线将该断端肠管缝 2～3 针固定于切口附近腹膜上（图21-27）。在腹直肌外侧再做另一小切口，大小以能提出造口肠管为准。提出近端肠管，勿使肠系膜发生扭转或有张力，应保留腹壁外肠管长度 2cm 以上，以防造口肠管回缩。缝合腹部手术切口。将拉出肠管的肠系膜与腹膜缝合 1～2 针固定，肠壁浆肌层与腹膜、筋膜和皮肤做间断缝合固定。用凡士林纱布填充肠管周围间隙，72 小时后开放造口肠管。

六、术后监测与处理

1. 鼻胃管减压，静脉输液，给予抗生素和维生素。
2. 术后 72 小时切开造瘘肠管排便，注意造口及皮肤护理。
3. 防止玻璃棒滑脱，术后两周造口肠管愈合良好方可拔除玻璃棒。
4. 每天观察造口肠管情况，如出现瘘口并发症及时处理。
5. 造口愈合后用手指扩张造瘘口，每天一次，每次 5～10 分钟，持续 1 个月以上。

七、术后常见并发症的预防与处理

1. 造口肠管坏死 主要原因有结扎肠系膜血管时损伤肠系膜血管，导致造口血管血供障碍；肠系膜游离不充分，肠管拉出腹腔后系膜过度紧张；肠管拉出腹腔时，肠系膜发生扭转；腹壁皮肤和筋膜切口太小，压迫肠管和肠系膜。因此，造口术后 72 小时内注意观察造口肠管血供情况。如坏死仅限腹壁外肠管而腹腔内肠管已与腹壁粘连时，则待坏死分界线清楚后切除坏死肠壁，继续护理造瘘口。如为腹腔内造口肠管坏死，应行开腹手术切除坏死肠段，重行造口术。

2. 造口肠管回缩 主要原因为肠系膜游离长度不够或周围存在粘连或保留在腹壁外的肠管太短。一旦发现造口肠管缩至皮肤平面以下，肠内容物流入腹腔形成腹膜炎时，应再次手术将造口肠管与腹壁分离重新游离出足够长度的肠管进行造口术。

3. 造瘘口狭窄 近期狭窄多因造口时皮肤和筋膜切口太小或切口缝合过密所致。后期狭窄往往是未行扩张术或造瘘口周围感染瘢痕收缩引起。因此做造口术时皮肤切口大小应适宜，即造口肠管拉出后切口内能容术者示指顺利通过。术后注意造口皮肤护理，防止切口感染，2 周后每日用手指扩张造瘘口。

4. 造口旁肠管膨出 是较严重的并发症，多因造口肠壁与腹壁缝合时针距过大；术中缝针穿透造口肠管黏膜，肠液泄漏导致造口处切口感染、肠管与腹壁间未形成粘连或缝线脱落；术后严重腹胀、剧烈咳嗽和吵闹使得腹内压急剧增高，也可使肠管经造口旁膨出。

应立即送入手术室于麻醉状态下将膨出肠管冲洗干净还纳腹腔内，重新将造口肠管与腹壁妥善缝合固定。

5.造口肠管脱垂　肠管成肠套叠状由造口肠管内脱出形成肠脱垂，多数为近端肠管游离而脱出。应及时将肠管复位，并用盐水纱布覆盖造口处并稍加压包扎。不能复位或屡屡脱垂或甚至有坏死趋势者，应施行手术游离造口肠管，切除脱出肠管，重新做造口术。

6.肠梗阻　临床上表现为肠梗阻或肠绞窄，必须急症手术将疝入的肠管复位，并妥善缝合封闭造口肠管与腹壁间的间隙。

八、临床效果评价

造瘘术作为挽救生命或分期手术的初期治疗手段，大多为暂时性造瘘，并广泛应用于许多先天性或获得性疾病，其并发症发生率仍较高。造瘘初期造瘘口周围组织有严重而广泛的炎性反应，过早关瘘，并发症明显增多且易于失败。在关瘘前务必要弄清远端肠管情况，证实远端无狭窄梗阻时，才可关瘘，否则将导致手术失败。作者近年选择脐部作为单腔肠造口部位，其优势是容易安放造口袋、愈合后瘢痕不明显、二期或三期手术还瘘时直接放入 Trocar 完成腹腔镜手术。

（汤绍涛　曹国庆）

第五节　先天性巨结肠同源病的手术治疗

先天性巨结肠症同源病（Hirschsprung's disease allied disorders，HAD）是否为确切的疾病一直存在争议，近些年研究结果已趋向肯定。可以通过各种组织学方法找到明确的病理改变，不仅有黏膜下和肌间神经丛的异常，而且还有肌肉和神经肌肉接头以及肛门内括约肌的缺陷。1971 年瑞士病理学家 Meier‐Ruge 首次描述结肠神经元发育异常（neuronal colonic dysphasia，NCD）的病理现象，近 30 年来越来越多的研究显示 HAD 是一类确有临床意义但又表现复杂的疾病。过去对该病的命名比较混乱，目前英文文献常用 neuronal intestinal malformations（NIM）名称来概括，包括 HD 在内的肠神经元分布异常的疾病，即对肠神经元异常的总称。先天性巨结肠症同源病临床症状酷似 HD，但病理上神经组织改变与 HD 不一样。其本质特征是节细胞发育型肠神经分布异常。以前对 HAD 的治疗倾向于非手术治疗，非手术治疗措施有缓泻剂、扩肛、灌肠、开塞露塞肛等，认为随着年龄增长症状可以改善，甚至消失，临床实践证明有些患儿疗效不佳。内括约肌切开只对少数病变局限者有效。病理研究表明 HAD 肠道神经病变并非像 HD 只局限于结肠远端，而要比 HD 广泛。因此，采用针对远端病变、由远及近的传统 HD 根治术式常无法彻底切除病变，易导致复发。切除范围应根据术中多点全层或浆肌层活检结果，但有时判断非常困难。

临床分类如下：

1. 神经节细胞减少症（hypoganglionosis）　单纯性的占 NIM 的 5%，也可存在于 HD 或肛门闭锁患儿的近端肠管。

2. 肠神经元发育不良（intestinal neuronal dysphasia，IND）　1985 年由 Munakata 将 IND 分两型，IND-A 罕见，占 NIM 2%，发病年龄小，起病急、便秘重、肠梗阻多。IND-B 多见，占 NIM 20% ~ 40%，发病年龄大、起病缓慢、便秘轻、肠梗阻少。

3. 神经节细胞未成熟（immaturity of ganglion cells）　多见于早产婴儿及低体重儿，可单独发病也可出现在 HD 近端肠管。累及消化道范围常较广，症状轻重与节细胞未成熟程度有关。出生后第 2 年以后 "未成熟" 指神经节细胞大小 < 50% 正常对照组，又称为 "发育低下"。

4. 肠神经元发育不全症（intestinal neuronal hypogenesis，INH）　肌间神经丛难于发现，以至肠壁内、外肌层呈 "融合" 现象。

5. 混合型　以 IND-B 混合型最为多见，常与 HD、神经节细胞减少症、节细胞发育低下等合并存在，以前者最多且多为 HD 常见型，病变约 2/3 为局限型，1/3 为弥漫型，回肠出现的机会与无神经节细胞段的长短有关。

一、适应证与禁忌证

1. 节细胞减少症治疗　轻者可保守治疗；严重者应按 HD 手术，切除范围应根据术中多处肠壁全层活检结果，否则容易复发，预后不良。

2. IND 治疗　发病早期，无肠管扩张，大多数可保守治疗，以扩肛效果最佳，但部分患儿有抵抗。如果保守治疗 12 个月以上，便秘症状逐渐加重，经常 4 ~ 5 天以上排便一次，可选择手术治疗。弥漫型 IND 选用造瘘术，部分患儿疗效欠佳，预后不良，虽可做小肠移植术，但也难解决其根本问题。切除病变肠段范围的多少无明确标准。对于 IND 患儿来讲，无论远端肠管是否存在无神经节细胞肠段，其预后比作为对照组的先天性巨结肠患儿要差许多。因此，建议扩大肠管切除的范围（结肠次全切除术），以预防这些不良后果。

3. 节细胞未成熟症治疗　细胞随年龄的增长可进一步发育成熟，短段型多采用保守治疗，使症状获得改善。长段型行肠造瘘，等待成熟。肠造瘘口活检，如发现细胞成熟，再行肠吻合。但目前对其中转化为成熟型的极限期尚无定论。如果经数月观察仍未成熟，考虑病变肠段切除，预后不佳。

4. 肠神经元发育不全症　本病症病变范围广泛，要求切除病变肠段，预后不良。

二、术前准备

同本章先天性巨结肠症的手术。

三、手术要点、难点及对策

术前、术中不能明确诊断者，行保守治疗或肠造瘘；术前、术中能明确诊断者，全部切除病变肠管能获得满意的疗效。术前钡灌肠延迟 24 小时后观察钡剂残留位置对判断切除范围有实用价值，若钡剂残留在乙状结肠或直肠远端，主张行左半结肠切除，若钡剂残留达降结肠近端、横结肠或升结肠，应行结肠次全切除术。近年来，随着腹腔镜技术和小儿器械的不断发展和更新，这些手术均能在腹腔镜辅助下完成。

手术方式的选择同本章先天性巨结肠症的手术。术中快速冷冻切片检查对判断病变范围没有意义，应根据便秘症状、术前钡灌肠 24 小时后延迟拍片结果综合判断。

四、术后监测与处理

同本章先天性巨结肠症的手术。

五、术后常见并发症的预防与处理

同本章先天性巨结肠症的手术。

六、临床效果评价

临床疗效取决于疾病类型、手术切除肠管的多少及手术方式。作者对大多数需要手术的患儿选择结肠次全切除术，腹腔镜结合肛门外离断直肠的 Duhamel 吻合术，操作方便。目前随访的 65 例患儿（6 个月至 4 年），无吻合口瘘发生，术后排便频率恢复快，肛周皮肤溃烂少。仅 1 例 8 岁女性 IND 患儿，术后 3 年仍存在便秘，应用药物反应良好，术后 4 年停止药物治疗，1 ~ 2 天排便一次。余患儿恢复良好。

257

（汤绍涛　曹国庆）

参 考 文 献

吉士俊，王伟，李正 . 2006. 小儿外科手术图谱 . 北京：人民卫生出版社，184-209.

汤绍涛，曹志清，阮庆兰，等 . 2005. 腹腔镜心形吻合术治疗先天性巨结肠与开腹手术比较 . 中国微创杂志，9：699-701.

王国斌，汤绍涛，卢晓明，等 . 2001. 腹腔镜辅助下改良 Swensen 巨结肠根治术的初步观察 . 中华小儿外科杂志，22：136.

王果 . 2006. 小儿外科手术难点及对策 . 北京：人民卫生出版社，354-378.

王果，李振东 . 2000. 小儿外科手术学 . 北京：人民卫生出版社，339-259.

Aubdoollah TH，Li K，Zhang X，et al. 2015. Clinical outcomes and ergonomics analysis of three laparoscopic techniques for Hirschsprung's disease. World J Gastroenterol，21（29）：8903-8911.

Aubdoollah TH，Tang ST，Yang L，et al. 2015. Hybrid Single-Incision Laparoscopic Approaches for Endorectal Pull-Through in Hirschsprung's Disease. J Laparoendosc Adv Surg Tech A，25（7）：595-598.

Chung CC，Tsang WW，Kwok SY，et al. 2003. Laparoscopy and its current role in the management of colorectal disease. Colorectal Dis，5（6）：528-543.

Southwell BR，King SK，Hutson JM. 2005. Chronic constipation in children：organic disorders are a major cause. J Paediatr Child Health，41（1-2）：1-15.

Tang ST，Yang Y，Wang GB，et al. 2010. Laparoscopic extensive colectomy with transanal Soave pull-through for intestinal neuronal dysplasia in 17 children. World J Pediatr，6（1）：50-54.

第二十二章　阑尾及结肠切除手术

第一节　阑尾切除手术

急性阑尾炎（acute appendicitis，AA）是小儿腹部外科中最常见的疾病之一，位居小儿外科急腹症之首位。急性阑尾炎可发生于小儿各年龄组，最常见的为 6 ～ 12 岁的学龄儿童，年龄越小，发病率越低，5 岁以下明显减少，新生儿极为罕见。男性发病率略高于女性，男性占 60%，女性占 40%。由于小儿阑尾壁薄，穿孔率高；大网膜发育不好，对感染的局限能力差，一旦穿孔常造成弥漫性腹膜炎；同时小儿又多因诊断延误而未能早期治疗，所以临床所见小儿阑尾炎病情较重。因此，小儿急性阑尾炎一旦确诊，应立即手术。

一、适应证

1. 急性单纯性阑尾炎保守治疗 6 ～ 12 小时后，症状无缓解者。
2. 急性化脓性、梗阻性、坏疽性阑尾炎和阑尾穿孔并发腹膜炎者。
3. 慢性或慢性病例急性发作的阑尾炎，经非手术治疗效果不佳或症状加重者。
4. 阑尾周围脓肿保守治疗后复发，或引流术后 3 个月以上者。
5. 其他，如阑尾寄生虫病，阑尾套叠、扭转、阑尾异位与畸形等。

二、禁忌证

急性阑尾炎患儿发病 48 小时以上，右下腹触及肿块，考虑阑尾脓肿形成时暂不手术，积极抗感染治疗并密切观察病情变化。

三、术前准备

小儿急性阑尾炎全身症状较成年人显著，易产生高热、脱水和酸中毒，甚至中毒性休克，因此术前应做必要的准备。
1. 术前应做血、尿常规，凝血功能和胸透等常规检查。
2. 高热者体温降至 38.5℃ 以下。

3. 静脉输液，补充血容量和电解质，并纠正酸碱失衡。

4. 中毒症状明显和白细胞增高者选用抗生素治疗，尤其注意厌氧菌的防治。

5. 如有弥漫性腹膜炎，腹胀严重，应插胃管，持续胃肠减压。

6. 留置导尿管，严禁灌肠。

四、手术要点、难点及对策

1. 麻醉与体位　根据病情选用气管内插管、全身麻醉，取平卧位。

2. 切口　通常采用右下腹麦氏切口。经脐与右髂前上棘连线中外 1/3 交点（McBurney 点）做与该连线垂直的皮肤切口（图 22-1）。切开皮肤及皮下组织后，按腹外斜肌方向切开腹外斜肌腱膜，用血管钳交替分开腹内斜肌及腹横肌纤维，显露腹膜。用血管钳交替夹提并切开腹膜，避免误伤肠管。如果诊断不明确，需进行腹腔探查。阑尾穿孔形成弥漫性腹膜炎的患儿，可采用经腹直肌切口，长 6 ~ 7cm。

3. 切除阑尾　打开腹腔，如有渗液涌出应及时吸净，并留取渗液送细菌培养。将小肠向左推开显露盲肠。术者以手指沿结肠带向髂窝方向探查，常可触及肿胀增粗的阑尾，周围如有轻度炎性粘连，可用手指分离，将盲肠提出切口外，阑尾随之牵出（图 22-2）。

有时阑尾仍难完全显露，用组织钳夹提阑尾系膜同时将盲肠送入腹腔，此时阑尾反而能全部提出切口。一次或分次结扎切断阑尾系膜至阑尾根部，阑尾动脉结扎或缝扎需确实（图 22-3）。将阑尾提直，用血管钳在其根部轻夹使阑尾壁留有压痕，随即以 4-0 丝线在压痕处结扎阑尾根部，再以小圆针、丝线绕阑尾根部距阑尾约 0.5cm 的盲肠壁，做浆肌层荷包缝合，荷包大小以恰能埋入阑尾残株为准，荷包过大可造成残腔脓肿（图 22-4）。

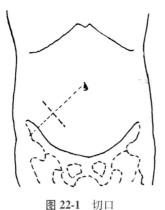

图 22-1　切口

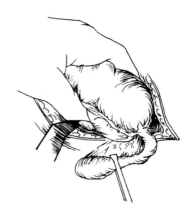

图 22-2　钳夹阑尾

在阑尾根部结扎线远侧 0.5cm 处置钳，在钳下面切断并移除阑尾，为使残端不回缩，切除阑尾时，可用血管钳轻轻夹扶阑尾残株基部，注意勿使阑尾结扎线脱落（图 22-5）。用 0.5% 活力碘涂擦阑尾残端后，助手用血管钳将阑尾残株抵入盲肠，术者拉紧荷包缝线，完成阑尾残株的包埋。

当遇到盲肠后位阑尾炎或阑尾尖端开始不能显露时，可按前述方法先结扎切断阑尾根部（图 22-6），残株包埋后，血管钳夹持阑尾远断端，逐次切断结扎阑尾系膜直至切除阑尾。

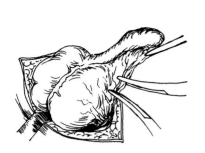

图 22-3　处理阑尾动脉

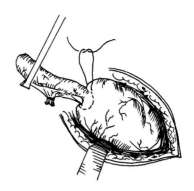

图 22-4　荷包缝合

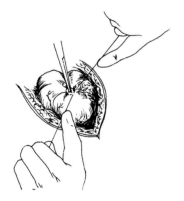

图 22-5　包埋阑尾残株

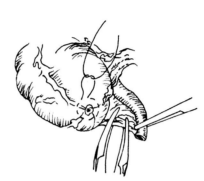

图 22-6　先结扎切断阑尾根部

261

4. 腹腔引流放置　一般阑尾切除不冲洗或局部冲洗，也不须放置腹腔引流管。当阑尾穿孔已有脓肿形成、阑尾残端处理不满意或盆腔有较多积脓难以吸净时，应放置乳胶管引流于盆腔及左侧结肠旁沟。引流自切口下端或另做戳创引出。注意引流放置应紧靠壁腹膜，尽量不跨过肠管、肠间隙，免造成肠管损伤及粘连。

5. 腹壁切口缝合　手术经过顺利，切口未污染，一般可按层次缝合切口。当切口污染较重，术后有感染的可能时，腹膜只宜用肠线间断疏缝，不宜用丝线连续缝合。当阑尾穿孔分泌物对切口污染很重时，亦可做腹壁全层缝合或只缝合腹膜，其余各层创口开放，待做延期缝合或二期愈合。

五、术后监测与处理

1. 一般处理　单纯性阑尾炎和未穿孔的化脓性阑尾炎术后自由体位，鼓励患儿尽早下床活动，以促进肠蠕动的恢复。术后 6～8 小时开始饮水，第 2 天进流质饮食。阑尾穿孔合并弥漫性腹膜炎者，术后保持胃肠减压通畅，直至肠蠕动恢复。麻醉清醒后半卧位。静脉补充水、电解质，并维持酸碱平衡。肛门排气、排便后，逐渐恢复饮食。

2. 切口和引流管　伤口疼痛通常在术后 2～3 天消失，术后 3 天换药，术后 7 天拆线。如伤口出现胀痛或跳痛，并有体温升高，常提示切口感染，应及时检查伤口。如有感染可疑时宜做理疗。如已化脓，应及时拆线数根，敞开伤口，每天换药。放置的引流管应保持通畅，同时观察引流液的量及性状。切口内橡皮片在 24 小时内拔出，橡皮管 2 ~ 3 天去除，如引流物较多可延长留置时间。如放置时间较长，则每日松动并逐日外拔，直至完全拔出。

3. 抗感染治疗　阑尾炎的主要病原菌为杆菌和厌氧菌，一般应用第二代或第三代头孢菌素和甲硝唑类药物治疗。

六、术后常见并发症的预防与处理

1. 腹腔内出血　阑尾系膜动脉出血有时会致休克，须手术止血。

2. 切口感染　术后 3 ~ 5 天，体温上升，切口肿痛，提示切口感染，先用非手术治疗法促其吸收，如有脓肿形成或腹壁蜂窝织炎蔓延或全身中毒症状明显，应及时切开引流，脓腔在肌层深面处理时勿损伤肠管。

3. 腹腔残余脓肿　多表现体温不降，盆腔脓肿常有直肠刺激症状，肠间隙或膈下感染则可有相应部位症状、体征。应积极抗感染治疗，非手术治疗无效，感染中毒加重，在明确脓肿部位后应及时引流。

4. 粪瘘形成　多数是阑尾残端瘘，目前少见。在引流通畅，肠道无梗阻情况下多能自愈。长期（至少 3 个月）不愈，再考虑手术修补。

七、临床效果评价

1875 年 Groves 在加拿大成功完成了首例阑尾切除术。1886 年病理学家 Fitz 明确提出，盲肠周围炎是由阑尾炎引起。他创造了"阑尾炎"这个术语，并预示阑尾炎的最终治疗是剖腹手术。在这之后的百余年中，阑尾切除术日趋完善，被公认为是治疗阑尾炎最可靠、最有效的方法。20 世纪 30 年代由于抗生素的应用，也使一部分阑尾炎通过抗生素治疗得以好转。但由于阑尾炎症的残留，仍有复发的现象。因此对于复发性阑尾炎最好的治疗方法仍是阑尾切除术。然而，这类手术虽能有效地治愈阑尾炎，但进行开腹手术的患儿身体恢复较慢，易发生并发症。随着腹腔镜技术的成熟，腹腔镜阑尾切除术逐渐在临床上得到应用。

附：腹腔镜阑尾切除术

自从 1983 年 Semm 首次报道了腹腔镜阑尾切除术（laparoscopic appendectomy）以后，临床上越来越多的医师逐渐采用这一技术。现在证实腹腔镜治疗阑尾炎是可行、安全的。与开腹手术相比有创伤小、术后恢复快等优点，尤其对于难以确诊、怀疑有阑尾炎的病例，采用腹腔镜下腹腔探查，往往能够明确诊断，是一种较好的诊断方式，优于B超和CT等检查。

一、适应证

1. 急性单纯性阑尾炎。
2. 慢性阑尾炎。

3. 急性化脓性阑尾炎。

4. 疑有急性阑尾炎可能，又难以确诊的病例。

5. 异位急性阑尾炎和阑尾畸形阑尾炎。

二、禁忌证

1. 有严重心、肺疾病者。

2. 全身状况不良，不能耐受气腹者。

3. 既往有下腹部手术史。

4. 严重的肠粘连、肠梗阻者。

三、术前准备

同本节阑尾切除手术。

四、手术操作要点、难点及对策

具体操作步骤如下：取仰卧位，臀部稍垫高。

1. Trocar 放置　如图 22-7 示，在脐窝中央做一约 5mm 的横行切口放置 5mm Trocar，在耻骨上和左下腹分别放置 5mm Trocar。

2. 探查腹腔　转动腹腔镜头全面探查腹腔，如果发现其他异常改变，应该同时处理。

3. 游离阑尾　提起盲肠找到阑尾（图 22-8）。其常与周围组织粘连，将阑尾根部及系膜分离显露清楚才能将其顺利切除。

263

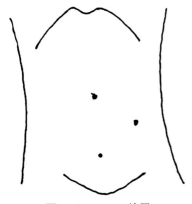

图 22-7　Trocar 放置

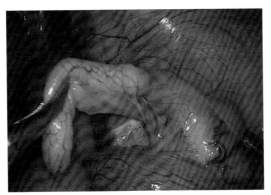

图 22-8　寻找阑尾

4. 处理阑尾系膜　阑尾系膜周围粘连被完全松解后，提起阑尾，使阑尾系膜展开，用弯钳在阑尾系膜靠近阑尾根部无血管的部位戳孔，孔的大小根据处理系膜的方法而定，可以从 Trocar 直接带入结扎线，结扎阑尾根和系膜（图 22-9，图 22-10）。也可以经腹壁穿入针线结扎阑尾的根部。处理阑尾系膜的方法包括：腹腔镜下丝线结扎、电凝、预制环状结扎带及超声刀等。目前我国小儿外科医生应用腹腔镜内丝线结扎较广泛，事实证明此方法安全可靠，减少了费用，也避免了异物残留。超声刀处理系膜简单、可靠，缩短手术时间，但费用稍高。

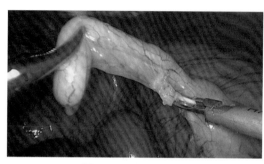

图 22-9　结扎阑尾根

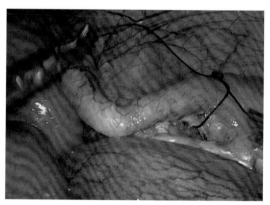

图 22-10　结扎阑尾系膜

5. 切除阑尾　距盲肠 0.5～1.0 cm 钳夹阑尾，用丝线（1 号或 4 号）或 Hem-o-lock 于阑尾根部环扎（图 22-11），用超声刀距结扎线 0.5cm 处切断阑尾，然后用电刀烧灼残端的黏膜（图 22-12）。也可以应用超声刀切断阑尾。超声刀的应用，会使手术变得简单，缩短手术时间。

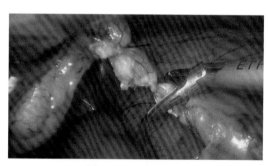

图 22-11　切除阑尾

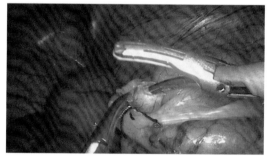

图 22-12　烧灼残端黏膜

6. 取出阑尾　切下的标本应从脐部套管中取出，如果阑尾太粗、坏疽或已穿孔，不能通过套管。可将一标本袋经套管放入腹腔，把阑尾装入袋内，然后将其拖至套管内口拔出套管的同时将标本袋的颈部露出腹壁，将其拖出切口。

7. 检查手术区域　取出阑尾后重建气腹，仔细检查阑尾及系膜残端有无出血点。对阑尾坏死或穿孔的病例须注意检查有无粪石脱落。腹腔内遗留的粪石常成为脓肿的核心，需再次手术。右下腹有少量的渗液者应彻底吸净渗液，不必放引流。腹膜炎严重或者脓肿形成者应行腹腔冲洗，必要时放置腹腔引流。

注意要点：将阑尾的根部悬吊在前腹壁上有利于显露和处理阑尾系膜血管；可以用电凝靠近阑尾壁逐渐切断系膜，因为此区域内为阑尾动静脉的终末细小分支，电凝可以达到确切止血的目的。如果阑尾尖部与后腹壁粘连紧密，可以采用逆行阑尾切除术的方式，先结扎阑尾根部，再用电凝贴断端的浆膜，由近向远离断系膜。

2. 患有严重的呼吸、循环系统疾病而不能进行手术者。

（三）术前准备

1. 术前血常规，肝、肾功能及电解质等各项常规检查。
2. 术前先做钡剂灌肠、结肠镜检查，了解病变分布范围、密度及有无恶变。
3. 积极纠正贫血症状。
4. 术前 3 天行肠道准备，清洁灌肠及应用肠道抗菌药物。
5. 做好术前备血。

（四）手术要点、难点及对策

大肠息肉病，息肉弥漫整个结肠，有恶变倾向，一旦确诊，应实施手术治疗。根据病变的分布不同，可采用：全结肠切除、回直肠吻合术，或者全结肠切除、回肠肛管吻合术，或全结肠切除、回肠永久性造口术等。

1. 大肠次全切除、回肠乙状结肠（或直肠）吻合术

（1）自脐上 3cm 处向下做下腹部正中切口，达耻骨联合；或行脐上横切口（图 22-13）。进入腹腔后，仔细探查结肠病变的情况，一般在术前已经做过纤维结肠镜检，对结肠息肉的分布已有所了解，主要是探查回肠末端受累情况，以决定切除小肠范围。

（2）切开升结肠外侧腹膜，轻轻分离结肠后疏松结缔组织，妥善保护右侧输尿管。结扎切断胃结肠网膜，分离横结肠右曲及左曲，然后切开降结肠外侧腹膜，将升结肠和降结肠推向中线（图 22-14），先后处理右结肠动脉、中结肠动脉及左结肠动脉、乙状结肠动脉，保留直肠上动脉，将结肠系膜切除。结肠切断的部位应根据息肉分布来决定，如行回肠乙状结肠吻合术，则在乙状结肠下段钳夹切断。切断结肠之前，两端安放肠钳，以防肠内粪便外溢。

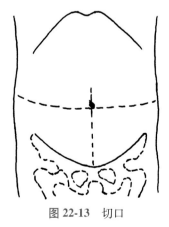

图 22-13 切口

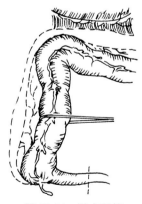

图 22-14 游离肠管

（3）回肠乙状结肠吻合。将病变的回肠末端及升结肠、横结肠、降结肠及乙状结肠的一部分切除后，将回肠断端与乙状结肠断端靠拢，两端各缝一根牵引线，应用 5-0 或 6-0 可吸收缝合两层，大小孩可用圆形吻合器吻合。吻合后用手指检查吻合口大小和是否通畅，注意肠壁血运。将保留的结肠系膜与侧腹膜间断缝合，以遮盖后腹壁的裸面，仔细止血（图

22-15）。如果腹膜缺损不能完全覆盖裸面时，则将系膜的边缘缝合固定于后腹壁，然后逐层缝合切口各层。如切除结肠后患儿情况不好，可暂不做回肠乙状结肠吻合术。缝合乙状结肠远端，留置于腹腔内，回肠末端做造口术，待日后患儿情况改善后，再二期行回肠乙状结肠吻合术。

2. 大肠全切除拖出型回肠肛管吻合术　切口及结肠的游离方法同上，然后在腹腔内切开盆腔腹膜，沿直肠向下分离，注意保护双侧输尿管。分离直肠时，应尽量靠近直肠壁，以免伤及盆腔神经分支。用纱布球在直肠前壁沿直肠生殖膈分离直肠、膀胱底部、输精管、精囊、前列腺，直达肛提肌，在直肠后方，沿骶前筋膜向下分离直肠达尾骨尖的部位（图 22-16）。

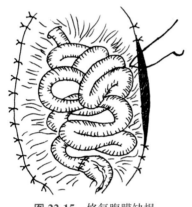

图 22-15　修复腹膜缺损

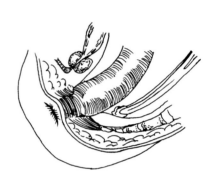

图 22-16　直肠分离

直肠深筋膜与盆壁的纤维带需要用剪刀剪断。充分游离直肠周围组织后，将直肠提起并拉紧，此时即可显示直肠侧韧带。在靠近盆壁处以长止血钳钳夹直肠侧韧带，直肠下动脉被同时钳夹在内。用组织剪剪断韧带，两端分别以 4-0 丝线结扎，继续分离直肠两侧，直达肛提肌水平。为了检验直肠周围的分离是否已接近肛门，助手可用示指从肛门伸入肛管，确定分离的程度。翻出直肠，拖出回肠充分游离直肠后，术者转至会阴部，扩肛，然后用卵圆钳从肛门内伸入，钳夹直肠盲端（图 22-17）。将直肠翻出于肛门外，用 0.5% 活力碘冲洗、消毒、清除肠内容物。电灼切开直肠前壁，用长钳通过直肠前壁的切口将回肠末端拖出于切口外（图 22-18）。

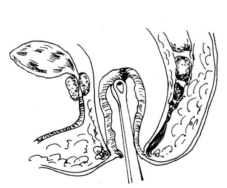

图 22-17　钳夹直肠盲端

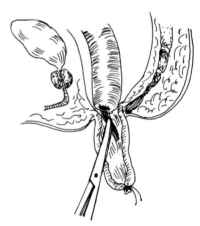

图 22-18　切开直肠前壁

会阴部肛管回肠吻合：在直肠前壁切口的近端与回肠浆肌层做间断丝线缝合半周，然后在同一水平切开回肠前壁，用丝线间断做全层缝合。再切除直肠与回肠的后壁，做同样两层吻合（图 22-19）。吻合后将回肠及肛管送回腹腔。

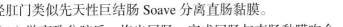

图 22-19 肛管回肠吻合

3. 大肠全切除、直肠黏膜切除、回肠鞘内拖出术

（1）开腹游离结肠同大肠次全切除、回肠乙状结肠吻合术。

（2）在盆腔靠近直肠壁游离在腹膜反折下 1 ~ 2cm，然后经肛门类似先天性巨结肠 Soave 分离直肠黏膜。

（3）游离致盆腔后，拖出回肠，完成回肠与直肠黏膜吻合。

（4）经腹腔将回肠与直肠肌鞘顶端以丝线固定，然后逐层缝合切口。有腹腔镜经验的医生可以应用腹腔镜手术来完成。

4. 大肠全切除、回肠造口术　病情转重时，该手术可分两期进行，第一期仅做回肠造口，待患儿一般情况好转后再行大肠切除。两期手术间歇根据患儿病情决定，可在数周或者数月内进行。

术中注意要点：

（1）大肠切除术手术创伤较大，术中应密切观察血压、脉搏的变化，预防休克发生，及时补充血容量。

（2）结肠多发性息肉的肠壁常合并溃疡、出血、水肿和炎症，因此在手术操作过程中，操作手法要轻柔，防止肠管破裂，造成污染。

（3）做肠吻合时，应保证吻合部肠管良好的血运，同时做回肠拖出吻合时，回肠系膜应有足够的长度，防止张力过大、肠管回缩影响吻合口愈合。

271

（五）术后监测与处理

1. 术后禁食、胃肠减压，采用心电监护，防止休克发生。如患儿出现脉速、血红蛋白下降、血压低时，应尽快补充血液，如有内出血征象，及时做开腹探查止血。

2. 静脉输液，维持水、电解质平衡。

3. 术后 2 周内不做肛门指诊及清洁灌肠。

4. 应用抗生素防止感染。

（六）术后常见并发症的预防与处理

1. 吻合口愈合欠佳而发生破裂　主要原因有：吻合部肠管血运不良；系膜游离过短，拖出后张力大；缝合不严密。发生吻合口破裂后应立即做回肠造口术及盆腔引流。

2. 腹泻及稀便　大肠切除后患儿即出现稀便，次数颇多，易发生肛门周围皮肤糜烂、溃疡。可口服固涩剂，抑制小肠蠕动，大部分患儿于 3 个月至半年后均能逐渐适应。

3. 肛门部分失禁　在盆腔的广泛解剖使肛门外括约肌功能减退，患儿缺乏排便感觉，往往出现大便排出后引起外括约肌收缩情况,加之频繁便稀,难以控制,引起肛门部分失禁。

4. 盆腔感染　术前洗肠及肠道准备不满意,术中操作不注意保护腹腔,造成粪便污染手术视野,或在操作中结肠破裂,均为常见原因。有时在手术中止血不彻底,术后盆腔残留血块,也是造成盆腔感染的原因之一。术中要彻底冲洗盆腔,术后盆腔放置引流管,加用抗生素,防止感染。

5. 水、电解质平衡失调　结肠切除后水分的吸收受到影响,患儿会因此损失大量水分及电解质,数周乃至数月后可逐渐适应,故在术后早期注意补充水、电解质,防止紊乱。做好肛周护理,保持肛周皮肤干燥,防止出现肛周糜烂。

6. 吻合口狭窄　多见于吻合口部分破裂,瘢痕愈合后引起。直肠肌鞘内拖出的患儿,术后应定期扩肛,以预防狭窄。如已发生狭窄,应做较长时间扩肛治疗,效果不明显时,应做肛门成形术。

三、临床效果评价

为阻止癌变,最终的根治性手术是必要的,必须切除全部结肠和直肠黏膜。全结肠切除后的 4 种处理方式:①大肠全切除回肠造口术,为姑息性治疗。②大肠次全切除、回肠乙状结肠(或直肠)吻合术,未彻底切除病变,仍有癌变风险。③大肠全切除拖出型回肠肛管吻合术,切除全部结肠及直肠黏膜,虽操作复杂、术后有囊袋炎等并发症,目前仍为国外文献报道的首选术式。④大肠全切除、直肠黏膜切除和回肠鞘内拖出术在理论上易损伤神经、术后肠壁肌鞘之间易发生感染等,但手术步骤简化,为熟练经肛门根治巨结肠的小儿外科医生首选,国内多认为此术式是目前最理想的术式。经腹部的操作可以采用腹腔镜完成,创伤更小,恢复更快。

(汤绍涛　熊　梦)

第三节　炎症性肠病手术

一、溃疡性结肠炎手术

溃疡性结肠炎(ulcerative colitis,UC)是一种病因不明的直肠和结肠黏膜下层的炎症性、溃疡性疾病。婴幼儿发病多为急性过程,病情常较年长、青少年发病时严重,并发症多,预后差。本病在北美、欧洲西北部和澳大利亚是常见病,东南亚地区发病率较低,儿童常于 9 ~ 13 岁发病,发病率为 1 : 10 000。男女比例约为 1 : 2。病程 10 年内癌变率为3%,20 年内者为 40%。溃疡性结肠炎属于内科范畴,目前由于内科治疗手段的进步,近年来需手术治疗的患儿有所下降。如果排除 Crohn 病,多数学者主张切除早期病变结肠,患儿应在发病 2 年内手术,60% 以上可获缓解,复发率为 37%。

（一）适应证

1. 并发肠穿孔、结肠大出血、中毒性巨结肠或急性暴发性结肠炎，需急诊手术。

2. 严格的内科疗法 1 ～ 2 年无效者或病情严重内科治疗无法控制者。

3. 长期反复发病影响小儿生长发育。

4. 假性息肉有癌变倾向者。

5. 并发关节炎、脓皮病、虹膜炎等严重全身性疾病，经内科疗法不能控制者。

6. 肠梗阻经非手术治疗不能缓解者。

（二）禁忌证

无明显禁忌证，诊断明确后主张早期手术。

（三）术前准备

1. 术前 2 ～ 3 天流质饮食。术前两天用新霉素 25 ～ 50mg/（kg·d），甲硝唑 25 ～ 40mg/（kg·d），分 3 ～ 4 次口服。

2. 积极改善患儿的一般情况 贫血和营养不良者，应输鲜血、清蛋白和 TPN；纠正水、电解质紊乱或严重中毒症状，全身情况改善后，方可手术。

3. 术前长期连续应用肾上腺皮质激素，最好停用后手术；如不能停用，术中应静脉输注，以防肾上腺皮质功能不全。

4. 手术前夜灌肠和手术清晨清洁灌肠。术晨插胃管，术中插导尿管。术前备血。

（四）手术要点、难点及对策

1. 手术方法的选择

（1）急性肠穿孔、中毒性巨结肠等，在积极防治休克同时，行肠穿孔肠段或中毒性巨结肠切除术、结肠和乙状结肠双造口，或行次全结肠切除加回肠造口、直肠上端切口缝合，待全身情况改善后行二期关瘘和肠吻合术，恢复肠道连续。

（2）婴幼儿患者如病变局限于结肠一部分，行病变结肠切除、结肠端端吻合术。

（3）病程长，全结肠受累或并发全身严重疾病者，采用全结肠切除、回肠直肠肌鞘内拖出、回肠肛管吻合术，并在回肠末端加做储粪袋术。

（4）回肠腹壁永久造瘘，适用于其他外科手术失败的病例，疗效好，但要终身带人工粪袋。

手术麻醉应用气管内插管全身麻醉。10 岁以上用膀胱截石位，10 岁以下小儿先平卧做腹部手术，会阴部手术时再抬起两下肢成膀胱截石位。

2. 全结肠切除、回肠直肠肌鞘内拖出、回肠肛管吻合术（TCEPIA）

（1）手术步骤

1）剖腹探查：正中切口或左侧旁正中切口，起自剑突和脐之间下端，止于耻骨联合上 2.0cm。开腹后对小肠和结肠做广泛性探查，小肠要从十二指肠空肠曲至回盲部。探查肝、脾、大网膜和肠系膜淋巴结有无病变，分段取肠组织和附近淋巴结，送冷冻切片检查，如无癌变，无小肠病变和肠系膜淋巴结肉芽肿改变，不考虑 Crohn 病。溃疡性结肠炎累及全结肠，需行全结肠切除术。切除范围包括回肠末端 4 ~ 5cm（图 22-20）。

2）游离回盲部、升结肠和横结肠：分离和切开回肠末端肠系膜，将回结肠动脉双重丝线结扎切断，沿升结肠、盲肠外侧切开后腹膜，沿切口向上延伸切断肝结肠韧带、绕过结肠肝曲，向下延伸绕过盲肠直达乙状结肠右侧，再向下达直肠前。使上述肠管背侧和后腹壁之间完全分离。操作过程中防止损伤十二指肠、右肾上腺、右输尿管、右精索（卵巢）血管、右髂血管和下腔静脉。将升结肠、盲肠向右拉开，在上述肠管内侧剪开其系膜，分别结扎切断中结肠动脉、右结肠动脉和回结肠动脉的盲肠支，靠近横结肠切断胃结肠韧带（图 22-21），小血管则用电刀电凝止血。

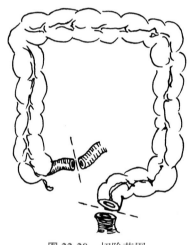

图 22-20　切除范围

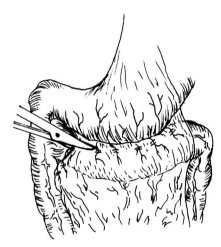

图 22-21　切断胃结肠韧带

3）游离降结肠和乙状结肠：沿降结肠外侧，自脾曲向下剪开后腹膜，向下延伸到乙状结肠左侧（图 22-22），再向下直达结肠前与右侧已经切开的后腹膜会合，将降结肠、乙状结肠背侧与后腹壁分离。分离时注意保护脾蒂，防止损伤左肾上腺、左输尿管、左精索血管和左髂血管及胰腺。分别结扎切断左结肠动脉、乙状结肠动脉和直肠上动脉。

4）剥离直肠黏膜、保留直肠肌鞘：经盆腔从上至下剥离直肠黏膜的方式很困难，不再应用（图 22-23）。目前采用经肛门巨结肠手术的方法分离直肠黏膜更容易，牵拉器暴露肛门，在齿状线上 0.5 ~ 1.0cm 环形切开黏膜，用电刀从肛门向上分离黏膜直至腹膜反折处（图 22-24），使之与盆腔手术视野相沟通。因溃疡性结肠炎黏膜有炎症或溃疡，应耐心分离，务必彻底切除黏膜，否则会引起直肠肌鞘内顽固性感染。

5）回肠肛管吻合：将游离的回肠切断近端、无旋转无张力、肠系膜对肌鞘后正中，通过肌鞘内向下牵引，使回肠切口和齿状线以上黏膜切缘对齐，行回肠全层和肛管黏膜肌层可吸收缝线间断或连续缝合，完成回肠肛管吻合术，肌鞘上端与拖入的回肠间断缝合一圈（图 22-25）。

（2）术后处理

1）禁食 5 ~ 7 天，胃肠减压直至肛门排气后方可进食。拔出肌鞘内引流橡皮片。

2）禁食期间静脉补液。禁食时间超过 5 天时应行 TPN 支持治疗。

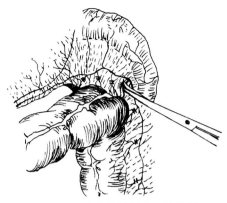

图 22-22　游离降结肠和乙状结肠

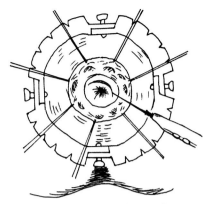

图 22-23　剥离直肠黏膜

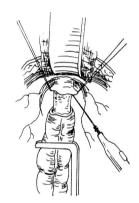

图 22-24　环形切开黏膜

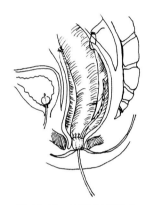

图 22-25　回肠肛管吻合

3）静脉输注抗生素预防感染。

4）术前和术中应用肾上腺皮质激素者，术后继续应用，如全身情况好转，应尽早逐渐停用。

（3）术后常见并发症的预防与处理

1）术后 14 天肛门指检，如吻合口狭窄应定期扩张治疗。

2）直肠肌鞘内感染常为手术失败的原因，经肛门分离黏膜该并发症明显减少。

3）术后便频，10 ~ 12 次 / 天和污粪，影响生活。服用肠蠕动抑制剂，进少渣食物，可以减少便次，减轻污粪。术后 1 年能逐渐改善排便情况。目前加做储粪袋术，能明显增加控便能力。

3. 全结肠切除、回肠直肠吻合术　本术式适用于溃疡性结肠炎累及全部结肠，直肠肛门无病变或仅有轻度炎症，手术方法参阅本节 TCEPIA，回肠肛管吻合术切除全部结肠，保留全部或部分直肠，行回肠直肠端端吻合术，大小孩可以应用吻合器完成，控便能力优于回肠肛管吻合术，但要预防或治疗直肠炎症复发和癌变。

4. 储粪袋术

（1）"J" 形储粪袋

1）全结肠切除：参阅本节 TCEPIA 手术，为了使 "J" 形袋与肛管吻合无张力，待 "J" 形袋做成后，两者对合时再根据有无张力需要再切断直肠。

2）做"J"形袋：取末端回肠 40cm 或 30cm，末端切口缝合闭锁。在全结肠切除时应保留回结肠动脉主干以保证袋与肛管吻合无张力。做袋时需要结扎切断回结肠动脉第一分支，并保留末端回肠的边缘动脉弓，松解和延长末端回肠系膜，使做成"J"形袋末端与肛管能无张力吻合，少数病例甚至要游离肠系膜上动脉起始部才能无张力。将末端 40cm 的回肠折叠为"J"形，应用直线切缝器从上端和下端纵行切开肠壁形成袋（图22-26，图 22-27）。将袋的下端拖入直肠肌鞘内，经肛门横行切开袋的下端于齿状线以上黏膜，切缘间断吻合（图 22-28），"J"形袋长 20cm 或 15cm，术中容量达 300ml，术后能增至 380ml。

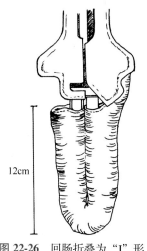 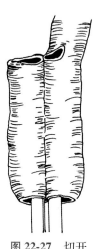 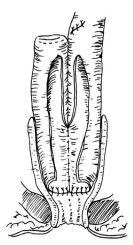

图 22-26　回肠折叠为"J"形　　图 22-27　切开　　　图 22-28　切缘间断吻合
　　　　　　　　　　　　　　肠壁形成袋

（2）"S"形储粪袋

1）全结肠切除和直肠黏膜剥脱：参阅本节 TCEPIA 手术。

2）做"S"形袋：取回肠末端 50cm 折叠成"S"形，每支回肠长 10cm，末端 2cm 不切开，用无创线连续缝合对肠系膜缘肠壁附近浆肌层（图 22-29），电刀纵行切开"S"形肠段对肠系膜缘肠壁，在切开的肠腔内，连续全层缝合相邻切开的肠壁，外加连续浆肌层缝合而成"S"形袋（图 22-30，图 22-31），袋的两端荷包缝合。回肠末端经直肠肌鞘内拖至齿状线处，两者切缘对齐，间断缝合回肠切缘全层和直肠黏膜切缘肌层一圈，成回肠袋和直肠末端吻合，肌鞘上端与"S"形袋下极间断缝合固定。

3）为了预防回肠直肠吻合口瘘和预防回肠侧侧吻合口瘘，做储粪袋同时，应在储粪袋以上 50cm 行回肠袢式双口腹壁造瘘术，若不做以上的回肠造瘘，经肛门在袋内留置 30F 导管，术后禁食和 TPN 支持疗法必须在 15 天左右。缝合折叠的肠系膜间隙，以防内疝形成最后关腹。

（3）"W"形储粪袋

1）全结肠切除，参阅本节 TCEPIA 手术。

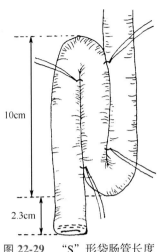
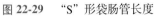

图 22-29　"S" 形袋肠管长度

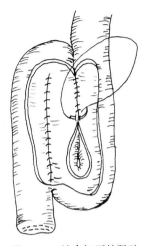

图 22-30　缝合切开的肠壁

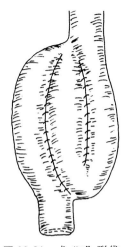

图 22-31　成 "S" 形袋

2）做 "W" 形袋：取末端回肠 50 ~ 55cm，折叠成 "W" 形，末端肠管切口缝合闭锁，将四段肠管靠拢，分别缝合相邻肠管两端做固定和牵引，连续缝合相邻肠管对系膜缘附近肠壁的浆肌层（图 22-32），电刀纵行切开四段肠管对系膜缘肠壁（图 22-33），在肠腔内连续缝合相邻切开的肠壁全层。再连续缝合 I 段和 IV 段肠管切开的外侧壁成 "W" 形袋，将 III、IV 段下端拖入直肠肌鞘内，横行切开下端与齿状线以上切缘吻合（图 22-34），有条件的可以应用直线切缝器完成。"W" 形储粪袋在儿童及成人中均极少应用。

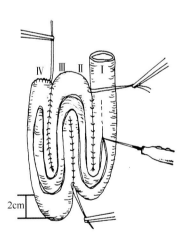

图 22-32　肠管折叠为 "W" 形

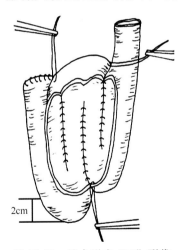

图 22-33　缝合形成 "W" 形袋

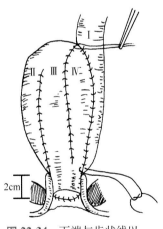

图 22-34　下端与齿状线以上切缘吻合

（五）术后监测与处理

1. 术后应行生命体征监测，防治休克。

2. 禁食、胃肠减压，静脉补液，回肠双造瘘者肠蠕动恢复后即可进食。未行回肠造瘘者应用 TPN 疗法 4 周，能经肛门排气排便，腹部不胀、柔软和无压痛。排便后腹部 B 超检查腹内和储粪袋无积液，方可进食。

3.静脉输注抗生素，预防感染。

4.术前、术中应用肾上腺皮质激素，术后全身情况良好者，术后 3 天逐渐减量停药。

5.若行回肠双口造瘘应行肠瘘护理，术后 1 ~ 2 个月肛门指检和钡灌肠证实吻合口无狭窄、储粪袋无渗漏时可以关瘘。如并发直肠肌鞘内感染者，待炎症治愈后方可关瘘。

6.术后储粪袋与肛管吻合口狭窄者应定期扩张治疗。

7.3 天后拔出导尿管，对于盆腔分离困难的患儿，导尿管需留置更长时间。

（六）术后常见并发症的预防与处理

1.并发储粪袋炎时，应禁食、每日灌洗储粪袋，袋内灌注和保留抗菌药甲硝唑直至炎症消退。

2.排便功能不良者，若无吻合口狭窄，应行排便训练。

3.术后大便次数过多及污粪，可能是储粪袋炎症引起，应给予治疗。无炎症者应给予肠蠕动抑制剂，并行控便训练。

4.直肠肌鞘内感染，先用全身广谱抗生素和局部切开引流等保守治疗。如无效，行储粪袋下端腹壁造瘘，待炎症治愈后，再行袋肛吻合。

5.肠梗阻发生率为 20% ~ 25%，按肠梗阻处理原则治疗，在粘连性梗阻患儿中仅一半患儿需要行粘连松解术。

6.回肠造瘘术后初期，每天 7 ~ 15 次的腹泻较为常见，会阴部皮肤出现糜烂。应注意补充液体和电解质，如有需要可用止泻药控制腹泻。

（七）临床效果评价

近年来溃疡性结肠炎的手术技术日渐成熟，国内手术指征有逐渐放宽的趋势，有腔镜经验者能应用腹腔镜完成这些手术。对于次全结肠切除患儿，手术对排便功能影响相对较小，术后恢复好，但此种术式只适合于病变范围局限患儿，且需要定期复查防止复发，目前临床使用率不是很高；全结肠切除加回肠造口术是目前最常用的择期手术方式，此术式切除了发病部位，消除了癌变风险，可提高溃疡性结肠炎的治愈率，但该术式对操作技术要求较高，术后容易出现腹腔感染等其他并发症；全结肠切除加回肠直肠吻合术会留下较多的直肠黏膜，因此容易发生直肠炎症性改变和持续性腹泻；储粪袋术是近年来手术治疗溃疡性结肠炎较推崇的方式，手术不仅治疗较彻底，又能较好地保留患儿的储便功能，患儿术后能达到较好的生活质量。

二、Crohn 病手术

Crohn 病是一种病因不明的病变侵及整个消化道的疾病，以回肠末端最多见，其次是结肠，大、小肠均有病变者占全部病变的 60%，呈跳跃状者占 15% 以上。本病好发于白种青年人，10 岁以下患儿占全部 Crohn 患者的 10%，20 岁左右患者占 26%。小儿常急性发病，小儿慢性病变 60% 累及肛门和直肠。病变侵及肠管全层，表现为多发性沟裂状溃疡、多发性肉芽肿和多发性纤维性肠狭窄，还可同时存在轻度肠黏膜充血和糜烂。本病在无并发症出现之前应采取积极的内科治疗，因为外科手术治疗效果不佳，约半数可在术后 4～5 年内复发，故手术应严格掌握适应证。

Crohn 病的外科手术时机分急诊手术和选择性手术。

（一）适应证

1. 急诊手术

（1）急性肠穿孔、爆发性小肠结肠炎或结肠炎。

（2）无法控制的肠道大出血。

（3）腹腔内脓肿破裂引起的腹膜炎。

（4）中毒性结肠扩张症等。

2. 选择性手术　病变引起的慢性肠梗阻、肠内外瘘、腹腔脓肿、肛门直肠病变、伴有严重疾病者、经过多次手术的外科患儿等。

（二）术前准备

1. 急诊手术

（1）静脉输血、补液、吸氧等防止休克。

（2）全身应用广谱抗生素和甲硝唑等。

（3）术前长期应用肾上腺皮质激素者，术中应继续应用，术后病情好转应尽早逐渐停用。

2. 选择性手术

（1）内科抗感染治疗，停用肾上腺皮质激素。

（2）术前禁食，应用肠内、外营养疗法，60% 患儿可获全身改善。

（3）术前小心清洁灌肠 3～7 天，并用广谱抗生素等保留灌肠。

（4）术前备血等做重大手术准备。

（三）禁忌证

急诊手术及选择性手术禁忌证：病变范围侵及整个消化道且病情较重者。

（四）手术难点、要点及对策

1. 急诊手术

（1）肠切除肠造瘘术：急诊手术患儿多数全身情况差、腹腔污染严重，采用此术较为安全。由于肠管病变广泛，常并发一般性肠炎，术中很难鉴别，后者药物疗法可治愈，故肠切除范围很难判断。由于以后复发还需数次切除肠管，因此术中尽量少切肠管。切除过多，会并发肠吸收功能不良，甚至短肠综合征。如勉强进行肠吻合，常并发吻合口瘘、腹腔脓肿等。若为空肠急性肠梗阻广泛粘连无法分离，可以在梗阻以上切断肠管，近端与梗阻以下肠管端侧吻合，远端缝闭或造瘘。

（2）肠切除肠吻合术：适用于少数患儿，全身情况佳、病变局限、腹腔污染轻，如肠道出血等。为了降低手术的复发率，术中可经病肠切口插入纤维小肠镜，顺行或逆行观察肠腔内病变。除切除病肠外，还需切除病肠两端以外 10～15cm 肠管和肠系膜内肿大的淋巴结。手术吻合口要大，术中检查全部肠管，了解有无跳跃性病肠。

（3）中毒性肠扩张手术：术前经肛门插入纤维乙状结肠镜（不能充气）或插入 30～40F 的肛管，进行肠管减压，注入和保留抗菌药物，然后再剖腹切除病肠，减轻或消除中毒症状。

（4）误诊急性阑尾炎手术时的对策：若阑尾正常、末端回肠病变较轻，回盲部以上 100～200cm 无病变，临床无不全肠梗阻、腹泻等 Crohn 病严重病史，应终止手术，行内科治疗。若阑尾有病变，应予以切除，如盲肠和末端回肠病变严重和临床病情均很严重，应行末端回肠和盲肠切除、肠吻合术。

2. 选择性手术

（1）慢性肠梗阻：若肠梗阻为回肠末端和盲肠引起，行肠切除、肠吻合，按本病急诊手术进行；若由局限性结肠病引起，行病变肠段切除、结肠结肠吻合术；如全部结肠有病变做回肠直肠吻合术，如直肠也有病变，行结肠肛管吻合术，如直肠肛门存在难治性 Crohn 病，只能直肠肛管切除，行永久性腹壁回肠造瘘术；如由纤维化肠狭窄引起，狭窄段病变已经静止，狭窄段长 6cm 者纵切横缝，超过 6cm 或者更长者行狭窄段切除并行远近肠管侧侧吻合或斜行吻合扩大吻合口。如为多发性肠狭窄，将 Foley 导尿管经肠切口插入肠腔内，注入 8ml 水，牵引导尿管能顺利通过者，狭窄段横径约 2.5cm，不必手术，如不能通过，应做狭窄段肠管整形手术。如为跳跃型梗阻 Crohn 病活动期需切除梗阻两侧 10～15cm，静止期则切除梗阻肠段，不扩大切除两端肠管，行肠吻合即可。

（2）肠内、外瘘：瘘的原发端为病肠，另一端为正常肠管、正常空腔脏器或腹壁，只要切除病肠，修补被动贯通的正常空腔脏器或腹壁，后者就可愈合。

（3）腹腔脓肿：多数为肠瘘引起，切除有肠瘘的病肠，同时做脓肿切开引流。如为复杂肠瘘和广泛粘连，不能切除病变，先行脓肿切开引流，待炎症控制后再做切开引流。

（4）肛门直肠病变：表现为肛周脓肿、肛瘘、直肠溃疡等，如病变在肛门直肠肌环以下，可以按低位肛瘘或肛周脓肿处理；如在肛门直肠肌环之间或以上，可能伴有肛门失禁，以近侧肠造瘘为宜。

（5）Crohn 病伴有全身严重疾病者，如强直性脊柱炎、慢性肾炎等，切除病肠后可能缓解全身疾病。

（6）经过多次手术的外科患儿，不能控制肠管病变的恶化，最终选择永久性腹壁造瘘。

（五）术后监测与处理

急诊手术及选择性手术：

1. 全身衰弱、进行广泛手术者，采用生命体征监护。

2. 行禁食、胃肠减压、静脉补液，采用广谱抗生素，继续 TPN 治疗，改善营养，促进肠吻合。

3. 继续内科治疗。

4. 随访和治疗 Crohn 病，预防复发。

（六）术后常见并发症的预防与处理

同本节溃疡性结肠炎手术。

（七）临床效果评价

本病为慢性疾病，经内科、外科综合治疗后，可很大程度延长患儿的生命和改善患儿的生活质量。Crohn 病最终需要外科手术者占全部患儿的 60%～85%，术后复发率高，第一次手术后十年内需要再次手术者占 40%，患儿一生中可能要进行 3～4 次肠切除术。虽然经治疗病情可缓解，但最终很难根治。

（汤绍涛　杨德华）

参 考 文 献

李正，王慧贞，吉士俊 . 2001. 实用小儿外科学 . 北京：人民卫生出版社 .

刘贵麟 . 2005. 小儿外科手术学 . 北京：人民军医出版社，100-106，150-162.

汤绍涛，李龙，童强松 . 2014. 小儿肛肠外科临床关键技术 . 武汉：华中科技大学出版社，340-352，366-369.

王果，李振东 . 2010. 小儿外科手术学 . 北京：人民卫生出版社，360-367，375-412.

张金哲 . 2014. 张金哲小儿外科学 . 北京：人民卫生出版社，954-962，1223.

张金哲，杨启政，刘贵麟 . 2006. 中华小儿外科学 . 郑州：郑州大学出版社，575-578.

Cui DJ. 2009. Early aggressive therapy for severe extensive ulcerative colitis. World J Gastroenterol，15（33）：4218-4219.

Kottachchi D，Yung D，Marshall JK. 2009. Adherence to guidelines for surveillance colonoscopy in patients with ulcerative colitis at a Canadian quaternary care hospital. Can J Gastroenterol，23（9）：613-617.

Xue CR，Lin BQ. 2015. Single-incision laparoscopic appendectomy versus conventional 3-port laparoscopic appendectomy for appendicitis：an updated meta-analysis of randomized controlled trials. Surgery Today，45（9）：1179-1186.

第二十三章　直肠肛管手术

第一节　先天性直肠肛门畸形手术

先天性肛门直肠畸形（congenital anorectal malformations，ARM）是指胚胎期后肠末端发育异常的一类疾病的总称，是小儿最常见的消化道畸形，其发病率在新生儿中为 1 :（1500 ~ 5000）。传统上根据直肠盲端与耻骨直肠肌的关系将 ARM 分为高位、中位和低位三类畸形，即 Wingspread 分型。但其分型复杂，对指导手术方式选择意义不明确。2005 年在德国小城 Krickenbeck 制定了 ARM 的简化国际分型，根据瘘管的位置及发生的频率进行分型（表 23-1），为 ARM 更精细化治疗方法选择提供了帮助，根据瘘管的位置不同采用不同的手术方法。

近 40 年来，随着人们对直肠肛门畸形的病理改变和肛门排便控制的生理病理研究的深入，以及手术技术的发展，使该手术方法不断完善，尤其是 1982 年 Pena 提出的经后矢状入路手术（Peña 手术）以及 2000 年 Georgeson 报道的腹腔镜辅助肛门成形术，因术后获得良好的排便控制功能、美容效果佳等优点，广泛应用于临床，使该病的治疗取得很大的进展。

表 23-1　肛门直肠畸形国际诊断分型标准（Krickenbeck，2005）

主要临床分型	罕见畸形
●会阴（皮肤）瘘	●球形结肠
●直肠尿道瘘	●直肠闭锁 / 狭窄
○前列腺部瘘	●直肠阴道瘘
○尿道球部瘘	●"H"瘘
●直肠膀胱瘘	●其他畸形
●直肠前庭（舟状窝）瘘	
●一穴肛（共同管长度 <3 cm、>3 cm）	
●肛门闭锁（无瘘）	
●肛门狭窄	

先天性直肠肛管畸形的主要临床症状为低位肠梗阻。由于病理类型复杂、直肠盲端位

置高低、是否合并瘘管及位置不同,其手术时间、方式的选择亦有不同。患儿出生明确诊断后,需观察 16 ~ 24 小时,评估一般情况、确定直肠盲端位置及合并瘘管与否,以及有无伴发其他畸形,然后根据检查情况确定手术方式。

1. 无肛合并直肠皮肤瘘、直肠前庭瘘或肛门狭窄可先行扩张,扩张器可逐渐加大保证排便通畅,待 3 ~ 6 个月后根据情况决定采用肛门移位或成形术。有的医生选择新生儿手术。

2. 无肛未合并瘘管或瘘管极细无法维持排便排气者,尽早行会阴肛门成形术。

3. 直肠尿道瘘、直肠膀胱瘘、直肠阴道瘘可根据患儿具体情况选择一期经后矢状入路手术或腹腔镜辅助肛门成形术。

4. 直肠尿道瘘、直肠膀胱瘘、直肠阴道瘘的患儿一般情况不良,伴发严重的心血管畸形、多发性畸形及延迟诊断者,或医疗条件有限、技术条件不成熟,应先行结肠造口术。

一、会阴肛门成形术

(一)适应证

1. 先天性肛门闭锁合并前庭瘘、会阴瘘及皮下瘘。
2. 先天性肛门狭窄。

(二)禁忌证

中位或高位肛门闭锁。

(三)术前准备

1. 术前常规检查　心电图、血常规、肝肾功能、凝血四项等。

2. 测定直肠盲端位置　①倒立位屈膝屈髋平片:摄片时间应在出生后 16 ~ 24 小时进行。如摄片过早,因吞咽气体尚未达到直肠盲端,影响检查的准确性。肛窝标记与盆腔气体阴影之间距离超过 2cm 为高位,2cm 以下者为低位。② CT 或 MRI 检查更为准确,不但可以测量盲端位置,还可以了解瘘管情况及直肠周围括约肌的发育情况,应用 MRI 的三维成像更加准确和直观。

3. 有泌尿系感染者应控制感染后再手术。术前常规 2 小时静脉输注广谱抗生素及 0.5% 甲硝唑 3 ~ 6ml/kg。新生儿应给予维生素 K 110mg 肌内注射。注意患儿体液及电解质平衡。

4. 有瘘管或已行结肠造瘘者,手术前日晚及当日晨应清洗肠道,并注入庆大霉素 4 万 U 及 0.5% 甲硝唑 30ml。

5. 术前注意保暖,术前置胃管进行胃肠减压,防止过多气体进入肠道导致术中操作困难。

6. 术前放置导尿管,术时可指示尿道位置,以防分离时误伤尿道。

(四)手术要点、难点及对策

1. 肛门后切术　适用于会阴瘘的瘘口距肛穴较近,直肠远端距会阴皮肤距离近的低位畸形。

283

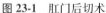

图 23-1　肛门后切术

患儿置截石位。沿瘘口的后缘至肛穴的后缘正中切开皮肤，进一步切开皮下肛门外括约肌的皮下部和相对应瘘管和直肠远端的后壁。将会阴皮肤切缘与直肠切缘对应缝合，缝线采用 5-0 可吸收线间断缝合（图 23-1）。

注意事项：①皮肤切口与直肠的切口在一个平面上，成形后肛门的 6 点处张力最高。可以将直肠向上游离一段，先行浆肌层与皮下组织缝合几针，再行肛门成形术，可以减小张力。②切口一定要达到肛穴的后缘，让肛门开口后缘与直肠后壁在同一直线上，如果切开不够，即肛门前移，患儿会出现排便困难。③如果瘘管很长，要同时切除瘘管前壁的残留黏膜，否则会影响会阴外观和黏液的分泌导致会阴不适感。④女孩应慎重使用该手术式，肛门后切开后，由于会阴横肌的作用肛门呈哆开状外观，常常需要肛门后移和会阴体对合成形二次手术。⑤此手术简单易行，打击小，有些患儿可于局麻下完成，有效地解决排便梗阻问题。

2. 纵行切口肛门成形术　适用于无瘘型直肠盲端与皮肤距离在 1.0cm 以内的低位肛门直肠畸形。

患儿置截石位。电刺激寻找肛穴中心（肛穴在电刺激下向中央回缩），纵行切开皮肤，切口长 1.2～1.5cm，分离肛门外括约肌后，见直肠盲端，稍游离直肠盲端后，使其自然状态达到会阴皮肤水平，然后切开直肠，清除胎便。将皮肤切口与直肠切口缝合（图 23-2）。

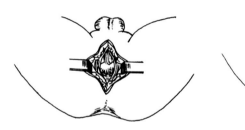

图 23-2　纵行切口肛门成形术

注意事项：无会阴瘘低位畸形患儿较少见，常发生于唐氏综合征的患儿。医生在采用该术式前要反复证实诊断后方可进行，如果术中一旦分开肛门外括约肌后，没有发现直肠，应该想到患儿不是低位畸形，果断放弃原手术方案。

应用此术式不当造成严重后果者屡见不鲜。例如，误将高中位畸形诊断为低位无会阴瘘畸形，过度分离导致新生儿盆底肌和肛门外括约肌损伤，术后出现大便失禁；误将尿道瘘当成直肠盲端切开，导致尿道甚至膀胱损伤；误将直肠尿道瘘诊断为无瘘低位畸形，术中只把直肠脱出而尿道瘘没有修补；还有术中不顾直肠的张力，硬把高中位畸形的直肠盲端与会阴皮肤吻合，导致术后直肠回缩，肛门狭窄等严重并发症。高中位肛门直肠畸形治疗手术选择不当，会导致严重的并发症。对肛门周围的肌肉和尿道造成不可逆的损伤，极大地影响了手术效果，一般均需要再次手术弥补。

以往采用"X"形或"十"字形皮肤切口，术后易导致黏膜外翻。直肠游离要充分，在无张力的情况下，直肠盲端与皮肤切口对齐缝合，可以减少直肠黏膜脱垂。

3. 直肠舟状窝瘘会阴肛门成形术

（1）会阴肛门成形术：患儿置于截石位，用电刺激仪刺激确定外括约肌中心，1.2～1.5cm纵行切口切开皮肤、皮下组织，继续向深部做钝性分离，以显露直肠盲端和瘘管。游离直肠后壁及两侧壁，于近前庭瘘处先横断瘘管，再自下而上地将直肠前壁与阴道后壁分开。或先游离瘘管，再将其切断。然后将远端瘘管由前庭瘘处的瘘孔向外翻出，并于靠近瘘管口处将其贯穿缝合结扎。将直肠壁肌层与外括约肌缝合4针固定，再将直肠全层与皮肤缝合（图23-3）。缝合完切口后，直肠内放置肛管，管直径0.4～0.5cm，有4～5个侧孔，插入10cm左右，备术后直肠内引流和直肠内用药。

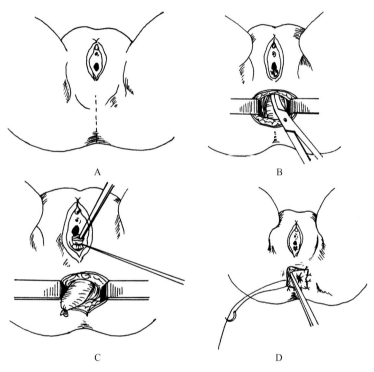

图 23-3　会阴肛门成形术

A. 纵行切口；B. 游离直肠；C. 结扎瘘管；D. 直肠与皮肤缝合

（2）瘘管移植术：患儿置于截石位，用电刺激仪刺激确定外括约肌中心，1.2～1.5cm纵行切口切开皮肤、皮下组织，显露外括约肌的皮下部。于前庭瘘开口环形切开，并缝线牵引。沿瘘管壁做锐性或钝性分离，至瘘管无张力、能自然脱出于肛门口为止。自外括约肌中心插入止血钳，逐渐向深部分离，达前庭瘘口处穿出，钳夹瘘口牵引线，将瘘管通过外括约肌中心至会阴切口，缝合关闭前庭瘘口。将直肠壁肌层与外括约肌缝合4针固定，再将直肠全层与皮肤缝合（图23-4）。

注意事项：①充分暴露瘘口，分离直肠与阴道是手术的难点。从正中切开阴唇后联合0.5～1.0cm，在直视下以瘘口为起点分离周围组织，可避免阴道及直肠的损伤。开始分离直肠阴道间隔时，用针形电刀和尖端锐利的蚊式血管钳仔细解剖，可以显示两者的间隙。

②瘘管及直肠远端肠壁与周围横纹肌的关系密切，为了分离中不损伤直肠，可以先从直肠层次清楚的后方开始，向两侧向前分离。提拉直肠后，用电刺激辨别不明确的组织，如果有收缩反应即为横纹肌，无收缩为直肠，两者之间是界限。③直肠和阴道损伤的处理：阴道壁薄弹性差，容易损伤。单纯阴道壁损伤，可以立即以6-0可吸收线修补，一般愈合良好。直肠损伤与切口感染密切相关，术中一旦发生直肠损伤，要用6-0可吸收线严密修补，准确对合黏膜、黏膜下层和肌层，有必要双层缝合，同时要考虑去除手术其他的感染因素，最后直肠腔内高压持续引流。④直肠与阴道开口交界的两侧方有丰富的血管，用电凝耐心止血。

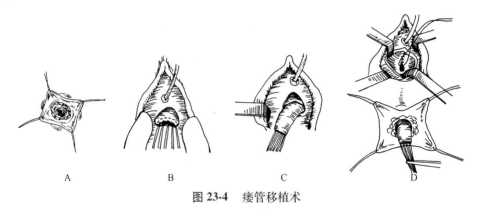

图 23-4　瘘管移植术

A.暴露外括约肌；B.环形切开瘘开口；C.将瘘管牵出；D.关闭瘘口，直肠与外括约肌缝合

（五）术后监测与处理

1. 术后 24 小时拔肛管，麻醉清醒后即可正常进食。
2. 行肛门清洁护理，控制感染 3 ~ 5 天。
3. 术后 2 ~ 3 周开始每天扩肛，持续 3 ~ 6 个月。

（六）术后常见并发症的预防与处理

1. 伤口感染或部分裂开　术中反复清洗，术后肛门清洁护理，一般很少发生。局部消毒、清洗可痊愈。
2. 尿瘘复发　直肠舟状窝瘘复发者可先控制感染，坚持坐浴和扩肛，保持排便通畅和会阴部清洁，此类患儿有望自行愈合。如不愈合可考虑 3 个月后经肛门直肠内做瘘管修补术。
3. 直肠黏膜脱垂　不影响排便者可以后再次手术切除多余黏膜。
4. 直肠回缩　视回缩程度不同而定，轻者不影响排便者可经扩肛治疗。直肠回缩较多者致肛门狭窄，需要再次肛门成形。

（七）临床效果评价

低位肛门闭锁患儿根据类型和解剖变异的不同采用不同的手术方式。这些手术术野清楚，对肌肉损伤小，重建肛门解剖确切，肛门外观自然，术后排便功能好。尽管这些手术简单，但术者需要对肛门直肠畸形的肌肉，直肠和阴道的解剖知识清楚，要有一定的手术经验。瘘管复发与对病理认识和手术技术有关。

二、后矢状入路肛门成形术（Peña 手术）

1982 年，Peña 提出了横纹肌复合体的概念，指出直肠只有位于其中心，才能最大限度和最有效地发挥肛门周围肌肉参加排便控制的功能。横纹肌复合体包括纵肌和横肌两个部分。纵肌部分位于中心，起自于耻骨尾骨肌的盆侧面，呈漏斗状向下走行，穿插肛门外括约肌的皮下部位，终止于肛缘皮肤。横肌部分位于纵肌管的两侧前后走行，由上至下包括耻骨尾骨肌、耻骨直肠肌、肛门外括约肌的深部和浅部及皮下部，此横纹肌复合体的概念扩大了 Stephens 提出的耻骨直肠肌环的排便控制相关区域的范围，进一步明确了盆底及肛周肌肉中心的解剖标志。参与排便控制的感受器定位于横纹肌复合体中，产生排便感觉和激发排便控制反射。Peña 提出了电刺激引导下的后纵入路切口，目的在于准确正中劈开横纹肌复合体，更好地暴露盆腔、游离直肠和闭合泌尿系瘘口，确切地建立直肠位于横纹肌复合体中心的解剖关系。应用此手术治疗肛门直肠畸形后，患儿术后的排便控制功能有了进一步的提高，目前在国内外一些小儿外科中心，很少发现此手术后大便失禁的病例。其曾是国内外小儿外科医生治疗高中位肛门直肠畸形的首选术式。但是此手术有切口损伤大、劈开横纹肌复合体手术后一旦感染后果严重以及需要结肠造瘘粪流转道等缺点。

（一）适应证

1. 直肠前列腺尿道瘘、直肠膜部尿道瘘患儿。
2. 直肠阴道瘘患儿。
3. 直肠盲端距皮肤超过 1.0cm 的畸形患儿。

（二）禁忌证

低位肛门闭锁。

（三）术前准备

同本节会阴肛门成形术。

（四）手术要点、难点及对策

1. 体位　俯卧位，臀部垫高。
2. 切口　首先电刺激确定肛穴的位置及中心，然后沿正中线切开皮肤；上界至骶尾关节处，下界超过肛穴的前缘到会阴部（图 23-5）。
3. 分离横纹肌复合体　在电刺激引导下正中劈开浅层肛门尾骨肌到达层面。从解剖上看，横纹肌复合体为漏斗状的肌管，对

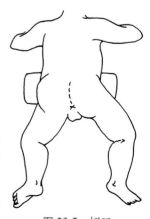

图 23-5　切口

于中、高位畸形患儿，此肌管远端的两侧纵肌纤维相贴闭合。为了准确地正中劈开肌管，首先借助电刺激仪，观察每束肌肉的走行，辨别两侧肌肉的中缝切开。另外可以采用从盆腔内由上向下的分离方法，即正中切开尾骨进入盆腔内面，也就是漏斗的内腔的中央，用直角钳从内向外沿着纵肌纤维抬起后正中部的肌肉，由上至下正中切开，一直切到肛穴的中央。这样可保证横纹肌复合体经中央劈开。最后再切开复合体的前半部分（图23-6）。

4. 游离直肠　切开盆筋膜（Waldeyer 筋膜）后，即见到直肠后壁；如果直肠盲端的位置较高，可以沿着尿道向腹腔方向游离，即可以找到直肠盲端。在直肠远端后壁的最低处，左右各缝一针牵引线，切开肠腔。在其前壁沿直肠尿道瘘的内口环周切开直肠壁。为了游离直肠，在其开口边缘缝 6 ～ 8 针牵引线，提拉直肠后，可显示直肠与周围组织的界限。用电刀贴近肠壁离断固定直肠的纤维束，结扎较大的血管，直到将直肠松解到会阴皮肤水平为止（图23-7）。

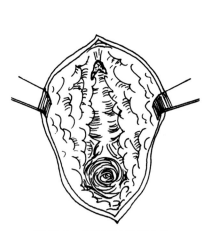

图 23-6　分离横纹肌复合体

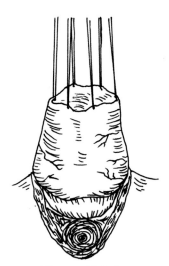

图 23-7　游离直肠

直肠前壁的游离是整个直肠松解的难点和关键，其与尿道后壁之间连接紧密，甚至如同只有一层共用的肌层，特别是起始部，所以在游离时要特别小心，不可损伤尿道和前列腺部后壁的射精管结构。安全可靠的方法是，在直视下应用电刀从两者之间的直肠黏膜下层分离，把肌层留在尿道侧。

5. 尿道瘘修补　切开直肠后，远端直肠皱襞走行的焦点即是直肠尿道瘘的内口。导入探针，了解瘘管的直径、长度和走行方向。沿内口切断直肠的黏膜层，将直肠前壁完全与尿道分离后，用 6-0 可吸收线间断缝合瘘管的黏膜层，5-0 可吸收线缝合瘘管肌层，而后对合瘘口与直肠之间两侧的组织加固修补瘘口（图23-8）。

6. 成形肛门　电刺激引导下，明确横纹肌复合体的前界和后界，对合前界后将直肠放于两侧纵肌之间，再缝合后界，然后缝合切口各层，术毕留置细肛管一根（图23-9）。

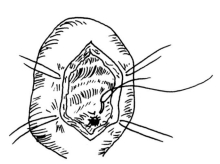

图 23-8　尿道瘘修补

注意事项：

（1）行后位入路肛门成形术中，电刺激仪引导正中切口必不可少。此畸形常会伴有肌肉异常走行偏移中心现象。

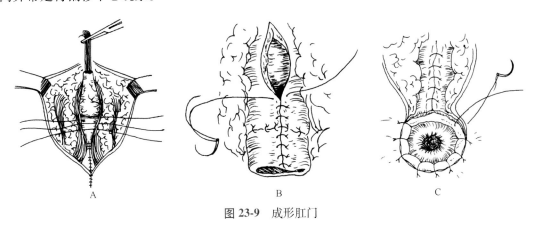

图 23-9　成形肛门

A.缝合前；B.将直肠置于两侧纵肌间、缝合后界；C.直肠末端与肛门皮肤缝合

（2）游离的直肠长度不足以到达会阴皮肤是一个棘手问题，过去不得不采用经腹入路游离直肠。现在研究发现直肠表面有一层纤维膜结构，位于直肠外层的纵行平滑肌纤维表面，术中切开纤维膜后，直肠的弹性增加，长度可延长 4～5cm。但是注意切开大部分腹膜反折和直肠乙状结肠系膜，可以脱出全部直肠和乙状结肠。

（3）尿道瘘处理：容易犯的错误是在没有切开直肠、明确瘘口的部位和走行情况下，盲目环周游离"瘘管"，造成尿道损伤。因为直肠远端和尿道关系相当紧密，有时根本无间隙可言，这样的操作如果经验不足，会将尿道误认为瘘管，如果损伤尿道，后果严重。另一方面也不要因为怕损伤尿道，而残留过多的瘘管远端，导致术后尿道憩室的发生。

（4）扩张直肠的处理：许多外科医生认为先天性肛门直肠畸形儿的远端直肠存在不同程度的神经和肌肉发育不良，而直肠扩张是其重要的病理表现，主张在根治手术时对扩张的直肠进行必要的处理。从临床随访资料看，许多术后发生顽固性便秘的患儿与先天性直肠扩张有关。处理扩张的直肠有两种裁剪方法：全层切除裁剪和肌层切除保留黏膜层裁剪，全层切除裁剪应用较多。

（五）术后监测与处理

1.侧卧位或俯卧位，将双腿分开，暴露切口，以保持干燥。每次便后用盐水棉球清洁局部，可用电吹风将切口烘干保持肛门周围清洁。

2.全麻者须经 6 小时后进食。

3.为防止感染，应给予抗生素及甲硝唑。

4.一般手术后 1～2 天拔除肛管，如发现自肛管周围流出粪便，可提早拔除。

5.留置导尿管于术后 3～5 天拔除，直肠尿道瘘修补的患儿术后 2 周去掉膀胱造瘘管。

6.肛门部缝线多自行脱落，不需拆线，2 周后拆除骶尾部切口缝线。

7.术后 2～3 周开始用扩肛器扩张肛门。最初每日 1 次，留置 10～15 分钟。1 个月后改为每周 1 ~ 2 次，应持续 6 个月。扩肛器从最小号开始（一般 8 号扩肛器，直径 8 mm），并逐渐增加扩肛器号数，一般 1 ~ 2 周加 1 号，直到 16 号为止。扩肛手法要轻柔，防止粗暴，以免损伤直肠和尿道。

8. 对结肠造瘘患儿于根治术后 3 个月关闭瘘口。

9. 手术后初期患儿不能控制排便，但随肛门括约肌的收缩能力渐渐恢复可好转。术后应坚持定期随诊，以便指导饮食、排便训练及心理咨询。

10. 若患儿 3 岁左右仍不能形成意识自主排便，应行排便训练。即自己进行收缩肛门和排便习惯训练。排便习惯训练是每日 3 次进餐后半小时内立即到厕所训练排便。主要利用胃结肠反射，是指胃进食几分钟之后，结肠出现短时间的收缩活动增强，并产生便意，由于这种反应可持续 30 ~ 60 分钟，因此充分利用胃结肠反射是排便训练能否成功的关键，对于直肠功能较差的便秘患儿尤为重要。

11. 对虽经排便功能训练、患儿已 5 岁，仍排便功能障碍者，可进行生物反馈治疗，但有些患儿效果不佳。

（六）术后常见并发症的预防与处理

1. 伤口感染或部分裂开　术中反复清洗，术后肛门清洁护理，一般很少发生。局部消毒、清洗可痊愈。保护性的结肠造口可有效预防伤口感染。

2. 肛门狭窄　是无肛术后最多见的并发症之一，其主要原因为：①术后未坚持肛门扩张。②直肠末端坏死：直肠拖下时血供不良，以至将无生长能力的直肠末端拖下缝合，术后坏死。③直肠回缩：直肠游离不充分，拉下与肛门皮肤吻合时有明显张力，术后肠管回缩，肛管瘢痕愈合，形成狭窄。以上诸多原因除手术时预防外，一旦出现狭窄应及时治疗，否则将形成继发性巨结肠。狭窄较轻者可行扩肛治疗，严重者须手术治疗。狭窄段较短，仅为肛门口之环形瘢痕，可将瘢痕切除整形，施行"Z"字形手术以扩大肛门周径。

3. 尿道损伤　是最多见的严重并发症。由于尿道与直肠盲端距离很近，直肠尿道瘘者两者常为共壁，分离十分困难。为了预防，术前应放置带金属芯的导尿管，以便术时探触辨认。一旦损伤尿道应立即修补，留置导尿管，并做膀胱造瘘。术后 2 周拔除导尿管试验排尿，证明无漏尿者再拔除造瘘管。尿道损伤若手术时未发现或修补不良漏尿者，再次修补非常困难且复发率高。

4. 黏膜外翻　原因有直肠保留过长，一般拖下直肠无张力，与皮肤平齐吻合可明显减少黏膜外翻。术时若直肠与周围肌肉固定不良，术后可导致直肠脱垂、黏膜外翻。有时瘢痕狭窄使肛门不能关闭，也会使黏膜难以回缩，此时应切除多余瘢痕，必要时切除多余黏膜。另外一个重要原因是括约肌发育不良，高位肛门闭锁多见，切除外翻黏膜的同时，进行肛门周围环箍术。

5. 瘘管复发　肛门成形术后瘘管复发也是较常见的并发症之一。术前未明确诊断、术中瘘管处理不当以及术后瘘口处感染等均是造成瘘管复发的主要原因。Peña 报告约 90% 以上患儿合并有瘘管，因此术前必须详细询问病史及检查。

尿道瘘复发的处理则较为困难和复杂，应根据瘘管的类型、部位、大小、走向、肛门局部情况及术者的经验确定治疗方案。尿道瘘复发后其修补手术应在 3 ~ 6 个月后进行。若瘘内口距肛缘在 1.5cm 内的低位尿道瘘，可选用经肛门直肠或经会阴的瘘管修补术；如瘘内口位置较高或经肛门瘘口暴露不清楚者，可行后矢状入路切开直肠做瘘管修补术。反复复发、瘘口较大、瘢痕重者可采用经腹部、后矢状入路联合手术修补。

6. 肛门失禁　是直肠肛门畸形术后的一种严重并发症，尤以高位畸形多见，实际随访发生率不高。造成失禁的原因主要有：①肛门外括约肌损伤。②直肠回缩肛门瘢痕形成。③直肠未通过耻骨直肠肌环。④支配括约肌的盆神经损伤。⑤盆腔内组织结构异常等。

肛门失禁的治疗应针对不同病因采取不同方法。瘢痕形成者，应予以瘢痕切除肛门成形术；因直肠位置放置不正确者，可通过后矢状入路手术将直肠重新放置在横纹肌复合体中间；若是因肛门括约肌功能不良，可行括约肌修补术或重建术。

7. 便秘　是后矢状切口手术多见并发症，病因尚不清楚。表现为肛门口位置、大小正常，无瘢痕狭窄，但持续便秘。在男性畸形中便秘通常较重。积极治疗便秘相当重要，有时可以长期使用泻药。如果治疗得当，大约75%的患儿到3岁时能获得良好的自主排便控制能力。其中有一半的患儿常会有污便，通常与便秘有关。当便秘得到控制后，污便即好转。

（七）临床效果评价

肛门直肠畸形的治疗效果，近年来已有明显改善，总病死率由过去的25% ~ 30%降至10%左右，手术死亡率已降到2%左右。由于肛门直肠畸形的病理改变复杂，肛门直肠畸形术后肛门功能与畸形类型及是否存在伴发畸形密切相关，特别是与伴发脊椎、泌尿生殖系及神经系统发育缺陷有密切关系。肛门直肠畸形的位置越高，术后排便功能障碍的发生率越高，程度越严重。有报道约25%直肠肛门畸形患儿深受大便失禁的困扰。99%的肛门闭锁男患儿都能自主排尿，只有特殊情况如伴有脊髓脊膜膨出、严重的骶骨异常，可能有尿失禁。男患儿的尿失禁以医源性多见。异常的排便功能对患儿身心发育可产生负面影响。排便功能差的患儿行为异常占57%，表现为不合群、社交退缩、抑郁等。因此肛门直肠畸形的治疗，除采用手术治疗及正确的术后处理外，对有排便功能障碍的患儿，还要针对肛门功能进行客观准确的评估，并积极采取有针对性的排便训练。对已出现的社会和心理问题，要取得家长、学校和社会的配合，及时采取防治措施，进行必要的心理咨询和治疗，以提高排便控制能力和远期生活质量。

Peña手术目前被认为是治疗高中位肛门直肠畸形的最佳术式，为国内外小儿外科医生所接受。它具有术野暴露清楚、对肌肉神经损伤小、便于游离直肠和处理尿道瘘以及建立肛门解剖确切等优点，手术效果好。但对于直肠膀胱瘘的患儿需要开腹联合手术。Peña手术的缺点是手术切口范围大，一旦切口感染裂开，后果严重，因此经典的Peña手术术前常规进行结肠造口粪便转流。目前随着手术年龄的提前，技术的进步，术中反复冲洗，不行肠造口的Peña手术也很少出现伤口感染。

三、腹腔镜辅助肛门成形术

2000年Georgeson等首次报道了腹腔镜辅助肛门形成术（laparoscopically assisted anorectal pull-through，LAARP），手术从盆底可清楚显示直肠尿道瘘管及周围组织，准确放置直肠于肛提肌与外括约肌中央，腹部和会阴部切口小，不需劈开横纹肌复合体。

（一）适应证

1. 直肠前列腺尿道瘘。
2. 直肠膀胱瘘。
3. 直肠阴道瘘。
4. 直肠膜部尿道瘘是相对适应证。

（二）禁忌证

低位肛门闭锁。

（三）术前准备

同本节 Peña 手术。

（四）手术要点、难点及对策

1. 体位　截石位，头低位，臀部垫高。皮肤消毒范围包括腹部、会阴及下肢。

2. Trocar 放置　脐窝采用开放式放置第 1 个 5mm Trocar，然后分别在腹两侧放置 2 个 3mm 或 5mm Trocar（图 23-10）。

3. 直肠减压　有结肠造瘘的患儿可以术前经瘘口洗肠。如果高位或中位肛门患儿就诊晚，腹胀明显，一期手术困难，建议行结肠分离式造口。

4. 游离直肠　镜头从第 1 个 Trocar 导入，用电钩切开直肠和乙状结肠系膜的两侧腹膜层，分离显露直肠上动脉和（或）乙状结肠动脉，超声刀靠近系膜根部结扎离断血管，保留三级血管弓完整。提起直肠，切开腹膜反折，贴近直肠壁向远端游离（图 23-11），直到直肠逐渐变细（图 23-12）。靠近尿道壁处，缝线结扎切断尿道瘘管，如果瘘管粗大，可行双重缝合或 Hem-o-lok 夹闭（图 23-13）。

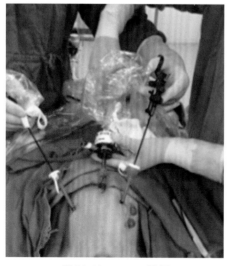

图 23-10　Trocar 放置

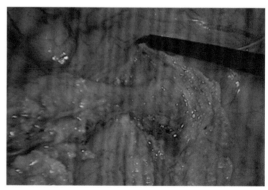

图 23-11　游离直肠

五、术后监测与处理

同本节阑尾切除手术。

六、术后常见并发症的预防与处理

1. 伤口感染　腹腔镜手术伤口感染率明显低于开放手术，主要与阑尾取出过程中污染切口有关。如局部红肿压痛，有少量渗液，应早期拆除缝线，敞开引流。

2. 腹腔残余感染　是穿孔性阑尾炎早期术后并发症，发生率低于开放手术。小儿腹腔残余感染多数是小的脓肿或炎症浸润，此类脓肿被认为是粘连的小肠襻形成的蜂窝织炎，而非真正的脓肿。少部分形成较大的脓肿，最常见的是盆腔脓肿，其次是肠间脓肿，少数为膈下脓肿。治疗多采用保守治疗，予以有效的抗生素及内服中药。大的脓肿在超声定位下行经皮穿刺引流。盆腔脓肿可经直肠前壁切开引流。

3. 肠粘连肠梗阻　麻痹性肠梗阻是阑尾炎合并腹膜炎的早期并发症，由于炎症和手术本身刺激肠管及系膜，术后会发生蠕动减弱性肠麻痹，出现腹胀、呕吐、肠鸣音减弱或消失、不排便等现象。穿孔性阑尾炎术后肠麻痹通常持续 3～5 天，经禁食胃肠减压、输液、抗炎而治愈。

早期粘连性肠梗阻是阑尾炎术后引起的机械性肠梗阻，常见于阑尾穿孔和合并腹膜炎的病例。常发生于阑尾炎手术后数天内。此种肠梗阻经胃肠减压，大量抗生素控制感染，中药应用，2～3 天梗阻即可解除。少数病例经治疗 3 天无效，进行钡剂检查或钡剂灌肠，显示钡剂停滞不前或结肠瘪缩，而确诊为完全性肠梗阻，可考虑再次手术，松解粘连，解除梗阻。

七、临床效果评价

凡适合开腹阑尾切除的患儿，均适合行腹腔镜下阑尾切除术。而对于坏疽穿孔性阑尾炎，腹腔镜下阑尾切除术探查更清楚，很容易解剖盲肠后位阑尾，清除腹腔渗出液，术后感染并发症少。

此外，随着腹腔镜技术不断完善提高，腹腔镜儿童阑尾切除术也由最初的三孔发展至二孔，再到单孔手术。经脐单孔腹腔镜儿童阑尾切除术，因切口减少使术后疼痛减轻，恢复更快，伤口感染发生的概率明显降低，同时创口小而美观，术后脐部瘢痕隐蔽，美容效果满意。然而常规的经脐单孔腹腔镜阑尾切除术也存在一些不足之处：儿童腹腔小，本身操作空间相对较小，在单孔条件下，腹腔镜和各种器械几乎平行进入腹腔，视野暴露更加困难；其次器械经单孔进入腹腔，无法在腹腔内形成三角关系，不利于器官的牵拉和显露，同时手术器械容易相互干扰，致使手术操作难度增加；此外，腹腔外器械相互干扰及气腹压力难以维持也是影响操作的重要因素。国内有报道称通过"双套管三器械"的腹腔镜单孔技术，即减少一个辅助操作孔的 Trocar，并且保持两个 Trocar 及抓钳之间不相连，使得手术时的操作空间增大，有利于手术平稳进行。通过应用常规腹腔镜器械，成功地克服了单孔手术过程中出现的漏气、气腹压力不足导致的手术视野暴露困难、腹腔外器械干扰严重影响操作等问题，使得单孔腹腔镜手术技术难度降低。相信随着手术器械的不断完善及经验的积累、手术技巧的提高，经脐单孔腹腔镜阑尾切除术在小儿外科将有广阔的应用前景。

（汤绍涛　熊　梦）

第二节　大肠息肉及息肉病手术

一、大肠息肉

大肠息肉（colon polyp，CP）是指大肠黏膜表面突出于腔内的任何可见的肿块，是引起小儿血便的常见原因。以 3 ~ 6 岁最为多见。男女性别比为 2 ： 1。大肠息肉多位于距肛门 3 ~ 8cm 间的直肠后壁，位于结肠者不足 10%，多为单发。其中，幼年性息肉最常见，约占 80%，其次是淋巴样息肉，约占 15%，腺瘤样息肉占 3% 以下。炎性息肉及化生性息肉较少。

（一）适应证

大肠息肉一经发现，均应摘除。可根据息肉的部位、形态、数目，选用不同的治疗方法。

（二）禁忌证

1. 有严重的腹痛、腹胀、恶心、呕吐等肠梗阻症状者。
2. 有弥漫性或局限性腹膜炎，或疑有肠穿孔者。
3. 有出血性疾病者。
4. 息肉恶变已浸润到蒂部。
5. 息肉集簇存在，分布范围较广者。
6. 较衰弱，或不能配合者。

（三）术前准备

1. 术前检查　行血、尿、粪常规及血型，出凝血时间，粪培养，气钡双重造影等检查。
2. 肠道准备　术前 2 天进少渣饮食，手术当天给予口服复方聚乙二醇电解质溶液行肠道准备，根据患儿反应分次服用。
3. 清洁灌肠　治疗前给予 2 或 3 次清洁灌肠效果更佳。

（四）手术要点、难点及对策

1. 经肛门摘除术　适用于单发的、直肠内息肉。患儿取截石位、胸膝位或侧卧位；术者戴橡胶手套，涂抹液状石蜡，先用指尖轻轻按压肛门使括约肌松弛，后缓慢将手指缓慢插入直肠，沿肠壁探摸，触及息肉后，用手指末节将其勾住，对着骶骨轻轻挤压，掐断息肉蒂部，按压蒂部残端数分钟予以止血，再将脱落的息肉从肛门带出。摘除息肉后需观察1小时，再行直肠指诊，明确无出血后方可让患儿回家。息肉摘除后，其蒂部残端创面多能自行止血，术后第一次排便时粪便可见少许血迹，不需特殊处理。个别患儿术后出血量较大，达 100 ~ 200ml，可用凡士林纱布填塞于直肠内，压迫止血。如患儿术后出现面色苍白、出冷汗、从肛门流出大量鲜血及腹痛时，应立即行直肠镜检查，直视下观察有无肠壁损伤或活动性出血，在确定出血位置后，行电凝或缝扎止血。对于能勾出至肛门外的低位长蒂息肉，可在直视下钳夹结扎息肉蒂部或摘除。

2. 纤维结肠镜下切除息肉　一般应在全身麻醉下进行，对于能耐受且配合检查的 7 岁以上患儿，也可不用麻醉。对于 3 岁以上小儿，如无小儿纤维结肠镜，可用成人纤维结肠镜。在插入内镜时应一面送气，一面抽气以降低肠腔内残留的可燃气体浓度，避免在电凝时发生爆炸。插镜要循肠腔走行方向缓慢进镜，动作要轻柔，避免损伤肠壁，特别是在降结肠与乙状结肠移行部和肝曲，往往需要通过轻轻抖动、旋转镜身和进退结合等操作动作联合使用方能通过。检查的同时轻轻按压腹部可防止腹部过度膨胀和乙状结肠襻扭转。如肠蠕动较活跃，可肌内注射或静脉注射抗胆碱能药物（如山莨菪碱等），抑制肠蠕动以方便用圈套器套切息肉。发现息肉后，将套圈丝套于距息肉蒂基底部 0.5cm 处或息肉蒂的中段或近息肉处，轻轻牵拉使息肉悬于肠腔中，用电凝完整切除息肉。若为多发性息肉，应从结肠近端开始，按顺序依次予以切除。对于巨大的无蒂息肉（直径＞ 2.0cm），可分块套切。

3. 经腹部手术　肠道准备行清洁灌肠的过程中，应注意息肉是否脱落，以避免不必要的手术。根据息肉所在肠段的位置，选择适当的腹部切口。开腹后对肠道做全面检查探摸，核对息肉的部位和数目。如为单发有蒂息肉，可在该处的结肠带上纵向切开一小口，将息肉挤出，结扎蒂部后切除。无蒂息肉或巨大息肉，应连同该处肠黏膜或肠壁一起切除，然后缝合肠壁。对于散在多发息肉，应选择适当位置切开肠壁，争取通过一个切口的同时摘除尽可能多的息肉。多数息肉密集分布同一肠段时，可切除该肠段后做端端吻合术。对于密集分布于乙状结肠直肠段的息肉，可采用 Soave 法切除息肉及直肠黏膜，效果良好。有腔镜经验的医生，可以在腹腔镜下完成手术。

（五）术后监测与处理

1. 术后收集息肉送病理检查。

2. 卧床休息 3 天。

3. 术后 3 天进少渣饮食。

4. 注意腹痛、肠出血等征象。

如镜检见肠道有明显炎症改变如充血水肿组织易脆出血，给予庆大霉素、蒙脱石散（思密达）等灌肠治疗 10 ~ 14 天。

（六）术后常见并发症的预防与处理

1. 肠穿孔　电切息肉引起的肠穿孔，是息肉切除术中最严重的并发症，一般穿孔率在0.1% ~ 0.5%。多因息肉摘除时，蒂部电凝过度、过深，引起息肉蒂部残端发生急性炎症反应。术后一旦出现剧烈腹痛、低热等症状，应立即行外科修补术治疗，以免发生意外。

2.肠出血　主要原因为圈套丝勒断息肉蒂部、电凝不彻底等。也有发生于电切后 4 ~ 6 天，其原因为过早进半流质饮食，活动过多导致焦痂脱落引起。多采用保守治疗，局部喷洒 1 ∶ 10 000 去甲肾上腺素止血。

（七）临床效果评价

当前对于小儿肠息肉的常用治疗方法有高频电切、电凝、内镜黏膜下剥离术（ESD）、内镜下黏膜切除术（EMR）、尼龙绳或橡皮圈套扎等方法。采用 EMR 能有效切除息肉，治疗中多次采用黏膜下注射可减少术中出血，加之能分离黏膜及黏膜下层，降低了术中、术后穿孔的风险，进一步提高了安全性。ESD 主要是对于广基、巨大、平坦的息肉且 EMR 无法切除的情况下采用的治疗手段，具有切除完整、可控性强、残留及复发率低的特点，但操作难度大，需由操作技术熟练的医师完成。

总之，纤维结肠镜下治疗小儿肠息肉，治疗彻底，安全性高，为小儿肠息肉治疗的首选方法。部分患儿需要经腹部手术完成切除的，可以采用腹腔镜手术，腹壁美容效果好，患儿恢复快。

二、大肠息肉病

大肠息肉病（colorectal polyps，CP）是常染色体显性遗传性家族性疾病，多在青少年期间发病，但也有在婴幼儿期间发病的报道。根据本病临床及病理特点分为 3 型：①结肠多发性息肉症：息肉的分布从回盲部至直肠布满整个结肠，甚至可累及回肠末端。偶尔可见累及胃及小肠的散在数个息肉。息肉病理性质为腺瘤，有高度恶变倾向。②黑色素斑点 - 胃肠道多发性息肉综合征（Pentz-Jeghers 综合征）：较少见，特点是口唇、颊黏膜、四肢皮肤出现特殊的黑色素斑点，伴胃肠道多发息肉，以小肠息肉多见，恶变倾向较低。③Gardner 综合征：也是一种家族性结肠多发息肉病，伴骨瘤及软组织肿瘤。

（一）适应证

1.凡结肠息肉患儿的直肠内息肉较少，息肉间有正常黏膜组织，息肉无恶变。患儿家长可与医师密切配合，定期检查，如发现直肠息肉后能及时行电灼切除者，可选择大肠全切除、回直肠吻合术。

2.直肠及结肠内息肉密布，息肉间肠黏膜有增生性病变，可能癌变或息肉已有癌变，而患儿家长不愿接受永久性回肠造口术时，可选择大肠全切除、回肠肛管吻合术。

3.整个大肠布满息肉，病理检查已有恶性变者，可行大肠全切除回肠造口术。

4.大肠布满息肉，直肠内有部分息肉，直肠内息肉无恶性变时可以行大肠全切除、直肠黏膜切除、回肠鞘内拖出术。

（二）禁忌证

1.有出血性疾病者。

5. 盆底隧道形成和肛门成形　将直肠远端拉入腹腔，镜头直视盆底，分离盆底的脂肪组织，显露盆底肌肉。同时在电刺激仪引导下，经肛门外括约肌的中心纵行切开皮肤 1.5cm，刺激肌肉的同时，在腹腔镜下可以清晰地看到盆底肌肉的收缩反应，辨认肌肉收缩的中心。应用蚊式血管钳从会阴肌肉的中心向盆底游离（图 23-14），从肛门括约肌和肛提肌中心进入腹腔形成盆底隧道，将直肠从隧道中拖出与会阴部皮肤吻合（图 23-15）。

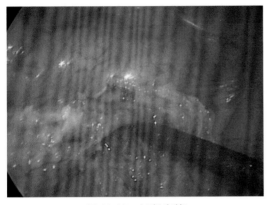

图 23-12　切断瘘管

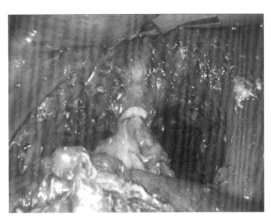

图 23-13　Hem-o-lok 夹闭瘘管

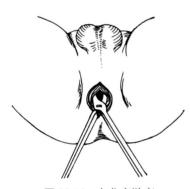

图 23-14　向盆底游离

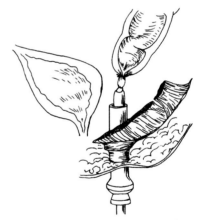

图 23-15　直肠会阴部皮肤吻合

6. 对新生儿期行乙状结肠造瘘的患儿，如果瘘口远端肠管扩张肥厚，蠕动功能不良，或者瘘口远端直肠过短，沿瘘口的边缘游离肠管，将其远端的直肠切除，然后将近端正常的结肠从盆底肌中心拖出，与肛门皮肤吻合。

7. 术后放置肛管 1 ~ 2 天；放置尿管或膀胱造瘘管 1 周左右，拔出前需进行膀胱充盈训练。

注意事项：①在结扎直肠上动脉和乙状结肠动脉时，一定要靠近系膜根部结扎离断血管，保留三级血管弓完整，避免肠管缺血坏死。②盆腔游离时尽量贴近肠壁，避免伤及前方前列腺、尿道及后方骶前静脉丛，止血要确切，一旦有出血不易控制，影响腹腔镜操作。③瘘管要游离充分，紧贴尿道侧结扎。为了避免尿道损伤，可向下分离瘘管浆肌层保留黏膜，直至变细，避免复发、尿道憩室形成。④术前曾行结肠造瘘患儿，腹腔内可能有粘连，

293

进腹和分离肠管粘连时注意勿损伤肠管。

（五）术后监测与处理

同本节 Peña 手术。

（六）术后常见并发症的预防与处理

同本节 Peña 手术。

（七）临床效果评价

ARM 的腹腔镜手术可以减少患儿腹壁和排便控制系统（神经和肌肉）的损伤，伤口感染少，住院时间短，并获得不亚于 Peña 手术的排便功能，但需要娴熟的腹腔镜操作技巧和正确选择手术适应证。综合文献报道及笔者的经验：应用 LAARP 术治疗高位 ARM 如直肠膀胱瘘、直肠列腺尿道瘘和直肠阴道瘘有明显的优势；对于直肠球部尿道瘘，技术娴熟的医生可以采用腹腔镜完成；对于腹腔镜初学者，LARRP 结合小切口 Peña 手术是较好的选择；对于低位 ARM 如直肠前庭瘘、直肠会阴瘘或无瘘患儿选择 LAARP 手术需要更多的游离，可能损伤尿道 / 阴道和盆底神经丛，并发症多，影响排便功能，Peña 手术损伤小且并发症更少。另外该手术对术者腹腔镜操作技术要求较高。

四、一穴肛畸形直肠、阴道和尿道肛门成形术

一穴肛畸形是发生在女孩，累及直肠、阴道和尿道发育异常的一组少见的畸形，因为三者汇合成一个共同管开口于会阴，被称为"一穴肛"。根据共同管的长度，或者说有无尿失禁的存在，将其分为简单型和复杂型。简单型畸形指患儿无尿失禁，膀胱颈和后尿道发育良好，共同管的长度在 3.0cm 以内；复杂型畸形患儿有尿失禁症状，膀胱颈发育不良，后尿道缺如，膀胱直接与共同管相通，共同管长度大于 3.0cm。一穴肛畸形常常合并双子宫、双阴道畸形及肾盂输尿管畸形。

一穴肛畸形的矫治手术是小儿外科领域的难点之一，手术目的是把直肠与阴道、阴道与尿道相分离，重建直肠、阴道和尿道，让患儿具有正常女孩会阴部的外观。过去主张治疗一穴肛畸形采取分期手术矫正直肠、尿道和阴道异常，即首先由小儿外科医生做肛门成形术，然后由泌尿外科医生做尿道成形术，待患儿青春期后再由妇科医生做阴道成形术，目前从国际发展趋势看基本否定了分期手术，而主张早期一次性矫正手术。因为分期手术的患儿在等待根治手术中，尿道和阴道的畸形及并发症会给患儿造成严重的生理影响及心理创伤，极大地影响到患儿的身心发育。

手术前要明确尿道、阴道和直肠病变程度和特点及三者之间的关系，一穴肛畸形病理变化特点的多样性要求小儿外科医生充分发挥想象力和创造力，根据患儿的具体情况制订切实可行个体化的手术方案。

（一）适应证

1. 简单型一穴肛畸形　共同管长度小于 3.0cm，适合于后矢状入路手术。
2. 复杂型一穴肛畸形　共同管长度超过 3.0cm，需要经腹腔、后矢状入路手术。

（二）禁忌证

合并严重的心血管畸形。

（三）术前准备

同本节 Peña 手术。

（四）手术要点、难点及对策

1. 后矢状入路尿道阴道整体拖出术　适用于简单型一穴肛畸形，后尿道发育良好，共同管长度小于 3.0cm。

（1）切口和体位：俯卧位，做长正中矢状切口，从骶尾关节处通过外括约肌向下延伸至一穴肛开口部。

（2）劈开共同管：后正中劈开横纹肌复合体后，向前继续正中劈开后联合和共同管的后壁，即可以看到尿道、阴道和直肠的开口。经尿道开口插入 Foleys 导尿管。直肠后壁开口处缝 6 ~ 8 针牵引线提拉直肠，将直肠前壁从阴道后壁上用电刀向近端游离，使直肠与阴道完全分离。

（3）阴道尿道整体游离：将直肠从阴道分离。在直肠被分离后，在阴道和共同通道边缘放置多根牵引线，将泌尿生殖道做均匀牵拉。在距阴蒂 5mm 处的共同通道壁缝数针细线，在缝线和阴蒂之间将共同通道壁横断，沿近端共同通道壁向近端用电灼游离，并延伸至阴道尿道，作为一整体继续向上电灼游离。这一解剖的优点是在泌尿生殖道与耻骨之间有一自然间隙，通过这一间隙，能很快并在很少出血的情况下到达耻骨上缘，松解尿道膀胱悬韧带，立即能使泌尿生殖复合体明显移动 2 ~ 3cm。然后解剖阴道背侧使尿道阴道向下牵拉 0.5 ~ 1.0cm。将开放的共同通道在中线劈开形成二侧瓣与皮肤缝合创建一新的阴唇。然后将尿道和阴道边缘与劈开的共同通道另一侧和皮肤缝合，建立一个良好的尿道阴道开口。

（4）肛门成形：同后矢状入路肛门成形术。

注意事项：①寻找泌尿生殖道与耻骨之间的自然间隙很重要，通过这一间隙，游离尿道膀胱悬韧带，是使泌尿生殖复合体整体下移的关键。②部分患儿合并双子宫和双阴道畸形，将两个阴道完全松解后，通过成形把两个阴道腔合二为一。

2. 膀胱颈尿道成形和阴道再造术　适用于复杂型一穴肛畸形，共同管长度超过 3.0cm，伴阴道发育异常的患儿。

（1）切口：同简单型一穴肛畸形矫正手术，行代阴道手术时需要腹腔镜或开腹。

（2）明确输尿管开口和阴道开口位置：复杂型一穴肛畸形常常合并复杂的阴道畸形，甚至输尿管开口异常，劈开共同管后首先要明确阴道、膀胱和输尿管开口的关系。有时需借助膀胱镜检查，才能明确难以预料的异常改变。只有明确了输尿管开口位置和阴道开口位置后，才能开始下一步手术。

（3）膀胱颈尿道成形：与简单型一穴肛畸形尿道成形不同的是，复杂型畸形的膀胱颈发育不良和后尿道缺如。将阴道和子宫与膀胱分离后，首先从膀胱颈开口缘向下延续将共同管两侧纵行劈开，形成 1.2cm 宽的黏膜条。以 5-0 可吸收线双层间断对合缝合膀胱形成膀胱颈；向下以 6-0 可吸收线延续缝合黏膜条，形成后尿道和远端尿道达到前庭黏膜水平，成形了的膀胱颈和尿道内置 8F 硅胶做支架。

（4）阴道成形：将阴道与共同管和膀胱壁完全游离。阴道开口至前庭黏膜的距离超过 3.0cm 时，如果强行把阴道与前庭黏膜缝合，不但会影响阴道壁的血运，而且强大的张力会导致缝线撕脱，阴道回缩，进而导致切口感染。此种情况下需要采用阴道替代术。目前常用替代阴道的组织有乙状结肠、扩张的阴道子宫壁等，会阴皮瓣成形代替阴道有影响会阴外观、阴道狭窄萎缩和干燥等缺点，已不主张应用。

（5）乙状结肠代阴道术：在尿道与会阴横肌（会阴体）之间形成一条隧道，放置一肛管，上端插入盆腔，下端从前庭引出，此肛管通过的隧道可容纳替代阴道的肠管通过。患儿转仰卧位，腹腔镜或开腹截取 15cm 左右的乙状结肠，留保存完整的血管蒂，游离系膜血管使肠管的下端于自然状态下达到前庭皮肤水平。考虑到患儿青春期后月经排出和婚后受孕可能性，术中一定要把阴道或子宫的开口与代替阴道的近端肠袢相吻合。最后沿着内置的肛管及肠管经过盆底隧道拖出，与前庭的黏膜相吻合。注意代替阴道肠管与会阴吻合后的张力和血运。不要将发育不良的阴道子宫切除，相当一部分复杂型一穴肛的患儿可以有正常的月经和怀孕。肠替代阴道手术安全、简单，可以建立阴道的生理功能。不足之处是为防止狭窄发生，需要定期阴道扩张；另外由于肠黏膜的分泌功能，不断有黏液向会阴排出，增加了护理负担。

（6）扩张的阴道子宫整形阴道成形术：一部分一穴肛畸形患儿的阴道或子宫开口闭锁或狭窄，使患儿合并子宫阴道积液而扩张。对于这样的情况，可以裁剪缝合扩张的腔壁，目的是重新建立一个延长的管腔，经盆底拖出与会阴的前庭黏膜吻合，代替阴道。注意裁剪成形后阴道的血运和张力，要错开阴道和尿道的吻合线。该手术较复杂，要求术者要有一定整形外科的技术和经验。

（7）共同管劈开尿道阴道成形术：当共同管壁扩张，直径达 2.0cm 以上时，保持共同管后壁完整，而在其两侧纵行切开，把共同管前后一分为二。前半部与膀胱或尿道延续缝合，成形尿道，后半部与阴道延续缝合成形阴道，旋转 90° 与前庭黏膜相缝合。此式式适用于共同管扩张型一穴肛畸形，在小儿较少见，但是患儿在青春期后，共同管均随着阴道发育而扩张。作者对共同管不扩张型的畸形儿采用球囊持续扩张方法，诱导共同管生长，将不扩张型转化为扩张型。最后利用劈开的共同管成形尿道和阴道，获得了良好的效果。从组织学观察看，共同管的组织结构为复层扁平上皮，与阴道极相似，共同管为阴道成形提供了空间，手术的缺点是缝合口长，切口一旦愈合不良会导致尿道阴道瘘，或者尿道部分裂开，需要再次手术矫治。

（五）术后监测与处理

同本节 Peña 手术。

（六）术后常见并发症的预防与处理

同本节 Peña 手术。

（七）临床效果评价

复杂性一穴肛畸形术后均需做耻骨上膀胱造瘘。术后 2 周伤口愈合后开始扩张肛门及阴道。新阴道不随身体发育成比例的扩大，阴道扩张要持续到青春期。肛门闭锁伴有泄殖腔畸形的患儿，报道约 56% 可获得正常的排尿控制功能，另外，24% 的患儿间歇导尿可保持干燥。约 20% 的患儿需行可控性造瘘术。

传统的手术方法是将直肠从阴道分离和将阴道从尿道分离，将阴道从尿道上分离是该手术最为困难的地方，有误伤这些重要部位导致严重并发症的风险。1997 年美国 Peña 教授介绍了应用尿道阴道整体移位的方法。该手术效果好，会阴外观满意，达到一次性手术整体游离生殖腔、阴道及尿道和肛门成形的目的。但是有一定难度，要求术者有丰富的手术经验。

五、复发性直肠尿道瘘的修补

先天性肛门直肠畸形术后复发性尿瘘与外伤性尿瘘不同，有如下病理学特点：①尿道瘘内口水平以上为直肠组织，内口水平以下为瘢痕皮肤组织；②大多数患儿都伴有肛门控制功能不良，如大便失禁和肛门狭窄。因此手术不但要修补尿瘘，而且要重建肛门解剖结构。常见原因有：①初次手术中忽略先天性直肠道瘘存在，错失了修补机会。②切口感染后尿道瘘复发。③瘘口远侧尿道存在狭窄，初次手术后排尿不畅，尿瘘复发。④初次手术中残留了过多的瘘管，导致尿道憩室，由感染破损所致。可见复发性直肠尿道瘘均是初次手术不当所造成的并发症。

（一）适应证

1. 各种先天性肛门直肠畸形术后复发性尿瘘。
2. 保守治疗至少 3 个月以上。

（二）禁忌证

局部有急性炎症。

（三）术前准备

同本节会阴肛门成形术。

（四）手术要点、难点及对策

1. 经肛门直肠内修补术

（1）体位和切口：截石位或者俯卧位。用拉钩向两侧张开肛门外口暴露直肠前壁的尿道直肠瘘内口。此时经常会发现尿管经瘘管插入直肠内，要将其退出重新导入膀胱。在瘘管黏膜与直肠黏膜的交界处，环周切开黏膜。

（2）修补尿道瘘：提起瘘管黏膜稍向尿道方向游离到距尿道约 0.2cm 处，以 6-0 可吸收线缝合黏膜层和肌层；最后对合其与直肠之间的肌肉及纤维组织，加固瘘口的修补和加长瘘口与直肠之间的距离。

（3）游离直肠前壁：在直肠前壁的游离缘上缝数针牵引线，在黏膜下层分离松解直肠黏膜层，使其长度在无张力状态下达到肛门口水平。切除瘘口以下至肛门口之间的瘢痕皮肤，将直肠前壁与肛门口皮肤相结合，覆盖瘘管处创面。

注意事项：①尿瘘修补前，除尿道内置尿管外，同时行耻骨上膀胱造瘘术，让尿流彻底改道。②为了便于暴露瘘管，可以劈开肛门和直肠后壁。③直肠前壁要松解游离充分，缝合时不易有张力存在。

2. 后矢状入路直肠尿道瘘修补术

（1）体位：俯卧位。

（2）切口：同后纵入路肛门成形术。

（3）修补瘘口：暴露直肠后壁后，后正中切开直肠壁以下的肛管瘢痕皮肤，即可以显示瘘管内口。在瘘管黏膜和瘢痕皮肤的交界处切开，然后在瘘管内口环周切，瘘管与直肠分离，修补方法同上。

（4）游离松解直肠：在直肠边缘缝牵引线，将直肠与尿道及其周围组织彻底分离，游离方法同后纵入路肛门成形术所述，使直肠自然状态下达到会阴皮肤水平。切除肛管段的瘢痕皮肤层，将直肠固定在横纹肌复合体中心。

注意事项：①手术前必须行尿道直肠造影，了解尿道直肠情况。如果存在尿道狭窄，要在瘘修补手术前解决。②术前对初次手术失败的原因要有所了解和认识，避免犯同一错误。③如果直肠壁薄弱或者有损伤，在缝合时可以将直肠旋转 90°，让健康的侧壁与修补的尿道处相贴，以利于愈合。④由于初次手术不利，患儿常会伴有肛门开口位置异常、偏于横纹肌复合体的中心，术中要建立正常的解剖关系。⑤患儿的直肠壁与会阴皮肤之间由瘢痕皮肤覆盖，应该将其切除，以利于建立直肠与横纹肌复合体正常的解剖关系和有效地覆盖尿道瘘口，防止尿瘘复发。

（五）术后监测与处理

同本节会阴肛门成形术。

（六）术后常见并发症的预防与处理

同本节会阴肛门成形术。

（七）临床效果评价

经肛门直肠内修补手术侵袭小，更适合于瘘口距会阴皮肤近者；对瘘口较高者，此入路暴露有限；术后复发率较高。

后矢状入路直肠尿道瘘修补术，将直肠下拖至会阴皮肤水平，新直肠内无切口，尿道的修补口和直肠皮肤的缝合口完全错开，手术成功率高。另外该手术可以同时解决并存的肛门失禁和狭窄问题。

对于再次修补失败、瘘口瘢痕重或瘘口直径大的患儿，直肠肛管周围分离困难，可以先在腹腔镜下游离直肠和乙状结肠，然后经后矢状切口切开直肠后壁，直视下剥离直肠黏膜进行分离，进入腹腔后将直肠下拖。缝合瘘口黏膜、肌层，然后肠管覆盖三层保护。作者已完成 15 例患儿手术，随访 3 年以上没有一例复发。

附：分期手术——结肠造瘘及位置选择

对于一部分中、高位直肠肛门畸形患儿，由于合并严重先天性畸形或延迟诊断，往往不能耐受一期手术，需先行结肠造瘘。不仅可以降低手术风险，还能有效降低会阴部伤口的感染概率。

结肠造瘘可采用襻式或分离式造瘘。襻式造瘘简单，但并发症多。分离式造瘘转流效果好，瘘口黏膜脱垂发生率低，目前被大多数医生采用。造瘘位置一般选择在乙状结肠近端，也有医生建议将造瘘口选择在右半横结肠。然而，分期 LAARP 手术因腹壁造瘘后留下大的切口瘢痕，使 LAARP 手术微创效果打了折扣。1982 年 Cameron 等采用经脐部分离式横结肠造瘘，分期开放手术完成肛门成形术，认为经脐部造瘘安全、可行。2012 年 Hamada 等采用经脐部结肠襻式造瘘治疗中位 ARM 患儿，二期行 Peña 手术，三期还瘘后腹部无可见瘢痕，达到了很好的微创效果。受此启发，笔者采用改良的经脐部结肠分离式造瘘，制造高耸的双筒造瘘口，远端部分封闭且高于近端。4 ~ 6 个月后关闭瘘口的同时经脐部放置 Trocar，二期完成 LAARP 手术。保证了造瘘转流效果的同时，术后效果接近一期腹腔镜手术的微创效果。

（汤绍涛　张　茜）

第二节　肛门失禁手术

肛门失禁是指不能随意控制排便。肛门失禁是排便功能紊乱的一种症状，患儿失去控制排气、排便的能力。本病发病率不高，不直接威胁生命，但造成身体和精神上的痛苦，严重地干扰了正常生活和工作。

按病变程度可分为完全性及不完全性：干稀便和气体均不能控制为完全性肛门失禁；干便能控制，稀便和气体不能控制为不完全性肛门失禁。按病变性质可分为功能性和器质性两种，分别具有不同的致病因素。按失禁的程度临床上分为 4 级：①轻度污粪：偶有稀便溢出。②污粪：有正常排便，在排便间隔期有液状和小粪块流出。③部分失禁：平时污粪较多，稀便时不能控制。④完全失禁：不能区别气体、液体和固体粪便，完全不能控制排便。本病诊断不困难，重要的是要正确判断失禁的原因和程度。

根据肛门失禁的原因和程度选择合适治疗方法。①一般治疗：治疗功能性肛门失禁。每日洗肠 1 ~ 2 次，清除直肠内粪便，使其不再自行排出。洗肠后用温水坐浴。同时训练定期自主排便，建立排便条件反射，25 ~ 30 天为一疗程。② 生物反馈治疗：电刺激疗法可刺激直肠、骶部和耻骨，使直肠壁肌肉和括约肌紧张，促进肌肉功能的恢复；同时配合自主的训练括约肌功能。

一、适应证

1. 保守治疗 6 ~ 12 个月以上无效者。
2. 根据肛门失禁的不同原因选择适宜的手术方法。

二、禁忌证

1. 3 岁以下的部分肛门失禁。
2. 5 岁以下的完全性肛门失禁。

三、术前准备

1. 术前应做肠道准备，清洁灌肠，口服肠道抗生素。
2. 改善全身营养状况，纠正贫血及水、电解质紊乱。
3. 对有肛门瘢痕狭窄、直肠黏膜外翻改变者，应治愈后方可行肌肉重建术；对于括约肌重建术者，术前应检查评估肛门失禁程度。

四、手术要点、难点及对策

1. 肛门皮肤成形术　适用于肛周瘢痕坚硬、直肠黏膜外翻所致的部分肛门失禁。
（1）"S" 形皮片肛管成形术：适用于肛管皮肤完全缺损。
气管内插管全身麻醉。取截石位，臀部垫高。沿皮肤与黏膜交界处环形切开，将瘢痕和黏膜与下方的括约肌分离，向上到齿状线，暴露内括约肌，切断黏膜。以肛门为中心做 "S" 形切口，做成两个厚薄均匀带少量脂肪的皮片。将一侧皮片顶部拉向肛门前方，另一皮片拉向后方，并与直肠黏膜边缘缝合（图 23-16）。
（2）三角梯形皮片肛管成形术：适用于肛管部分皮肤缺损。
气管内插管全身麻醉。取截石位，臀部垫高。在肛门旁呈放射状做两个切口，每个长约 5 cm，两切口交角成 60°。切开皮肤和皮下组织。切除瘢痕和部分肛管黏膜，以加大肛门周径。切取三角形皮片，转入肛管内与黏膜间断缝合（图 23-17）。有时，也可做 "Z" 形皮片移植。
2. 肛门外括约肌修补或重建术
（1）肛门外括约肌修补术：适用于括约肌撕裂伤、肛门直肠环的连续性中断或损伤，括约肌的损伤不超过肛门周径的 1/3 或括约肌有瘢痕形成。

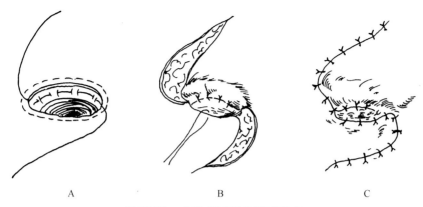

图 23-16　"S"形皮片肛管成形术

A."S"形切口；B.牵引皮片；C.皮片与直肠黏膜边缘缝合

气管内插管全身麻醉。取截石位，臀部垫高。在确定括约肌损伤部位后，沿瘢痕组织做半圆形切口，切口应距肛门稍远，以免感染。将皮瓣向肛门翻转。分离粘连的瘢痕组织，显露括约肌断端，切除括约肌间的瘢痕组织，但应在断端上保留少许瘢痕组织，以免缝合时撕裂括约肌纤维。用粗丝线或肠线做褥式缝合，并间断缝合数针（图 23-18）。

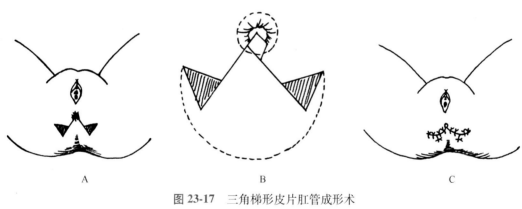

图 23-17　三角梯形皮片肛管成形术

A.肛周切口；B.皮片转入肛管；C.缝合皮肤

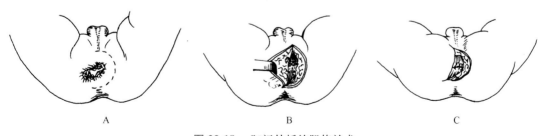

图 23-18　肛门外括约肌修补术

A.肛周半圆形切口；B.暴露括约肌断端；C.缝合括约肌

（2）括约肌折叠术：适用于括约肌松弛。

在肛门前或后联合折叠缝合紧缩括约肌。做肛门前联合括约肌折叠术，距肛门前缘

1～2cm，沿肛门缘做半圆形切口，将皮肤及皮下组织向后翻转覆盖肛门，并牵拉皮片，在两侧内、外括约肌间可见一个三角间隙，用肠线或丝线缝合肌膜，尽量少缝合肌肉，以免肌肉坏死致肛管狭窄。最后缝合皮肤（图23-19）。

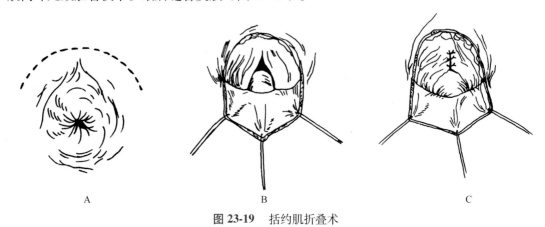

图 23-19　括约肌折叠术

A.肛门缘半圆形切口；B.牵拉皮片，暴露三角间隙；C.缝合肌膜

（3）股薄肌移植括约肌重建术：适合于1/2以上的肛门括约肌无功能，如高位肛门直肠畸形术后、脊膜膨出、会阴部神经损伤所致肛门失禁，年龄大于5岁者。

股薄肌是股内侧最浅的上宽下窄的带状肌。由第2～4腰神经支配，有一主干和数条小分支在该肌上1/3进入肌内，有时有一副支于稍低部位进入肌肉。股深动脉从该肌外侧进入肌内，手术时应注意保护这些神经和血管。

气管内插管全身麻醉，取截石位，两下肢外展消毒后包扎。取发育良好的一侧股薄肌。在下肢内侧做3个小切口，最低在膝内侧，由下向上游离后，从上方切口拉出该肌，用盐水纱布包裹备用。在肛门前、后方距肛门缘2cm各做2cm的纵行切口，由此二切口做隧道围绕肛门两侧，再从肛门前切口与股部上切口做一隧道，将股薄肌通过隧道拉到肛门前方，再围绕肛门一周，将肌腱通过股薄肌的深面，由耻骨结节切口牵出，紧拉股薄肌，保证适宜的肛门松紧度，酌情将肌腱末端固定在耻骨结节骨膜、腹股沟韧带内侧陷窝韧带上或肌体上（图23-20）。

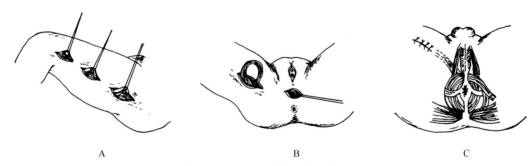

图 23-20　股薄肌移植括约肌重建术

A.下肢内侧切口，暴露股薄肌；B.将股薄肌通过隧道拉到肛门前方；C.将肌腱末端固定

该术式的优点在于移植肌力强。缺点是移植肌仍受原神经支配，排便控制不协调，训

练排便费时费力；另外，新建的外括约肌不能产生持续性张力收缩，静止状态下容易溢粪，这与股薄肌肌纤维的组成成分有关。

近年来，刘贵林等利用神经再生理论，采用去神经带血管股薄肌移植，即在股薄肌上1/3处显露神经血管束后，在靠近该肌处切断来自闭孔神经的全部3个分支，移植后的股薄肌从肛提肌再生神经，使该肌改为由骶神经支配，参与反射性排便活动。有人应用神经压扎带血管股薄肌移植，使移植肌受双重神经支配，均取得了满意的治疗效果，似乎更符合生理。另外，交叉神经支配也可使肌纤维型发生改变。

（4）带蒂臀大肌瓣移植外括约肌重建术：臀大肌是肛门附近一块强大的扁平随意肌，受腰6、骶1～2神经构成的臀下神经支配。支配肛提肌和肛门外括约肌的神经为阴部神经，是来自骶1～2神经和尾神经。在正常情况下，控制排便时，肛提肌、肛门外括约肌和臀大肌同时收缩，排便时又同时松弛。利用带蒂的臀大肌瓣代替肛门外括约肌，取材方便，术式较简单，不但能保证移植肌瓣的血液供应，而且该肌具有肛门外括约肌的功能。术后即可使肛门闭合或明显缩小，黏膜外翻消失，起到控制排便的作用，随时间的延长作用更完善。本术式适合于：①完全性失禁，肛门功能临床评分在2分以下。②肛门口过大，黏膜外翻，肛门收缩无力，而肛周无较厚硬的瘢痕。③临床或肌电图检查证明臀大肌功能正常。④学龄儿童智力发育正常且能配合手术者。

臀大肌肌瓣代替肛门外括约肌的方法很多，有人利用单侧臀大肌瓣，手术侵袭虽较小，但术后排便训练时间较长，功能恢复较慢，故目前多主张采用双侧臀大肌瓣交叉环绕于肛管周围，不但肌环能起到紧缩肛门的作用，两侧肌瓣向前上方牵拉直肠使其形成肛管直肠角，肌瓣收缩时也可对直肠远端产生绞锁式关闭作用，更加强了控制排便的功能。

气管内插管全身麻醉，取俯卧位，臀部抬高。于臀部做弧形切口，由一侧坐骨结节经尾骨到对侧坐骨结节。显露臀大肌内侧，在该肌内侧缘沿肌纤维向上游离一条宽2cm厚1cm的肌瓣，结扎进入肌瓣内的小血管，注意勿损伤臀下动脉和臀下神经，以保证肌瓣的血液供应和神经支配。肌瓣的长度以无张力地绕过肛门半周为度。横断肌瓣远端，近端与骶尾骨相连。然后于3、9点处距肛缘1cm做1.5cm横切口。在肛门周围做皮下隧道，其宽度应能较顺利地通过肌瓣，并应防止损伤直肠和阴道。右侧肌瓣绕过肛门后侧及左侧，自3点切口处牵出。左侧肌瓣绕过肛门后侧及右侧，自9点切口处牵出。应避免肌瓣扭转。助手将示指置入肛门，牵拉二肌瓣到示指有紧缩感为度。将二肌瓣在肛门前重叠缝合固定，在肛门周围形成带蒂的肌环，代替肛门外括约肌。缝合应牢固，但又不宜过分紧密，以免影响血运。留置胶皮片引流，缝合臀部及肛门周围切口。

术后注意事项：术后应取俯卧位，暴露切口并保持干燥，随时清除创口和肛门分泌物。口服鸦片酊或洛哌丁胺（易蒙停），5～7天后液状石蜡注入肛管，避免用力排便致移植肌肉断裂。术后3周开始训练移植肌肉的功能。肌瓣的血运障碍和感染是本手术失败的主要原因。

3. 加强肛提肌或耻骨直肠肌的手术

（1）臀大肌修补肛提肌：适用于肛提肌发育不良或直肠手术损伤肛提肌，范围较大，不能直接缝合者。

气管内插管全身麻醉，取仰卧位，在会阴部和肛周做切口，暴露臀大肌和直肠前后壁，向两侧游离暴露臀大肌内侧部。根据肛提肌缺损范围决定切取臀大肌的宽度和厚度，一般每侧取血运良好、厚 1cm 以上、宽 5cm 的肌瓣，将左右两肌瓣翻盖于直肠后方，两侧靠拢后缝合，以放在肛门内的示指感觉肌瓣向前推压直肠为适宜。肌瓣下缘缝合固定于直肠周围的括约肌及残存的肛提肌上，放置胶皮片引流，缝合切口（图 23-21）。

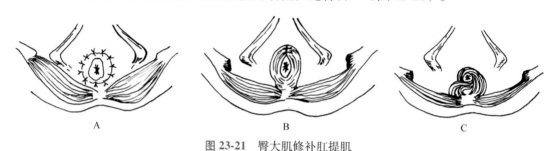

图 23-21　臀大肌修补肛提肌

A. 会阴、肛周环形切口；B. 两肌瓣在直肠前方缝合；C. 两肌瓣在直肠后方缝合

（2）游离自体肌肉移植括约肌成形术：自体肌肉游离移植是治疗肛门失禁的一种方法，自体移植的肌肉多用一侧或双侧掌长肌，也可用尺侧屈腕肌。

手术时完整地取出肌腹和肌腱，清除筋膜，将肌腱自中间横断，切下的肌腱缝合于肌肉的另一端备用。患儿取截石位，由肛门后方 1.5cm 向后至尾骨尖做纵行切口，分离并暴露直肠后壁和肛提肌。在肛提肌水平的直肠两侧做隧道，直达耻骨支。于相应的耻骨支表面做两切口，与直肠两侧的隧道贯通。将被移植肌肉在肛管与直肠交界部呈 "U" 形环绕于直肠，缝合数针使之紧贴于肛提肌上。其肌腱在低张力下缝合固定于耻骨骨膜上。术后功能恢复的早期表现为出现直肠充盈感。在 4 ~ 12 个月后才能肯定治疗效果。

保证骨骼肌游离移植成活和恢复功能的条件是：移植前 2 ~ 3 周去除移植肌的神经；移植时剥除移植肌筋膜，以免妨碍神经和血管的再生；移植肌须紧贴受区正常肌肉；选用肌腹小和肌腱细长的肌肉作为移植肌；清除受区的瘢痕，以便于血管和神经再生。

该手术术后虽能控制排便，由于一条肌肉的肌力有限，患儿在剧烈活动或稀便时仍有溢粪现象。故近年来多采用双掌长肌移植，即与第一条肌肉相反，第二条肌肉从耻骨支切口放入隧道，肌腹位于直肠前方，两条肌腱拉紧后固定于尾骨上，这样呈双 "U" 形反向牵拉直肠，可取得良好疗效。

（3）双侧髂腰肌加强盆底肌：适用于腰骶部脊膜膨出或脊椎裂所致神经源性肛门失禁。

在双侧股骨小转子处做皮肤切口，找到髂腰肌肌腱止端，一次完全将其切断。在盆底内充分游离该肌瓣上提，应避免损伤该肌前面的神经及其内侧血管。将两侧肌腱从髂血管后方、输尿管前方送入盆底，间断缝合固定两肌腱断端，于会阴体处切 1cm 切口，由此口向盆腔穿两根丝线，将整个盆底肌与双侧髂腰肌肌腱尽量靠拢缝合固定，使盆底肌和直肠上提（图 23-22）。

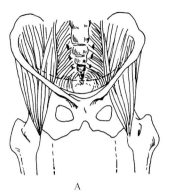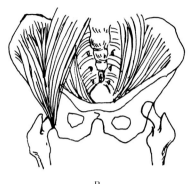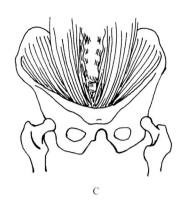

图 23-22　双侧髂腰肌加强盆底肌

A.游离髂腰肌肌瓣；B.将肌腱送入盆底；C.髂腰肌与盆底肌缝合

五、术后监测与处理

1. 术后俯卧位或侧卧位，保持肛门清洁、干燥。

2. 应用广谱抗生素防止感染。

3. 术后禁食、补液，5 岁以上患儿口服盐酸洛哌丁胺，尽量延迟术后排便时间。

4. 术后至少卧床 1 周。肛门皮肤成形术后 1 个月开始扩肛；括约肌重建术后 3 周左右开始训练移植肌肉的功能。

六、术后常见并发症的预防与处理

肛门皮肤成形术后并发症少见。肛门括约肌重建术后常见的并发症有切口感染、移植肌肉缺血坏死、肠管回缩及排便困难等。这些并发症的出现主要与手术操作有关，同时也和术前准备、术后处理是否合理有关。因此应在各个环节上予以重视，重点在于预防，力求避免发生。

1. 切口感染　切口感染是肛门括约肌重建术后最常见的并发症。轻者可不影响移植肌功能，但感染严重波及移植肌肉时则会导致手术失败。最常见的感染原因是术中感染，而肛周隧道内积血积液是造成其发生的重要因素。因此，除术前常规的肠道准备和术中严格的无菌操作外，还应注意在缝合肛周皮下隧道切口前使用抗生素溶液进行冲洗，并放置胶片引流。术后患儿要加强肛门护理，随时清除创口渗液和肛门分泌物，同时口服盐酸洛哌丁胺或复方樟脑酊以减少排便。此外，患儿最好应用胃肠外营养，尽量延迟排便。

2. 移植肌肉缺血坏死　移植肌肉的血运受损可表现为肌肉萎缩或纤维化，严重者可完全丧失肌肉的收缩功能。因此术中注意保护移植肌肉的血供至关重要。需要指出的是在股薄肌移植手术中，由于肌肉远端的血运主要依靠周围血管供应，故在手术游离过程中一般已经破坏，所以当术中分离出股薄肌后应仔细观察其血运，肌肉远端血运不良部分应予以切除，同时把已分离的股薄肌用盐水纱布包裹后再进行其他操作。

此外，术后患儿需绝对卧床休息，双下肢大腿捆绑固定1周，以防下肢外展导致肌肉紧张从而影响移植肌肉的血运。也可应用低分子右旋糖酐或血管扩张药（654-2、罂粟碱等），可改善移植肌肉的血循环。

3.肠管回缩　肠管回缩一般见于内括约肌重建术后。其原因包括：拖下肠管的血运不佳或肛门局部瘢痕过多，感染和营养不良。

术中拖下行内括约肌重建的肠管一定不能有张力，且应保证肠管血运良好，尤其是要观察系膜侧肠壁的血运，此处血运最易受破坏；在剥离肠管黏膜时，一般来说剥离黏膜的长度不应超过肠管周径的长度，肌层折叠上翻的长度不应超过肠管周径长度的一半，否则易引起折叠肌层的缺血坏死。

手术前后患儿均应加强全身支持疗法。若术后患儿发生肠管回缩及严重感染，导致排便困难或感染不能控制时，应考虑行结肠造口术。

4.排便困难　多见于臀大肌瓣转移的肛门外括约肌成形术，因为臀大肌瓣转移是带神经移植，术后肌瓣易发生痉挛压迫直肠。此外，转移肌瓣固定过紧也可引起排便困难。因此，术中在肌瓣环绕直肠肛管时一定要以肛门指诊来配合，以可容小指通过为宜。如术后发生排便困难，可在每次排便前先用手指或扩肛器轻轻扩肛，以利大便排出，但扩肛应在术后10～14天之后进行，切忌粗暴，以防因扩肛引起的肌瓣缝合处崩裂。

七、临床效果评价

肛门失禁的外科治疗应根据失禁的严重程度和原因，选择不同的手术方式。一般肛门成形术和自身括约肌修补手术效果良好。归于括约肌失神经状态、括约肌无功能或括约肌缺损的患儿需要应用横纹肌进行括约肌的替代，总体疗效满意。术后的管理和训练对提高疗效也至关重要。

（汤绍涛　张　茜）

第三节　直肠脱垂手术

直肠脱垂（rectal prolapse）是指肛管、直肠，甚至乙状结肠下端向下移位。本病常见于儿童及老年，按脱出程度可分为不完全脱垂和完全脱垂两种类型。不完全脱垂只有黏膜脱出；完全脱垂指直肠全层脱出。但是对于儿童直肠脱垂是完全性脱垂还是不完全脱垂仍有很大争议。儿童的直肠脱垂按发生原因可分为原发性脱垂和继发于拖出术后的继发性脱垂，儿童直肠脱垂发病高峰出现在1～3岁，而且本病通常可自限，采用保守治疗，患儿多在5岁前自愈。

一、适应证

1. 完全性直肠脱垂，年龄大于 4 岁的患儿。
2. 经过 12 ~ 18 个月保守治疗仍然不能自愈的患儿。
3. 脱垂部疑似有坏死者。

二、禁忌证

1. 脱出的黏膜有坏死，肛周皮肤糜烂或感染。
2. 合并慢性腹泻的患儿。

三、术前准备

非急诊情况者，应积极做好肠道准备，需要低渣饮食、清洁灌肠，应用抗生素预防感染。

四、手术要点、难点及对策

1. 直肠周围注射疗法 采用 95% 乙醇或鱼肝油酸钠，使局部组织纤维化而起到粘连固定作用，使直肠壁与两侧韧带及后方骶前筋膜牢固地粘连固定，而不再脱出肛门外。注射时，将左手放入肛门内，右手持注射器针头刺入，由皮肤刺入至直肠周围间隙，要点是切勿穿过黏膜层，否则易发生黏膜坏死。

2. 肛门周围扎箍绕术
（1）体位取平卧位，两腿分开。
（2）分别在 3 点、9 点肛缘内侧行小切口。
（3）左手示指插入肛门内，用 3-0 不吸收线从 3 点进针，9 点出针，再从 9 点进针，3 点出针，绕肛周组织一周，将其紧缩，环箍肛门（图 23-23），以示指能通过为度。

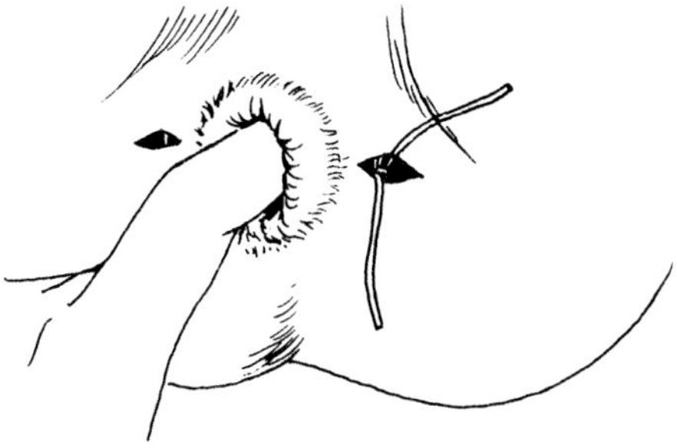

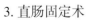

图 23-23 肛门周围扎箍绕术

3. 直肠固定术
（1）切口脐下经腹直肌切口。
（2）切开腹膜后，用生理盐水纱布垫将小肠全部托向上腹部，显露检查乙状结肠，于系膜两旁切开后腹膜，向前延伸，并在膀胱后方汇合，游离直肠周围。
（3）注意保护输尿管，提出直肠并拉紧，用手指钝性分离直肠后间隙直至触及尾骨。
（4）缝合后腹膜切口，将直肠和乙状结肠固定在侧腹壁和临近的骨盆器官上。将原脱垂的肛管固定于最高位置（图 23-24）。

近年来，这种手术可以在腹腔镜下完成，疗效与开放手术相似。

4. 直肠黏膜脱垂切除术 学龄儿童若用保守治疗无效，可将脱垂黏膜做环状切除术。肛门牵拉器暴露肛门，黏膜脱出部分于齿状线上 5mm 切开黏膜层。剥离黏膜层多余部分一圈。将直肠近端黏膜层与齿状线黏膜层缝合一圈。

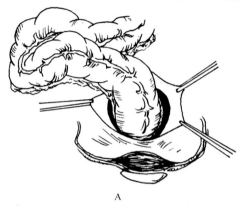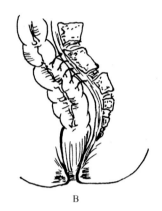

图 23-24　直肠固定术

A. 游离直肠周围；B. 直肠固定在骶前筋膜

5. 经肛门脱垂直肠切除术

（1）本术式适用于脱出的直肠因有水肿或粘连而不能回纳或已有坏死的患儿。

（2）麻醉与体位。全麻或骶管阻滞或蛛网膜下隙阻滞。取截石位，垫高臀部。

（3）用海绵钳钳夹脱出肠管，并将其尽量牵出，先切除前方一半的脱垂肠管。在距肛缘 1 ~ 2cm 处环形切开外层肠壁直至腹膜层。此处血管丰富，注意止血。切开腹膜，暴露直肠前壁腹膜凹陷，用细丝线间断缝合内外两层肠管的浆肌层。为了避免腹腔污染，可先切开外层肠壁的一小部分，随即闭合腹腔。用边切边缝的方法，逐步切断前方一半的肠管。随后间断缝合内外肠壁全层。同样的步骤，切除后方一半的脱垂肠管。先缝合内外两层肠管浆肌层。然后缝合肠壁全层（图 23-25）。手术完毕，肛门内置裹有凡士林纱布的肛管一根。

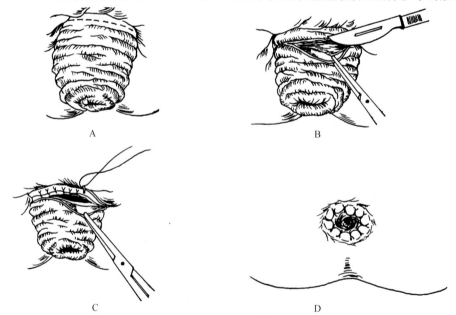

图 23-25　经肛门脱垂直肠切除术

A. 距肛缘环形切口；B. 切开直肠至腹膜层；C. 边切边缝合；D. 切除缝合完毕

五、术后监测与处理

1. 注射术及环箍绕术术后进流质少渣膳食，保持排便通畅及肛门清洁，必要时应用抗生素预防感染。切口愈合良好，可于 3 个月后取出尼龙线；切口感染，应及时引流。其余术式应禁食 3 天后从流质饮食开始，术后卧床 1 周，静脉补液，应用抗生素预防感染，在第一次排便后可拔除肛管。术后 2 周开始扩肛，每周 1 ~ 2 次，持续 3 个月。

2. 患儿缓慢排便，不可用力过猛。

3. 保持排便通畅，有便秘时可给予开塞露等缓泻剂辅助排便。

六、术后常见并发症的预防与处理

1. 注射术后有暂时性大小便失禁、排尿不畅、里急后重或局部压痛、全身发热等，数日后症状可缓解。

2. 乙醇若注入肠壁，可发生肠壁坏死、穿孔及感染。

3. 伤口裂开可造成肠瘘及盆腔感染，应立即行近端结肠造口，引流盆腔脓肿，待吻合口愈合后再关闭结肠造口。

4. 吻合口狭窄系环形吻合口瘢痕挛缩所致。如吻合口曾发生裂开及炎症，致使瘢痕组织增生造成吻合口狭窄，要坚持扩肛。

七、临床效果评价

小儿直肠脱垂大多可自愈，部分顽固脱垂病例也可通过手术治疗痊愈，预后良好。对于腹腔内操作目前可以用腹腔镜来完成。

309

（汤绍涛　张　茜）

第四节　肛周脓肿及肛瘘手术

一、肛周脓肿切开引流术

肛管、直肠周围软组织内或其周围间隙内发生急性化脓性感染，并形成脓肿，称为肛管、直肠周围脓肿。肛周脓肿在小婴儿中并不少见。婴儿肛周脓肿大多发生在 6 个月前。多数患儿是男孩。小儿肛周脓肿常见的致病菌为金黄色葡萄球菌，也有大肠杆菌、链球菌和铜绿假单胞菌，偶有厌氧菌和结核杆菌。肛管直肠周围脓肿一般分肛提肌下部脓肿（包括肛周脓肿及坐骨直肠窝脓肿）及肛提肌上部脓肿（包括骨盆直肠间隙脓肿、直肠后窝脓肿及少见的高位肌间脓肿）。小儿的骨盆直肠间隙深部感染较少见。因脓肿发生在不同的肛管直肠周围间隙，可以分为肛周皮下脓肿、坐骨直肠窝脓肿、直肠后脓肿和骨盆直肠窝脓肿四种类型。

（一）适应证

一旦形成脓肿，多不易吸收，应切开引流。深部脓肿具有全身中毒症状，并能向周围扩大，甚至破入腹腔，进入急性腹膜炎、败血症等严重并发症。脓肿自发破溃引流不畅，经久不愈，则形成肛瘘。及时切开脓肿引流，能控制炎症，减少肛瘘发病率。切开引流同时，全身应用抗生素。

（二）禁忌证

肛周肿块，脓肿未形成。

（三）术前准备

应用抗生素预防感染。

（四）手术要点、难点及对策

1. 肛周皮下脓肿切开引流术　可以在门诊进行切开引流，助手固定患儿，取侧卧位或膀胱截石位，皮肤消毒铺巾。脓肿将要破溃者不用麻醉，脓肿外表皮肤较厚者，应用 0.5% 利多卡因局部浸润麻醉。距肛缘 1cm 左右在脓肿顶点做与肛门成放射状的皮肤切口，长 1cm 左右（图 23-26）。切开皮肤和皮下组织后，插入止血钳，脓肿流出的同时，撑开止血钳，扩大脓腔，排净脓液后，填入凡士林纱条引流，以后定时换药。

2. 坐骨直肠窝脓肿切开引流术　术前应清洁灌肠和排净膀胱尿液，禁食 4 ~ 6 小时。基础加局部浸润麻醉，12 岁以上可用局麻，取膀胱截石位。

在肛门外、病侧压痛最明显处穿刺抽出脓液后，测量针刺入的长度，做肛缘平行或放射状切口，长 2cm 左右。将示指插入肛管直肠内，做引导和保护肠壁，用弯止血钳插入切口内，在示指引导下逐渐伸入，通过肛门外括约肌时有捅破纸片的感觉，其深度和穿刺针深度相似，并有脓液沿止血钳流出，立即多方向撑开止血钳，扩大切口通道和分离脓腔内的纤维分隔（图 23-27）。对于青少年患者，术者可将操作的示指经切口深入脓腔内分离、探查，排净脓液后，根据脓肿大小、有无分支，选用凡士林纱条或橡皮管留置脓腔内引流。术后可经橡皮管用抗菌药物冲洗、换药直至痊愈。

3. 骨盆直肠窝脓肿切开引流术　术前准备同坐骨直肠窝脓肿切开引流术。麻醉取基础麻醉加局麻、静脉麻醉或低位硬膜外隙阻滞麻醉。

穿刺抽脓，切口和直肠内示指引导等同坐骨直肠窝脓肿切开术，止血钳通过外括约肌后再向上通过肛提肌时，因该肌较厚，上下有筋膜，故有硬纸板感。达脓肿后排净脓液和分离纤维隔，留置橡皮管引流，如脓肿蔓延至对侧，可留置双管，术后一管引流另一管冲洗。该手术切口位于尾骨尖侧方或切除尾骨后进入脓腔（图 23-28）。

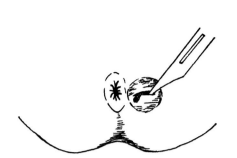

图 23-26 肛周放射状切口

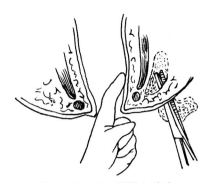

图 23-27 止血钳插入脓腔

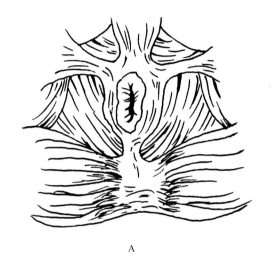

A

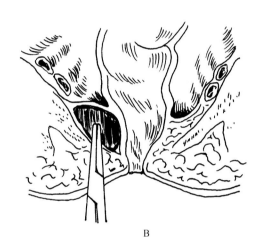

B

图 23-28 骨盆直肠窝脓肿切开引流术

A. 切口；B. 止血钳插入脓腔

4. 直肠壁脓肿切开引流术　适用于继发于肛腺炎的直肠壁脓肿、Soave 手术或经肛门巨结肠根治术后并发的直肠肌鞘内脓肿。骶管麻醉、静脉麻醉或全身麻醉。脓肿位于直肠前壁用仰卧位，位于后壁用截石位。先做肛门直肠指诊，了解脓肿部位、大小后，用直肠镜自肛门插入直肠内，直视下穿刺脓肿抽脓。抽出脓液后，在脓肿下端肛腺发炎处，用手术刀或电刀自肛窦肛腺向上做直肠黏膜直切口（图 23-29），然后用止血钳插入切口内逐步分离，直至脓腔排出脓液，并填塞凡士林纱布，达到止血和引流的目的。

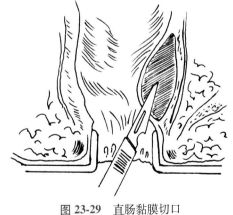

图 23-29 直肠黏膜切口

术中注意：①定位要准确：一般在脓肿切开引流前应先穿刺，抽出脓液后，再行切开引流。②切口：浅部脓肿行放射状切口，深部脓肿行直切口，应避免损伤括约肌。③引流要彻底：切开脓肿后要探查脓腔，分开脓腔内的纤维间隔，以利引流。④预防肛瘘形成：术中应仔细寻找有无内口，即原发性肛隐窝，若能同时切开，常可防止肛瘘形成，但只限于有经验的医生。⑤术中应行脓液培养，协助判断有无肛瘘，若为白色葡萄球菌，肛瘘机会极少，而大肠杆菌及混合感染，则肛瘘机会较多。

（五）术后监测与处理

1. 术后 48 ~ 72 小时换药，拔出引流条后改用较小引流条填入，直至创面长出新鲜肉芽。每天排便后必须用 1：5000 的高锰酸钾溶液坐浴，再用温开水冲洗肛门后，给予伤口换药直至伤口愈合。

2. 每天换药前用温生理盐水 50 ~ 100ml 灌肠一次，换药后用 0.2% 甲硝唑 3ml、庆大霉素 3ml 保留灌肠，坚持 3 ~ 4 周，可以较少复发。

3. 深部脓肿者或新生儿应全身应用广谱抗生素。

（六）术后常见并发症的预防与处理

1. 脓肿复发　先局部冲洗、消炎，部分患儿需要再次切开，通畅引流。
2. 肛瘘形成　按肛瘘治疗。
3. 肛门失禁　对于深部脓肿需要通畅引流可切开外括约肌皮下部，但需要保护外括约肌深部，一旦受伤，及时修补。

（七）临床效果评价

肛周脓肿经首次切开后病情发展可形成肛瘘，也可因脓肿复发而形成肛瘘。肛周脓肿患儿最终有 10% ~ 20% 会形成肛瘘。本病均能治愈。疗效不佳者仅占 6% ~ 19%。

二、肛瘘手术

小儿肛瘘多继发于肛周脓肿，男性患儿瘘管多数为发生于肛门外括约肌皮下部或浅部的低位肛瘘，如果瘘管在肛管直肠环肌以上或通过该肌肉环者，称高位肛瘘。女婴肛周脓肿常并发直肠舟状窝瘘、直肠大阴唇瘘，多数为高位瘘。

（一）适应证

1. 低位肛瘘选择瘘管切开或切除术。
2. 高位肛瘘可选择肛瘘挂线术。
3. 后天性或先天性直肠前庭瘘和男童的高位肛瘘可选择直肠内修补。

（二）禁忌证

局部急性炎症。

（三）术前准备

1. 抗生素预防感染。

2. 低位肛瘘　术前夜禁食，术晨灌肠一次。

3. 高位肛瘘　术前进少渣食物 3 天，术前 1 天禁食不禁饮水，需静脉补液，术前 3 天每天灌肠一次。术前 3 天口服新霉素 25 ~ 50mg/（kg·d）和甲硝唑 25 ~ 40 mg/（kg·d），分 3 ~ 4 次口服。术晨清洁灌肠。

（四）手术要点、难点及对策

1. 肛瘘挂线术　低位或高位肛瘘都可以选择挂线术。骶管阻滞或分离麻醉加骶管阻滞。肛瘘位于肛前者用俯卧位，位于肛后者取膀胱截石位。

经瘘管外口插入一圆头带线的探针，插入瘘管内，直达内口，另一示指在直肠内引导下并折弯，使探针圆头露在肛门外，探针尾线回牵一根橡皮条，经内口拉至外口，切开内外口之间皮肤，轻拉内外口内橡皮条，靠近切口将两头用丝线结扎，术后 2 ~ 3 天紧缩一次橡皮条（图 23-30）。也可以稍拉紧些橡皮条结扎，不需再紧缩。术后 7 ~ 10 天橡皮条自行脱落，肛瘘自愈。术中橡皮条两头不能牵拉过紧结扎，尤其是婴幼儿组织娇嫩，橡皮条可在术后 1 ~ 4 天脱落，导致肛门挂线失败。

2. 肛瘘切开术　适用于内口低，瘘口位于肛门外括约肌浅部以下的单发或多发瘘管。麻醉体位同前，仔细寻找肛瘘内口并将探针插入，自外口逐渐向内切开皮肤、皮下组织和瘢痕化的瘘管（图 23-31）。若遇到括约肌，应仔细触摸瘘管与肛管直肠环肌环的关系，如瘘管在环以下，是外括约肌皮下部和浅部，可以切断，如不能明确则改用挂线疗法为妥，刮除纵行切开瘘管内的腐败肉芽，切除瘘管以外的两侧少许组织和切口皮缘，使成底小口大的 "V" 字形，填入凡士林纱条，以利于引流和从底向口逐渐愈合。

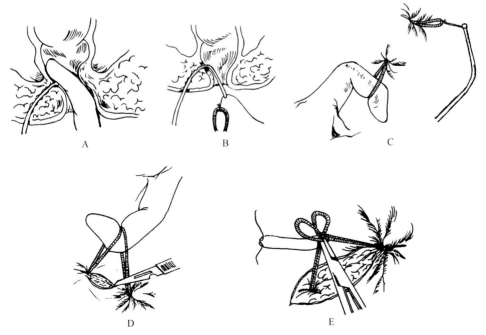

图 23-30　肛瘘挂线术

A. 探入内口；B. 探针前端在引导下弯曲穿出肛门外；C. 引出向橡皮筋；D. 切开皮肤；E. 丝线结扎橡皮筋

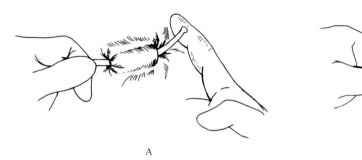

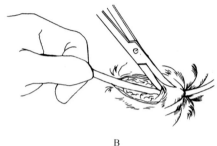

图 23-31　肛瘘切开术

A. 探针探入瘘口；B. 切开瘘管

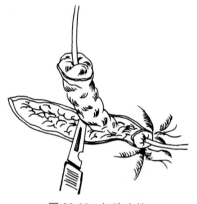

图 23-32　切除瘘管

3. 肛瘘切除术　适用于已纤维化的低位瘘管。探针自外口经瘘管由内口露出，紧贴探针切开皮肤和皮下组织，在切口内分离出瘢痕化的整条瘘管，伤口内凡士林纱条填塞包扎，如瘘管切除彻底而无污染，切口可以缝合（图 23-32）。

4. 直肠内修补术　适合于肛前瘘的治疗。患儿取截石位，扩肛后用小直角拉钩暴露及外翻肛管。于齿状线上正前方瘘管内口的上缘，以内口为中心做弧形切口，弯过内口，其两端向下止于齿状线，长度占肛管周径的 1/3 ～ 1/2。将弧形切口以下、齿状线以上包括瘘内口黏膜完全切除，向上分离黏膜 2 ～ 3cm，使之无张力地下移。用细丝线间断缝合瘘管内口上、下缘的内括约肌，再平行第二层缝合内括约肌，此为手术成功的关键。最后将游离的直肠黏膜与肛管创缘对位缝合，覆盖内口的肌层缝合处（图 23-33）。

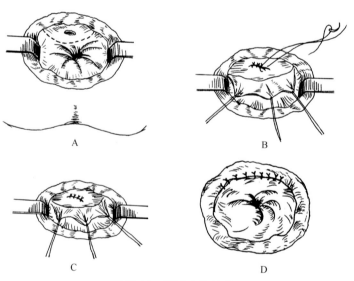

图 23-33　直肠内修补术

A. 弧形切口；B. 缝合瘘管；C. 分离黏膜瓣；D. 直肠黏膜与肛管皮肤缝合

5. 瘘管根治会阴成形术（"H"形手术）　此术式适于直肠外阴瘘，且瘘管内口位于肛门括约肌以上肛门隐窝处，因感染严重，会阴部皮肤坏死完全裂开，肛门括约肌亦断裂，肛门因后部残存括约肌的收缩，向前推移至外阴区，外阴黏膜与直肠黏膜连着，会阴部形成一个肛门阴道纵裂的黏膜面者（图 23-34）。先沿阴道肛门黏膜面与皮肤交界的边缘各做一条纵切口，切至肛门中部最大径处，以利暴露括约肌。于阴道与肛门连结处黏膜做横切口，三条切口形如"H"。先经两侧纵切口、阴道直肠交界处向深部钝性分离约 5cm，

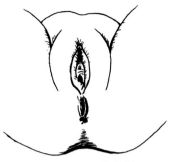

图 23-34　肛前缺损

然后在该处由深部向浅层分离阴道与直肠，至阴道肛门连接黏膜面，为防止损伤直肠，应以示指作引导，明视下分离以免损伤阴道。充分分离直肠与阴道，使之相距 3cm，用可吸收细肠线自深而浅缝合直肠阴道间隙两侧软组织，消灭无效腔，使阴道与直肠完全隔离。然后缝合括约肌、皮肤及阴道、肛门黏膜。最后经肛门前部皮肤穿过括约肌做减张缝合（图 23-35）。

（五）术后监测与处理

1. 行禁食、静脉输液和抗生素应用 5 ~ 7 天。

2. 口服要素饮食或 TPN，避免排便。

3. 肛门和会阴部每天用 1 ： 5000 高锰酸钾液清洗。

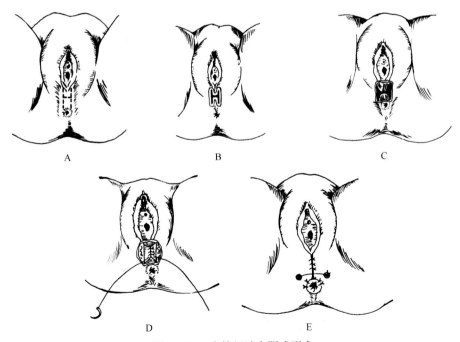

A   B   C

D   E

图 23-35　瘘管根治会阴成形术

A. "H" 形切口；B. 向深部分离；C. 分开阴道后壁和直肠前壁；D. 缝合会阴体；E. 肛门前皮肤减张缝合

（六）术后常见并发症的预防与处理

切口感染裂开，瘘管复发；瘘管有急性炎症，腹泻未愈等不宜手术。术前严格肠道准备、术中正确操作和术后肛门会阴的护理，均是预防并发症的关键。瘘管复发，3～6个月后重新修补。

（七）临床效果评价

新生儿、小婴儿肛瘘有自愈倾向，保守治疗多可自愈。需手术治疗病例，手术后10%～20%患儿肛瘘复发。

（汤绍涛　张　茜）

参 考 文 献

陈雨历，崔新海，李金良，等．1994．髂腰肌盆底悬吊治疗小儿大小便失禁．中华外科杂志，32（12）：724.

高维东，李勇，高翔．2009．经肛门治疗Ⅱ、Ⅲ度直肠脱垂28例诊治体会．延安大学学报（医学科学版），7（2）：33.

吉士俊，王伟，李正．2006．小儿外科手术图谱．北京：人民卫生出版社，268-274.

李炎冬，徐加鹤．2006．肛门失禁的评估与治疗．结直肠肛门外科，12（4）：263.

李正，王慧珍，吉士俊．2001．实用小儿外科学．北京：人民卫生出版社．

李正，王练英，刘卫东．1983．先天性肛门直肠畸形手术后随访观察．中华小儿外科杂志，4（2）：89.

李正．1997．小儿排便功能障碍的超声、CT及MRI诊断．中国实用儿科杂志，12（3）：169.

刘贵林，马承宣，高艳华，等．1987．自体双掌长肌游离移植肛门括约肌复合体重建术治疗小儿肛门失禁．中华小儿外科杂志，8（4）：205.

刘贵麟．2008．无肛术后肛门失禁治疗中的一些问题．临床外科杂志，16（5）：308.

施诚仁，金先庆，李仲智．2009．小儿外科学．北京：人民卫生出版社．

汤绍涛，李龙，童强松．2014．小儿肛肠外科临床关键技术．武汉：华中科技大学出版社，422，424-428.

汤绍涛，王勇，毛永忠，等．2006．先天性无肛畸形儿MR成像及其与排便功能关系研究．中华小儿外科杂志，27：182-187.

王果，李振东．2000．小儿外科手术学．北京：人民卫生出版社，420-426，435-449.

王景新，王君华，宁秋娜．2015．直肠脱垂采用直肠黏膜排列固定注射术加肛门环缩术治疗效果分析．中国实用医刊，42（1）：36-37.

王俊江，冯勇，刘恩卿．2008．肛门环缩术应用于肛门括约肌修补的临床疗效．结直肠外科，14（3）：192.

肖元宏，刘贵麟．2005．肛管括约肌压力偏位产生的解剖学基础及其临床意义．中华小儿外科杂志，26（7）：357.

肖元宏，刘贵麟，刘洲禄，等．2007．外括约肌主动收缩放松训练改善肛门失禁患者的肛门节制．中国组织工程研究与临床康复，11（30）：5896.

袁正伟，吉士俊，王维林，等．1999．先天性肛门闭锁术后大便失禁的生物反馈治疗．中华小儿外科杂志，20（5）：267.

Mattei．2006．小儿外科指南．李龙主译．上海：第二军医大学出版社．

Bischoff A1，Levitt MA，Peña A. 2011. Laparoscopy and its use in the repair of anorectal malformations. J Pediatr Surg，46（8）：1609-1617.

Cameron GS, Lau GY. 1982. The umbilicus as a site for temporary colostomy in infants. J Pediatr Surg, 17（4）: 362-364.

Fox A, Tietze PH, Ramakrishnan K. A 2014. norectal conditions: rectal prolapse. FP Essent, 419: 28-34.

Fukuya T, Honda H, Kubota M, et al. 1993. Postoperative MRI evaluation of anorectal malformations with clinical correlation. Pediatr Radiol, 23（8）: 583-586.

Hamada Y, Takada K, Nakamura Y, et al. 2012. Temporary umbilical loop colostomy for anorectal malformations. Pediatr Surg Int, 28（11）: 1133-1136.

Holschneider A, Hutson J, Peña A, et al. 2005. Preliminary report on the International Conference for the Development of Standards for the Treatment of Anorectal Malformations. J Pediatr Surg, 40（10）: 1521-1526.

Kuijpers HC. 1994. Colorectal physiology: Fecal incontinence. Boca Raton, 155-163.

Li AW, Zhang WT, Li FH, et al. 2006. A new modification of transanal Soave pull-through procedure for Hirschsprung's disease. Chin Med J（Engl）, 119（1）: 37-42.

Ludvigsson JF, Krantz M, Bodin L, et al. 2004. Elemental versus polymeric enteral nutrition in paediatric Crohn's disease: a multicentre randomized controlled trial. Acta Paediatr, 93（3）: 327-335.

Macdonald A, Wilson-Storey D, Munro F. 2003. Treatment of perianal abscess and fistula-in-ano in children. Br J Surg, 90（2）: 220-221.

Peña A. 1983. Posteror sagittal anorectoplasty as a secondary operation for the treatment of fecal incontinence. J Pediatr Surg, 18: 762.

Sander S, Vural O, Unal M. 1999. Management of rectal prolapse in children: Ekehorn's rectosacropexy. Pediatr Surg Int, 15（2）: 111-114.

Sarmast MH, Askarpour S, Peyvasteh M, et al. 2015. Rectal prolapse in children: a study of 71 cases. Prz Gastroenterol, 10（2）: 105-107.

Sun C, Hull T, Ozuner G. 2014. Risk factors and clinical characteristics of rectal prolapse in young patients. J Visc Surg, 151（6）: 425-429.

Tong QS, Tang ST, Pu JR, et al. 2011. Laparoscopically assisted anorectal pull-through for high imperforate anus in infants: intermediate results. J Pediatr Surg, 46: 1578-1586.

Yang L, Tang ST, Li S, et al. 2014. Two-stage laparoscopic approaches for high anorectal malformation: transumbilical colostomy and anorectoplasty. J Pediatr Surg, 49（11）: 1631-1634.

第二十四章 肝脏手术

第一节 肝外伤手术

小儿肝损伤的发生率在腹腔脏器损伤中已上升为第一位，其死亡率也位居首位。儿童腹壁和下部肋骨相对薄弱细小，而肝脏位置相对较低，造成肝脏容易受到外力的作用而受伤。儿童肝脏损伤大多由钝性外力造成，以腹部闭合性损伤居多，致伤原因多为交通意外、坠落伤、直接碰撞及儿童虐待。穿透性损伤多发生于青少年暴力事件中。肝脏损伤的严重程度与外力的大小、方向、范围、致伤物体的动静状态及受伤时腹肌的张力均有关系。严重的肝破裂死亡率较高，主要死于难以控制的大出血及感染；感染系肝内胆管破裂，胆汁外溢，加上坏死滞留的肝组织和腹腔内积血引起。

肝损伤根据病理特点分为：①包膜下出血、血肿，肝包膜仍保持完整。②肝破裂。③中央型肝破裂，肝脏外表仍完整。根据伤情不同，肝损伤又分为五级（Moore 分类法）。Ⅰ级：包膜撕脱，无活动性出血；肝实质裂伤深度 <1cm，无活动性出血。Ⅱ级：肝实质裂伤深度 1 ~ 3cm；肝周穿透伤；包膜下血肿直径 <10cm。Ⅲ级：肝裂伤深 >3cm，活动出血；中央型穿透伤，活动出血；包膜下血肿直径 >10cm，非扩展性。Ⅳ级：肝组织损坏；巨大中央型血肿，扩展性。Ⅴ级：肝后下腔静脉或主要肝静脉伤；双侧肝叶广泛破裂伤。Ⅲ级以上即属严重肝外伤。此属成人标准，儿童亦可参考。

近年来，对肝外伤一经诊断后必须立即手术的概念已有所转变，一些轻型的经过选择的患儿在严密观察下，采用非手术疗法亦可治愈。对严重肝外伤需手术治疗，有些甚至直接送手术室抢救，手术方式视伤情而定，包括肝外伤剖腹探查术、肝包膜下血肿清除止血、肝切开与止血缝合、肝切除术等。

一、非手术治疗指征

1. 伤情较轻。
2. 腹膜刺激征轻微，不合并腹腔空腔脏器损伤。
3. 血流动力学平稳，出血量不到全身血容量的 10%。

4.伤后 8 小时内液体入量不到全身血容量的 40%,患儿血压稳定,心率增加在 30% 以内。

5.伤后晚期才住院,生命体征平稳,无腹腔内感染征象。

6.部分中央型肝破裂患儿。

特别需要注意的是,保守治疗一定要在严密的监测下进行,一旦生命体征恶化随时可以剖腹手术治疗。

二、适应证

1.有明显的腹腔出血,腹腔内大量积血积液,循环状况不稳定。

2.合并有其他脏器损伤。

3.大量快速补液后休克无明显改善,估计出血量持续性增加。

三、禁忌证

1.病情较轻,符合非手术治疗指征。

2.患儿病情较重,血红蛋白极低,肝功能差,Child B 级及以上,处于休克状态,无法耐受麻醉和手术,应先调整一般情况,抗休克、补充循环血量等措施,积极改善患儿一般情况,再考虑手术治疗。

四、术前准备

1.血常规、血液生化等检查。

2.动态检测红细胞、血红蛋白、血细胞比容,进行性下降说明有活动性出血。

3.诊断性腹穿简单易行,可抽出新鲜不凝血,诊断阳性率可达 99% 以上。

4.影像学检查首选 B 超,方便而且无创,在急救室即可进行,无需移动患儿,也可多次检查对治疗情况进行评估。

五、手术要点、难点及对策

1.麻醉及插管　全身麻醉,气管插管,保证双上肢两条通畅的静脉输液途径。

2.切口　肝破裂诊断明确时可采用右侧肋缘下切口,不明确时可以采用上腹部横切口。

3.探查　进腹后迅速回收腹腔内血液,边吸边注意出血源,血凝块集中处常是出血部位。如遇来源于肝脏的大量出血,应首先控制出血,于小网膜孔处用左手拇指、示指捏住肝十二指肠韧带,暂时阻断入肝血流,肝脏血流阻断时间常温下不要超过 20 分钟。肝破损处的出血,可暂时用纱布压迫止血。如仍在大量出血,或合并有腹膜后血肿,往往提示有肝静脉和肝后下腔静脉的损伤,此时应采用纱垫填塞止血,迅速改为胸腹联合切口或经第 7、8 肋进胸,切开膈肌,显露出血部位,依次阻隔膈下腹主动脉、肝十二指肠韧带、肝上下

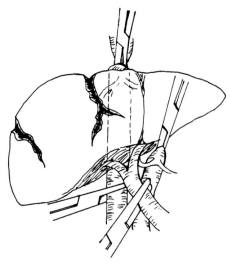

图 24-1　阻断肝脏血供

腔静脉和肝下下腔静脉，检查出血点（图 24-1）。出血控制后，仔细检查肝破裂的部位、程度，有无大血管及肝管损伤，对肝损伤进行全面评估。

4. 根据肝损伤程度和患儿情况决定具体术式

（1）肝表面小裂口用可吸收线"8"字形缝合，每针距离 1.5cm，结扎要轻柔，以免拉裂肝组织；若裂口较深，应检查裂口深部，有活动性出血应扩大伤口，找到出血血管予以缝扎或结扎。缝合大的裂口时注意勿留无效腔，若裂口太大，可用带蒂的大网膜或止血纱布填塞其中，并用缝线固定。

（2）肝包膜下血肿：切开包膜，清除积血，如检查无肝实质破裂，止血后用大网膜覆并固定。如有肝实质破裂，按上述缝合方法处理。

（3）中央型肝破裂：术中穿刺证实后，较大的无效腔应切开，清除积血及坏死组织，结扎出血点并引流。如损伤肝叶主要血管不可修复，或有严重的碎裂性肝损伤，患儿情况允许，技术条件又能达到，可行肝叶切除或肝部分切除术。

（4）胆道损伤：肝外胆道或肝内主要胆道损伤时，要进行修复并放置 T 管引流。不可修复的可在胆道内放置支撑管或引流管行胆道外引流，以后再酌情处理。术中发现肠道有大量积血时，应考虑胆道出血可能，可穿刺胆总管，证实后应切开胆总管探查并做相应处理。

（5）肝门部血管损伤：门静脉主干损伤应尽量争取做修补，若损伤严重，肝动脉供血无问题的情况下结扎门静脉干是可行的，否则需做门-腔吻合术。肝动脉损伤也应尽力修补、吻合，若损伤严重也可以结扎。肝静脉和肝后下腔静脉的损伤是肝外伤中最严重的情况，病死率高达 50% 以上。剖腹后发现肝挫裂伤较为严重，阻断第一肝门后仍有大量静脉血自肝后涌出，应迅速果断改用胸腹联合切口，阻断全肝血流，将肝右叶向左前方翻转，肝后间隔填塞干纱布压迫止血，查找并修补损伤血管。若肝短静脉有撕裂出血，可将肝短静脉连同肝实质一并结扎止血。

5. 探查腹腔　处理完肝出血后，应全面探查腹腔内有无其他受损脏器，并做相应处理。

6. 引流　肝破裂术后均有可能发生胆汁性腹膜炎或肝周积血可能，手术处理均要放置引流。引流管应放置在膈下、肝下、受伤处，视病情放多条引流管。

六、术后监测与处理

大部分肝切除后，患儿可能出现某些代谢不全，严重损伤者术前就有肝功能不全，术后患儿常合并有低血糖，2 周内需继续输入葡萄糖，根据血、尿化验结果来判断治疗效果。低清蛋白血症是肝大部分切除后不可避免的结果，清蛋白的半衰期为 12 ~ 22 小时，因此，清蛋白降低在术后 2 ~ 3 天才出现。低蛋白血症常引起腹水，腹水又加重清蛋白的丧失，因而急需补充清蛋白。轻度黄疸原因不清楚，与患儿大量输血，术后发生败血症和胆道梗阻有关。术后 3 ~ 4 天可出现凝血因子减少，此时腹腔内可能再次出血。术后也常并发肺不张，肺炎和肝下、膈下或创口脓肿。术前静脉给予广谱抗生素，可有效减少散播性革兰氏阴性菌败血症感染。

七、术后常见并发症的预防与处理

1. 出血 由于感染坏死或缝扎线脱落所致，表现为贫血、腹胀，引流管内有血性液体流出，少量出血可通过输血和应用止血药，多可自行停止。大量出血时，需再次开腹止血。

2. 遗漏其他脏器损伤 如同时合并的空腔脏器（如小肠、结肠、胃、十二指肠）损伤，术后会出现急性腹膜炎症状、体征，误以为是术后反应，而延误治疗，后果严重。因此，对每例肝外伤患儿在术中止血完毕后，应常规检查腹内所有脏器有无合并伤，以便同时处理。

3. 胆道出血 由于感染及深部肝组织裂伤形成的血肿破溃入损伤的胆道内，血液随胆汁排入十二指肠，引起上消化道出血症状，胆道出血表现为间歇性，同时伴有右上腹痛。非手术治疗无效时，需要手术止血及胆道引流。

4. 膈下或腹腔感染 肝外伤术后腹腔内或多或少会有血液和胆汁残留，只要引流通畅，加上腹膜吸收，一般不会发生感染。若术后体温不降，白细胞增高，或伴肋间水肿、压痛，考虑腹腔内或膈下感染，可做 B 超协助诊断及定位，早期可在 B 超引导下置管引流，已有脓肿形成时，应切开引流。同时加强全身支持治疗。

八、临床效果评价

影响肝脏损伤术后恢复的因素包括肝脏损伤程度、伤后是否及时手术、出血量、患儿的心率、血压等。

肝脏损伤分级越高，肝血管受损越多，失血量越大，这些患儿在救治的过程中，可能出现"死亡三联征"：体温 <35℃、血液不凝固及酸中毒，同时并发症的发生率也会升高，特别是肺、脑及双肾等重要功能的脏器破裂或受损的患儿，更易出现并发症。

患儿在受伤后到医院接受诊治的时间与并发症的出现密切相关，也关系着患儿的预后。有研究表面，受伤后就诊时间 <6 小时的患儿中，术后并发症的发生率为 10% 左右，而就诊时间 >6 小时的患儿，术后并发症的发生率可高达 30%。

心率的快慢和血压的高低反映了患儿整个机体的状况。当这两项同时存在异常：心率 >100 次 / 分合并收缩压 ≤ 90mmHg，患儿伤情危急，这时需要检测生命体征的变化，以防突发情况的出现。

肝外伤破裂的救治过程中，缩短就诊或手术时间以及早期有效的复苏极为重要。复杂的肝外伤需多专科相互配合，准确判断腹腔出血量，对血压及心率一并进行密切检测，预防外伤后患儿出现体温下降、凝血机制异常和各种酸中毒，同时争取尽快手术。这样，可以提高肝外伤的治愈率，同时减少并发症的发生。

（汤绍涛　李　康）

第二节　肝脓肿引流术

肝脓肿分为细菌性肝脓肿和阿米巴肝脓肿两大类。细菌性肝脓肿（bacterial liver abscess）是由细菌引起的肝脏局限性化脓性病变，故又称为化脓性肝脓肿，多继发于其他部位的感染灶，最常见的致病菌为大肠杆菌、金黄色葡萄球菌与链球菌，有时为混合感染。阿米巴肝脓肿多见于年长儿童，是阿米巴肠病的肝脏并发症，多累及肝右叶，常为单发性。细菌性肝脓肿临床主要表现为高热、寒战、右上腹或上腹部疼痛、肝大、压痛等。脓肿可为单个或多个。本病多见于学龄前及学龄期儿童，新生儿少见。近年来随着抗生素及时有效的运用，肝脓肿的发生率已明显降低。

一、适应证

1. 脓腔超过 3cm。
2. 多发脓肿大部分已融合。
3. 脓汁黏稠，或有坏死组织，穿刺引流不畅。
4. 肝左叶脓肿，因其容易破裂，故宜早期手术治疗。
5. 胆管源性肝脓肿，特别是胆道蛔虫症引起的肝脓肿。
6. 脓肿已破溃并继发膈下脓肿、化脓性腹膜炎等。
7. 局部体征如压痛、肌紧张、腹膜刺激征明显者。
8. 病情严重，经穿刺排脓不畅或病程长、局部症状明显者，应尽早手术。

二、禁忌证

1. 病情较轻，可以保守抗感染治疗。
2. 患儿病情较重，肝功能差，Child B 级及以上，感染性休克状态，无法耐受麻醉和手术，先积极抗休克治疗，再考虑手术治疗。

三、术前准备

1. 积极改善全身状况，纠正水和电解质失衡、贫血、低蛋白血症等。
2. 大剂量有效抗生素或抗阿米巴药物。
3. 检查肝功能、出凝血时间。

4.B超或CT检查，明确脓肿部位，以便选择手术入路和方法。

四、手术要点、难点及对策

（一）前侧肝脓肿切开引流术

1.右叶肝脓肿采用右肋缘下切口，经腹壁各层进入腹腔后探查肝脏脓肿部位与深浅，有无胆管内原发病变。左叶肝脓肿采用上腹横切口。

2.进入腹腔后先用纱布垫保护好切口和腹腔，以免污染。

3.浅部脓肿在肝脏最薄弱处切开，深部脓肿先用注射器穿刺抽脓（图24-2），然后在针头指引下，用血管钳插入脓腔（图24-3），排出脓液。再以手指探入脓腔，轻柔分离腔内间隔组织。遇到条索物，不得强行撕破，以免损伤肝内大血管引起大出血。脓腔用生理盐水和甲硝唑冲洗吸净。腹腔内放置多孔橡胶管引流（图24-4）。

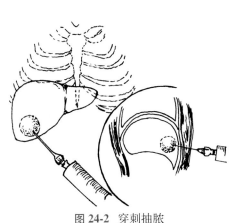

图 24-2 穿刺抽脓

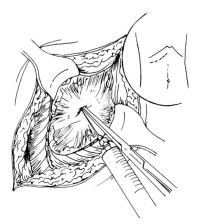

图 24-3 肝脓肿切开排脓

4.如脓腔较大，脓液较多，可放置两根引流管，以便术后做腹腔冲洗。

5.引流管周围用大网膜覆盖，引流管自切口或另戳创口引出，脓液送细菌培养。

（二）后侧肝脓肿切开引流术

本术式适用于肝右叶后侧脓肿。

1.取左侧卧位，左腰部垫高。

2.沿右侧第12肋稍偏外侧做切口。切开皮肤、皮下组织，切断背阔肌和后下锯肌，牵开腹外斜肌，暴露第12肋骨。

3.沿肋骨切开骨膜并将其剥离，用骨剪剪去一段肋骨，显露肋骨床（图24-5）。

4.在第1腰椎棘突水平做横切口，显露膈肌，有时需切开膈肌才能到达肾后脂肪囊区，用手指沿肾后脂肪囊向上分离，显露肾上极和肝下面的腹膜后间隙直达脓肿（图24-6）。

5.将穿刺针经手指引导刺入脓腔，抽得脓液后用长弯血管钳沿穿刺针插入脓腔，排出脓液。用手指扩大引流口，并吸尽脓液（图24-7）。

6.脓腔内置乳胶引流管，自切口引出。

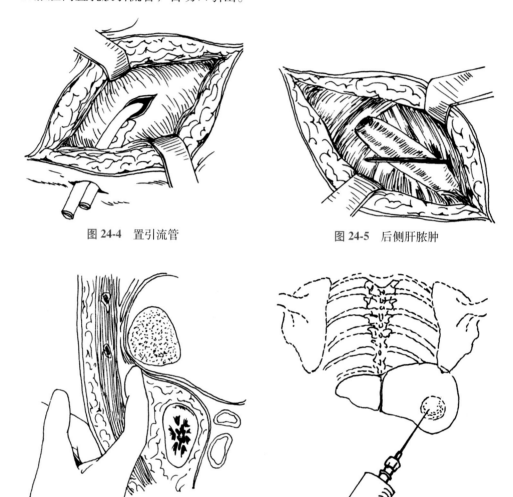

图 24-4　置引流管　　　　　　　　　　　图 24-5　后侧肝脓肿

图 24-6　后侧肝脓肿探查　　　　　　　　图 24-7　后侧肝脓肿引流

（三）超声引导下经皮肝穿刺引流术

1.病例选择　　直径 <5cm 的脓肿及多发性小脓肿者选择穿刺抽脓；直径 >5cm 的脓肿或 B 超显示液性暗区明显，经穿刺脓液稀薄量多者为置管引流的最佳指征。对于有腹水或肝脓肿离腹膜较近的患儿该术式不适用。

2.患儿取左侧卧位或平卧位，超声下先对肝脓肿定位，选择最佳进针入路。常规消毒，皮肤局部麻醉（不配合者加静脉复合麻醉），B 超引导，针刺入脓腔，抽吸脓液，留取标本做细菌培养及药敏实验。用含庆大霉素、甲硝唑溶液反复冲洗，直到超声下脓肿边界不清及液性暗区消失。注入庆大霉素 8 万单位后拔针。脓腔较大者或脓液稠厚难以拔出时，置 PTCD 管引流。

3.置管成功后，常规注入造影剂使脓腔铸型，拍 X 线片，以观察脓腔大小、形态、脓液量；

调整引流管至液平面下最低位，将导管缝合固定于体表。

4. 每日用含庆大霉素盐水、甲硝唑溶液冲洗两次，术后配以全身抗生素及营养支持治疗。

5. 临床症状消失，肝区无疼痛、叩击痛，B 超示脓腔消失或直径 <2cm，即可拔管，为临床治愈。

（四）阿米巴肝脓肿的治疗

国外研究表明，95% 的阿米巴肝脓肿可以通过药物治疗，如硝基咪唑类连续治疗 10 天。国外一项临床随机对照实验，连续对 39 例阿米巴肝脓肿患儿进行治疗观察，发现通过强效抗阿米巴药物（如甲硝唑）治疗阿米巴肝脓肿是有效的，而且对于非复杂病例没必要行常规负压吸引排脓。但是，有学者报道，采用注射器抽吸脓肿加药物治疗与单纯药物治疗更有效。

五、术后监测与处理

1. 取半卧位，保持引流通畅。待全身症状消失、引流量显著减少、超声检查显示脓腔明显缩小或消失，可逐渐拔管。

2. 继续应用有效抗生素抗感染治疗，慎用激素。

3. 继续支持疗法，维持水、电解质平衡，补充足够的葡萄糖和维生素，必要时应予以精氨酸或谷氨酸钠静脉输入，纠正低蛋白血症，少量输血或血浆，改善营养状况。

4. 定期做实验室及超声检查随访。

六、术后常见并发症的预防与处理

1. 术后脓腔内活动性出血 系由感染继续发展，侵蚀周围肝组织内的血管所致。根据被侵蚀的不同血管（肝动脉分支、门静脉分支、肝静脉分支）可出现不同程度的出血。一旦出现活动性出血，如不是十分猛烈，可用凡士林纱布填入脓腔内，附近置一双套管引流负压吸引。纱布在术后 3～4 天后逐步向外拔出，2～3 天后完全拔除。如出血凶猛考虑为肝动脉分支受累，则要施行相应的肝动脉结扎。

2. 出现难以愈合的脓肿 多系有慢性脓肿形成的厚壁所致。一般需要再次手术，做局部切除或用大网膜做局部填塞。

七、临床效果评价

细菌性肝脓肿患儿的预后与年龄、体质、原发病、脓肿数目、治疗开始的早晚、治疗的彻底性和有无并发症等密切相关。年幼的儿童预后较年长儿童差，病死率也高。多发性肝脓肿的病死率明显高于单发性肝脓肿。病菌的种类与毒性对肝脓肿的预后也有密切关系。由大肠杆菌、葡萄球菌、链球菌、铜绿假单胞菌等细菌引起的肝脓肿病死率高，对多种药物不敏感的菌种感染者预后也差。全身情况较差和营养不良及有明显肝功能损害者，如低蛋白血症和高胆红素血症时，病死率高。有并发症的肝脓肿，如膈下脓肿，脓肿破入腹腔导致弥漫性腹膜炎，胆道出血合并胸及肺脓肿时，病死率高；相反，如单发脓肿，症状轻微无并发症者，预后良好。因此，对细菌性肝脓肿治疗的要求是早期诊断，早期治疗，及时使用有效抗生素，有效的排脓，彻底处理原发病灶及加强全身支持治疗等，可大大降低病死率。近年来由于医学科学的高速发展，诊断和治疗水平的不断提高，细菌性肝脓肿的发病率及病死率已有明显的下降。

肝脓肿的治疗既往以手术切开引流及抗感染治疗为主，手术切开引流的优点在于排脓较彻底，能迅速改善患儿的全身中毒症状。超声引导下经皮肝穿刺抽脓或置管引流术由于创伤更小、患儿术后恢复快、住院时间短等优点，已由原来的辅助治疗地位变为今天的主导地位。通过穿刺或置管抽脓、冲洗、给药，有利于彻底排脓，有效抗生素直接注入脓腔内，利于细菌杀灭、控制炎症、促进脓肿吸收愈合。

附：腹腔镜下肝脓肿引流术

一、适应证

腹腔镜手术治疗肝脓肿由于创伤小，疗效好，故其适应证有扩大趋势。当前的适应证为：脓肿较大、位置表浅、不易穿刺者，如膈下肝脓肿；经积极抗菌支持治疗及穿刺引流后脓腔不缩小、体温无下降者；单发性肝脓肿经保守治疗无效者。

二、禁忌证

对肝脓肿穿破入胸、腹腔或胆道，多散发、位于深部的小脓肿及合并其他严重肝胆疾病者，则不宜施行腹腔镜肝脓肿引流术。

三、术前准备

1. 排空结肠内气体，以方便暴露。
2. 若患儿有便秘或出现腹胀，应该在术前一晚清洁灌肠。
3. 其他准备同上。

四、手术要点、难点与对策

1. 患儿体位采取仰卧位，头高足低呈 30° ~ 40°，左右倾斜随病变部位不同而改变。
2. 经脐部直视下置入 5mm Trocar，建立气腹，放入镜头探查腹腔、胆囊、胆道、肝脏等。
3. 根据脓肿的位置选择其他 Trocar 孔。选择左上腹、右上腹合适位置分别置入两个 5mm Trocar 孔。注意右侧 Trocar 不易太高，以免刺入胸腔。

4.腔镜下探查，表浅脓肿寻找容易，深部脓肿可术中B超定位，电钩或超声刀切一小口，吸引器洗尽脓液，并反复冲洗脓腔。

5.用超声刀切除部分脓壁，脓腔敞开引流，放置引流管引流。

6.吸取部分脓液送致病菌培养加药敏实验。

7.解除气腹，拔出 Trocar。

五、术后监测与处理

术后常规使用抗生素及支持治疗，根据细菌培养结果选用敏感型抗生素直至血常规正常，体温正常，症状消失，术后根据 CT 或 B 超结果了解脓腔闭合情况后拔除引流管，一般脓腔内引流管放置5～10天，腹腔内引流管相应延期2～3天以便观察是否有胆瘘或出血。

六、术后常见并发症的预防与处理

腹腔镜肝脓肿引流术适用于较大的肝脓肿，尤其是位置比较表浅的肝脓肿，不易经皮穿刺者。在建立 Trocar 孔时选择剑突下和右侧肋缘下，一般剑突下为主操作孔，右侧肋缘下为辅助操作孔，再在直视下通过肋间隙通过注射器穿刺证实肝脓肿部位。脓腔内最好放置引流管，需要时可通过其套管冲洗脓腔。术中如穿刺液中含有胆汁需及时中转开腹，切不可盲目继续进行腹腔镜手术。脓液流入腹腔后应在避免扩散的前提下冲洗干净腹腔。

七、临床效果评价

腹腔镜肝脓肿引流术，选择正确适应证，效果与开放手术相同，还具有如下优点：①手术创伤小，切口瘢痕小。②术后恢复快，术后 2～3 天即可进食、下床活动。③术后并发症少，尤其是肺部及尿路并发症。④可以避免脓液污染腹腔及切口，减少了医源性感染的概率。⑤对于肥胖患儿腹腔镜手术是最佳选择。⑥腹腔镜手术可以大大降低术后肠粘连程度。

（汤绍涛　李　康）

第三节　肝母细胞瘤切除术

肝母细胞瘤是起源于胚胎早期未成熟的肝母细胞，属于胚胎性肿瘤，约占儿童肝脏恶性肿瘤的 60%，多数发生在 3 岁以内，肝右叶多见，肿瘤可以浸润肝静脉和腔静脉，可通过血行转移至肺、脑和骨髓。肝母细胞瘤按细胞形态分为上皮型、间叶型和混合型，也可按细胞分化程度分为胎儿型、胚胎型、未分化型和混合型。

肝母细胞瘤患儿多以腹胀和右上腹肿块就诊，体重减轻和贫血也可出现。因肿瘤细胞合成人绒毛膜促性腺激素（HCG），少数男性肝母细胞瘤患儿可表现为性早熟。血清甲胎蛋白（AFP）水平在约 90% 的肝母细胞瘤患儿和约 50% 的肝细胞瘤患儿中升高，可作为检测肿瘤疗效和复发的指标，当肿瘤完全切除后，AFP 会逐渐降至正常；AFP 不下降或降后又上升，常提示肿瘤残留或复发。贫血、血小板增高在肝母细胞瘤患儿中多见。

B 超可见肝脏内有大的不匀质回声增强的孤立性肿块，多系实性肿块，偶有囊性区或不规则钙化。CT 分辨率高，应用动态增强扫描使肿瘤显示更为清楚。平扫时可见肝内低密度肿块影，有时中央有液化性坏死区，边界多清晰，增强后显示更清楚。磁共振成像（MRI）有助于肝母细胞瘤和血管瘤鉴别，且不需要注射造影剂即可将门静脉、肝静脉显示清楚，对了解静脉内有无瘤栓有帮助。三维成像的影像对肿瘤与肝脏血管和周围器官、组织关系的了解具有重要意义。

对肝母细胞瘤的治疗原则是完整切除肿瘤，术前后辅以有效的化疗、介入治疗、免疫治疗及放疗等，以减少术后复发与转移，提高长期生存率。近年来对肝母细胞瘤的治疗强调术前术后联合化疗，大大增加了能够切除肿瘤的病例数，降低了复发率，使患儿 2 年生存率从 30% 上升到 70%。外科能否完整切除肿瘤在整个治疗中占有重要地位。不能完全切除原发肿瘤的患儿，很少能长期存活。

右侧肝脏占肝脏总体积约 70%，而肝母细胞瘤常侵犯肝右叶。当肿瘤体积较大时，完整切除肿瘤，常需要将包括右叶在内的大部分肝脏切除。小儿肝脏无肝硬化，肝再生能力强，术后 2 个月即可再生代偿。因此切除 80% ~ 85% 以上的肝脏是可行的。肝叶切除的死亡率是 10% ~ 25%。随着手术、麻醉、监护技术的改进，可使手术风险减小，肝切除已不再是十分困难的手术，但由于小儿肝切除的病例数少，小儿外科医生的肝切除经验也少，因此有必要认真对待每一例肝切除术的病例，才能取得较好的效果。

小儿肝母细胞瘤瘤体往往较大，切除的比例常远大于成人。肝母细胞瘤切除术包括肝叶切除、半肝切除、中肝叶切除、肝三叶切除、局部肝切除术等。

一、适应证

由于小儿肝母细胞瘤具有不合并肝硬化、肿瘤多为单个且外面有一层假包膜、肝脏再生能力强、可耐受广泛性的肝切除等特点，小儿肝母细胞瘤的手术适应证相应要放宽。

1. 全身情况好，心、肺、肾功能无损害。

2. 无腹水、黄疸，肝功能代偿好，凝血酶原时间接近正常。

3. 肿瘤局限在 1 个肝叶、相邻的 2 个或 3 个肝叶内，至少可保留 1 个肝叶，未侵犯第一、第二肝门。

4. 无肝外转移。

5. 肝储备功能评估可耐受预计的肝切除量。

二、禁忌证

1. 患儿全身情况较差，无法耐受肝切除手术。

2. 肝内转移者一般病史 1 个月以上，出现肝内转移的可能性较大。根据影像学检查判断有肝内转移者，先化疗，待转移灶消失，再行手术。

3. 肝段下腔静脉受侵犯，CT 增强或 MRI 显示肝段下腔静脉与肿瘤无间隙或肝段下腔静脉不完整，手术时肝短静脉处理困难，可引起难以控制的出血，危及患儿的生命。可先化疗待瘤体缩小，下腔静脉恢复正常，再行手术。

4. 有远处转移者应先化疗，待转移灶消失或控制，再行原发瘤切除术。

三、术前准备

1. 术前完善相关检查，明确肿瘤位置及大小，评估肿瘤与第一、二肝门和下腔静脉的关系，是否能够一次完整切除，对于两侧或巨大肿瘤，术前应采用多种药物联合化疗，可使肝母细胞瘤体积缩小后延期或二期手术。

2. 尽管肝切除术的技术有了很大的提高，已逐渐成为一种标准化的术式，但术中出血及术后并发症仍较高，小儿血容量少，少量出血亦会引起休克，术中翻动肝脏时也会反射性引起心搏骤停。因此，特别强调手术前术者要亲自阅读各种影像学检查的结果，制订完善的手术方案，术中与麻醉师密切配合。

四、手术要点、难点及对策

1. 麻醉　全身麻醉，气管插管。

2. 体位　平仰卧位，右腰肋部垫高。由于肿瘤下垂作用，使小儿第二肝门的暴露较成人容易，一般经腹就可以完成肝叶切除术，不必经胸。只有极少数右叶巨大肿瘤，需要在膈上阻断下腔静脉时，才考虑做胸腹联合切口。通常向左延伸的右侧肋缘下切口能够提供良好的手术野，如果有必要也可以加上垂直的正中线延长切口（图 24-8）。

3. 充分游离肝周韧带　分离切断肝圆韧带、链状韧带、左右冠状韧带、左右三角韧带，根据需要还需分离切断肝结肠韧带和肝肾韧带，左半肝需切断肝胃韧带（图 24-9）。

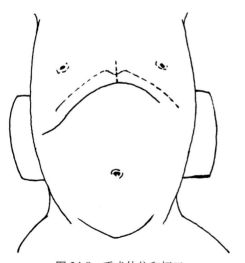

图 24-8　手术体位和切口

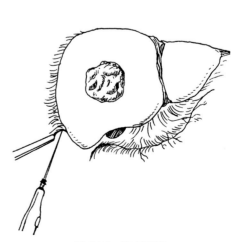

图 24-9　游离肝脏

4. 术中超声检查的应用　应用已消毒的高频超声探头直接进行术中肝脏超声检查，可全面了解肿瘤在肝内的分布及切除的可能性。同时又可发现深在的小肿瘤。检查时要有次序地在肝表面各部扫描，先第一肝门，了解各管道情况；然后第二肝门，重点了解肝静脉各分支情况，与下腔静脉的关系。最后扫描肿瘤，肿瘤的深度、位置、大小，与门静脉、胆管、肝静脉、下腔静脉的关系。综合以上结果确定肿瘤的最佳切除边缘，既保证了肿瘤的完整切除，又不至于损伤重要的管道。

5. 第一肝门　探查第一肝门有无受侵，有无肿大淋巴结。切开肝十二指肠韧带，解剖阻断进入肝脏的肝动脉和门静脉血流，每次阻断的安全时限为 15 ~ 20 分钟，在此期间肝切除术不能完成时，可分次阻断，间隔时间为 3 ~ 5 分钟。此方法由于可以引起肝细胞再灌注损伤、延长手术时间增加出血量，故多用于简单的肝叶切除术，如左半肝切除、左外叶切除等。根据需要右半肝切除需分离出肝右动脉、门静脉右干和右肝管（图 24-10），逐一结扎和缝扎（图 24-11）；左半肝于肝门横沟左侧剪开 Glisson 鞘，分离出肝左动脉、门静脉左干和左肝管，逐一结扎。部分肝叶切除分离出上述动脉及门静脉分支仅阻断即可。

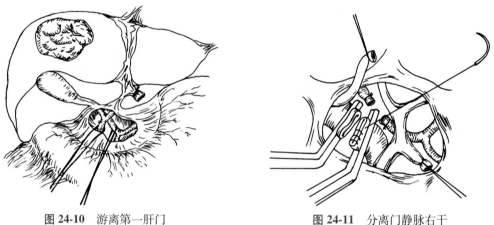

图 24-10　游离第一肝门　　　　　图 24-11　分离门静脉右干

6. 第二肝门　根据肿瘤部位选择结扎肝静脉分支。沿正中裂在近肝右静脉肝外部切开肝包膜，钝性分开肝实质，分离结扎肝右静脉（图 24-12）。将肝脏推向下方，显露第二肝门，在下腔静脉左侧壁切开肝包膜，用刀钝性分开肝实质，显露肝中静脉和肝左静脉根部及分叉部，分离结扎。有时肝静脉显露困难，解剖中可能出现损伤出血，此时可采取缝扎的方式进行处理。

7. 第三肝门　右半肝切除时分离切断右肝短静脉可减少出血和下腔静脉的损伤。将右肝向上翻起，显露肝后下腔静脉及位于下腔静脉前外侧的右侧肝短静脉，分离结扎。

8. 切断肝实质，切除平面的血管与胆管　于预切除肝组织表面电刀切开肝包膜（右半肝切除沿正中裂右缘 1cm，左半肝切除沿正中裂左缘 1cm，部分肝切除距肿瘤边界 2cm），运用指压法、刀柄钝性分离，分别钳夹、切断肝内血管及管道，结扎和缝扎，切断肝实质（图 24-13）。

9. 切除面彻底止血、防止胆瘘　松开肝门阻断，用热盐水纱布垫压敷肝断面，3 ~ 5 分钟后细小出血点多能停止出血，若有小静脉或动脉出血可用丝线缝扎止血。在患儿血压正常的情况下断面不再出血才算妥善止血。肝断面用一片游离大网膜覆盖。

10. 切除肿瘤的范围　以往强调手术彻底切除肿瘤，在切除肿块的边缘镜下找不到瘤细胞。近年主张能够安全彻底切除者，可做彻底切除，否则只做姑息性的大部分肿瘤切除，遗留不多的肿瘤组织，术后辅以化疗，也能长期存活。

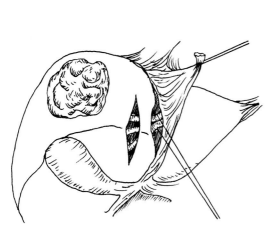
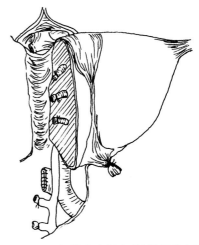

图 24-12　分离结扎肝右静脉　　图 24-13　切除右半肝实质（胆管重建）

11. 小儿腹腔镜肝叶切除　小儿腹腔镜肝叶切除经验较少，主要应用于直径 <5cm 的单一肿瘤，肝左外叶切除是首选手术。对于右叶肝切除或瘤体位于重要血管附近或肝后部肿瘤应慎重。强调多种器械联合应用于止血是关键，术中严密凝闭、夹闭管道是预防二氧化碳栓塞的重点。

五、术后监测与处理

术后应检测患儿血压、心率、呼吸、腹腔引流管中引流液性质、引流量的变化，患儿尿量的变化，及时对症处理，输血、补液、抗生素滴注抗感染，如出现控制不住的出血、血压下降，应及时手术治疗。出院后监控血 AFP 变化。

六、术后常见并发症的预防与处理

1. 腹腔内出血　可发生在术后数小时或数日后，常由于术中止血不彻底、血管结扎线脱落、肝断面组织坏死继发感染、凝血功能障碍等引起。出血量不多，通过输血、凝血因子控制，严密观察，可不必手术治疗。若出血量仍较大，不易自行停止，应及时手术。

2. 肝功能不全　常于术后 1 ~ 2 天即可出现，表现为高热、烦躁、嗜睡、昏迷、黄疸等；血胆红素增高，转氨酶升高，凝血功能异常，A/G（白 / 球）倒置。原因可能是术前患儿肝功能差，术后肝组织剩余过少不能代偿；术中有过大出血；术中阻断肝门时间过长等。因此，对于肝叶切除患儿应充分评估肝脏储备功能，积极改善肝功能，术后加强保肝治疗，注意葡萄糖及各种维生素的补充，避免使用肝毒性较大的药物，积极补充清蛋白，纠正凝血功能障碍。

3. 术后胆瘘　术后引流管内引流出较多量的胆汁。处理方法为维持通常的引流，多可在数周至数月内自愈。如持续引流出较多量的胆汁，考虑为较大的胆管断裂，则需要手术探查。对于弥漫性胆汁性腹膜炎及晚期胆管狭窄的患儿也需手术治疗。

4. 膈下感染　术后持续发热、右侧季肋部疼痛，同时出现全身中毒症状，应怀疑膈下感染的可能。多由于膈下有血液、胆汁及渗出液的集聚继发感染。可在 B 超引导下穿刺置管引流，脓腔较大、脓液黏稠者可行切开引流。

5. 消化道出血　出血原因大部分是应激性溃疡。给予制酸剂和胃肠黏膜保护剂多可停止出血。部分患儿原有肝硬化，肝切除后食管胃底静脉曲张破裂出血，可应用血管扩张药降低门静脉压力，服用含有肾上腺素的冰生理盐水，应用止血药。还可以使用三腔二囊管压迫止血，或胃镜下出血部位结扎或注射硬化剂。如出血不能控制可行手术治疗。

6. 胸腔积液　多见于右侧，属反应性积液。少量积液可自行吸收，积液量多、影响呼吸时，可在 B 超引导下穿刺抽液；反复抽液效果不好时，可做胸腔闭式引流。

七、临床效果评价

肝母细胞瘤的存活率与肿瘤的类型有关。胎儿型肝母细胞瘤预后较好，手术切除肿瘤的患儿应长期随访，定期做胸透、肝脏超声、测定肝功能及 AFP 的检查，可望及时发现肿瘤的复发或转移。血清 AFP 亦可作为检测肝癌复发较敏感的指标。肿瘤切除后，AFP 值可降至正常，若 AFP 再次不断增高则提示肿瘤复发。术后超声检查显示肝脏增大，应将肝脏再生与肿瘤复发相区别，再生者无异常回声区。

附：腹腔镜下小儿肝脏肿瘤切除术

由于肝脏组织的特殊性，出血和止血是肝切除术"永恒的主题"，因此腹腔镜肝切除术（laparoscopic hepatectomy，LH）一直被认为是难度大、风险高的手术。自 1991 年妇科医师 Reich 等成功切除了肝脏边缘的转移癌之后，人们对该技术开始了深入探讨。随着腹腔镜操作技术的不断成熟和器械的不断改进，LH 技术取得了很大的发展，目前几乎所有的肝切除过程都可在腹腔镜下完成。国外有文献总结了 2009 年 10 月以前的 127 篇文章共 2804 例 LH，并发症发生率和病死率分别为 10.5% 和 0.3%。近年来，机器人辅助腹腔镜操作系统的出现，为腹腔镜技术注入了新的内容，降低了在腹腔镜下进行肝门解剖、打结缝合的操作难度，有效地缩短了诸如胆肠吻合等操作的时间，从而不断地拓宽了 LH 的适应证。腹腔镜小儿肝切除术目前国内外报道不多。

一、适应证

1. 病变位于 Couinaud Ⅱ、Ⅲ、Ⅳa、Ⅴ、Ⅵ段是 LH 的最佳适应证，肿瘤位于半肝范围内，特别是左外叶。

2. 病变大小以不影响第一和第二肝门的解剖为准，良性病变最好直径不超过 8cm，恶性肿瘤不超过 5cm，病变过大，操作空间小，影响暴露，且创面大，容易渗血。

3. 患儿肝功能应在 Child B 级以上，其他脏器无严重器质性病变，剩余肝脏能够满足患儿的生理需要。

4. 没有肝胆疾病手术史。

二、禁忌证

1. 若病变已侵犯下腔静脉或肝静脉根部，因腹腔镜下显露困难，不易控制出血，是 LH 的禁忌证。

2. 当肝癌合并肝内转移、门静脉癌栓、肝门淋巴结转移或肿瘤边界不清，亦是腹腔镜手术的反指征。

3. 有上腹部手术史且腹内粘连严重、严重肝硬化、门静脉高压者，为相对禁忌证。

4. 肝功能分级 Child C 级，或其他重要脏器功能不全。

5. 肝脏病变过大，影响第一和第二肝门的暴露和分离。

三、术前准备

同本节开放手术。

四、手术要点、难点及对策

333

根据腹腔镜在肝脏切除过程中的介入时间及方式，LH 可分为完全腹腔镜肝切除（total laparoscopic hepatectomy，TLH）、手助腹腔镜肝切除（hand assisted laparoscopic hepatectomy，HALH）及辅助的腹腔镜肝切除（assisted laparoscopic hepatectomy，ALH）。TLH 即通常意义的 LH，此手术从肝脏探查、游离到病灶切除等操作过程均在腹腔镜下完成，其特点是切口及创伤最小，但由于缺乏手的触觉帮助，手术难度大，发生出血、气体栓塞等并发症的概率高，手术时间较长。HALH 是根据手术需要，在腹部做一切口，通过手助装置（HandPort）进入一只手来帮助手术操作，切口及创伤程度比 TLH 大，但由于引入了手的触觉帮助，可加快手术速度，降低手术难度。如果发生出血，能及时控制，从而避免气体栓塞的发生。如果标本的大小与手助切口大小正好相当，HALH 只是提前做了切口，不需额外增加切口的长度。HALH 需要特定的装置，目前市场所用手助装置大部分为一次性进口产品，价格较昂贵，很大程度上限制了 HALH 的使用。ALH 分两个阶段进行，前一阶段在完全腹腔镜下进行探查、游离、分离等难度低、风险小的操作，后一阶段于合适的部位做一切口，在开腹状态下切除肝脏。此技术利用了腹腔镜放大及视野的优势，缩小了手术切口，虽然微创性不如 TLH，但器械要求相对较低，只要一套腹腔镜的基本器械即可完成操作，经济实用，适于在经济及设备相对落后的单位开展。以上 3 种手术方式不是一成不变的，可以根据手术需要调整。若手术过程中出现难以控制的出血，TLH 可适时转为

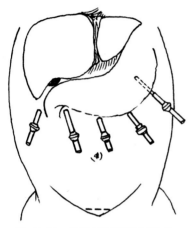

图 24-14 腹腔镜下肝脏切除术 Trocar 放置位置

HALH 及 ALH。HALH 及 ALH 还可作为初学者的练习方式，逐步过渡到 TLH。

1. 麻醉　采用气管插管全身麻醉。常规于双下肢裹上弹力绷带以防术中和术后下肢静脉血栓形成。术中常规检查动脉血气，根据结果调整麻醉氧流量。若预计手术较大，应监测动脉血压。

2. 放置 Trocar 及建立操作空间　脐部置 5mm 或 10mm Trocar 为观察孔（图 24-14），建立二氧化碳气腹，腹内压设置在 8 ~ 10mmHg 以下。在行左半肝或左外叶切除时此孔选脐上偏左，可使镜头术野达到膈顶。其余各孔位于剑突下、肋下左右锁骨中线上及腋前线上，具体位置应根据病变部位调整。一般需在上腹部放置 4 ~ 6 个内径 3 ~ 10mm Trocar。布孔的原则是：术野尽可能大，主操作孔在不干扰操作的情况下尽可能靠近病灶，辅助孔不干扰操作。肋缘下穿刺孔尽量连成直线，有助于在改开腹时，切口呈直线。布孔的关键是选择好适合超声刀和直线切割器操作的穿刺点，使其操作方向与拟定的肝切线方向保持一致。

3. 探查　先全面探查腹腔，再探查肝脏及邻近脏器，若为肿瘤病变，需包括肿瘤部位、大小、数量，肝表面有无转移灶，肝门淋巴结是否肿大，肿瘤是否与周围脏器粘连以及肝硬化的程度等。必要时再用术中腹腔镜超声进一步探查肿瘤的位置、大小、边界及其血供，协助判断肿瘤切除的可能性和选择可行的手术方案。

4. 逐步游离肝脏，根据探查结果确定手术方案，在肝脏表面用电刀划出预切线。

5. 流入管道的解剖与控制　不规则切除时尽量找到主供血管用钛夹夹闭后切断，规则性肝切除应解剖相应肝蒂予以阻断。

6. 流出管道的解剖与控制　小块肝切除可以免去此步骤，大块肝切除应解剖第二肝门，预阻断相应的肝静脉。

7. 联合应用超声刀、直线切割闭合器、电刀等器械逐步切断肝脏，其中较大的管道用钛夹夹闭。

8. 肝断面仔细止血，必要时用生物蛋白胶封闭创面；术中出血是 LH 失败的主要原因，控制出血是手术成功的关键。控制出血有以下措施：①对左半肝各段的血供，可于矢状部肝门处分别解剖出来，按需要用钳夹或结扎阻断半肝血流，不需要阻断总的肝门血流。②对于左肝各段的入肝脉管结构，在 Glisson 鞘外进行解剖分离比较清楚，对门静脉、肝动脉和胆管 3 种结构的分支一起用 Hem-o-lok 夹闭，或用直线切割吻合器离断，可有效控制血流。③在腹腔镜下均可解剖分离出左肝静脉和右肝静脉的主干，然后用 Hem-o-lok 夹闭，肝静脉的切断一般在肝实质离断的最后，用 Hem-o-lok 夹闭后切断或用直线切割吻合器离断。④在肝断面喷洒医用生物蛋白胶或覆盖止血纱布前，用纱布蘸干肝断面，可防止生物蛋白胶粘贴不牢或止血纱布溶解过快而影响止血效果。

9. 用腹腔镜超声探查有无肿瘤残留及余肝血液供应情况（主要是肝静脉是否通畅）。

10. 将标本装入一次性取物袋，经扩大的穿刺孔（约为标本直径的 1 / 2）完整取出；

并立即切开标本检查肿瘤是否完整切除，切除范围是否达到根治标准，必要时送术中冰冻病检进一步证实。

11. 冲洗腹腔，在操作部位及文氏孔放置引流管。

12. 二氧化碳气体栓塞　一般发生在肝静脉损伤时，高压的二氧化碳气体随肝静脉大量进入心脏，是腹腔镜肝切除时最大的致死原因之一。朱江帆等的动物实验结果表明，经下腔静脉置入漂浮导管，以球囊阻断肝静脉可预防术中二氧化碳气体栓塞的发生。刘荣等提出，在肝实质离断前，于肝脏外解剖出肝静脉，用钛夹夹闭，可以预防肝静脉内二氧化碳气体栓塞的形成；但他同时指出，在肝脏外切断肝静脉是非常危险的，处理不当，可致患儿在短时间内死亡。此外免气腹条件进行 LH 不失为控制二氧化碳气体栓塞的一种方法，但此方法需一定的器械，且手术暴露不如常规腹腔镜手术，因而未能广泛开展。

五、术后监测与处理

术后应检测患儿血压、心率、呼吸、腹腔引流管中引流液性质、引流量的变化，患儿尿量的变化，及时对症处理，输血、补液、抗生素滴注抗感染，如出现控制不住的出血、血压下降，应及时手术治疗。出院后监控血 AFP 变化。由于腹腔镜手术无法直视止血，术后可能出现出血的可能性更大，密切监视引流管内引流液的变化和监测患儿血压、血红蛋白变化。

六、术后常见并发症的预防与处理

同本节开放手术。

335

七、临床效果评价

LH 的出血量、输血率、并发症发生率、死亡率与开腹肝切除（open hepatectomy，OH）相当；在排气及进食时间、镇痛药使用、住院时间、重返工作时间、满意度等指标方面明显优于 OH，而手术时间略长，手术费用较高。这些研究表明，LH 是安全可行的。有学者比较了 LH 及 OH 的费用，显示 LH 直接费用较高，但间接费用低，总费用略低于OH，表明 LH 有良好的经济效益。

（汤绍涛　李　康）

第四节　儿童肝移植术

肝移植术开辟了终末期肝病（end stage liver disease，ESLD）治疗的新纪元，随着手术技术的进步、免疫抑制治疗的成熟和术后长期管理的完善，肝移植已经成为 ESLD 的标准治疗手段。儿童的肝脏移植由于很少存在原发病复发的问题，其疗效优于成人肝移植，5年生存率可达 80% ~ 90%。活体肝移植的成熟扩大了供肝来源，极大地推动了儿童肝移植的发展。国内儿童肝脏移植在最近十余年中也有了稳健的发展。

一、适应证

1. 胆道闭锁（biliary atresia，BA） 是儿童 ESLD 的最常见原因。Kasai 术和肝移植的序贯治疗已被认为是目前 BA 的标准治疗手段。诊断时即存在明显肝硬化的 BA 患儿及 Kasai 术后胆汁引流不能建立的患儿需要尽早行肝移植术挽救生命。Kasai 术后胆汁引流建立的 BA 患儿中，将近一半的患儿也会因为继续存在的免疫炎症反应和反流性胆管炎而出现进行性肝硬化直至失代偿，表现为门静脉高压、上消化道出血、顽固性腹水、肝肺综合征和生长发育障碍，这些患儿也需要行肝移植术挽救生命和提高生活质量。Kasai 术后患儿约有 2/3 最终需要行肝移植术。需要行肝移植的 BA 患儿年龄较小，中位年龄一般小于 1 岁。

2. 先天性代谢性疾病（inborn errors of metabolism，IEM） 是儿童肝移植的另一组重要的适应证。这些疾病大致可分为两类：一类为肝细胞功能的缺陷导致进行性肝硬化失代偿，如囊性纤维化、新生儿铁贮积病等；另一类患儿肝脏结构和功能良好，但由于肝脏特定酶的缺陷导致相应代谢产物蓄积，进而导致特定的器官和系统损伤，如神经系统（Wilson 病，鸟氨酸氨甲酰转移酶缺乏症和 Crigler-Najjar 综合征等）、心血管系统（家族性高胆固醇血症）和肾脏（家族性高草酸尿症）。IEM 患儿行肝移植时年龄一般较大，不同的 IEM 行肝移植的时机不同，上述第二类疾病的患儿应在受累肝脏外器官出现不可逆损伤之前行肝移植术。有些疾病虽然伴有肝脏进行性损伤，但原发病是肝移植无法治愈的，如 Alpers 综合征，不能列为肝移植适应证。

3. 急性肝衰竭（acute liver failure，ALF） 也是儿童肝移植的重要适应证。ALF 的原因有药物毒性作用、感染、自身免疫性肝病和代谢性疾病等，约有一半的 ALF 病因不明。婴儿 ALF 最常见的病因是代谢性疾病（遗传性高酪氨酸血症）和围生期感染（单纯疱疹病毒最常见）。部分 ALF 患儿可经保守治疗治愈，如对乙酰氨基酚所致的 ALF 通常无需肝移植术。肝移植治疗 ALF 的原则是在疾病发展到多脏器功能衰竭等禁忌移植的阶段之前行肝移植术。但决定 ALF 是否及何时行肝移植是非常困难的，目前并无统一标准。

4. 肿瘤 并不是儿童肝移植的常见适应证。无法手术切除的肝母细胞瘤可以考虑行肝移植术，肝细胞癌在儿童发病率低，见于患有病毒性肝炎的患儿。

5. 其他 少见的适应证包括慢性自身免疫性肝硬化、肝炎后肝硬化、布-加综合征、外伤等。

二、禁忌证

1. 绝对禁忌证
（1）肝外器官，如心脏等不可逆性衰竭，除非衰竭的器官能同时进行移植。
（2）终末期的神经功能障碍。

（3）非肝源性全身性败血症。

（4）无法控制的免疫缺陷，如 HIV。

2. 相对禁忌证

（1）肝性脑病（Ⅳ期）。

（2）明显的心理疾病。

（3）门静脉、肠系膜静脉血栓。

（4）严重肺动脉高压或反复肺部感染等。

（5）伴有肝转移的肝外恶性肿瘤或伴有肝外转移的肝恶性肿瘤。

三、术前准备

肝移植术前需要对受体和供体进行详细的评估，这需要包括移植外科、儿科肝病、麻醉、放射及营养、心理等多学科专家的共同参与。

原发病诊断方面不在此赘述。术前需要对患儿的血常规、肝肾功能、凝血功能、电解质、血型、血清病毒学和心肺功能进行评估，尤其需要注意术前对于 EBV、CMV 的检测，包括相关 IgM、IgG 和 DNA 等。术前需要进行详细的影像学评估，了解患儿有无肝脏动静脉、门静脉和胆道的变异和畸形。目前的 CTA 和 MRCP 使得移植外科的医师能在术前对患儿的血管、胆道变异情况有比较精确的把握。患儿移植前一般存在不同程度的营养障碍，需要进行营养支持，必要时可以经鼻胃管支持和补充脂溶性维生素。神经发育状况也需要评估。严重的神经精神发育障碍会影响肝移植的远期预后。术前还要尽可能完成对患儿的免疫接种，必要时可以加快常规的免疫接种进程。

患儿的肝功能状态是决定肝移植时机的最重要因素，但传统的 Child 评分不能满足我们对等待肝移植患儿肝功能障碍分层的要求。儿童终末期肝病（PELD）评分是目前普遍接受的反映待移植患儿肝功能状态的评分系统，其采用的 5 个参数分别是国际标准化比值（INR）、血清总胆红素（TB）、清蛋白、年龄（<1 岁）和发育迟缓（<2 SD）。其能较好地反映待移植患儿今后 3 个月内的死亡率。PELD 评分已被用于肝移植患儿获得供体的优先度排序，评分越高，越需要尽快进行肝移植手术，但术后疗效也越差。为了尽量缓解可供移植器官的短缺，所有 18 岁及以下的供体均优先分配给小儿受者。

术前还需要与患儿家属仔细沟通，使得患儿家属对于肝脏移植的手术风险、术后并发症、术后终身服用免疫抑制剂和远期疗效等方面有比较深刻的认识，这对于患儿术后的长期管理和依从性至关重要。

对于供体的评估需要详细了解其慢性疾病史如糖尿病、高血压、缺血性心脏病等，进行详细的血液生化和病毒血清学检查，然后行 CTA、MRCP 等影像学检查，了解供体的血管胆道解剖变异，制订详细的手术方案，计算预备切除肝脏的重量等。术前还需要常规行肝脏穿刺活检术，中重度的肝脏变性和慢性肝炎状态不适合进行供肝捐献。供体的心理评估是必需的。供体捐献肝脏必须完全自愿，没有任何利益驱使和威胁，焦虑、抑郁和药物滥用的供体需要慎重对待。

337

四、手术要点、难点及对策

（一）供体的手术

利用亲属或尸体供给器官进行的小儿肝脏移植包括：选择功能良好和大小匹配的供体、组织有经验的器官摘取小组以及进行精细的手术操作以便辨认动脉解剖的变异使能够进行多器官的摘取。节段性肝脏移植的出现使供体年龄范围扩大到 40 岁。器官摘取前供体的治疗重点在于用适当但不过度的容量负荷来维持血流动力学稳定、尽可能少使用升压药、不过度使用呼气末正压通气（PEEP）而获得最佳氧合以及纠正糖尿病性尿崩而引起的高钠血症。一旦供者状况稳定达到这些目标，即可进行器官摘取手术。对于合理挑选出的不稳定供体，应该避免不必要的时间拖延，因为作为权宜之计的低温灌注和冷保存仅能帮助减少手术进行中的器官缺血。

根据患儿体形决定供肝切取的肝段。典型的儿童肝移植的活体供肝为左外叶（Ⅱ、Ⅲ段），对于小婴儿可以选用单一肝段移植，大年龄儿童可以选用肝左叶甚至与成人活体肝移植相同的肝右叶供肝（图 24-15）。本节以典型的左外叶摘取为例。

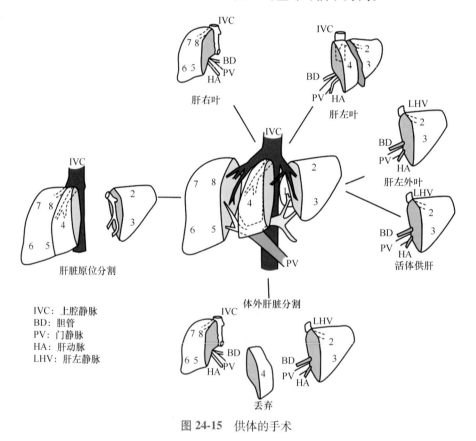

图 24-15　供体的手术

1. 供体手术采用肋下"人"字形切口，正中线处切口向上延伸，切除剑突。

2. 术中超声检查了解肝脏Ⅱ、Ⅲ、Ⅳ段肝静脉情况。切除胆囊，经胆囊管插入造影导管备用。不建议保留胆囊而经胆总管造影，因为术后胆囊的失神经状态容易导致胆囊结石的发生。细致分离第一肝门，暴露左肝管，分离十二指肠近端胆总管，无损伤血管钳阻断胆总管后行胆道造影，了解供肝Ⅱ、Ⅲ、Ⅳ段胆管情况，观察有无变异胆管，尤其是Ⅳ段胆管变异较多，可汇入左肝管或肝总管。透视下金属夹标记左肝管预切处。左肝管标记处是肝叶切除的最低端（图25-15）。

3. 分离肝左动脉至肝左右动脉汇合处，然后分离门静脉左支至门静脉主干处。分离肝脏左三角韧带，游离肝脏左外叶。

4. 暴露肝脏上下腔静脉、肝左静脉、肝中静脉。肝左中静脉的连接处是肝脏切除断面的最上端。

5. 分离小网膜囊，翻起左外叶，结扎切断静脉导管。标记预切线，预切线从肝左、中静脉连接处起始，沿镰状韧带右侧下行，在脐静脉裂处转向右侧，与左肝管标记处相接。

6. 肝脏切除使用超声刀操作，结扎直径1mm以上的管道结构，Ⅳ段的管道结构需要一一结扎。

7. 再次行胆道造影，确保切下的远端胆管只有一个开口。切断左肝管，继续分离肝脏至静脉导管裂。依次切断肝左动脉、门静脉左支和肝左静脉，取出左外叶，立即用4℃ UW液经左门静脉和左肝静脉灌洗，并进行胆管冲洗，然后进行供肝修整，做必要的静脉成型以便吻合，经胆囊管插管注射亚甲蓝以排除胆瘘。

（二）受体手术

1. 切口选择同供体手术。

2. 分离第一肝门，首先解剖胆总管，并在胆囊远端离断。若为Kasai术后患儿，首先充分游离空肠襻，并沿着空肠襻追踪到肝门，离断空肠襻。空肠的离断可能会污染腹腔，所以如果肝门视野良好，空肠的离断可以在病肝取出之前进行。

3. 解剖肝动脉，近端无损伤血管钳阻断后切断。

4. 分离门静脉，上至门静脉左右分叉处，下至胰腺水平。分离肝左右三角韧带，翻起肝脏，紧贴肝下下腔静脉分离肝尾状叶，游离肝下下腔静脉。锐性分离肾上腺。暴露肝右静脉和肝左中静脉共干。

5. 供肝修整完成后，依次离断门静脉右支、左支、肝右静脉，肝左肝中静脉共干，取出病肝。

6. 无损伤钳阻断肝上上腔静脉，塑料带控制肝下下腔静脉血流。

7. 缝合肝右静脉，在肝左中静脉处将下腔静脉前壁修整出与供体肝静脉管腔匹配的三角形开口后吻合受体下腔静脉和供体肝左静脉。也可部分阻断或不阻断下腔静脉血流，即"背驮式"肝移植，开放肝后下腔静脉（图24-16）。

8. 修整受体门静脉左右支分叉处并与供体门静脉左支吻合。开放门静脉。

9. 显微镜下吻合供体肝左动脉和受体肝动脉。然后端端吻合供体左肝管和供体胆总管。在Kasai术后患儿则行胆肠吻合术。

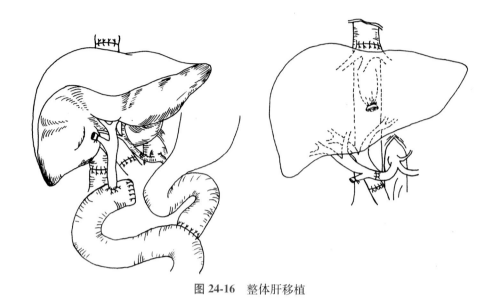

图 24-16 整体肝移植

10. 关腹前超声检查移植肝动静脉血流，在最适当的位置将肝脏固定于腹壁。

五、术后监测与处理

1. 供者需要进入 ICU 病房，监测血氧饱和度、血流动力学和尿量，注意镇痛止吐制酸治疗，避免液体过量。大量液体进入供体剩余肝脏，会造成肝脏淤血，损害肝功能。需要密切观察供者肝脏功能的恢复，如 INR、TB 等，若发现肝功能恢复缓慢或怀疑脓肿形成，则需要及时行超声检查。

2. 肝移植患儿手术后立即进入 PICU 病房，机械通气，严密监测呼吸和循环，必要时应用升压药物治疗。如术后第一天情况稳定，可拔出气管插管。术后初期需要关注有无腹腔内出血，如有血流动力学不稳定、少尿等情况，必须考虑腹腔出血的可能，必要时立即腹腔探查。注意电解质紊乱，不但要注意钠钾平衡，还要及时纠正低钙和低镁血症。术后密切关注移植肝的功能情况，术后顺利苏醒，血流动力学稳定，肝酶指标和凝血功能逐渐恢复和血糖正常是移植肝功能良好的重要表现。术后肝酶升高可能由于移植肝缺血和再灌注损伤引起，一般在术后 24 小时内达到高峰。若肝酶在术后 24 小时后仍持续增高，需要考虑移植肝原发性无功能和血管胆道并发症的可能。术后每天行腹部多普勒超声检查，了解肝动脉、肝静脉和门静脉血流情况，明确有无血栓形成。拔出气管插管和血流动力学稳定后患儿可转入普通病房继续治疗。

3. 伤口和各插管部位应每日观察，确认无胆瘘时可拔出腹腔引流管。术后出现大量腹水并不影响引流管的拔除。

4. 移植肝功能监测　移植肝功能的评估在术中即已开始，包括观察供肝形态、色泽、质地等，肝外各吻合血管是否通畅，供肝缺血时间和肝组织学报告。移植肝血流恢复后正常的胆汁流量是肝功能良好的直接可靠依据。凝血酶原时间、血胆红素和转氨酶水平、血清乳酸水平能反映移植肝功能。另外，日本学者 Kazue Ozawa 提出的通过测量动脉血酮体水平监测肝功能很有实际意义。移植肝原发性无功能时需行再移植。

5. 术后经验性联合应用抗生素，覆盖革兰氏阴性菌和厌氧菌，尤其需要针对胆道菌群。

6. 免疫抑制剂的应用 肝移植术后不可避免地发生排斥反应，严重时导致移植肝无功能。所以，免疫抑制治疗非常重要。

7. 当患儿可以正常进食和行走时，可以考虑出院，早起每周门诊随访，每周三次查血，监测肝功能和免疫抑制剂浓度。

六、术后常见并发症的预防与处理

1. 急慢性免疫排斥反应 急性排斥多发生在术后 1 个月内。目前诊断主要依靠细针穿刺活检和组织学检查，并结合临床症状。当发现天门氨酸或丙氨酸转氨酶水平升高，或者碱性磷酸酶和 γ - 谷氨酰转移酶水平升高，就应该考虑诊断为急性排斥反应。治疗上以大剂量的甲泼尼龙冲击治疗为主，但激素无反应者可能需要使用抗体治疗（OKT-3，ATG）。慢性排斥反应是儿童迟发性移植物失去功能的常见原因，但复发并不常见。慢性排斥反应并不完全由异体抗原引起，可能是许多因素共同作用导致移植物损伤的结局。其典型病理学表现为胆管突然减少甚至全闭塞（肝内胆管消失症）、小动脉炎和纤维化。当出现进行性黄疸和血清碱性磷酸酶水平升高时，就该考虑是否发生慢性排斥反应。目前尚无有效预防或治疗慢性排斥反应的药物，当发生移植物功能失代偿时，唯一可行的治疗是再次移植。

2. 原发性移植物无功能 小儿肝移植最严重的早期并发症之一，表现为术后苏醒困难或进行性精神障碍，多器官功能衰竭，血流动力学不稳定，胆汁引流量少、色淡，低体温，血清胆红素和肝酶升高，酸碱失衡等。该并发症的具体原因尚不明确，可能继发于移植肝的保存不良、再灌注损伤、免疫排斥等，年龄越小发生率越高。一旦发生，则需要紧急进行重新移植。

3. 血管并发症 包括肝动脉血栓、门静脉血栓和流出道狭窄等。彩色多普勒超声一般可以明确诊断，血管造影可以确诊。早期发现的肝动脉血栓可行手术取栓或介入治疗。门静脉血栓表现为急剧进展的门静脉高压，如大量腹水和难以控制的消化道出血等。需要紧急行血栓取出术以挽救移植肝功能。流出道梗阻可造成移植后布 - 加综合征样表现，在术后早期表现为肝酶急剧增高等急性梗阻表现，可急诊行手术治疗，晚期发病表现为慢性腹水等门静脉高压表现，可行血管介入治疗。

4. 胆道并发症 术后早期的胆道并发症主要为吻合口胆瘘，变现为胆汁性腹膜炎或局限性的胆汁性囊肿。前者最好行手术治疗，后者可行经皮穿刺引流或通过 ERCP 引流。晚期发生的胆道并发症主要为吻合口狭窄和肝内胆道狭窄，主要与胆道缺血有关。吻合口狭窄治疗主要依靠 ERCP 下放置支架治疗。必要时需要重做胆肠吻合。难以纠正的胆道梗阻需要行再次肝移植术。

5. 感染 病毒、细菌和真菌的感染是造成肝移植术后死亡的主要原因。细菌感染治疗主要通过抗生素、脓肿引流和纠正吻合口狭窄等。真菌感染多发生在移植术后 1 个月内，治疗上主要通过抗真菌药物。病毒感染治疗包括抗病毒药物和适当降低免疫抑制水平。

6. 远期肝肾功能　肝脏移植后 5 年和 10 年患儿可以有良好的肝肾功能，但是肝纤维化的发生率却很高，肝纤维化的进展甚至肝硬化对肝移植儿童的长期生存可能具有较大的潜在影响。远期肾功能不全的最主要原因是长期应用免疫抑制剂所产生的肾脏毒性。

7. 恶性肿瘤　儿童肝移植后恶性肿瘤的发生率增高，这可能与长期的免疫抑制治疗、抗代谢药物治疗等有关。最常见的是移植后淋巴增生疾病（PTLD），通过停止免疫抑制治疗、环磷酰胺化疗、泼尼松和（或）抗 CD20 抗体的分阶段治疗，可以使其获得一定的无瘤生存率，但死亡率仍高。

七、临床效果评价

儿童肝移植已经取得了令人瞩目的成绩，为终末期肝病患儿带来了长期生存的希望。在成熟的移植中心，5 年总体生存率可以接近 90%，移植物存活率接近 80%。当患儿度过了并发症和死亡相对集中的术后第一年，那么他们可以获得极为满意的长期生存，5 年生存率接近 95%。远期移植物失功能的常见原因依次为慢性排斥、肝动脉血栓、胆道梗阻和门静脉血栓等。不同原发性肝移植的疗效略有差异，代谢性疾病最好，急性肝衰竭最差，还有年龄、营养状况和肾功能不全等都可能是决定预后的重要因素。

患儿的远期健康相关生活质量（health-related quality of life，HRQOL）虽低于正常对照儿童，但与慢性病儿童（如糖尿病、心脏病和类风湿疾病）相当或略好，移植后儿童 HRQOL 随着时间的延长而改善。

（汤绍涛　李　康）

参 考 文 献

蔡秀军 . 2000. 腹腔镜技术在肝脏外科中的应用 . 中国微创外科杂志，2（s1）：23-24.

刘荣，胡明根 . 2010. 腹腔镜解剖性肝切除若干问题的探讨：中国人民解放军总医院 10 年经验 . 中华腔镜外科杂志（电子版），3（6）：1-6.

刘荣，周宁新，黄志强，等 . 2003. 完全腹腔镜肝切除 25 例临床报告 . 中华普通外科杂志，18（7）：400-402.

施诚仁 . 2009. 小儿外科学 . 北京：人民卫生出版社 .

王果 . 2006. 小儿外科手术难点及对策 . 北京：人民卫生出版社 .

张金哲，潘少川，黄澄如 . 2003. 实用小儿外科学 . 北京：人民卫生出版社 .

周伟平，孙志宏，吴孟超，等 . 1994. 经腹腔镜肝叶切除首例报道 . 肝胆外科杂志，2（2）：82.

Adams EB，MacLeod IN. 1977. II. Amebic Liver Abscess and its Complications. Medicine，56（4）：325-334.

Arslan S，Güzel M，Turan C，et al. 2014. Management and treatment of liver injury in children. Ulus Travma Acil Cerrahi Derg，20（1）：45-50.

Chandrasen K. Sinha，Mark Davenport. 2010. Handbook of Pedatric Surgery. London:Springer.

Cherqui D，Soubrane O，Husson E，et al. 2002. Laparoscopic living donor hepatectomy for liver transplantation in children. The Lancet，359（9304）：392-396.

Cywes S，Rode H，Millar AJW. 1985. Blunt liver trauma in children：nonoperative management. J Pediatr Surg，20（1）：14-18.

Hynick NH，Brennan M，Schmit P，et al. 2014. Identification of blunt abdominal injuries in children. J Trauma Acute Care Surg，76（1）：95-100.

Jiang L，Liao A，Wen T，et al. 2014. Living donor liver transplantation or resection for Child-Pugh A hepatocellular carcinoma patients with multiple nodules meeting the Milan criteria. Transpl Int，27（6）：562-569.

Kaneko H，Takagi S，Otsuka Y，et al. 2005. Laparoscopic liver resection of hepatocellular carcinoma. Am J Surg，189（2）：190-194.

Kim JM，Kim KM，Yi NJ，et al. 2013. Pediatric liver transplantation outcomes in Korea. J Korean Med Sci，28（1）：42-47.

Mazariegos G，Shneider B，Burton B，et al. 2014. Liver transplantation for pediatric metabolic disease. Mol Genet Metab，111（4）：418-427.

Mishra K，Basu S，Roychoudhury S，et al. 2010. Liver abscess in children：an overview. World J Pediatr，6（3）：210-216.

Ng VL，Alonso EM，Bucuvalas JC，et al. 2012. Health status of children alive 10 years after pediatric liver transplantation performed in the US and Canada：report of the studies of pediatric liver transplantation experience. J Pediatr，160（5）：820-826. e3.

Nzair Z，Moazam F. 1993. Amebic liver abscess in children. Pediatr Infect Dis J，12（11）：929-932.

Slovis TL，Haller JO，Cohen HL，et al. 1989. Complicated appendiceal inflammatory disease in children：pylephlebitis and liver abscess. Radiology，171（3）：823-825.

Stylianos S，APSA Trauma Committee. 2000. Evidence-based guidelines for resource utilization in children with isolated spleen or liver injury. J Pediatr Surg，35（2）：164-169.

Wisner DH，Kuppermann N，Cooper A，et al. 2015. Management of children with solid organ injuries after blunt torso trauma. J Trauma Acute Care Surg，79（2）：206-214.

第二十五章 小儿胆道手术

第一节 胆道闭锁 Kasai 术

胆道闭锁（biliary atresia，BA）是新生儿期梗阻性黄疸的主要病因之一，特点为发生于出生后 3 个月内的部分或全部肝外胆道完全性纤维化梗阻。亚洲地区发病率较欧美等国高，存活出生婴儿发病率约为 1 :（10 000 ~ 15 000），女性的发病率高于男性。该病是目前诊治困难、预后较差的疾病之一，不经治疗的生存期在 2 年以内，75% 的患儿需要肝移植才能长期生存。20 世纪 60 年代日本 Kasai 开展了肝门部肝肠吻合术治疗胆道闭锁，为胆道闭锁的治疗开创了新纪元。随着临床经验的不断积累和丰富，术后胆汁排出率已达 70% ~ 90%，长期存活率达 50% ~ 60%。我国开展 Kasai 肝门部肝肠吻合术已逾 30 年，但初期由于患儿多于出生后 3 个月以上才来就诊，肝脏功能已严重受损，术后疗效不尽满意。近年来，早期诊断和治疗水平亦不断提高，术后胆汁排出率可达 90%。不可否认，当前胆道闭锁的治疗国内仍以肝门部肝肠吻合术为首选。如果能在出生后 60 日以内做到早期诊断、早期手术，术中正确的肝门部解剖和胆道重建，术后严格科学管理及对并发症的防治，能使手术成功率提高。

一、适应证

1. 确诊者最佳手术日龄是出生 40 天以后，最迟不超过 90 天。香港大学此前进行的一项研究发现：于出生后 61 ~ 80 天接受 Kasai 手术的胆道闭锁患儿，可为患儿带来最佳的术后胆汁引流效果和较高的 1 年带肝存活率。对于日龄在 81 ~ 100 天的患儿，也可考虑进行 Kasai 手术，但应告知家长手术失败率较高。对于日龄超过 100 天的患儿，笔者不主张进行 Kasai 手术，因为这一时期的患儿在术后几乎不能带肝存活。

2. 黄疸早期 6 ~ 8 周时，当胆道闭锁与新生儿肝炎无法鉴别时，可行腹腔镜或剖腹胆道造影，证实为胆道闭锁则行 Kasai 术。

3. 术后曾有较好的胆汁引流，因并发胆管炎，非手术治疗无效者可再次手术。

二、禁忌证

日龄大于 100 天，肝脏肋下较大、肝功能严重受损的 Ⅲ 型胆道闭锁，原则上不宜手术。

三、术前准备

术前准备时间不宜过长，一般为 3 ～ 5 天。

1. 术前给予维生素 B、维生素 C、维生素 K 及护肝治疗。

2. 纠正贫血和低蛋白血症，争取血红蛋白达到 100g/L，血浆清蛋白达 30g/L 以上时手术为宜。

3. 术前一天口服抗生素，术前 12 小时补液。

四、手术要点、难点及对策

1. 全身麻醉，气管插管。

2. 腹腔镜胆管造影　脐部直视下置入 5mm 镜头，右上腹置 5mm 的 Trocar 放入操作钳，左上腹置 3mm Trocar 放入电钩。在腹腔镜下观察肝脏、胆囊、腹膜侧支血管的状况。用电钩游离胆囊系膜（图 25-1），将胆囊从右上腹 Trocar 拖出，置管并注入造影剂，行胆道造影，观察胆管情况。如果胆囊瘪小，或仅为一纤维化条索，同时伴有肝脏纤维化改变，可直接诊断为胆道闭锁。新近研究腹腔镜下发现肝包膜下"蜘蛛样血管征"，诊断胆道闭锁的灵敏度为 100%，特异度为 97%。

3. 右上腹横切口，一般行右侧达腋前线，左侧达锁骨中线的大切口。游离肝周诸韧带（如肝圆韧带、镰状韧带、左三角及左冠状韧带）后将大部分肝脏拖出切口，在直视下清晰地行肝门部解剖和肝肠吻合。

4. 肝外胆管分离　先游离胆囊及胆总管，将闭塞的胆总管分离至十二指肠上缘后切断，远端结扎，提起胆总管近端及胆囊向上分离，直达肝门（图 25-2）。

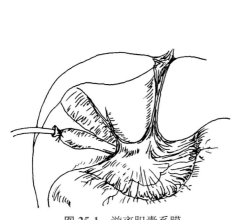

图 25-1　游离胆囊系膜

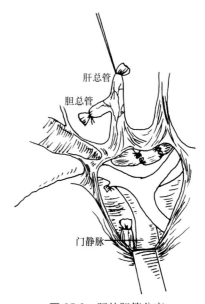

图 25-2　肝外胆管分离

在肝十二指肠韧带处，多数肝管位于肝右动脉的浅面，约有 25% 的患儿肝管在后方，当向肝门方向分离时，注意勿损伤肝右动脉。

5. 解剖肝门部及肝门纤维块切除　在左右门静脉汇合处的上方即为正常肝管出肝门处，胆道闭锁时，此处为一纤维结缔组织块，略呈三角形，一般宽 1.5 ~ 2cm，厚 1 ~ 3mm，年龄大者纤维块厚而明显，游离后可见 2 ~ 3 条由门静脉进入纤维块的小血管，小心分离结扎，剪去纤维块，勿撕脱，断面有出血可用纱布压迫，不可电灼或结扎（图 25-3，图 25-4）。

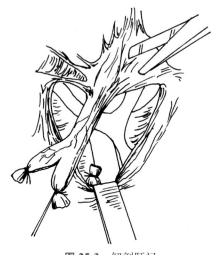

图 25-3　解剖肝门

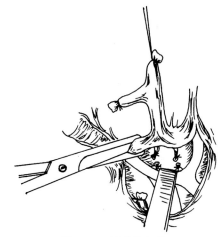

图 25-4　纤维块切除

门静脉位置恒定，解剖变异少，因此，左右门静脉分支汇合处是寻找肝门纤维块的标志。在分离纤维块时注意勿损伤门静脉，尤其是因炎症粘连紧密时更要小心。

手术中肝门纤维块切除的范围和深度是手术的关键。在此结缔组织块内包含大小不等的微小胆管，要求恰到好处地剪除纤维块，既暴露断面的胆管又不损伤肝实质，这是至关重要的。在肝门右侧，以门静脉分支前段后内侧缘为标志，肝门左侧以门静脉左支起点位置的后内侧缘为边界，该区域内的纤维条索需完全切除。因为细微的胆管在纤维块内是参差不齐的，暴露越多，排出胆汁的机会就越大；若损伤了肝实质形成瘢痕，会影响胆汁排出。一般由助手提起纤维块，主刀医生用锐利的弯剪从左右两侧剪去纤维块，右侧到门静脉右侧第Ⅴ、第Ⅵ段分支之间，左侧到肝圆韧带入肝处。肝实质的表面仅留下一层薄薄的纤维结缔组织，有时可见胆汁渗出，有时亦无，这都不能完全反映术后胆汁排泄是否通畅。如果可见小胆管、且有胆汁不断溢出，术后多数胆汁排泄良好。

6. 胆道重建　距 Treize 韧带 15 ~ 20cm 处横断空肠，远端关闭后经横结肠后方上提至肝门（图 25-5），用 5-0 或 6-0 可吸收缝线，将空肠与肝门纤维块的边缘连续缝合，纤维块边缘完全套入吻合口内。距此吻合口 30 ~ 35cm 处，与空肠近端完成"Y"形吻合（图 25-6）。

7. 吻合口下方置腹腔引流一根。

8. 再次手术的选择及方法　对于术后无胆汁排出、胆汁排出量少或排出量因胆管炎而流出量减少甚至中断者，是否需要再次手术存在着争议。有学者认为再次手术会加重腹腔粘连，影响日后肝移植的效果，也有学者认为对于术后胆汁排出良好因炎症而中断者可以考虑再次手术。

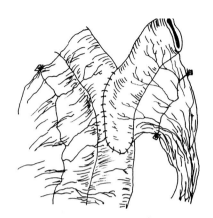

图 25-5　胆道重建　　　　　　　　　　　图 25-6　Y 形吻合

由原切口进腹，腹内粘连较多，尤其是行 Suruga 法者，再次手术难度较大。通常是横结肠或十二指肠与肝门粘连，要小心分离，达肝门部后拆除原吻合口，可见纤维块断面被肉芽组织覆盖，有时亦见两侧的肠黏膜生长过快，未与胆小管黏膜相连，而相互融合成一片，阻碍了胆汁的排出。用小弯剪小心剪去肉芽和瘢痕，此时门静脉已不能清晰见到，剪时小心勿损伤。剪毕，再将空肠与肝门吻合。

再手术的时间原则上应尽早完成，若第一次手术后胆汁排出较好，因胆管炎致胆汁量减少或完全无胆汁排出，经消炎利胆治疗 2 周以上仍无好转时应考虑再手术。不宜拖延太迟，否则会造成肝功能严重损害，影响预后。

9.肝门部囊肿型胆道闭锁，胆囊、胆总管至十二指肠通畅，游离胆囊（注意保留胆囊动脉）与肝门处做吻合，手术较简单。

347

五、术后监测与处理

1.禁食、补液、护肝治疗。

2.术后 10 ~ 14 日为胆管炎高发期，应选用第三代头孢菌素。抗生素应用时间不能少于 1 个月，且在必要时更换调整。长期使用抗生素需注意真菌感染，可在 2 ~ 3 周后预防性使用口服抗真菌药。

3.利胆治疗。术后 1 周开始口服消炎利胆片及去氧胆酸。

4.术后激素的使用。胆道闭锁术后激素的应用一直存在争议。激素可以在术后短期促进胆红素下降和肝功能指标改善。但对长期自体肝生存率无显著作用。一般于术后 7 天左右开始口服，甲泼尼龙剂量从 4mg/kg 左右开始，1 ~ 2 个月后根据大便颜色逐渐减量。

5.尿少、腹水多时加用利尿药。

六、术后常见并发症的预防与处理

1.胆管炎　除一般外科手术并发症外，胆管炎是胆道闭锁 Kasai 术后最严重的并发症。

其特征为无其他部位感染的发热（>38.5℃）、进行性黄疸、无胆汁便。血清胆红素浓度升高，发生率为40%～60%。在胆管炎的众多机制中，逆行感染被广泛接受，然而确切的发病机制尚不清楚。手术后胆管炎的反复发作直接影响胆汁量的维持和肝纤维化的程度，是影响预后的重要指标。患儿发生术后胆管炎时，应更改抗生素，加大激素用量，积极利胆护肝治疗。反复发作的胆管炎，最终引起肝功能不可逆的损害、肝衰竭、败血症死亡。超过6个月以上乃至数年发生的胆管炎称为晚期或迟发的胆管炎，反复发作而不能控制时，需要行肝移植。

2. 门静脉高压症　食管静脉曲张是门静脉高压症的早期表现，发生率为34%～72%，即使术后已无黄疸的患儿也难幸免，故主张术后1年的患儿应做食管检查，并作为随访的指标之一。食管静脉曲张出血发生后，宜先运用经内镜硬化剂注射治疗或内镜下曲张静脉套扎。对于脾亢、脾大，需要脾切除手术，部分性脾动脉栓塞疗法也是可选方法之一。

3. 肝功能衰竭　黄疸加深、腹水、消化道出血等，多见于大于3个月的患儿，故应严格掌握手术适应证。

4. 肝门部胆管梗阻　术后早期胆汁排出流畅，因胆管炎使胆汁排出中断者，可再次手术修剪局部瘢痕肉芽组织行肝门肠吻合术。约1/3的患儿可再次排出胆汁。

5. 胆瘘　空肠与肝门吻合多为一层缝合，肝门纤维块切除术周围可用于缝合的组织少，常因对合不严密而出现吻合口瘘。有时空肠支血供不佳也会造成吻合口瘘。另外，由于肝门处有众多增生的小胆管，如果这些小胆管未被包入空肠内，术后也可分泌胆汁到腹腔而造成胆瘘。胆道闭锁胆瘘多为引流管周围胆汁渗出，量不多，很少发生全腹膜炎，只要加强引流、预防感染，胆瘘多可自愈。

七、临床效果评价

影响胆道闭锁Kasai术预后的因素很多，包括手术的规范性、患儿的手术日龄、手术时肝纤维化的程度、肝门处是否有毛细胆管、术后黄疸的消退情况、术后胆管炎的发生、术前肝功能的评级等。有胆汁引流、黄疸消退的患儿，长期存活、肝功能保持或者接近正常的可能性会很大。仍有黄疸，但肝疾病稳定的患儿，存活期可延长，然而这些患儿几年内可能需要肝移植。如没有胆汁引流、肝病继续发展，说明Kasai手术失败，这类患儿需要在出生后12～16个月内接受肝移植。就诊太迟、即将或已经发生肝功能衰竭的患儿需立即行肝移植。

患儿行Kasai术时的年龄是一个很重要的因素。手术年龄越小，总体预后越好，但日龄在30天以内手术患儿，退黄效果并不更好。8周是一个重要的界限。大约1/3的患儿在第8周行Kasai术效果良好，可能不再需要肝移植。还有1/3的患儿，病情有所改善，存活期延长，可待患儿长大至能够提供适合其年龄及肝大小的供体肝后再行肝移植，使用减体积的肝也是一种选择。肝移植对于另外1/3处于疾病晚期或肝门肠吻合术无效的患儿来说是挽救生命的方式。目前胆道闭锁患儿5年总体存活率为86%。

附：腹腔镜下胆道闭锁 Kasai 术

随着腹腔镜技术的发展，腹腔镜技术的优势如术后疼痛轻，伤口瘢痕小，肠功能恢复快，腹腔内粘连少等，使许多患儿受益。2002 年，Esteves 完成第 1 例腹腔镜下 Kasai 肝门空肠吻合术。十几年间，腹腔镜下 Kasai 手术的文献数量仍是很少，开展腹腔镜 Kasai 术的外科中心也屈指可数，关于腹腔镜手术治疗胆道闭锁患儿相比传统开放手术是否有优势，还存在争议。本文简单介绍腹腔镜下 Kasai 手术的基本步骤。

一、适应证

同本节开放 Kasai 手术。

二、禁忌证

同本节开放 Kasai 手术。

三、术前准备

同本节开放 Kasai 手术。

四、手术要点、难点及对策

349

1. 全身麻醉，气管插管。

2. 患儿位于手术台尾端，术者位于患儿尾侧，持镜者位于患儿左侧，助手和洗手护士位于患儿右侧。脐部做一切口，插入一 3mm 或 5mm Trocar，建立气腹，气压为 8 ~ 10 mmHg。插入 30° 镜头，监视下在右上腹插入一 5 mm Trocar，左上腹锁骨中线与腋前线之间插入另一 3mm Trocar。

3. 腹腔探查或胆管造影确诊胆道闭锁，同本节开放 Kasai 手术。

4. 悬吊肝脏，暴露肝门　右侧缝合胆囊底，左侧缝合肝圆韧带根部经皮肤悬吊肝脏（图 25-7）。

5. 解剖肝门部及肝门纤维块切除　首先游离胆囊（图 25-8），腔镜有放大作用，肝门纤维块显示清楚，在门静脉分叉上方可见纤维块，电钩向上勾起由门静脉进入纤维块的小血管凝切（图 25-9）。用剪刀

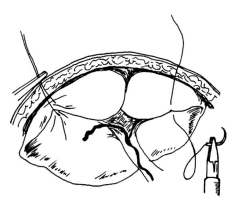

图 25-7　悬吊肝脏

从中间剪开纤维块，在向左或向右剪去纤维块，范围和深度同本节开放 Kasai 手术。

6. 体外空肠 Roux-en-Y 吻合术　在距 Treitz 韧带 15cm 左右的空肠做好标记，并通过脐部提出腹腔，行 Roux-en-Y 空肠空肠端侧吻合术。

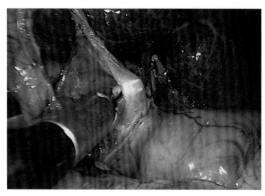

图 25-8　游离胆囊

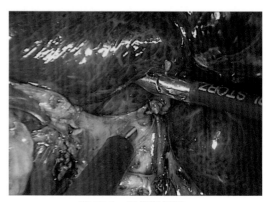

图 25-9　解剖肝门部

7. 肝门空肠吻合术　将 Roux 空肠袢通过结肠后孔拉至肝门处，依据肝门大小在空肠袢末端切口（25-10），用 5-0 可吸收缝线连续缝合吻合口的后壁和前壁（图 25-11），范围同本节开放 Kasai 手术。关闭结肠后的系膜孔。

8. 仔细检查吻合口，确定无胆瘘、出血等。检查肠管形态，确定无肠扭转、肠坏死等。肝下置腹腔引流管后，关闭腹腔。

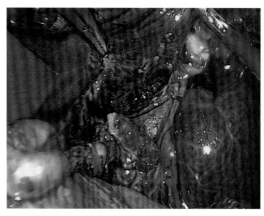

图 25-10　肝门纤维块切除

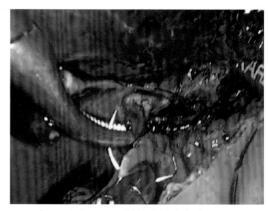

图 25-11　肝门空肠吻合术

五、术后监测与处理

术后需要监测患儿的呼吸、心率、体温、腹部肠鸣音恢复情况、大便排出情况，特别是大便颜色需要每天观察记录，术后 3 天复查血常规、电解质、生化检查，观察胆红素下降情况。

六、术后常见并发症的预防与处理

同本节开放 Kasai 手术。

七、临床效果评价

国内李龙等进行相关研究表明，与开腹组比较，腹腔镜 Kasai 术治疗胆道闭锁手术时间长，术中出血量少，术后无粘连性肠梗阻和腹腔感染等发生。术后 1～4 周胆汁引流率、胆管炎（>3 次）的发生率、术后 18 个月及以上生存率与开放手术相近。无论从近期疗效还是远期疗效来看，腹腔镜组和开放组疗效相近。但腹腔镜具有微创、术后伤口美观等优势。最近国外有报道腹腔镜下 Kasai 手术疗效不如开放手术，远期自体肝生存率明显较开腹手术低。因此，还需要大样本的进一步随访。

国外有的医疗中心用 da Vinci 机器人设备完成腹腔镜 Kasai 手术。Meehan 等完成 2 例 da Vinci 机器人 Kasai 手术，平均时间超过 6 小时。Dutta S 完成 3 例达芬奇机器人 Kasai 手术，1 例于术后 1 年行肝移植手术。由于机器人 Kasai 手术例数太少，效果还有待进一步评估。

（汤绍涛　李　康）

第二节　先天性胆总管囊肿切除、胆道重建术

先天性胆总管囊肿（choledochus cyst，CC）又称先天性胆管扩张症，是小儿常见的胆道发育畸形，临床多表现为胆总管的囊状扩张或梭形扩张。女性发病比男性高，为（4～5）：1，亚洲发病率高于欧美。2/3 的患者在幼儿或者儿童时期发病。其病因存在诸多学说，其中胰胆管合流异常（anomalous junction of pancreaticobiliary duct，AJPBD）被认为是致病的主要因素，即胰胆管共同通道过长，超过 5mm，有的甚至达到 20～35mm。其次是胆总管远端狭窄及 Oddi 括约肌异常等。治疗本病的最佳术式是囊肿切除、肝管空肠 Roux-Y 形吻合胆道重建手术，为小儿外科最复杂的手术之一。

胆总管囊肿按 Todani 分为五型：①Ⅰ型，有三个亚型：Ⅰa 型，胆总管囊性扩张；Ⅰb 型，节段性的胆总管囊性扩张；Ⅰc 型，胆总管梭状扩张。②Ⅱ型，胆总管憩室型。③Ⅲ型，胆总管末端囊性脱垂型。④Ⅳ，分为两型：Ⅳa 型，肝外胆管扩张同时合并肝内胆管扩张；Ⅳb 型，肝外胆管的多发性扩张。⑤Ⅴ型，肝内胆管扩张（图 25-12）。由于先天性胆总管囊肿患儿绝大多数胆总管出口部都有不同程度的梗阻，所以可以产生淤胆性肝硬化，以及反复发作的胆管炎。胰胆管共同通道过长发生胰液和胆汁的互相逆流，加重了胆管炎和产生不同程度的胰腺炎。先天性胆总管囊肿的临床表现主要为腹痛、腹部肿块及黄疸，诊断主要依据超声检查，准确率可达 95%，其次为 CT、MRCP、SPECT 等。

一、适应证

先天性胆总管囊肿一经确诊后应及时手术治疗。

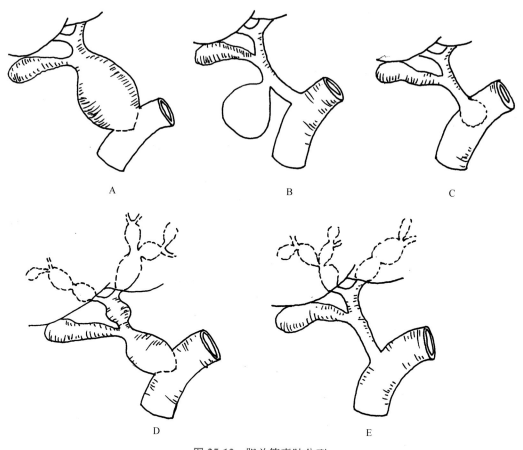

图 25-12　胆总管囊肿分型

A. Ⅰ型；B. Ⅱ型；C. Ⅲ型；D. Ⅳ型；E. Ⅴ型

二、禁忌证

严重胆道感染、黄疸、肝功能严重受损、术中出血剧烈、囊肿极度脆弱难以剥离、囊肿穿孔和胆汁性腹膜炎而不能耐受复杂手术者，不宜进行切除和重建手术。Child 分级达 B 级或者 C 级者，需前期调整肝功能后再行手术治疗。

三、术前准备

1. 术前常规检查血常规、肝肾功能、凝血功能、血清及尿淀粉酶。

2. 出现贫血及低蛋白血症者，术前应予纠正。有黄疸、肝功能及凝血功能受损者，应给予维生素 K 及保肝治疗。

3. 术日晨禁食，灌肠，胃管可以在麻醉后置入。

4. 胆总管囊肿伴有轻度感染时，用广谱抗生素控制后 1 ~ 2 周，即可手术治疗。如感染和梗阻症状不能控制，应视病情施行囊肿或胆囊造口术。

四、手术要点、难点及对策

（一）囊肿切除、肝总管十二指肠吻合术

本术式操作较其他胆道重建术式简单，较小婴儿也可以耐受，而且胆汁直接进入十二指肠，符合生理状态。缺点是肠内容物容易反流进入胆道，术后并发症多。此外，有的患儿可能肝总管也有一定程度的扩张，保留长的肝总管容易造成切除不彻底而癌变，保留过短的肝总管给吻合造成张力过大影响愈合。目前此术式应用较少（图 25-13）。

（二）囊肿切除、肝总管空肠 Roux-Y 吻合术

1. 多选择右上腹横切口或右肋缘下斜切口，也可选择中上腹经腹直肌切口。

2. 开腹后探查胆总管囊肿大小、位置及与周围脏器的关系，胆囊及胆囊管是否挤压变异或畸形等。

3. 首先将胆囊从胆囊床剥离，然后从胆囊管与囊肿的交界部位下方切开后腹膜，显露囊肿壁并再次穿刺抽吸胆汁证实诊断后，在穿刺处切开囊肿前壁（图 25-14），吸尽囊腔内胆汁。直视下将已切开前壁的内外侧边缘囊肿壁的侧后壁黏膜下注入含 1‰ 肾上腺素生理盐水，以使黏膜与黏膜下分离，从分离处顺势横断囊肿的黏膜，在直视下向上和向下剥离整个囊肿（图 25-15，图 25-16）。直视下可清晰显露肝总管及胆总管开口的部位状况。剥离面应及时用热盐水纱布压迫止血。如需要抽取胆汁送检，应在剥离胆囊、胆总管囊肿前进行，以免胆汁中混有血液，影响检测效果。

4. 剥离囊肿至胆总管开口最低位呈条索状或急速变小的漏斗状时，保留长 0.3 ~ 0.5cm 处双重结扎，切除囊肿。最后将上部分囊肿剥离至左右肝管下方水平，如果肝总管直径 <0.5cm，可剥离至左右肝管分叉水平，连同胆囊一并切除。如肝总管有狭窄环，应在与空肠吻合前行肝总管成形，消除狭窄。为减少出血，可将囊肿外壁紧缩重叠缝合。

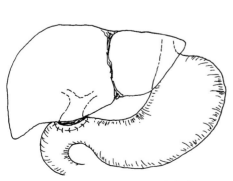

图 25-13　肝总管十二指肠吻合术

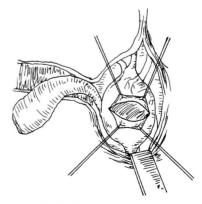

图 25-14　切开囊肿前壁

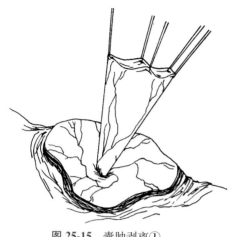

图 25-15　囊肿剥离①

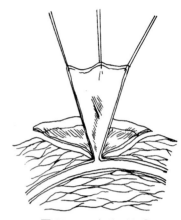

图 25-16　囊肿剥离②

5. 肝总管开口周围应保留约 0.5cm 长的肝总管壁,使肝总管开口呈伞状,有利于吻合,并可防止吻合口狭窄(图 25-17)。

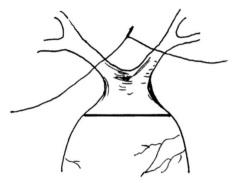

图 25-17　囊肿上端分离

6. 剥离囊肿时,应根据具体情况正确选择剥离平面,以减少出血、避免损伤。剥离囊肿后内侧壁时,尤其应避免损伤门静脉。剥离面应妥善止血。游离切断胆总管远端时,应仔细辨认有无胰管开口,以免误伤。

7. 选择与肝总管吻合的空肠,于 Treize 韧带下 15～20cm 处切断空肠升支从横结肠后引至肝下。用可吸收缝线行肝总管与空肠端端或端侧吻合。在距肝总管空肠吻合口 30～35cm 处行空肠空肠端侧吻合。

8. 肝总管与空肠吻合可选择端侧吻合。先缝闭 Roux-Y 空肠胆支臂的断端,然后肝总管与空肠行端侧吻合。必要时为防止胆瘘,还可在第二层加固缝合,一般空肠端口径大于胆总管,因此可将空肠断端壁浆肌层提起,再将肝总管包埋结节缝合一周(图 25-18)。

五、术后监测与处理

1. 术后禁食、持续胃肠减压,待肠蠕动恢复后停止胃肠减压,术后 72 小时可开始流质饮食,术后 4～5 天可进半流质饮食。

2. 每天观察腹腔引流液性质与量,可在术后 3～5 天拔除引流管,如有少量胆汁漏出,应适当延长腹腔引流管的留置时间。

3. 术后继续应用广谱抗生素控制感染。有肝脏损伤者,应保肝治疗,给予维生素 B、维生素 C、维生素 K 等。

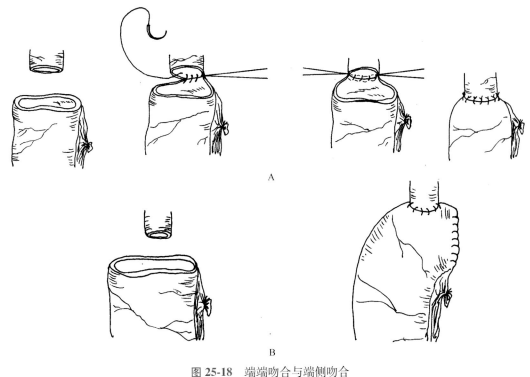

图 25-18 端端吻合与端侧吻合

A.b/a ≤ 2.5; B.b/a ≥ 2.5

4.如出现上腹痛、发热、黄疸等症状，多为食物反流及胆管上行感染所致，应禁食，联合运用广谱抗生素，辅以消炎利胆的中药制剂。

六、术后常见并发症的预防与处理

1.术后出血 主要在近期出现腹腔引流管和胃肠减压管内出血。可能的原因：①慢性炎症导致肝外胆道周围水肿出血，胆囊及扩张胆道切除后，剥离面渗血。②术中结扎的血管不确切，较大的胆总管囊肿张力高，可挤压肝动脉、胆囊动脉使其位置及形态发生变异，或因先天性解剖位置变化，术中将其损伤引起出血，术中没有准确找到血管断端进行结扎止血。③术前肝功能受损重，凝血机制较差。④手术时间长，创伤大，发生应激性溃疡。有鉴于此，术后应加强监护，观察各引流管的量与质，一旦发生出血应对症保肝、输血、应用止血剂，如出血量大，应考虑再次剖腹探查止血。

2.胆道感染 近期或远期均可发生。可能的原因：①术前胆道感染控制不满意，手术加重感染扩散。②术中囊肿未遵循先减压、抗生素冲洗囊肿后再行囊肿剥离切除，挤压了囊肿，使胆汁逆流进入肝内。③吻合口狭窄，胆汁引流不畅。④胆囊未切除或囊肿未切除仅作囊肿肠道吻合手术。术前术中应针对可能的原因加以预防，术后应用胆汁培养的敏感抗生素或广谱抗生素进行消炎利胆，反复腹痛、发热，随着年龄增长有逐渐加重的病例，应再次手术或吻合口狭窄拆除重新吻合等。

3. 胆瘘　主要的症状为术后从引流管有胆汁流出，量可达 200 ～ 400ml/d，患儿发热、腹胀时间比较长，由于胆汁的丢失，若不及时补充，会引起脱水、酸中毒。发生胆瘘的主要原因有：①胆肠吻合口对合不良。②肝、胆管变异，手术未能将易位的肝、胆管行内引流。③肝总管切除过多，特别是做肝总管十二指肠吻合术时张力过大，吻合口愈合不良。根据胆汁外漏状态决定治疗，如手术后就发现切口有大量胆汁外溢，腹腔引流管也有胆汁流出，应重新剖腹探查进行修补吻合口或放置调整引流管。如果术后一周以后发生胆瘘，体温升高不明显，小儿一般情况尚好，估计局部已形成粘连，只要吻合口通畅，超声检查无腹腔内渗出胆汁的积聚，经支持、禁食、持续胃肠减压，给予抗生素，保守治疗大多可治愈。少数腹腔引流管持续有胆汁流出，应行胆道造影检查，必要时再次手术探查修补。

4. 肝功能恶化　手术打击、出血、输血、抗生素的应用，均可加重肝细胞的损伤，如再有逆流性胆道的反复感染，更不利于肝功能的恢复，术后患儿出现反复发热、腹痛、黄疸、肝功能检查不正常，因此在术前、术中、术后要注意保肝治疗，减少手术打击，少用或不用损伤肝脏的药物。

5. 吻合口狭窄　发生率为 9% ～ 40%。主要与囊肿类型（Ⅳa）、肝总管直径小及胆管炎症重有关。表现为肝内胆管结石发作、转氨酶高、反复低热、黄疸及典型的胆管炎症状。一般需要再手术重新吻合。

6. 粘连性肠梗阻　粘连性肠梗阻的发生与下列因素有关：①囊肿合并感染，腹腔内有炎性渗出。②囊肿太大，术中有胆汁流入腹腔而引起腹腔内浆膜层的刺激。③术中未注意用湿棉垫或纱布保护腹腔脏器，空中暴露时间过长，肠壁干燥性损伤。④术后进食不规律，开始进食时因食欲太强，小儿很容易暴饮暴食。⑤术毕关腹前肠管未理顺，更易发生粘连性肠梗阻。⑥第一次仅行内引流术，在第二次行根治手术也易发生粘连。早期粘连性肠梗阻多为纤维渗出性，保守治疗多可缓解和治愈；晚期粘连牢固，保守治疗无效时应手术松解粘连。

7. 慢性胰腺炎　多发生在囊肿肠吻合术后患儿，其胰胆合流未能根本解决，个别行根治手术者可能术前有胰管结石，手术未能处理。因而对术后长期上腹痛、食欲缺乏、查尿淀粉酶高于正常水平者，应进一步检查确诊，并采取相应措施治疗，如再次行根治性手术，切除囊肿，胆道重建或做胰石切除、胰管空肠吻合术等。

8. 胃十二指肠溃疡　主要发生在肝总管十二指肠吻合或空肠间置的患儿，需根据情况对症处理，必要时考虑重新改做其他胆道重建术。

9. 癌变　发生率为 0.4% ～ 12%，术后癌变的可能原因有：①未切除囊肿，仅作囊肿内引流，胰胆合流的病因仍存在。②虽然已做囊肿切除和胆道重建，但囊肿切除不完全，囊肿病变达到肝总管而未能切除，或囊肿远端开口部位残留太多。③吻合口狭窄，长期反流反复感染。针对不同的原因加以预防和处理。

七、临床效果评价

根据报道，胆总管囊肿切除＋肝总管空肠 Roux-en-Y 吻合术治疗胆总管囊肿方法有效，平均随访 8 年的随访结果显示术后并发症的发生率低。该手术方法适用于儿童及成人，儿童的 Roux-en-Y 肝总管空肠吻合术与成人的不一样，因为随着小儿的生长，手术时产生的盲袋也会随着增长，因此在儿童胆总管囊肿根治术中要注意盲袋的处理。

近年来随着腹腔镜手术的盛行，腹腔镜辅助胆总管囊肿手术也越来越多地应用于临床工作中，因其具有创伤小、手术视野清晰、术后并发症发生率低等特点，逐渐改变了胆总管囊肿的标准治疗手段。但是该手术对医生技术要求较高，需要丰富的胆道手术经验和娴熟的腹腔镜操作技术。

附：腹腔镜下胆总管囊肿切除、胆道重建术

开放手术治疗胆总管囊肿手术创伤较大，自 Farello 等第一次描述腹腔镜下完成胆总管囊肿手术（laparoscopic assisted resection of choledochal cyst）以来，临床陆续有报道。

一、适应证

无胆道和（或）胰腺的急性炎症，无肝内胆管或胰管的严重畸形。对急重症患儿或炎症不能控制者应行囊肿或胆囊造口术。

二、禁忌证

同本节开放手术。患儿一般情况差，不能耐受腹腔镜手术。

三、术前准备

同本节开放手术。

四、手术要点、难点及对策

1. 气管插管麻醉，取仰卧位，头侧抬高 20° 左右。

2. 脐部纵行切开 1.0cm 进入腹腔，直视下放入 10mm Trocar 并粗丝线缝合固定，建立二氧化碳气腹，形成腹压 7 ~ 12mmHg，然后镜下分别于右上腹腋前线肋缘下、右中腹直肌外缘和左上腹直肌外缘穿刺置入 3 个 5mm 或 3mm Trocar，固定妥当（图 25-19）。从脐部 Trocar 置入镜头。术者位于患儿左侧，显示器位于患儿头部右侧。

3. 悬吊肝脏　腹腔镜探查证实胆总管扩张后，为了充分显露肝门及便于操作，先在剑突下肝镰状韧带的左侧经腹壁穿入 2-0 带针线，贯穿缝线于近肝处肝圆韧带，然后从镰状韧带的右侧穿出腹壁，上提肝脏，充分显露肝门部（图 25-20）。若显露不佳，可双线牵引悬吊。大的囊肿可以先行囊肿经皮穿刺减压。

4. 游离胆囊　腹腔镜监视下，先于胆囊三角处分离胆囊动脉，结扎或超声刀离断，用

电钩或超声刀游离胆囊（图 25-21），结扎胆囊颈管。

5. 术中胆道造影　术前若有 MRCP 结果，可以省略该步骤。由提出腹外胆囊底部置入细管、或腹腔镜监视下长套管针经腹壁刺入胆总管囊肿内，用生理盐水冲洗胆道观察有无渗漏后，再注入 76% 泛影葡胺 + 庆大霉素行胆系造影，了解肝内外胆道系统和胆胰管合流部情况。

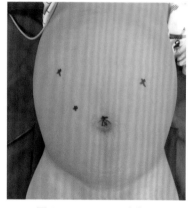
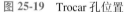

图 25-19　Trocar 孔位置

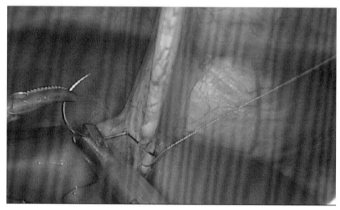

图 25-20　悬吊肝脏

6. 游离切除囊肿　患儿右侧抬高，切开胆总管囊肿前面的肝十二指肠韧带，助手向下推压十二指肠，游离囊肿前壁。为避免胰腺及胆胰管合流部损伤，可切开囊肿远端前壁（图 25-22），吸净胆汁，敞开囊腔，横断囊肿后壁（图 25-23）。钳夹提起远端囊壁以增加紧张度，用电钩或小弯钳紧贴囊壁，分离与囊肿周围粘连的组织和小血管，直到胆管远端狭窄段与胰管的汇合处，用 4 号丝线结扎或 Hemolock 夹闭（图 25-24）。同法向近端游离切除胆总管囊壁至肝门与正常肝总管交界处，修剪肝总管断端，保证良好血运。如果囊肿周围炎症不重，可以不切开囊肿，整体游离囊肿。

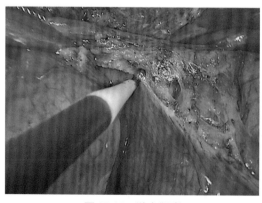

图 25-21　游离胆囊

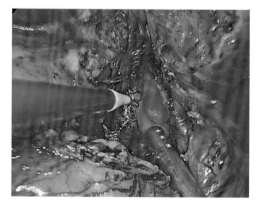

图 25-22　切开囊肿远端前壁

7. 空肠 Roux-Y 吻合　腹腔镜下推开左侧横结肠，确定 Treitz 韧带位置，距其 20cm 处用无损伤抓钳提起空肠，将空肠随 Trocar 一并从脐部切口提出腹外离断，封闭远断端空肠后再向远侧拉出 30 ~ 40cm 空肠，与常规开腹手术方法一样，将近断端与远侧 30cm 处空肠行端侧 Roux-Y 吻合，肠管送回腹腔，重新放置 Trocar 建立二氧化碳气腹。

8. 肝管空肠吻合　腹腔镜监视下，将胆支空肠袢经结肠后隧道上提至肝门（图 25-25），或经结肠前上提至肝门；根据肝总管口径，切开空肠胆支系膜对侧肠壁，用 5-0 可吸收缝线单层缝合，完成肝管空肠端侧吻合。如肝总管口径小于 1.0cm，采用间断缝合，结扎线结留在吻合口外；如肝门吻合口径在 1.0cm 以上，分别行后壁和前壁的连续缝合（图 25-26）。

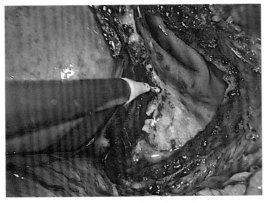

图 25-23　横断囊肿后壁

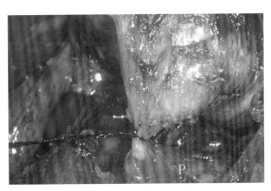

图 25-24　结扎远端

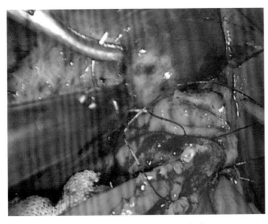

图 25-25　空肠 Roux-Y 吻合

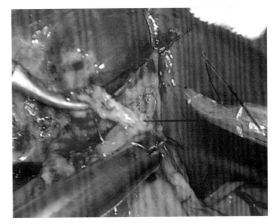

图 25-26　肝管空肠吻合

9. 放置腹腔引流，缝合系膜裂孔。彻底冲洗腹腔，最后从右上腹戳孔导入 1 根橡皮引流管，放置于肝门空肠吻合口后下方固定。查无活动性出血后放出二氧化碳，去除 Trocar，缝合关闭切口。

五、术后监测与处理

1. 术后继续禁饮食，胃肠减压，术后 72 小时进流质食物。
2. 术后若无引流液引出，5 ~ 7 天拔除引流管。
3. 继续应用广谱抗生素控制感染，有肝功能损害，应给予保肝治疗。

六、术后常见并发症的预防与处理

同本节开放性手术。

七、临床效果评价

经腹腔镜胆总管囊肿手术虽然较传统手术时间稍长，但可获得不必开腹、良好的术中显示和准确的操作，术后疼痛轻，瘢痕不明显且术后伤口美观，肠蠕动恢复快，肠粘连程度轻，患儿术后进食时间提前，一般术后 1 周内可出院，减轻了患儿的经济负担。

附：机器人辅助胆总管囊肿切除、胆管重建术

近几年来机器人辅助手术得到飞速发展，特别在一些复杂手术并希望通过微创的方式来进行治疗，机器人辅助手术具有明显的优势。2006 年 Woo 等报道采用 da Vinci 机器人辅助胆总管囊肿切除术治疗一名 5 岁患儿，得到了较好的疗效。汤绍涛等 2015 年完成大陆首例 8 个月男孩机器人辅助胆总管囊肿切除、胆管重建术，患儿术后恢复情况良好。

一、适应证

同本节腹腔镜手术。由于机器人手术镜头直径为 12mm，操作器械直径为 8mm，所以患儿年龄不宜太小。

二、禁忌证

同本节开放手术。

三、术前准备

同本节开放手术。

四、手术要点、难点及对策

1. 仰卧位，患儿整体垫高 15cm 左右（图 25-27），防止机器臂受到手术台的隔挡。

2. 脐部置入 12mm Trocar（A），放入镜头后直视下置入其余 3 个 Trocar，2 个 8mm 的操作孔分别置于脐部左右两边，距离脐部最小距离为 5cm（B，C），1 个 5mm 辅助孔置于左下腹（D）。位置如图 25-28 所示。

3. 悬吊肝脏。2-0 带针线经皮肤贯穿缝线于胆囊底、近肝处肝圆韧带，上提肝脏，充分显露肝门部。

4. 人工扶镜，辨认 Treitz 韧带，并在距韧带远端 20cm 处缝线标记 Roux 手术部位。将脐部 Trocar 拔出，稍扩大切口，取出小肠后找到缝线标记部位，行 Roux-en-Y 空肠空肠端侧吻合术。将小肠放入腹腔，并将 Roux 祥经结肠后隧道上提至肝门，重新置入 Trocar，布置好机器人手术设备。

5. 将机器人设备置于手术台前，并将操作钳、Trocar 与机械臂对接妥当（图 25-29）；使用操作台进行手术，步骤与腹腔镜手术类似。

6. 先游离胆囊，结扎胆囊和胆管的动脉，钝性游离或电刀游离扩张的胆总管，仔细分离十二指肠与胆总管的囊壁，并注意不要损伤左右肝动脉，同时将胆总管远端结扎，保留 5mm 左右的残端（图 25-30）。

7. 仔细剥除囊肿后壁，勿损伤门静脉。胆囊和囊壁碎片由取物袋取出腹腔。

8. 根据肝总管口径，切开空肠胆支系膜对侧肠壁，用 5-0 可吸收缝线单层缝合，完成肝管空肠端侧吻合（图 25-31）。吻合完成后，需要重新检查空肠肠管有无扭曲、出血和胆瘘。冲洗腹腔后关腹。

9. 由于腹腔 Trocar 孔较大，需要用可吸收缝线缝合。

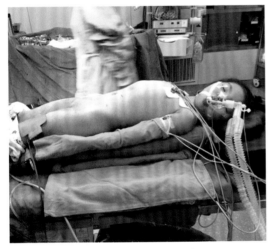

图 25-27　患儿整体垫高

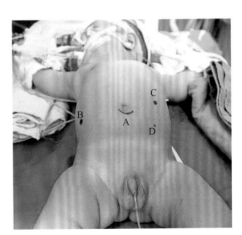

图 25-28　Trocar 位置

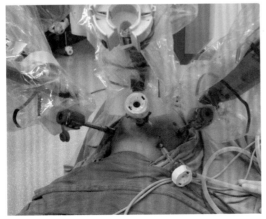

图 25-29　对接

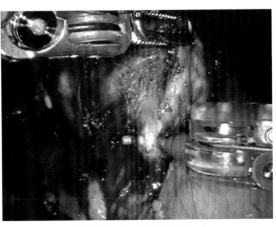

图 25-30　游离胆总管远端

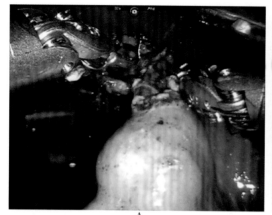
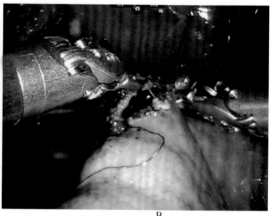

图 25-31　吻合

A.吻合后壁图；B.吻合前壁图

五、术后监测与处理

同本节腹腔镜手术。

六、术后常见并发症的预防与处理

同本节腹腔镜手术。

七、临床效果评价

与传统腹腔镜手术比较，机器人辅助手术具有许多优点，如三维立体的视野、10 倍放大视野、精细操作、防抖动等。最重要的一点，操作十分灵活，通过前端可以转向器械（内腕）的使用，极大地增加了手术的自由度，使得手术能够进行的更加精细、微创。

但是，机器人辅助手术也有不足的地方，在临床上推广的最大障碍就是手术耗材费用太高和手术时间的延长，尤其是手术医生在熟悉机器人手术操作的早期阶段，另外对手术团队的要求较高。

（汤绍涛　李　康）

参 考 文 献

施诚仁 . 2009. 小儿外科学 . 北京：人民卫生出版社 .

王果 . 2006. 小儿外科手术难点及对策 . 北京：人民卫生出版社 .

杨振，黄格元 . 2015. 腔镜手术应该在胆道闭锁中应用吗 . 临床小儿外科杂志，14（1）：4-6.

张金哲，潘少川，黄澄如 . 2003. 实用小儿外科学 . 北京：人民卫生出版社 .

钟浩宇，刘雪来，黄格元 . 2016. 关于胆道闭锁 Kasai 手术的若干问题 . 临床小儿外科杂志，（1）：04-06.

Akaraviputh T，Trakarnsanga A，Suksamanapun N. 2010. Robot-assisted complete excision of choledochal cyst type I，hepaticojejunostomy and extracorporeal Roux-en-y anastomosis：a case report and review literature. World J Surgi Oncol，8（1）：1.

Esteves E，Neto EC，Neto MO，et al. 2002. Laparoscopic Kasai portoenterostomy for biliary atresia. Pediatr Surg Int，18（8）：737-740.

Kasai M，Kimura S，Asakura Y，et al. 1968. Surgical treatment of biliary atresia. J Pediatr Surg，3（6）：665-675.

Kasai M. 1974. Treatment of biliary atresia with special reference to hepatic porto-enterostomy and its modifications. Prog Pediatr Surg，6：5-52.

Martinez-Ferro M，Esteves E，Laje P. 2005. Laparoscopic treatment of biliary atresia and choledochal cys. Semin Pediatr Surg，14（4）：206-215.

Palanivelu C，Rangarajan M，Parthasarathi R，et al. 2008. Laparoscopic management of choledochal cysts：technique and outcomes—a retrospective study of 35 patients from a tertiary center. J Am Coll Surg，207（6）：839-846.

Ure BM，Nustede R，Becker H. 2005. Laparoscopic resection of congenital choledochal cyst，hepaticojejunostomy，and externally made Roux-en-Y anastomosis. J Pediatr Surg，40（4）：728-730.

Woo R，Le D，Albanese CT，et al. 2006. Robot-assisted laparoscopic resection of a type I choledochal cyst in a child. Jo Laparoendos Adv Surg Tech A，16（2）：179-183.

第二十六章　小儿脾脏切除术

脾脏是一个重要的造血器官。在胎儿时期，脾脏造血功能活跃，出生后其造血功能逐渐被骨髓所代替。脾脏仍担负着制造淋巴细胞和单核细胞的功能。但在大量失血及骨髓功能发生障碍时，脾脏仍能产生红细胞。近年来，脾脏切除手术无论作为主要的治疗手段或辅助治疗方法应用较过去更为普及。脾脏切除术的适应证范围较广，是治疗脾功能亢进、脾占位性病变、脾损伤、脾血管畸形等疾病的有效手段。小儿脾脏是重要的免疫器官，脾切除术后较成人易发生爆发性感染。因此，应该严格掌握小儿脾切除适应证，婴幼儿非病情急需不宜切脾。近年来为了保留脾脏的免疫功能，根据不同的疾病，尽可能采取不同的脾保留术式。

一、适应证

1.脾脏本身的疾病

（1）脾脏损伤：目前国内外对小儿脾破裂均主张采取非手术治疗。小儿脾外伤较常见。轻微损伤，缝合可达到止血目的，尽可能保留脾脏。对全脾破裂或广泛性脾实质破裂者、脾脏血液供应完全中断或有威胁生命的复合损伤者、生命体征不稳定或合并脑外伤需要很快结束手术者、脾缝合术不能有效地止血者，仍考虑全脾切除术。副脾可代偿性肥大及发挥脾脏的部分功能，应予保留。

（2）游走脾：单纯游走脾无需手术，当脾大产生压迫症状，或者并发脾蒂扭转造成脾急性血运障碍，应行脾切除术。

（3）脾囊肿：较为罕见，需行脾部分切除术，保留副脾。

（4）脾肿瘤：原发性肿瘤极少见。良性肿瘤可行脾部分切除术；肿瘤较大或者恶性肿瘤应行脾切除术，并将临近的腹膜、网膜及系膜一并切除，并清除脾门淋巴结。

（5）脾动脉瘤：可发生急性破裂而危及生命，应采取包括动脉瘤在内的脾切除术。

（6）脾脓肿：脾脏急性化脓性感染，应行脾切除术；脾脏结核也可行脾脏切除术，但全身性结核病的脾粟粒性结核，不宜手术。

（7）门静脉高压充血性脾大：若有脾脏功能亢进，脾脏活动度良好时，应行脾切除术；如脾脏不太大，脾脏与周围组织有粘连，活动度差，新生大血管已经生成时，不宜切除脾脏。

2.血液病及代谢性疾病

（1）原发性血小板减少性紫癜（idiopathic thrombocytopenic purpura，ITP）：病程迁延6个月以上，规则的糖皮质激素治疗无效；或缓解期过短，反复发作者；糖皮质激素维持量需大于 30mg/d 者；存在糖皮质激素使用禁忌证者。

（2）地中海贫血（mediterranean anemia，MA）：本病儿童多见。脾切除适用于输血量不断增加，伴有脾功能亢进及明显压迫症状者，多于 4 岁以上实施手术。

（3）遗传性球形细胞增多症（hereditary spherocytosis，HS）：脾切除效果良好，但手术应尽可能推迟到较大年龄时进行。

（4）镰状细胞贫血：是一种罕见的溶血性贫血，伴有脾功能亢进者，手术可以减轻症状。

（5）再生障碍性贫血：内科治疗无效者，脾切除术后部分患儿的全身情况及出血症状可改善，但不能去除病因。

（6）戈谢病（Gaucher disease，GD）：脾脏明显肿大，继发脾功能亢进的病例，可考虑做脾切除术。

（7）丙酮酸激酶缺乏症：脾切除术虽不能纠正贫血，但有助于减少输血量。

3. 其他原因引起的脾大

（1）感染性疾病：如败血症、伤寒、传染性单核细胞增多症等引起的急性感染性疾病，除并发脾破裂、脾脓肿外无需切脾；而慢性感染如反复发作的疟疾、结核病和黑热病等，可伴有不同程度的脾大和脾功能亢进，脾切除可能解除症状。

（2）脾棘球蚴病：脾切除效果良好。

（3）邻近器官癌肿：如食管下段、胃、胰体或尾、结肠脾曲等部位肿瘤，需要扩大切除范围，或恶性肿瘤与脾脏有粘连时，有时必须将脾脏同时切除。小儿少见。

二、禁忌证

目前认为脾切除无绝对的禁忌证。

1. 骨髓造血功能减退，脾脏代偿性肿大，并行使部分造血功能时。

2. 全身感染性疾病所致脾大。

三、术前准备

1. 对患有需要进行脾切除疾病的患儿，应进行全面的检查；并依据原发病的情况和脾切除的性质而做好术前准备。

2. 外伤性脾破裂，先行积极的非手术疗法，包括输血、输液，维持必要的血容量并进行抗休克治疗等。在可能的情况下，进行必要的术前检查，尽量在术前估计有无多发伤的存在。

3. 常规留置鼻胃管进行胃肠减压，以防止误吸并有利于手术操作。

4. 术前备一定量血液并开放静脉，以便大量出血时使用。

5. 术前选用有效抗生素预防感染。

四、手术要点、难点及对策

1. 体位及切口　一般取仰卧位，左腰部可垫高使左上腹部倾斜 20° ~ 30°，如估计术中粘连严重需要切开膈肌时，可采取半侧卧位。切口的选择一般采取左上腹旁正中线经腹直肌切口或"L"形切口（图 26-1）。在门静脉高压时，巨大脾脏或广泛粘连的情况下，可采用胸腹联合切口，切开膈肌可暴露良好，以便仔细分离及止血。大多数情况下，采用左肋弓下弧形切口，可良好暴露脾脏。

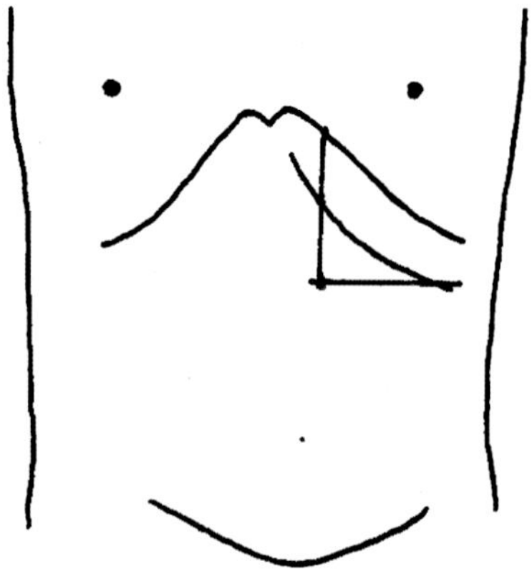

2. 探查　外伤性脾破裂时开腹后迅速吸出腹腔内积血，检查脾脏损伤的部位、程度、有无活动性出血。如仍有出血，应迅速以纱布垫压迫，并快速探查肝、肾及胃肠、腹膜后大血管、胰腺、十二指肠等。对血液病和脾功能亢进者应行脾脏全切除，同时注意有无副脾，一并切除。以免复发。如果是节段性脾损伤、脾囊肿或脾良性肿瘤，可行脾部分切除术。对小儿一般采用半脾切除术。

3. 暴露及游离脾脏　脾脏破裂大出血后，脾脏缩小，术者可将脾脏托出于切口外，然后用大纱布垫填压脾床。

图 26-1　体位

脾大或脾功能亢进者，脾脏与周围组织粘连，且多为血管性粘连。托出脾脏时应特别小心，防止大出血。用生理盐水湿纱布将小肠推开，显露脾脏；肋弓缘垫纱布后用长拉钩向上拉开。由于脾胃韧带上极内有胃短动、静脉，游离脾脏稍有不慎易引起胃短血管出血，故应先处理脾胃韧带（图 26-2）以后再处理脾肾韧带、脾结肠韧带和脾膈韧带。切断脾胃韧带：在胃中点左侧的脾胃韧带无血管区剪开小孔，从上而下分离切断、结扎脾胃韧带后进入小网膜腔，并由下而上逐一结扎脾胃韧带。分离过程中防止损伤血管及脾胃组织；分离脾肾韧带：术者左手将脾脏向右上方拉开，显露脾肾韧带，用剪刀或电刀剪开，注意结扎侧支血管。离断脾结肠韧带：助手将脾脏下极向左上方牵开，切断脾结肠韧带，继续向上分离切断脾膈韧带。

4. 托出脾脏　用一手或双手从膈下进入轻柔牵拉脾脏，将脾托出切口之外，此时脾脏只存脾蒂。托出脾脏之前可以用湿纱布填入脾床，防止脾脏回缩（图 26-3）。

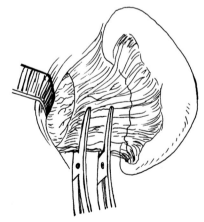

图 26-2　处理脾胃韧带

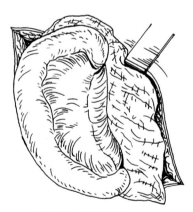

图 26-3　托出脾脏

5. 处理脾蒂　在脾脏周围的韧带已完全游离后，最后处理脾蒂。首先分开胰尾，用三把血管钳分别夹住脾动脉、脾静脉，在靠近脾脏的两把血管钳间切断；脾蒂靠近脾门处贯穿缝合，远端各血管再单独结扎，同时应避免损伤与脾门血管紧邻的胰尾。有时为了回收部分自体血，还可以在显露出脾动、静脉后，先用血管钳双重结扎脾动脉并用丝线于近端血管钳下方缝扎一道，间隔 1 ~ 2 分钟后再同法结扎脾静脉。在脾部分切除术中，结扎供应脾上极或下极动、静脉分支，根据暗紫色区，划开脾包膜，钝性分离脾组织，切断结扎脾实质内血管，切除范围依病变而定。对于脾脏大、脾周围粘连严重患儿，探查腹腔后可先结扎脾动脉，有利于脾脏缩小和血液回输。结扎脾动脉时，选择脾动脉最浅处结扎，不要太靠近脾门，以免损伤脾静脉（图 26-4）。

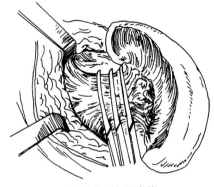

图 26-4　处理脾蒂

　　6. 脾床的处理　脾蒂处理完后即可将脾切除。仔细检查膈面、肝脏左叶脏面、脾胃韧带残端、后腹膜、侧腹膜和脾蒂及胰尾。轻微渗血可用温热的盐水纱布敷压数分钟。对于肝硬化、脾脏功能亢进，以及术中脾脏与周围脏器粘连紧密的患儿，缝合脾门处后腹膜有利于减少渗血，脾窝处放置多孔引流管一根。

五、术后监测与处理

　　1. 术后心电监护，每 1 ~ 2 小时测血压、心率、呼吸频率及氧饱和度。如遇血压降低或引流量过多，应及时检查、输血。如有失血性休克症状者，应再次剖腹探查。

　　2. 术后禁食，予以静脉补液，维持水、电解质和酸碱平衡，必要时给予营养支持。持续胃肠减压，待肠蠕动恢复后拔除胃管，开始进食。

　　3. 术后常规使用止血药，并及时复查血常规。血小板在术后两周达最高值，然后逐渐下降，在术后 1 ~ 2 个月恢复正常。

　　4. 术后应用抗生素预防感染。定期复查肝、肾功能。

　　5. 术中留置血浆引流管者，应在术后 48 ~ 72 小时拔除。

六、术后常见并发症的预防与处理

　　1. 腹腔内出血　多发生在手术后 24 ~ 48 小时内，常见为膈面的严重渗血，脾蒂结扎线松脱或术中遗漏结扎的血管出血。对于短时间内的大量失血，应立即剖腹探查止血，不得延误。

　　2. 膈下脓肿　脾切除术后 1 ~ 2 周内，患儿出现低热，体温不超过 38.5℃，或术后高热不退，或于术后一周后体温降而复升。可行 B 型超声波和 CT 检查，小脓肿可行引导下穿刺，大的脓肿需手术。

　　3. 血栓‐栓塞性并发症　较少见，可能与脾切除术后血小板急剧增多有关，但尚有争议。

当血小板计数超过（1000 ~ 2000）× 10^9/L 时应用抗凝剂预防治疗。

4.脾切除术后暴发性感染（OPSI） 已被公认为临床综合征可发生于术后数周至数年，多见于术后 2 ~ 3 年内。临床特点为隐匿发病，初始可有轻度流感样症状，继而骤起高热、头痛、呕吐，迅速昏迷、休克，常可在数小时至十几小时内死亡。因此对于 4 岁以下婴幼儿的全脾切除应持慎重态度，严格掌握适应证。脾切除术后患儿可用长效青霉素或接种多价肺炎球菌疫苗预防。

5.术后胰瘘或假性胰腺囊肿 胰瘘是术中损伤胰尾所致，后果严重，预后恶劣。术后腹腔脓肿引流长期不愈合，引流物透明或稀薄浑浊的液体。测定引流液中的淀粉酶水平有助于诊断。治疗原则是充分引流，全身应用抗生素及支持治疗，保护局部皮肤。假性胰腺囊肿形成后，若囊肿张力不高或体积较小，可暂时不做外科处理。若囊肿张力高或体积大，应及时行体外引流。

6.术后消化道穿孔 较少见，多为术中创伤所致，临床出现典型的弥漫性腹膜炎症状。应立即置胃管，纠正水、电解质失衡后剖腹探查。

七、临床效果评价

儿童脾切除术是治疗儿童外伤性脾破裂的主要、常用手术方法。原则上坚持抢救生命第一，保留脾脏第二。4 岁以下患儿行全脾脏切除时，术中需要同时行自体脾组织移植术。脾切除治疗血液系统疾病可以有效去除破坏血细胞的场所，延长血细胞的寿命。减少自身免疫性血液病自身抗体的形成。遗传性球形细胞增多症的术后疗效最佳，原发性血小板减少性紫癜术后有效率达 70% ~ 90%，自身免疫性溶血术后疗效为 60%。

附：腹腔镜下小儿脾脏切除术（laparoscopic splenectomy in children）

腹腔镜脾切除术在儿童中已成为最常见的腹腔镜实体器官手术之一。第一例儿童腹腔镜脾切除术报道于 1993 年。随后，许多作者发表了他们关于小儿腹腔镜脾切除术的经验及有关腹腔镜技术改进的报告，如单孔腹腔镜技术。近年来 Da Vinci 机器人腹腔镜手术发展迅速，其手术系统具有独特的优势，是当前微创外科手术的前沿领域。

一、适应证

腹腔镜脾切除常适用于一些患有血液病的儿童，如镰状细胞病、遗传性球形红细胞增多症、地中海贫血和特发性血小板减少性紫癜。外伤患儿很少需要腹腔镜脾切除术。脾囊肿和脾良性肿瘤采用脾脏部分切除术。

二、禁忌证

1.巨脾。

2. 循环不稳定或脏器功能不全，不能耐受气腹。

3. 其他同开腹脾切除术。

三、术前准备

1. 排空结肠内气体，以方便暴露。

2. 若患儿有便秘或出现腹胀，应该在术前一晚清洁灌肠。

3. 常规留置鼻胃管进行胃肠减压，留置导尿管把膀胱排空，有利于手术操作。

四、手术要点、难点与对策

1. 体位 患儿采取仰卧位，左上腹部抬高 20°～30°。

2. 置入 Trocar 手术采用四 Trocar 技术，脐部切开直视插入 5mm 或 10mm Trocar 放入腹腔镜，二氧化碳气腹压力控制在 12mmHg 以下，左下腹置一个 5mm Trocar 作为助手辅助操作，剑突下和右中上腹分别放置两个 5mm Trocar 作为主操作孔（图 26-5）。

3. 脾脏的游离 调整手术台使患儿左侧和头侧抬高，检查脾脏周围和大网膜情况，如发现副脾存在，应予以切除。用超声刀切开胃结肠韧带无血管区，游离结扎脾动脉（图 26-6），然后将脾脏下极抬起或用牵引线吊起（图 26-7），超声刀离断脾结肠韧带和脾肾韧带。

4. 分离脾血管 若胰尾与脾门相距较远，脾蒂血管比较容易游离，可对脾蒂血管采用传统手术一样的结扎或 Hem-o-lok 结扎（图 26-8），腔内切缝器可缩短手术时间；如脾蒂血管与胰腺不易分离，可用分离钳分别游离脾上、下极血管，分别结扎离断二级脾蒂。脾部分切除术时，在脾脏缺血界，用超声刀切断脾实质。

369

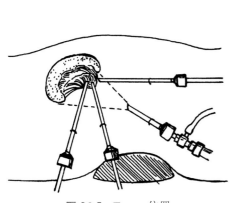

图 26-5　Trocar 位置

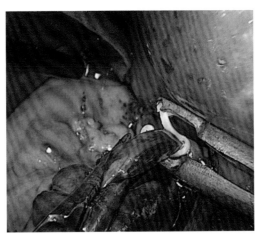

图 26-6　游离、结扎脾动脉

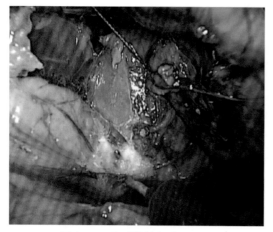

图 26-7　牵引线吊起脾下极

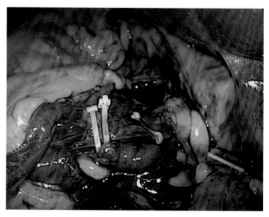

图 26-8　Hem-o-lok 结扎脾蒂

5.切除脾脏及脾脏的取出　断开脾蒂后，用超声刀从上至下离断脾胃韧带（图 26-9），然后再切断脾膈韧带。将标本袋折叠成烟卷状由 10mm 操作孔推入腹腔内，展开标本袋将脾脏装入其中（图 26-10），关闭气腹，由脐部或左下腹戳孔提出袋口，扩大切口，逐渐取出脾脏。

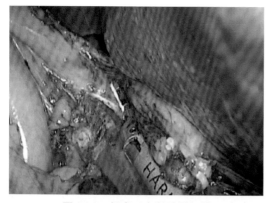

图 26-9　超声刀离断脾胃韧带

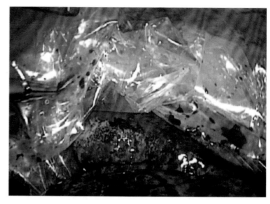

图 26-10　将脾脏装入标本袋

6.缝合关闭 Trocar 孔，重建气腹　检查腹腔确认无活动性出血及副脾残留，去除 Trocar，关闭 Trocar 孔，术毕。

五、术后监测与处理

同本节开腹手术。

六、术后常见并发症的预防与处理

腹腔镜脾切除术并发症与开腹脾切除术基本相同。主要包括术中术后出血，左肺不张，左侧胸腔积液，膈下积液，医源性胰腺、胃、结肠损伤等。术中钳夹提拉或推拨脾脏时要轻柔，处理脾蒂一定要谨慎，仔细防止破裂出血。必要时脾床可放置引流，及时观察腹腔内有无出血，以便及时采取措施。

七、临床效果评价

儿童腹腔镜脾切除术与开腹脾切除术的比较研究表明，腹腔镜手术是安全的，而且有很多优点，包括减少术后疼痛，缩短住院时间，早日恢复正常生活，并具有美容效果。但腹腔镜脾切除术的操作时间较长，与学习曲线有关，几乎所有的腹腔镜手术都存在这一问题。单孔腹腔镜是利用脐这一人体天然瘢痕部位，通过单一孔道完成腹腔镜手术，患儿术后脐部小切口隐蔽于脐窝中，可达到理想的"无瘢痕"效果，较多孔腹腔镜手术美容效果更佳。由于单孔腹腔镜脾脏切除术具有一定的操作难度和较大的手术风险，应选择实施，但对于有丰富单孔腹腔镜手术经验的外科医师经脐单孔腹腔镜脾切除术是安全、有效的。

（汤绍涛　杨德华）

参 考 文 献

曹金铎 . 2002. 脾脏外科学 . 北京：人民卫生出版社，154-166，367-379.

胡三元，姜希弘 . 1998. 经腹腔镜脾切除术的临床应用 . 中华消化内镜杂志，15（4）：97-99.

王果 . 2006. 小儿外科手术难点及对策 . 北京：人民卫生出版社，478-499.

王果，李振东 . 2000. 小儿外科手术学 . 北京：人民卫生出版社，467-481.

Liu DC，Meyers MO，Hill CB，et al. 2000. Laparoscopic splenectomy in children with hematological disorders：preliminary experience at the Children's Hospital of New Orleans. Am Surg，66（12）：1168-1170.

Rescorla FJ，Breitfeld PP，West KW，et al. 1998. A case controlled comparison of open and laparoscopic splenectomy in children. Surgery，124（4）：670-675.

Rescorla FJ，Engum SA，West KW，et al. 2002. Laparoscopic splenectomy has become the gold standard in children. Am Surg，68（3）：297-301.

第二十七章　小儿门静脉高压手术

小儿门静脉高压（portal hypertension，PH）是由于门静脉系统压力持续性增高所引起的一组临床综合征。临床表现与成人相似，均以胃底食管静脉曲张伴消化道出血、腹水和脾大伴有脾功能亢进为主要症状。虽然都是由于门静脉系统的梗阻和高动力循环状态引起，但其发病原因与成人有别：小儿肝外型比例可占 50% 以上，多由于先天性门静脉海绵样变性及各种原因所致的门静脉血栓性静脉炎导致梗阻，引起门静脉高压症。但是疾病过程中危及患儿生命的主要是食管静脉曲张破裂出血，较成人少见肝内型的肝衰竭。同时由于儿童免疫系统的发育欠完善，以及肝移植后免疫抑制治疗时间长对生长发育影响较大，所以，对小儿门静脉高压症的治疗重点应是防治食管静脉曲张破裂出血和对肝病的保肝疗法，必要时肝移植手术。

第一节　急性大出血的紧急手术

一、适应证

1. 由门静脉高压症引起的上消化道出血经内科治疗无效。
2. 患儿一般情况较差，不能耐受分流术或年龄太小，不适合行分流术者。
3. 患儿有腹水，可选择经胸腔食管断流术。如无腹水时，可经腹腔做胃底静脉结扎。

二、禁忌证

1. 存在心、肾、肺等实质脏器功能不全的患儿。
2. 肝脏功能失代偿患儿。

三、术前准备

1. 发生上消化道大出血，应补足血容量，以防术中发生失血性休克。
2. 如患儿肝功能不好，应注意保肝治疗，防止术后发生肝性脑病。

3. 应用抗生素，预防感染。

四、手术要点、难点及对策

麻醉与体位：全身麻醉，气管内插管。经胸腔入路时，采用右侧卧位，将右手臂成直角固定于手术床头架上；如经腹腔入路时，则取仰卧位。

1. 经胸腔食管下段和胃底静脉结扎术

（1）切口：左侧第 7 肋间长切口。

（2）开胸后将肺向上推开，切开下肺韧带，分离膈肌与食管的裂孔。切开裂孔左侧的膈肌，显露食管下段及胃底贲门部。切开膈肌以上的食管下段约 5cm 长，在切口两侧各缝一根牵引线。食管切开后，迅速用吸引器吸除积血及血凝块，并以生理盐水纱布压迫止血。牵开食管的切口，即可显露粗大迂曲的静脉。

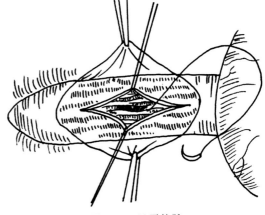

图 27-1　显露静脉

分别用可吸收线结扎血管（图 27-1）。如果破裂处在胃底，可将食管切口经贲门向胃底延长 3cm，找到破裂处，除缝合结扎出血的静脉外，将其余的曲张静脉均一一予以结扎处理（图 27-2A）。

（3）反复检查手术视野，直视下将全部曲张静脉予以缝扎。最后以可吸收线间断全层缝合食管切口，外加肌层缝合一层（图 27-2B）。最后缝合膈肌的切口。

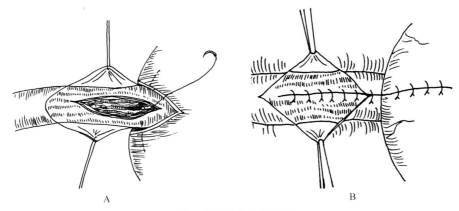

图 27-2　缝合食管切口

A. 结扎曲张静脉；B. 间断全层缝合食管切口

（4）胸腔内放置闭式引流管。然后逐层缝合胸壁。

2. 广泛食管、胃血管断流及食管横断再吻合术

（1）切口：左侧第 7 肋间，为扩大切口增加暴露可切除第 7 肋骨。

（2）食管断流：开胸后，打开纵隔胸膜从前方向主动脉分离，解剖出食管，游离的范

围包括从食管裂孔向上至下肺静脉的上方。游离食管旁的迷走神经，但不要切断。将食管旁静脉所有通向食管的分支均予以结扎切断，结扎、断流的范围从食管裂孔到肺下静脉，总共有 40 ~ 50 条分支须予以结扎。术中注意保护迷走神经及食管旁静脉（图 27-3）。

（3）胃断流及脾切除术：自迷走神经后方 2 ~ 3cm 处打开膈肌，切开膈肌时将两侧切口的出血点逐一缝合，以防出血。进入腹腔后，游离脾膈韧带、脾胃韧带、脾结肠韧带及脾肾韧带，常规切除脾脏。因脾脏周围可能有丰富的侧支循环，故应在操作中注意止血。切除脾脏后，逐一将胃大弯侧胃上部进入胃的血管均予以结扎，直至胃网膜左血管。在胃小弯侧，结扎胃冠状静脉的分支，同时结扎来源于食管的静脉至胃壁的分支，实现断流的目的（图 27-4）。继之行高选择性迷走神经切断术，在腹腔结扎胃上段的血管范围为 6 ~ 7cm 长。

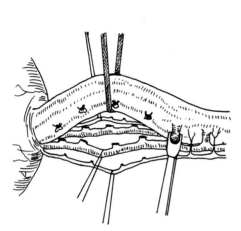

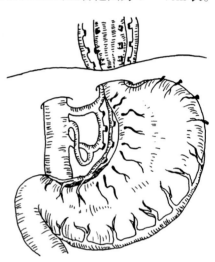

图 27-3　食管断流　　　　　　　　　图 27-4　结扎血管分支

（4）切断及再吻合下段食管：用无损伤血管钳在心脏与食管交界处远端 3cm 处钳夹食管的两端，于两钳之间切断食管的肌层，稍向外分离肌层之后，再切断黏膜（图 27-5）。结扎切断的食管静脉。

（5）食管端端吻合：以 5-0 可吸收缝线缝合黏膜层、黏膜下层及肌层，这些缝线进一步缝闭了曲张的食管静脉（图 27-6）。

（6）放置胸腔闭式引流管，缝合纵隔胸膜及膈肌。缝合膈肌时应非常严格，以防腹水经此切口流至胸腔。

3. 经腹腔胃底浆肌层切开曲张血管缝合术

（1）切口为上腹部横切口或 "L" 形切口。

（2）开腹后常规切除脾脏。

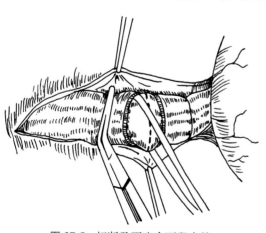

图 27-5　切断及再吻合下段食管

（3）经胃管将胃内容物抽净，将胃大弯向下牵拉，使胃铺平。离贲门 5cm 处横行切开胃壁的浆肌层（图 27-7），注意保护黏膜，防止切破黏膜。

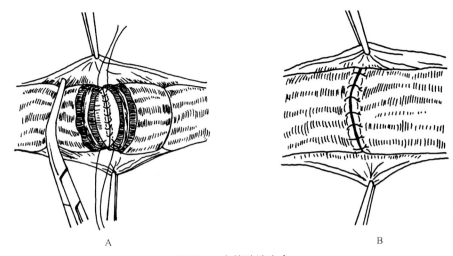

图 27-6　食管端端吻合

A. 缝合黏膜层；B. 缝合肌层

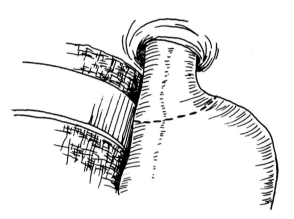

图 27-7　横行切开胃壁浆肌层

（4）将浆肌层的出血点和附着于黏膜下的曲张血管分别用丝线结扎（图 27-8）。将胃反转，同法处理后壁黏膜下血管。然后间断缝合胃壁浆肌层（图 27-9）。

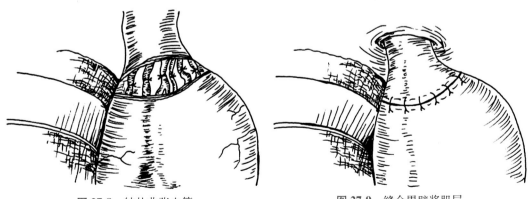

图 27-8　结扎曲张血管　　　　　　　　图 27-9　缝合胃壁浆肌层

（5）于胃小弯侧切断结扎胃冠状静脉。同时也将小弯侧胃浆肌层切开缝扎曲张的静脉，如切开浆肌层时出血严重，上下两端可用肠钳夹持使手术视野清晰。结扎血管后用丝线间断缝合切开的胃小弯浆肌层。

如在操作过程中已将脾脏切除，则应同时做网膜包肾，以便术后能形成侧支循环，减少再出血的机会。

五、术后监测与处理

1. 术后严密监测血压、脉搏等生命体征变化。
2. 密切注意腹部体征变化，如有内出血应早期发现。
3. 术后禁食，予以静脉补液，注意维持水、电解质和酸碱平衡，必要时给予营养支持。
4. 术后常规使用止血药，并及时复查血常规。
5. 术后应用抗生素预防感染，定期复查肝、肾功能。

六、术后常见并发症的预防与处理

1. 出血　由于血管结扎不牢固或线结脱落。严重者可出现贫血、血压下降、甚至休克等表现。因此，关腹前一定详细检查有无出血。
2. 吻合口瘘　吻合口瘘是术后的严重并发症。病症严重者需要再次手术。
3. 吻合口狭窄　多由于缝合过紧，术后瘢痕挛缩，造成吻合口狭窄而有吞咽困难。经造影证实后可采用食管扩张术。

七、临床效果评价

儿童发生门静脉高压合并食管静脉曲张破裂出血时，常常首先选择非手术治疗，如三腔双囊管压迫止血、经胃镜注射硬化剂等方法。由于儿童门静脉高压病因和特点与成人常见肝炎后肝硬化不同，多数患儿肝脏功能正常，消化道出血后往往会临时降低门静脉系统压力，有利于消化道出血的暂时控制，加之近年来胃镜治疗技术的成熟，目前内科治疗达到短时间段止血效果在90%以上，只有对上述内科治疗无效的病例出现危及生命不可控制的出血才施行手术治疗，均能起到暂时性止血作用。但由于引起门静脉高压的原因未能解除，断流后门静脉压力仍维持在原有水平之上，故侧支会再度形成，因此远期止血效果不好。由于分流手术技术的进步，手术打击的减轻，以及患儿较成人患者较好的肝脏功能，目前在儿童门静脉高压治疗中较少采取紧急断流术止血，而进行分流手术仍是门静脉高压合并上消化道出血最有效的治疗方法。

（汤绍涛　杨德华）

第二节 门静脉高压手术

一、肠系膜上静脉－门静脉左支分流术（旁路手术，Rex 手术）

儿童以肝前性门静脉高压（extrahepatic portal hypertension，EHPH）多见，随着外科技术的发展，小儿 PH 治疗的方向已由控制消化道出血及脾功能亢进向降低门静脉压、恢复肝脏正常血流灌注和改善肝功能方面转变。肠系膜上静脉－左门静脉分流术（mesenterico-left portal vein shunt，MPVS）又称 Rex 手术（Rex-shunt 手术）。1992 年 de Ville de Goyet 等在处理小儿肝移植术后门静脉血栓形成时，将患儿自体颈内静脉置于肠系膜上静脉和门静脉左支，成功恢复了门静脉通路。后来该作者又将该术式用于小儿门静脉海绵样变，患儿术后门静脉压明显降低，出血等症状得到控制。Rex 手术是在肠系膜上静脉与门静脉左主支之间架桥建立一个血管通路，使胃肠道血液跨过了梗阻的门静脉，经过这个通路重新灌流入肝脏，相当于重建了一条门静脉替代阻塞的门静脉，消除了门静脉梗阻造成的阻力，使门静脉压力降低，脾脏逐渐缩小，从而解除脾功能亢进。同时，肝脏基本恢复正常门静脉的灌流，胃肠道血液和正常一样经过肝脏处理后进入腔静脉。更符合人体正常生理。手术使门静脉压力降低，阻止了出血，又恢复了肝脏的门静脉灌流，也不必切除脾脏，是一种恢复肝脏门静脉生理的理想手术方式。Rex 手术以生理状态重建入肝血流，使肝内失调的内环境正常化，对 EHPH 达到了病因上的治愈。

经典 Rex 手术需要切取一段自身静脉（颈内静脉），作为重建门静脉的分流血管，需要在患儿的腹部、颈部同时实施手术，创伤大，还可能对患儿大脑血运产生影响。除颈内静脉外，还可采用肠系膜下静脉、脾静脉、胃冠状静脉、胰十二指肠静脉等。

（一）适应证

1. 肝内门静脉左主支及其分支通畅、肝脏门静脉海绵样变患儿。术中肝内门静脉造影显示肝内门静脉左主支及其分支和门静脉右支通畅。

2. 不能进行肝移植的门静脉栓塞患儿。

（二）禁忌证

1. 肝脏实质内有引起肝内型门静脉高压的病变。

2. 患儿门静脉左主支直径小于 3mm。

3. 肝功能异常、肝硬化患儿。

4. 肝内门静脉系统阻塞。

（三）术前准备

1. MRI、CT 血管成像以初步评估静脉的直径和肝内门静脉是否通畅。

2. 必要时肝脏活检以排除肝脏的内在疾病。

3.凝血试验排除遗传性高凝血状态。

4.配血及做输血准备。

5.因患儿有食管静脉曲张，术前禁食不放置胃管。

（四）手术要点、难点及对策

1.麻醉与体位　以选用气管内插管全麻为宜，手术时患儿取仰卧位。

2.因需要颈内静脉连接肠系膜上静脉和左门静脉（图 27-10），故做颈部和腹部准备。切口取右侧肋缘下横切口及左颈部切口。如果选择脾静脉、胃冠状静脉、胰十二指肠静脉等则不需要颈部切口。

3.暴露肠系膜上静脉　同本节肠-腔静脉分流术。

4.解剖肝圆韧带，在近肝脏组织水平找到未闭塞的脐静脉，插入导管达肝内门静脉左支，造影以明确门静脉左支及整个肝内静脉系统的通畅情况。

5.游离肝圆韧带达门静脉左支矢状部远端，在其内外两侧分别显露出Ⅳ段前支和Ⅲ段支的汇合部，继续沿矢状部游离，达Ⅱ段支汇合部，如此显露门静脉左支 3～4cm 一段，必要时可粗丝线临时阻断细小的门静脉分支。用心耳钳阻断该段并做纵行切口（图 27-11）。

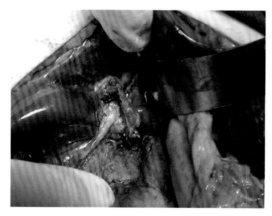

图 27-10　颈内静脉连接肠系膜上静脉和左门静脉

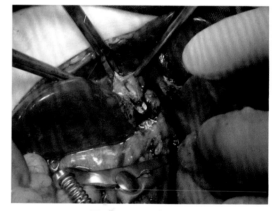

图 27-11　阻断Ⅱ段

6.获取自体颈内静脉部分，通常取自左侧，与门静脉左支做端侧吻合。将颈内静脉另一端经胃窦前方或后方，穿过横结肠系膜裂孔与肠系膜上静脉端做端侧吻合。移植血管作为旁路血管者，选择合适的（直径≥0.5cm，且不影响引流脏器血运）回肠或胃网膜静脉等血管，切取长度 6～8cm，一端与门静脉左支行端侧吻合，另一端与门静脉主干远端或肠系膜上静脉吻合。

7.应用胃冠状静脉作为旁路血管者，手术游离胃冠状静脉达食管裂孔水平，离断。近食管端结扎；然后以 6-0 Prolene 线将胃冠状静脉与门静脉左支行端侧吻合，建立分流通路。采用扩张脾静脉属支作旁路血管者，贴近后腹壁游离脾静脉属支，远端结扎，近端与门静脉左支行端侧吻合。

（五）术后监测与处理

1.术后平卧位，切忌躁动。

2. 禁食，由静脉补液，同时全身应用抗生素，预防感染，待胃肠功能恢复后由口进食。

3. 密切观察腹部体征变化，如有内出血应早期发现。

（六）术后常见并发症的预防与处理

1. 术后腹腔内出血　术中剥离面大、止血不彻底、吻合口不严密引起渗血造成腹腔内出血。如出血量大，出现低血容量性休克，保守治疗无效时，应剖腹探查，手术止血。

2. 血管吻合口狭窄　选择门静脉左支吻合口直径 ≥ 5mm，可避免或减少因血管吻合口狭窄造成的手术失败。若出现狭窄可在放射线引导下行血管成形或二期门腔静脉分流。

3. 血栓形成　血栓形成可致手术失败。精细的血管吻合技术对预防血栓形成至关重要。注意事项：①血管吻合口在吻合前要修剪整齐，大小一致，并使其直径 ≥ 5 mm。②吻合血管时，应用放大镜，血管内膜准确精细对合，吻合后内膜平坦。③血管吻合应由有丰富血管吻合经验的医生实施。

（七）临床效果评价

肠系膜上静脉-左门静脉分流术恢复了向肝的门静脉血流并缓解了门静脉高压症状，Rex 手术的优点是：①降低门静脉压力的同时保证了肝脏的血流供应，能维持肝脏的正常生长；②符合门静脉血流学特点，同时从根本上预防了肝性脑病发生的可能；③有效地降低了消化道出血的危险；④保留脾脏的同时缓解了脾功能亢进，脾脏体积有所减小。目前国外均将 Rex 手术作为治疗儿童肝外型门静脉高压首选的治疗方法，甚至对于没有临床症状的患儿，从保证肝脏血流供应的角度也提倡早期行该术式。该手术方式要求手术医师对肝脏门静脉 Rex 窝解剖非常熟悉，同时搭桥血管和 Rex 处门静脉左支吻合难度较大，手术难度较高。

二、近端脾肾静脉分流术

脾肾静脉分流术（splenorenal shunt，SS）是治疗小儿门静脉高压的常用手术。根据脾肾静脉吻合方式的不同，可分为近端脾肾静脉分流术、脾肾静脉侧侧吻合分流术及选择性远端脾肾静脉分流术（Warren 手术），上述三种手术操作方法基本相似，本部分重点介绍近端脾肾静脉分流术。

（一）适应证

1. 门静脉高压患儿食管静脉曲张破裂反复出血经非手术治疗无效。

2. 患儿一般情况良好，肝功能符合 Child 分级 A、B 级或中华医学会外科学分会门静脉高压肝功能分级标准 Ⅰ、Ⅱ 级者。

3. 年龄在 5 岁以上，脾静脉直径在 6 ~ 8mm 以上。

4. 急性大出血停止，一般情况已恢复。

（二）禁忌证

1. 急性出血期不考虑进行分流手术，应积极采取措施制止出血。

2. 肝功能不良患儿，合并有低蛋白血症、腹水、黄疸者。

3. 脾脏已切除患儿多合并脾静脉血栓形成，不能行分流手术。

4. 患儿年龄较小，脾静脉直径小于 5mm 者。

5. 孤立肾或有肾功能不全或左肾静脉畸形者。

（三）术前准备

1. 全面查体了解心、肝、肺功能情况。

2. 通过 B 超和肾造影了解肾脏发育及肾功能情况。

3. 脾门静脉造影，了解门静脉及其分支情况，测量脾静脉及肠系膜上静脉直径以供选择术式参考。

4. 配血及做输血准备。

5. 因患儿有食管静脉曲张，术前禁食但不放置胃管。

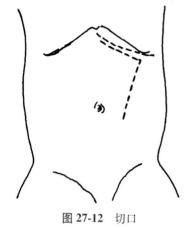

图 27-12 切口

（四）手术要点、难点及对策

1. 麻醉与体位以选用气管内插管全麻为宜，亦可采用硬膜外阻滞。手术时患儿取仰卧位，左腰部垫高 15°。

2. 切口。可从剑突下沿左肋缘下切口，然后沿腹直肌外侧缘折向下至脐（图 27-12）。此切口有利于脾切除及脾肾静脉分流操作，且沿腹直肌外缘进入出血少、损伤小。亦可采用单纯左肋缘下切口。

3. 开腹后探查肝、脾情况，测定门静脉压力，亦可在术中做门静脉造影术了解门静脉及其分支的情况。在确定行脾肾静脉分流术后首先切除脾脏（图 27-13）。切除脾脏前对脾脏进行充分游离，暴露脾门，在脾静脉远端紧贴脾脏切断脾蒂以保留脾静脉的分支（图 27-14）。在此过程中注意勿损伤胰尾。

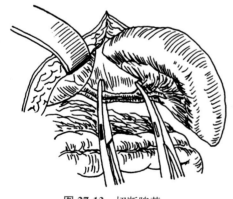

图 27-13 切断脾蒂

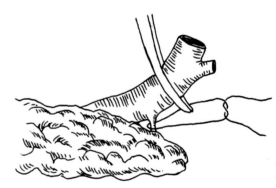

图 27-14 游离脾静脉

4. 游离脾静脉。在脾静脉充盈时游离其周围的脂肪组织，仔细解剖脾静脉，去除脾静脉以外的多余组织。对于来自于胰腺的小静脉要一一结扎切断。脾静脉游离长度为 3～4cm。

保留脾静脉的分叉并剖开，使脾静脉的末端呈喇叭口状以便于与肾静脉吻合。

5. 游离显露肾静脉。牵开横结肠及脾曲显露左肾，在肾门内侧分开腹膜后组织即可见肾静脉。向中线侧游离肾静脉长约3cm，游离其周径的2/3。注意肾静脉有无畸形。用心耳钳钳夹肾静脉周径的2/3，避免钳夹过多完全阻断肾静脉的血流（图27-15）。

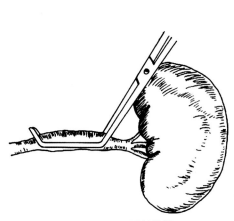

图 27-15　显露肾静脉

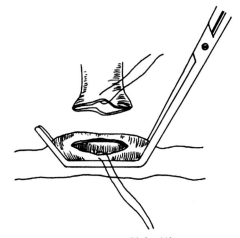

图 27-16　做牵引线

6. 在钳夹的肾静脉壁上做切口，长度与脾静脉口径一致。在肾静脉及脾静脉切口的前壁各做一牵引线，以便于缝合吻合口的后壁（图27-16）。在脾、肾静脉口的两角用无创伤缝合线各做一"U"形外翻缝合以保证脾、肾静脉切口前后壁对应等长（图27-17）。

7. 脾肾静脉后壁吻合多采用连续外翻缝合，后壁应对应良好无空隙（图27-18）。最后将两角"U"形缝合线分别结扎后与后壁连续缝合线的首尾段加扎在一起。脾肾静脉吻合的前壁可用间断褥式外翻缝合（图27-19）。自切口两端开始，最后中央两针

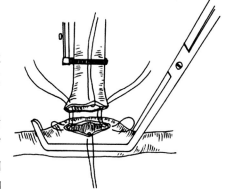

图 27-17　"U"形外翻缝合

暂不结扎。松开血管钳后放出脾静脉内可能形成的血栓后，收紧缝线并结扎。

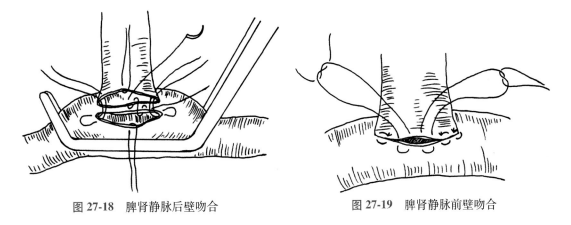

图 27-18　脾肾静脉后壁吻合　　　　　图 27-19　脾肾静脉前壁吻合

8. 缝合完毕后如吻合口无大的漏血，再放开钳夹肾静脉的心耳钳。小的渗血可用温纱布局部加压止血。若漏血较大应加缝 1 ~ 2 针。

9. 再次测定门静脉压力，观察脾肾静脉分流术后门静脉压下降情况。最后冲洗腹腔，间断缝合后腹膜。左膈下放置引流管固定。

（五）术后监测与处理

1. 检测体温、呼吸、脉搏、血压的变化。

2. 术后平卧位，切忌躁动。

3. 术后立即测定血红蛋白、红细胞、血小板及血细胞比容作为基础数值，必要时可重复检查。术后第一天可复查彩超了解吻合血管是否通畅，如有血栓形成短时间内可行溶栓治疗。

4. 禁食，由静脉补液，同时全身应用抗生素，待胃肠功能恢复后由口进食。

5. 密切观察腹部体征变化，记录腹腔引流管引出液的性质、量。如渗出物不多可在术后 24 ~ 72 小时拔除。

（六）术后常见并发症的预防与处理

1. 术后腹腔内出血　术中除切除脾脏外还要剥离脾静脉、游离肾静脉及完成脾静脉和肾静脉的吻合，剥离面大、组织损伤多，止血不彻底引起广泛渗血造成腹腔内出血。也有由于血管结扎不牢固、结扎线脱落造成出血。吻合口破裂出血者少见。发生出血者多在术后数小时内，出血量大者表现有烦躁不安、苍白、出虚汗、血压下降、腹腔引流管内有新鲜血液流出。腹腔可有移动性浊音。上述症状提示出血量大应急症手术探查。

2. 术后消化道出血　有相关数据统计表明脾肾静脉分流术一定程度上具有降低门静脉压力的效果。但是术后门静脉压仍处于较高水平，而且食管静脉曲张仍未消失且具有一定张力，故术后仍有再出血的可能。因此术后要告诫患儿及家属避免各种诱发出血因素，如避免食入粗糙、带壳带刺食物，不服用水杨酸类药物，避免情绪激动等。一旦发生再出血应首先采取保守治疗。如反复出血可考虑经腹做食管、贲门、胃底切除术。

3. 膈下感染　是小儿脾静脉分流手术的常见并发症。除脾窝积血、积液等常见原因外，胰腺损伤、胰液外溢也是其主要原因。患儿表现为术后持续发热，白细胞增高，胸腹透视膈肌升高，活动减弱。通常 B 型超声波显示膈下积液等表现。明确诊断后除全身应用抗生素外，亦可在 B 型超声波引导下穿刺直管冲洗后注入抗生素。若脓腔过大、脓液引流不畅可考虑切开引流。为防止膈下感染，术中对伤口应彻底止血，切脾及游离脾静脉时注意勿损伤胰腺，术后膈下放置引流管应保持通畅。

4. 肝功能衰竭　小儿门静脉高压有半数为肝炎后肝硬化引起的肝内型门静脉高压，因此术后继续长期保肝治疗是非常重要的。肝功能不能好转且逐渐恶化到不能维持正常生命活动时，肝脏移植术是唯一考虑的治疗手段。

（七）临床效果评价

脾肾静脉分流术在切除脾脏后可以解除脾脏功能亢进造成的全血细胞减少，分流后可以降低门静脉压力，肝性脑病发生率较传统非选择性门静脉分流术低。其较为宽大的吻合口可使血流顺利通过，减少了血栓发生的可能。门静脉有血栓形成的患儿不适合做脾静脉分流手术。

三、远端脾肾静脉分流术

非选择性分流把大部分肠系膜静脉血流远离肝脏，肝性脑病发生率高，应尽量避免。近年研究较多的是选择性远端脾肾静脉分流术（Warren 手术，图 27-20）并联合断流术。其优点是既可有效预防消化道再出血，同时保留了脾脏，不降低门静脉灌注压力，保证了肝脏血流灌注，肝性脑病发生率低，且手术区域远离门静脉主干，减少了肝门区粘连，方便以后做肝移植。

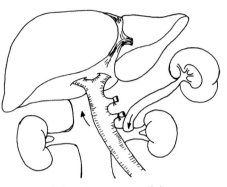

图 27-20　Warren 手术

（一）适应证

同本节近端脾肾静脉分流术。

（二）禁忌证

同本节近端脾肾静脉分流术。

（三）术前准备

同本节近端脾肾静脉分流术。

（四）手术要点、难点及对策

1.麻醉与体位以选用气管内插管全麻为宜，亦可采用硬膜外阻滞。手术时患儿取仰卧位，左腰部垫高 15°。

2.切口一般为剑突下弧形切口。

3.开腹后探查肝、脾情况，测定门静脉压力，亦可在术中做门静脉造影术了解门静脉及其分支的情况。在确定行远端脾肾静脉分流术后首先临时阻断脾动脉。在脾静脉远端肠系膜下静脉汇合处开始游离脾静脉。在脾静脉充盈时游离其周围的脂肪组织，仔细解剖脾静脉，去除脾静脉以外的多余组织。对于来自于胰腺的小静脉要一一结扎切断，骨骼化脾静脉至脾门，在此过程中注意勿损伤胰腺和保留胃短静脉。在肠系膜下静脉汇合处离断脾静脉远端，近脾段拟与肾静脉吻合，近门静脉段需血管缝合线确切缝合断端避免出血。

4.游离显露肾静脉。牵开横结肠及脾曲显露左肾，在肾门内侧分开腹膜后组织即可见肾静脉。向中线侧游离肾静脉长约3cm，游离其周径的2/3。注意肾静脉有无畸形。用心耳钳钳夹肾静脉周径的 2/3，避免钳夹过多完全阻断肾静脉的血流。

5. 在钳夹的肾静脉壁上做切口，长度与脾静脉口径一致。在肾静脉及脾静脉切口的前壁各做一牵引线，以便于缝合吻合口的后壁。在脾、肾静脉口的两角用无创伤缝合线各做一"U"形外翻缝合以保证脾、肾静脉切口前后壁对应等长。

6. 脾肾静脉后壁吻合多采用连续外翻缝合，后壁应对应良好无空隙。最后将两角"U"形缝合线分别结扎后与后壁连续缝合线的首尾段加扎在一起。脾肾静脉吻合的前壁可用间断褥式外翻缝合。自切口两端开始，最后中央 2 针暂不结扎。松开血管钳后放出脾静脉内可能形成的血栓后，收紧缝线并结扎。

7. 缝合完毕后如吻合口无大的漏血，再放开钳夹肾静脉的心耳钳。小的渗血可用温纱布局部加压止血。若漏血较大应加缝 1 ～ 2 针。

8. 结扎胃冠状静脉和门静脉食管支，结扎离断胃网膜静脉，减少门静脉向胃食管的静脉分流，减少门静脉系统中肠系膜静脉血流向脾静脉分流，减低肝性脑病发生风险。术中注意避免损伤迷走神经和保留胃短静脉和脾静脉交通血管，通过分流进一步降低食管和胃底区静脉压力。

9. 再次测定门静脉压力，观察脾肾静脉分流术后门静脉压下降情况。最后冲洗腹腔，间断缝合后腹膜。左膈下放置引流管固定。减少门静脉系统中肠系膜静脉血流向脾静脉分流，减低肝性脑病发生风险。

（五）术后监测与处理

1. 检测体温、呼吸、脉搏、血压的变化。

2. 术后平卧位，切忌躁动。

3. 术后立即测定血红蛋白、红细胞、血小板及血细胞比容作为基础数值，必要时可重复检查。术中操作对胰腺组织损伤需监测血尿淀粉酶。术后第一天可复查彩超了解吻合血管是否通畅，如有血栓形成短时间内可行溶栓治疗。

4. 禁食，由静脉补液，同时全身应用抗生素，待胃肠功能恢复后由口进食。

5. 密切观察腹部体征变化，记录腹腔引流管引出液的性质、量。如渗出物不多，可在术后 24 ～ 72 小时拔除。

（六）临床效果评价

远端脾肾静脉分流术结合断流术可以降低脾静脉压力，解除脾脏功能亢进造成的全血细胞减少，同时保留脾脏功能。选择性分流后可通过胃短静脉降低食管和胃部门静脉压力，治疗门静脉高压导致的消化道出血，且不影响门静脉系统中肠道来源门静脉血液进入肝脏解毒，肝性脑病发生率低。其较为宽大的吻合口可使血流顺利通过，减少了血栓发生的可能。对于不能行 Rex 分流术的门静脉高压患儿该术式已经逐渐成为治疗的新趋势。脾静脉有血栓形成的患儿不适合做脾静脉分流手术。

四、肠系膜上静脉–下腔静脉分流术（肠–腔静脉分流术）

（一）适应证

1.门静脉高压患儿食管静脉曲张破裂反复出血经非手术治疗无效。

2.患儿一般情况良好，肝功能符合 Child 分级 A、B 级或中华医学会外科学分会门静脉高压肝功能分级标准Ⅰ、Ⅱ级者。

3.患儿年龄较小，脾静脉细伴有畸形、病变或已切除脾脏，门静脉有血栓形成不适合做脾静脉分流手术者。

4.脾肾静脉分流手术失败后也可考虑行此手术。

（二）禁忌证

1.急性出血期不考虑进行分流手术，应积极采取措施制止出血，不宜做急症肠腔分流术。

2.肝功能不良患儿，合并有低蛋白血症、腹水、黄疸者。

（三）术前准备

同本节近端脾肾静脉分流术。

（四）手术要点、难点及对策

1.麻醉与体位　以选用气管内插管全麻为宜，手术时患儿取仰卧位。

2.切口　取右侧腹直肌切口，上端起自肋缘下，下至腹横纹（图 27-21）。

3.暴露肠系膜上静脉　提起横结肠及其肠系膜，可见结肠中动脉。循结肠中动脉至肠系膜根部约十二指肠水平部可触及肠系膜上动脉，以其为中心切开肠系膜上的腹膜，在肠系膜上动脉的右侧可见肠系膜上静脉，将其游离 3 ~ 4cm（图 27-22）。

385

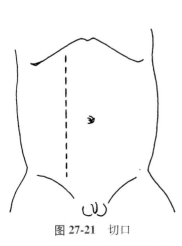

图 27-21　切口

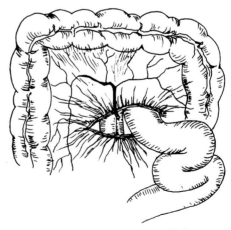

图 27-22　暴露肠系膜上静脉

4.显露下腔静脉　沿升结肠旁沟剪开侧腹膜，游离升结肠及盲肠，显露下腔静脉及髂总静脉，切断腰静脉及右侧精索静脉后游离腔静脉及髂总静脉（图 27-23）。此过程中注意勿损伤输尿管。

5. 离断下腔静脉或髂总静脉　测量十二指肠降部、水平部交界处下腔静脉左缘至肠系膜上静脉的长度。按其长度确定十二指肠降部、水平部交界处到达下腔静脉远端的位置，即为离断腔静脉或髂总静脉的位置。选定离断部位后在其上方用血管夹，切端用心耳钳夹住，紧贴心耳钳切断门静脉或髂总静脉（图27-24）。

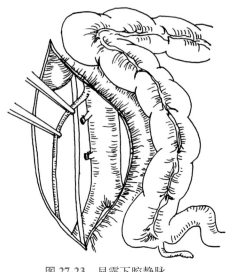

图27-23　显露下腔静脉

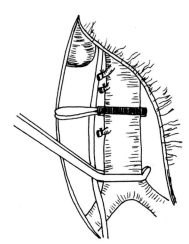

图27-24　离断静脉

6. 用小圆针细丝线连续缝合下腔静脉的断端，或近端左髂静脉的断端（图27-25）。沿十二指肠横部下缘在结肠系膜后向左分离系膜后组织，直至下腔静脉，其宽度应比下腔静脉直径宽。

7. 将下腔静脉或髂静脉经隧道接近肠系膜上静脉（图27-26），用另一心耳钳钳夹肠系膜上静脉，与其壁上切开与腔静脉或髂静脉口径相同的切口。然后做后、前壁外翻吻合（图27-27）。

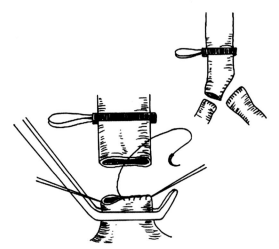

图27-25　连续缝合静脉断端

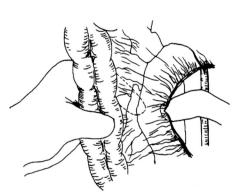

图27-26　静脉接近肠系膜上静脉

（五）术后监测与处理

1. 因下肢血液回流受阻，回心血量暂时减少，应注意血压变化。

2. 术后平卧位，切忌躁动。

3. 抬高双下肢，以利于血液回流及减少下肢水肿。

4. 禁食，由静脉补液，同时全身应用抗生素，待胃肠功能恢复后由口进食。

5. 密切观察腹部体征变化，如有内出血应早发现。

（六）术后常见并发症的预防与处理

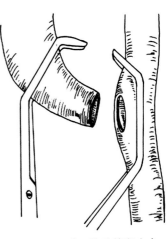

图 27-27　后、前壁外翻吻合

肠系膜上静脉下腔静脉分流术的术后并发症有些与脾肾静脉分流术后并发症相同，此外还有：

1. 术后下肢水肿　由于下腔或髂静脉切断，下肢静脉回流受阻，可发生下肢水肿，一般可持续数月。待侧支循环代偿后可减轻最终消失。术后早期可抬高患肢，下床活动时应用弹力绷带加压包扎。

2. 肝性脑病　肠腔分流术的分流量大，肠系膜上静脉血液不经过肝脏代谢而直接进入体循环，肠道内的氨被吸收后进入全身循环，影响大脑的能量代谢从而引起肝性脑病。此种现象多发生于术后 15 ~ 30 天。初期有头晕、思想不集中等；中期表现为反应迟钝、嗜睡、间歇性精神错乱等；重度者有不省人事或木僵状态，每天发作数次，直至昏迷死亡。

（七）临床效果评价

相关研究显示，肠系膜上静脉下腔静脉分流术远期随访患儿生长发育良好，但仍有脾功能亢进症状，而且多有肝功能轻度异常，术后短期有暂时性的下肢水肿，远期随访均无下肢水肿和静脉曲张，亦没有栓塞性静脉炎发生。为防止术后发生栓塞，术中应设法减少吻合口的张力，充分游离十二指肠水平段及肠系膜上静脉，而且尽量选择其较粗的主干与腔静脉吻合。肠腔静脉分流术适用于门静脉栓塞所致门静脉高压，而对于门静脉高压所致的脾大、血小板减少症、食管静脉出血的征象，则不能彻底治愈。

（卞红强　王海斌）

参 考 文 献

王果 . 2006. 小儿外科手术难点及对策 . 北京：人民卫生出版社，500-509.

王果，李振东 . 2000. 小儿外科手术学 . 北京：人民卫生出版社，482-497.

吉士俊，王伟，李正 . 2006. 小儿外科手术图谱 . 北京：人民卫生出版社，306-316.

李振东，牛爱国，陈新英，等 . 1996. 小儿门静脉高压症脾肾分流术的远期随访及评价 . 中华小儿外科杂志，
17（5）：261-263.

李振东，赵莉，于增文，等 . 2000. 以脾肾静脉分流术为主的联合手术治疗小儿门静脉高压症的疗效观察 .
中华外科杂志，38（8）：601-603.

刘贵麟 . 2005. 小儿外科手术学 . 北京：人民军医出版社，213-229.

Coran AG，Wesley JR，Weintraub WH. 1980. The central splenorenal shunt for portalhypertension in children：experience with eight consecutive patent anastomoses. J Pediatr Surg，15（6）：827-834.

Fonkalsrud EW. 1980. Surgical management of portal hypertension in childhood：long-term results. Arch Surg，115（9）：1042-1045.

Li AW，Zhang WT，Li FH，et al. 2006. A new modification of transanal Soave pull-through procedure for Hirschsprung's disease. Chin Med J，119（1）：37-42.

第二十八章　胰腺手术

胰腺是人体第二大腺体，分为胰头、胰颈、胰体、胰尾四部分，除胰尾被浆膜包绕，其余部分均位于腹膜后。胰腺具有外分泌和内分泌功能。小儿胰腺疾病主要包括先天性畸形（环状胰腺）、急性炎症（急性胰腺炎）、胰腺囊肿、胰腺结石等。

第一节　环状胰腺手术

环状胰腺（annular pancreas）是一种先天性发育畸形。在胚胎发育过程中，由于腹侧胰始基尖端固定，不能随同十二指肠一起向左旋转而遗留有一带状胰腺组织环，部分或完全包绕十二指肠第一段或第二段，致使肠腔不完全或完全性肠梗阻（图28-1）。

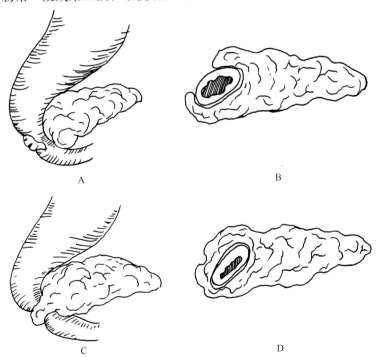

图 28-1　环状胰腺示意图

A. 不完全型环状胰腺；B. 不完全型环状胰腺横断切面；C. 完全型环状胰腺；D. 完全型环状胰腺横断切面

一、适应证

环状胰腺如引起十二指肠狭窄及梗阻时，则应尽早手术治疗。

二、禁忌证

营养状况过差，脱水、电解质紊乱未纠正，合并其他严重畸形或合并心肺功能障碍，不能耐受手术打击。

三、术前准备

1. 完善相关检查，明确有无合并其他心、肺、肾畸形。
2. 胃肠减压，有效缓解胃、近端十二指肠扩张，减轻术后近端肠管功能异常。
3. 补液、全静脉营养支持，术前减轻局部胃肠道负担，减轻其扩张，为术后恢复提供营养基础。应用抗生素预防感染。
4. 麻醉　常规采用全身麻醉。
5. 监测　除心电监护外，有条件者可在术前经颈内静脉置管，可在术中严格监测和控制中心静脉压，便于术后长时间静脉营养支持治疗。

四、手术要点、难点及对策

1. 体位及切口　仰卧位，右上腹横切口或腹直肌切口。
2. 探查　仔细探查是选择何种式式的前提。首先探明十二指肠狭窄并梗阻的部位，再进一步探明是完全性环状胰腺还是不完全性环状胰腺，还需探明对胆总管、胆囊等脏器的影响。
3. 手术方式

（1）环状胰腺切除：如环状胰腺组织较薄，血管分布不多，与肠壁粘贴不紧，可行环状胰腺部分或全切除，或加做十二指肠纵切横缝，使十二指肠腔扩大。术后易发生胰瘘、十二指肠瘘和胰腺囊肿，以及当术后十二指肠狭窄或梗阻不能彻底解除时，需再次手术。效果不如捷径性的改道手术。

（2）改道的捷径手术

1）十二指肠与十二指肠菱形吻合术：先在十二指肠外侧缘切开后腹膜，分离梗阻的十二指肠，然后在梗阻近端肠壁做横行切口，在远端肠壁做纵形切口，分别在梗阻近、远端的前壁做两针牵引线（图28-2），将环上下两切口用5-0可吸收线做间断或连续全层对缝（图28-3，图28-4），针距2mm为宜。保证两切口垂直和足够宽大对防止术后吻合口狭窄非常重要。此法比较符合生理，能恢复十二指肠正常连贯性，吻合口通畅，适用于新生儿和婴幼儿病例。对胆总管下端梗阻的病例，除解除十二指肠的梗阻外，还必须解除胆道的梗阻，行胆总管与十二指肠梗阻远段吻合。

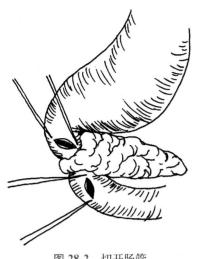

图 28-2 切开肠管

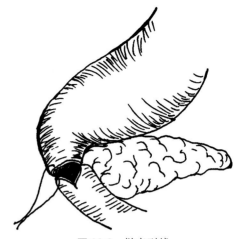

图 28-3 做牵引线

探查或操作时，动作需轻柔准确，勿损伤胰头等部位的包膜和血管，吻合针距要恰当。术中要注意胆汁和胰液分泌情况，注意胰管和胆管有无梗阻。

2）十二指肠空肠吻合术：将一段距十二指肠悬韧带 15～20cm 的空肠在横结肠后，侧侧吻合到梗阻近端的十二指肠降段。本式式操作简单，解除梗阻有效（图 28-5）。多适用于儿童病例。

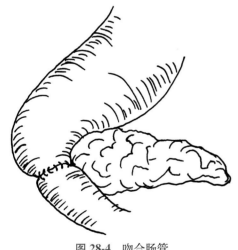

图 28-4 吻合肠管

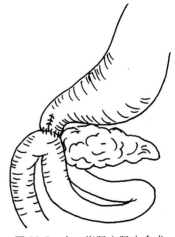

图 28-5 十二指肠空肠吻合术

3）结肠后十二指肠空肠 Roux-Y 吻合术：适用于年龄较大或环状胰腺宽厚者，如行十二指肠菱形吻合需分离环状胰腺上、下缘组织，极易导致胰腺损伤者。

近年来，有报道腹腔镜下行旁路手术，腹壁创伤小，术后恢复快，疗效与开放手术相似。

五、术后监测与处理

1.腹腔引流　有利于局部渗出情况的观察，尤其对早期吻合口瘘的发现非常重要。

2.胃肠减压　持续有效的胃肠减压对吻合口愈合非常重要，可减少消化液对吻合口的刺激及对胰液胆汁分泌的刺激。记录胃肠减压量指导继续补液。

3.TPN　术后患儿根据出生天数采用全静脉营养支持，保证足够的热量供应和营养支持对术后的恢复非常重要。

4.继续应用抗生素防止感染。

5.术后5～7天至1周开始进食。部分患儿因狭窄严重导致患儿因远端肠管发育细小，肠道功能暂未恢复，可能进食后反复呕吐半个月到1个月，往往并非吻合口狭窄导致。

六、术后常见并发症的预防与处理

1.呕吐　部分患儿远端肠管细小功能未恢复，开始进食时出现反复呕吐，需注意避免呛咳误吸，通过观察胃排空情况和呕吐情况逐渐增加进食量。

2.吻合口狭窄　十二指肠菱形吻合时，吻合口切口太小，吻合时切口边缘组织内翻过多，吻合口呈直线形而非菱形等均可造成。可通过消化道造影证实，手术后十二指肠梗阻症状持续存在，往往需要手术重做菱形吻合术。

3.吻合口瘘　加强术前术后营养支持、早期持续有效的胃肠减压、开始喂养时注意少量多次、观察腹腔引流情况等均可起到一定程度的预防。但本并发症多因吻合技术欠佳所致，如吻合过稀或过密，单层吻合时缝针穿过黏膜太深，缝合线结扎太紧，肠壁两切缘对合不良等。因此，做好术前准备，改善全身情况，手术操作精细、娴熟、规范等都很重要。一旦发生吻合口瘘立即胃肠减压，开腹置双套管腹腔引流，必要时胃造瘘置导管于十二指肠内引流和空肠造口插置营养管滴注营养液，加强支持疗法或 TPN 治疗。

七、临床效果评价

随外科手术技术进步，患儿术后生存率达到95%，近年腹腔镜手术的开展，术后并发症和治疗效果与开放手术相同，但患儿损伤更小，需要娴熟的腔镜缝合技巧。部分患儿预后不良往往往合并其他畸形。常规评价方法：①术后消化道造影，可有效评估吻合口情况及近端肠管功能和远端肠管结构功能恢复情况。开始进食前可先行消化道造影检查评估。②术后胃肠减压，胃肠减压液体量和颜色的改变是观察梗阻缓解的重要指标。③进食情况，进食量和呕吐次数。部分患儿合并胃翻转和胃食管反流必要时采取斜坡卧位，注意区别梗阻和肠功能未恢复。

（杨　俊　雷海燕）

第二节　胰腺囊肿手术

胰腺囊肿分为真性和假性两类。真性囊肿体积小有包膜，多位于胰体或胰尾部，常无明显症状，可行手术完整切除；假性囊肿为急性胰腺炎或胰腺外伤时胰腺渗出液外漏，积聚在小网膜腔内、刺激周围组织、引起纤维性假膜所致，常因体积膨大、出现胃肠道受压症状，需外科手术治疗。

一、适应证

1. 胰腺囊肿手术的适宜时间　凡炎症和外伤后形成的假性囊肿，2个月以内，应尽量先行保守治疗，以免手术时因囊壁太薄，出现吻合口瘘。超过 2 ~ 6 个月，如保守治疗无效，考虑行手术治疗。另外，胰腺囊肿直径大于6cm，或有局部压迫症状时也考虑手术治疗。

2. 胰腺囊肿的切除　胰腺囊肿切除、胰体或胰尾切除术，各有缺点。对有症状的真性囊肿非手术治疗无效或合并感染出血、囊肿增大、有恶变可能等做切除外，其他的不宜手术切除。

3. 胰腺假性囊肿内引流术

（1）胰腺囊肿胃吻合术：位于胃上方、胃后方和与胃壁相贴近的囊肿，宜采取此种术式。

（2）胰腺囊肿十二指肠吻合术：位于胰头部或囊壁与十二指肠肠壁相贴近的囊肿，宜采取此种术式。

（3）胰腺囊肿空肠吻合术：位于网膜腔的大而具膨胀性，以及位于胰头部但又不与十二指肠壁接近的囊肿，宜采取此种术式。

二、禁忌证

炎症急性期，时间小于2个月，囊肿壁薄、水肿、炎症不宜吻合，囊肿并感染期内不宜内引流。

三、术前准备

术前应纠正水和电解质的平衡失调，应用抗生素预防感染，并做好输血准备。置胃管行胃肠减压，甚至洗胃。

四、手术要点、难点及对策

（一）手术要点

1. 胰腺囊肿胃吻合术

（1）体位、切口：仰卧位，根据囊肿具体位置选上腹正中切口或经腹直肌切口。

（2）探查：进入腹腔后，首先探明胰腺囊肿的确切位置，并做穿刺抽液确诊。同时注意囊肿与胃、结肠及其系膜的关系，如发现囊肿位于胃上方或后下方，即可决定行囊肿胃吻合术。

（3）切开胃前壁：在胃前壁沿长轴做一长约 6cm 纵行切口。先切开浆肌层在直视下用 1 号丝线逐个缝扎并切断黏膜下层的各血管分支，防止出血（图 28-6A）。

（4）胃内探查：用小拉钩拉开胃前壁，由胃腔内通过胃后壁仔细触诊胰腺囊肿位置，并再次行穿刺，以求进一步证实（图 28-6B）。

（5）经胃后壁切开囊肿：在穿刺针孔处切开已互相粘连的胃后壁及囊肿前壁，吸出囊肿内液体，扩大切口并剪去 3cm×2cm 胃后壁组织和囊肿壁，吻合口直径至少达 4cm，以保证吻合口通畅。必要时术中取胃壁和囊壁送冻冰切片快速病理检查，非肿瘤性病变可行内引流术。仔细止血后，用手指插入囊肿，探查囊壁情况，了解有无多发囊肿或恶变可能（图 28-6C）。

（6）缝合吻合口：将胃后壁与囊肿前壁的切口，用 4-0 或 5-0 可吸收缝线做锁边缝合一圈（图 28-6D）。

（7）缝合胃前壁：用 4-0 或 5-0 可吸收缝线全层间断内翻缝合胃前壁切缘，外层加浆肌层间断内翻褥式缝合（图 28-6E）。一般不需常规放置腹腔引流管，逐层缝至皮肤。

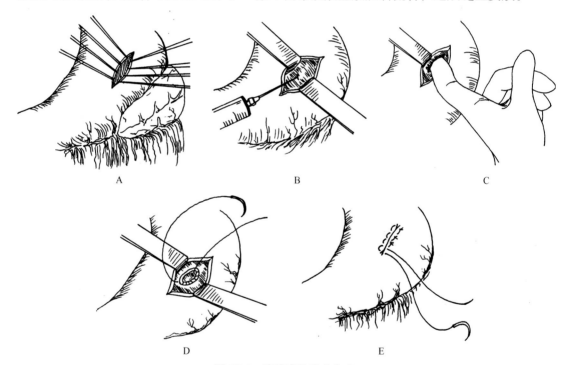

图 28-6　胰腺囊肿胃吻合术

A. 胃前壁切口；B. 胃内探查；C. 经胃后壁切开囊肿；D. 锁边缝合吻合口；E. 缝合胃前壁

2. 胰腺囊肿十二指肠吻合术

取右上经腹直肌切口，进入腹腔探查后，分离结肠肝曲、十二指肠降部。切开胆总管，置入胆道探查囊肿与胆总管位置关系后，在离十二指肠乳头较远处切开十二指肠前壁。穿刺证实囊肿后，避开胆总管及其开口，于其上外侧或下方将十二指肠与囊肿相贴的肠壁及囊壁切开，并剪去 3cm×1cm 的一块组织（图 28-7A）。将十二指肠后壁和囊肿切口用可吸收缝线做一圈锁边缝合（图 28-7B），横行缝合十二指肠前壁。如肠壁切口较长，亦可纵行缝合，以免扭曲成角。十二指肠切开处附近置一软质胶管引流后，逐层缝合腹壁。

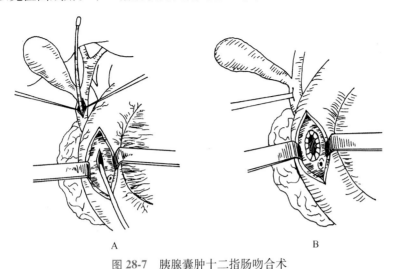

图 28-7 胰腺囊肿十二指肠吻合术

A. 探查胆总管，切开十二指肠后壁与囊肿壁；B. 锁边缝合吻合口，引流胆总管

3. 胰腺囊肿空肠吻合术

（1）胰腺囊肿空肠 Roux-Y 式吻合：在距十二指肠悬韧带 15 ~ 20cm 处切断空肠，将远段提至结肠前与囊肿行端侧吻合，近端空肠再与囊肿空肠吻合口以远 30 ~ 35cm 处的远段空肠行端侧吻合（图 28-8）。这种术式可避免胃肠道内容物反流至囊内，术后很少出现继发性感染，是一种较为理想的术式，但必须操作熟练。

（2）胰腺囊肿空肠侧侧吻合术：本法较为简便易行，且无肠祥血运障碍的弊病。方法是将距十二指肠悬韧带 30cm 处的空肠提到横结肠前，行空肠囊肿侧侧吻合术，空肠近、远段在距吻合口 10cm 处再行侧侧吻合术（图 28-9）。

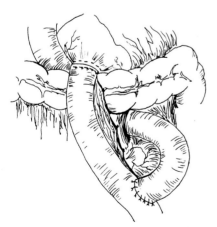

图 28-8 胰腺囊肿空肠 "Y" 形吻合术

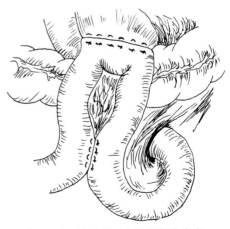

图 28-9 胰腺囊肿空肠侧侧吻合术

（二）手术难点及对策

1. 切开囊肿前，切勿直接切开，必须常规试验穿刺，以除外腹主动脉瘤或胆总管囊肿等异常情况。术中须用手指仔细探查囊内的情况，如遇多房囊肿，应以深拉钩将其显露，并剪开间隔的囊壁。

2. 保持术后吻合口通畅，是手术成败的关键。术中应注意剪去一块 3cm×2cm 的胃壁及囊壁组织，并在吻合口边缘做一圈锁边缝合。切口大，使引流通畅，不易发生逆行感染。锁边缝合可以起到止血，防止自吻合口渗漏胃液、肠液和胰液等多方面的作用。

五、术后监测与处理

1. 胰腺囊肿胃吻合术患儿禁食 2～3 天后开始流质饮食，后逐渐改为半流质和普通饮食，行肠吻合术患儿需禁食 3～5 天开始流质饮食。每次饮食后注意体位引流，坐、立或俯卧半小时左右，以期食物残渣不致进入囊内。

2. 术后应用抗生素，主要以抗革兰氏阴性杆菌为主，必要时行腹腔引流液培养和血培养明确指导抗炎。

3. 术后 B 超随访了解囊肿大小，囊肿引流和闭合情况，必要时行钡餐辅助了解囊肿情况。

4. 注意腹腔引流情况，保持引流通畅，注意引流液颜色。

六、术后常见并发症的预防与处理

1. 吻合口狭窄　引流不畅，需再次手术。

2. 吻合口瘘　注意保持引流通畅，加强营养支持治疗，控制感染，往往能治愈，必要时手术干预。

七、临床效果评价

胰腺假性囊肿充分引流后有效减压，由于纤维囊壁塌陷组织增生后往往能逐渐缩小至吻合口封闭，术后定期复查钡灌和腹部彩超可了解囊肿大小、囊肿引流和闭合情况。近年腹腔镜手术的开展，疗效与开放手术相同，但需要一定的手术技巧。

（杨　俊　雷海燕）

第三节　胰腺炎手术

急性胰腺炎多首选保守治疗，仅 20% 左右患者最终需要手术治疗。因手术风险大、术后并发症发生率高、病死率高，因此对于急性胰腺炎患儿采取何种手术方式以及手术适应证仍存在争议。目前多数学者认为急性胰腺炎手术主要是清除腹腔内胰腺渗出物和坏死组织，包括包膜切开引流、脓肿引流、腹腔灌洗引流。

一、适应证

1.重症病例，主张在重症监护和强化保守治疗的基础上，病情仍不稳定或进一步恶化者。

2.弥漫性腹膜炎穿刺有血性液体。

3.诊断不明，不能排除其他严重外科急腹症。

4.非手术治疗过程中梗阻性黄疸加重。

5.高热中毒症状重，有休克者。

6.坏死胰腺组织继发感染在严密观察下考虑外科手术介入。胰腺脓肿是外科手术干预的绝对指征。

二、禁忌证

病理类型为水肿型，内科保守治疗稳定者可行内科保守治疗，一般情况差，重要脏器功能不全，不能耐受手术。

三、术前准备

1.补液　充分补液，积极抗休克治疗，必要时应成分输血支持治疗。

2.抑制胰腺外分泌、胰酶活性、胃酸分泌　生长抑素和其类似物奥曲肽、H_2受体拮抗剂和质子泵抑制剂 PPI。

3.持续胃肠减压。

4.抗生素抗感染　抗革兰氏阴性菌、厌氧菌，脂溶性易透过血胰屏障。同时注意无法用细菌感染来解释发热表现时需考虑抗真菌感染治疗。

5.血管活性药物应用　微循环障碍在重症胰腺炎发病中起重要作用，推荐使用前列腺素 E_1、血小板活化因子拮抗剂、丹参等。

6.营养支持　常规肠外营养，7～10天病情稳定后考虑少量肠内营养，必要时空肠鼻饲管肠内营养支持。

四、手术要点、难点及对策

1.切口　一般采用右上经腹直肌切口或上腹正中切口。

2.探查　首先行腹腔探查，急性出血性、坏死性胰腺炎常有大量血性腹水，大网膜和含脂肪较多的组织常有淡黄色皂状坏死病变。切开大网膜进入小网膜腔，将胃向上拉开，

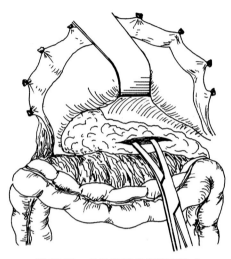

图 28-10　急性胰腺炎腹腔引流术

横结肠向下拉开，即可显露胰腺。胰腺炎症变化时，常弥漫肿胀、包膜水肿，并有散在灶状或大片的坏死。病程较长者还可出现脓肿或假性囊肿。

3. 切开引流　急性出血、坏死性胰腺炎的胰腺包膜肿胀、坏死严重，应将包膜切开减压，使血运改善，减少坏死，防止病情恶化，但切开不宜过深。当切开包膜后即可用手指或止血钳沿包膜下钝性分离，以免伤及胰管引起胰瘘（图 28-10）。

有的医师主张沿胰腺长轴进行广泛而足够深的切开。对明显灶性坏死区予以刮除，以清除坏死胰腺组织，并在胰腺周围及胰床区放置多条引流。必要时放置深坑引流，术后行腹腔灌洗，可提高生存率。

4. 探查胆道　50% 以上患儿合并有胆道疾病，所以需认真探查胆道，并根据病情，考虑行胆总管切开引流术或胆囊造瘘术。

5. 术中注意事项　包膜下分离时，注意不要用锐器，以免损伤胰管，造成胰瘘；更不要搔刮，以免损伤血管，造成出血。如何尽可能清除坏死感染组织、切开包膜减压，保持通畅引流为手术关键。近年来有文献报道腹腔镜下行胰腺坏死组织清除及引流术的报道，部分病例获得较好的临床效果。

五、术后监测与处理

1. 半靠位，持续胃肠减压，禁饮食。

2. 补充液体、电解质、静脉营养，继续抗生素控制感染，纠正酸碱平衡紊乱，维持足够尿量，预防肾衰竭，必要时成分输血支持治疗。

3. 抗生素控制感染，抗革兰氏阴性菌、厌氧菌，脂溶性强，易透过血胰屏障，同时注意无法用细菌感染来解释发热表现时需考虑抗真菌感染治疗。

4. 生长抑素奥曲肽 0.1mg 皮下注射，每 6 小时 1 次，至症状缓解，血淀粉酶下降后改为每 8 小时 1 次，并逐渐停用。如引流量多，持续时间较长可能有胰瘘形成，应持续通畅引流。半年后仍未愈合者，应手术处理。

5. 胰液对自身组织有较强的消化作用，除术中尽量吸除外，术后应用氧化锌软膏保护引流管口周围皮肤，以免遭其消化而糜烂。

6. 动态检测血糖，必要时使用胰岛素调节血糖稳定，术后复查彩超了解有无囊肿形成和变化情况。

六、术后常见并发症的预防与处理

1. 急性呼吸窘迫综合征（ARDS）和其他器官衰竭。机械通气，大剂量短疗程糖皮质激素的应用，必要时气管镜下肺泡灌洗。

2. 支持治疗，稳定血流动力学参数，必要时透析治疗。

3. 静脉补液，必要时给予血管活性药物。

4. 弥散性血管内凝血（DIC），保证循环血量，纠正休克，必要时应用肝素对症治疗。

5. 局部感染引流不通畅，需反复腹腔灌洗引流，妥善固定引流管，并保持通畅。

6. 胰瘘预防，患儿腹膜炎体征消失，网膜腔内引流出液体少于 5～10ml/d，血淀粉酶下降后，可逐渐减少奥曲肽使用次数。引流液少于 2～3ml/d，且彩超显示胰腺周围没有积液，即可停止奥曲肽使用。

7. 根据药敏试验使用有效抗生素，避免腹腔残余感染。

8. 患儿恢复饮食后，没有腹膜炎体征，引流液少于 3ml，彩超提示没有局部积液再拔除引流管。

七、临床效果评价

急性胰腺炎多采取保守治疗。当有手术适应证而不得已采取手术时，术后需严密监测患儿生命体征及一般情况。

（杨　俊　雷海燕）

第四节　胰腺结石手术

胰腺结石是慢性胰腺炎常见的并发症。胰管结石的形成原因尚不明确，可能与慢性胰腺炎时胰腺外分泌功能紊乱有关。慢性胰腺炎时胰液中蛋白含量增加，蛋白酶抑制因子活性降低，胰液中的生化成分发生改变，使胰液中出现蛋白团块，进而形成结石导致胰管狭窄，而胰管狭窄则促进胰管结石的发生。胰管结石一经确诊应尽早治疗，治疗方法包括保守、内镜介入及手术，其中手术是治疗胰管结石的主要手段。手术原则是取净结石、解除梗阻；建立通畅引流，减压胰管，切除病变组织，同时治疗并发症。

一、适应证

（一）胰管开口取石成形术

1. 内镜逆行胰胆管造影提示主胰管和（或）副胰管开口狭窄，胰管扩张。

2. CT 或 MRCP 提示主胰管和（或）副胰管开口处有结石或蛋白栓阻塞，经内镜治疗无法取出，球囊扩张无法解除胰管梗阻。

3. 急性胰腺炎反复发作，胰性腹水。

（二）改良 Puestow 胰管空肠吻合术

1. 内镜逆行胰胆管造影提示胰腺分离症，胰管近端狭窄远端扩张并急性胰腺炎反复发作。

2. 胰管多发结石或蛋白栓，胰管串珠样扩张，胰腺炎反复发作。

3. 胰管扩张并胰腺假性囊肿，胰性腹水。

二、禁忌证

1. 无胰管扩张。

2. 急性胰腺炎水肿期易导致胰瘘，尽量内科治疗，缓解期行手术治疗。

三、术前准备

纠正水和电解质的平衡失调，应用抗生素预防感染，并做好输血准备。术前一晚必要时洗胃，行胃肠减压。

四、手术要点、难点及对策

1. 胰管开口成形术　取右上腹腹直肌切口，切开十二指肠降段和近端水平部外侧后腹膜，分离十二指肠降部、水平部、胰头右侧，十二指肠降段中段前壁预置牵引线，纵行切开十二指肠 4～5cm，冲净肠内容物。于十二指肠内后壁找到十二指肠乳头，两侧各一针牵引线，将事先纵行劈开的 6～8 号导尿管经十二指肠乳头植入胆总管，撑开导尿管劈开部位。在乳头开口 11 点处平行导尿管切开十二指肠黏膜和壶腹部或乳头括约肌 1cm（注意避免切开过长，引起十二指肠后壁和十二指肠动脉弓破裂从而导致十二指肠瘘和出血）。将切口两边壶腹黏膜和十二指肠黏膜缝合。胆总管开口内侧 4～5 点处探查主胰管开口，可见清亮胰液流出，必要时肌内注射促胰液素 5U。如开口狭窄可用泪道探子探查。胰管开口 3 点处平行探子切开狭窄胰管 5mm。切口两边各用丝线间断缝合一针，扩大胰管开口，探查附近胰管同时取出蛋白栓或胰腺结石。由开口置入麻醉导管至胰尾，缓慢注入造影剂 2～3ml 行胰管造影。如无狭窄，胰管开口置入 4～5cm 细硅胶支架，外露于十二指肠腔内，丝线固定支架管于 Oddis 括约肌。

如未探查到主胰管需行副胰管成形术，副胰管位于十二指肠乳头上方 2cm，用泪道探子探查，采用相同方法行副胰管成形术和胰管造影；如未探及主副胰管开口，则于胰体胰管扩张处穿刺回抽清亮胰液 3ml 左右，注入等量造影剂造影，了解胰管全貌做相应处理。成形术后 1-0 丝线双层缝合十二指肠前壁切口，关闭右侧后腹膜切口，逐层关闭腹部切口。

2. 改良 Puestow 胰管空肠吻合术　取腹部正中或双侧肋下弧形切口。探查胰管，暴露全部胰腺腹侧。于胰腺体部胰管处穿刺行低压胰管造影，证实胰管扩张或胰管结石病变。平行胰管切开胰组织，并纵行切开胰管，以探条探查胰管，清除胰管内结石和蛋白栓。距

Treitz 韧带 10～15cm，切断空肠，远端断端封闭，经横结肠穿系膜至胰腺处，空肠断端同胰尾缝合两针固定，空肠系膜对侧缘全层切开肠管同胰管等长行空肠胰管侧侧双层缝合。空肠近端同远端 30～40cm 处行空肠端侧吻合，完成胰管空肠 Roux-Y 吻合，双引流管引流。

3. 术中注意事项

（1）胰管开口成形术：术中不宜切开十二指肠乳头括约肌过深，有切破十二指肠后壁和十二指肠动脉弓引起十二指肠瘘和出血风险。

（2）改良 Puestow 胰管空肠吻合术：术中常遇到的困难是游离脾脏和胰尾，由于粘连多，应注意避免损伤左侧的腹膜后结构，如左肾上腺、左肾静脉。切开胰管尽量到十二指肠内侧壁，胰头部位胰管病变引流不畅往往易导致胰腺炎复发。术中胰管造影不宜压力过高导致急性爆发性胰腺炎。

五、术后监测与处理

1. 禁食，胃肠减压。

2. 静脉补液，静脉营养支持治疗，抗生素预防感染。

3. 抑制胰液分泌和抑酸治疗。

4. 保持腹腔引流通畅，胰管开口成形术，十二指肠处置引流管；改良 Puestow 胰管空肠吻合术需吻合口周围引流通畅，必要时检测引流液淀粉酶含量。

5. 注意有无消化道出血表现。

六、术后常见并发症的预防与处理

1. 胰瘘　保持通畅引流，术后 10～14 天，若形成胰瘘可自窦道引流自愈，抑制胰腺分泌。

2. 腹胀、胃肠功能不良　术后若有腹胀、胃肠功能恢复缓慢，常与胰液外渗和在腹腔内积存有关。应做血、尿淀粉酶测定、上腹部 B 超检查及胸部 X 线片，观察有无胸腔积液，特别是左侧。

七、临床效果评价

术后严密监测胰腺功能，一般外科手术效果较佳。

（杨　俊　雷海燕）

第五节　腹腔镜下环状胰腺手术

由于胰腺位于胃后方、腹膜后间隙内，部位较深，不易显露，使腹腔镜胰腺手术有一定的难度，因此腹腔镜胰腺手术与其他腹腔镜手术相比开展较晚，儿童胰腺手术开展更晚，手术种类也较少。Zilberstein 等应用腹腔镜为 1 例成人环状胰腺患者行十二指肠空肠吻合术取得了满意的疗效。Bax 等 2001 年描述了腹腔镜十二指肠菱形吻合术治疗十二指肠闭锁，也是腹腔镜小儿十二指肠吻合术的首次报道。

一、适应证

一般状况尚好，无电解质失衡，足月、能耐受气腹的新生儿。

二、禁忌证

早产儿或低体重儿，合并多种发育畸形以及严重心肺功能不良者。

三、术前准备

1. 常规胃肠减压，留置尿管导尿。
2. 补液、静脉营养，保持水和电解质平衡。
3. 注意适当的呼吸支持，给予补充维生素 K_1 及抗生素。

四、手术要点、难点及对策

（一）手术要点

1. 体位取头高足低仰卧位，向左侧倾斜 20°～30°。
2. 手术采用三或四 Trocar 孔，脐窝直视下放置 5mm Trocar，建立气腹，压力为 5～8mmHg，置 5mm 30° 腹腔镜镜头，在腔镜监视下分别于右季肋部腋前线和右中腹腹直肌外缘取 3mm 或 5mm 切口置 3mm 或 5mm Trocar 为操作孔。剑突下可放置第 4 个 Trocar 或直接悬吊肝右叶。
3. 十二指肠探查，电切离断肝曲结肠韧带，向左下推开横结肠，充分游离十二指肠第二段和第三段，暴露十二指肠梗阻部位，很容易明确梗阻原因。
4. 十二指肠菱形吻合术。充分松解游离梗阻十二指肠的近端和远端，用细小电钩在梗阻下缘的十二指肠前壁行长约 1cm 的纵行切口，然后在梗阻近端的十二指肠前壁行对应的横切口，用 5-0 Vicryl 缝线连续全层缝合完成十二指肠菱形吻合。
5. 常规腹腔冲洗，由鼻胃管注入气体观察有无吻合口瘘，剪断牵出右肝叶悬吊缝线，于右上腹 Trocar 穿刺孔置硅胶引流管并固定，拔除 Trocar，解除气腹，缝闭并予以生物胶黏合戳孔。

（二）术中注意事项

1. 二氧化碳气腹时间不能过长。

2. 菱形吻合时十二指肠的游离要充分，使近端肠管能够无张力地覆盖到远端十二指肠上。

3. 十二指肠的游离和吻合时都应注意避免损伤胰、胆管十二指肠开口。

4. 术中需探查有无合并其他肠管畸形。

五、术后监测与处理

1. 密切观察生命体征。

2. 维持水、电解质和酸碱平衡。

3. 抗感染以及静脉营养支持治疗。

4. 育儿箱保暖，防治新生儿硬肿症。

5. 持续胃肠减压，术后 2 ~ 3 天鼻胃管引流液减少后可夹闭胃管，试喂少量葡萄糖水，如无呕吐，可拔除鼻胃管、母乳喂养，逐渐加量，8 ~ 10 天过渡到正常喂养。

六、术后常见并发症的预防与处理

如术后超过 10 天仍反复呕吐，症状无改善，在排除其他原因后，应考虑梗阻是否解除，必要时再行上消化道造影，如存在梗阻，应尽早手术解除梗阻。

七、临床效果评价

腹腔镜下环状胰腺手术是安全可行的，与传统开放环状胰腺手术相比较有一定的优势，如减少术后疼痛，创伤小，缩短住院时间，早日恢复正常生活，美容效果好。但是这需要很丰富的腔镜经验，且手术时间较长。

（汤绍涛　杨　俊　雷海燕）

第六节　腹腔镜下胰腺坏死组织清除及引流术

急性胰腺炎多首选保守治疗，仅 20% 左右患者最终需要手术治疗。对于胰腺坏死和坏死后感染，可进行腹腔镜探查和坏死组织清除术。

胰腺假性囊肿多为胰腺外伤或急性胰腺炎后并发症。目前的处理方法包括 B 超或放射线引导的经皮引流、内镜经胃引流等。这些技术都有一定的并发症，如出血、胰外瘘、穿刺孔感染及复发等，故手术治疗仍是胰腺假性囊肿治疗的重要手段。在假性囊肿形成早期，如腹部症状体征持续加重，囊肿有持续增大趋势，而此时又不宜做内引流术，可在腹腔镜下行坏死组织清除及外引流术。

一、适应证

1. 急性胰腺炎出现弥漫性腹膜炎。
2. 胰腺假性囊肿形成早期，腹部症状体征持续加重，囊肿有持续增大趋势。
3. 胰腺外伤后弥漫性腹膜炎。

二、禁忌证

一般情况差，重要脏器功能不全，难以耐受腹腔镜手术者。

三、术前准备

1. 纠正水、电解质和酸碱平衡紊乱，严重的患儿应输血。
2. 如有休克症状者，积极抗休克处理，或边抗休克治疗边手术。
3. 控制感染、胃肠减压、留置尿管导尿。
4. 手术器械的准备。

四、手术要点、难点及对策

（一）手术要点

404

1. 体位取头高足低仰卧位。
2. 手术采用 3 个 Trocar，位置分别是（术者站患儿右侧位）脐部、右锁骨中线肋缘下 3cm 及脐右侧旁开 3cm；或（术者站患儿左侧位）脐部、右锁骨中线肋缘下 3cm 及左腹直肌外侧肋缘下 3cm。
3. 腹腔镜探查胰腺及其周围关系，了解坏死组织病变情况，网膜组织有白色或浅黄色片状脂肪坏死病灶，腹腔大量浑浊渗出液。
4. 炎症较重，腹腔粘连明显时用吸引器分离组织，既可减少手术操作对胰腺的损伤，又可同时吸除渗液、坏死组织及坏死皂化组织。
5. 横结肠上方胰腺肿胀隆起部位即为胰腺病变组织，清理完坏死组织并局部冲洗，吸净冲洗液后，网膜腔内放置引流管。患儿头高脚低位数分钟后，吸净腹腔渗液，陶氏腔另放置一根引流管。

（二）术中注意事项

1. 炎症较重时，胰腺被膜水肿，用吸引器即可分开。
2. 完全显露损伤部位可能会加重胰腺组织的损伤，找到损伤部位即可放置引流管，不要伤及胰腺深层组织，避免损伤胰管或副胰管。
3. 胰腺周围坏死组织用吸引器清除，不采用切割方法切除，以免增加副损伤。

五、术后监测与处理

1. 密切观察生命体征，半靠位。

2. 维持水、电解质和酸碱平衡。

3. 抗感染及静脉营养、成分输血等支持治疗。

4. 生长抑素奥曲肽 0.1mg 皮下注射每 6 小时 1 次，至症状缓解，血淀粉酶下降后改为每 8 小时 1 次，并逐渐停用。

5. 持续胃肠减压，禁饮食。

六、术后常见并发症的预防与处理

1. 术后胰瘘的预防，患儿腹膜炎体征消失，网膜腔内引流出液体少于 5 ~ 10ml/d，血淀粉酶下降后，可逐渐减少奥曲肽使用次数。引流液少于 2 ~ 3ml/d，且彩超显示胰腺周围没有积液，即可停止奥曲肽使用。

2. 妥善固定引流管，并保持通畅。

3. 根据药敏试验使用有效抗生素，避免腹腔残余感染。

4. 患儿恢复饮食后，没有腹膜炎体征，引流液少于 3ml，彩超显示没有局部积液再拔除引流管。

七、临床效果评价

腹腔镜下胰腺坏死组织清除及引流术适用于儿童急性坏死性胰腺炎合并感染和胰腺外伤假性囊肿形成早期。

（汤绍涛 杨 俊 雷海燕）

参 考 文 献

蔡秀军 . 2002. 腹腔镜技术在肝脏外科中的应用 . 中国微创外科杂志，2（s1）：23-24.

刘荣，胡明根 . 2010. 腹腔镜解剖性肝切除若干问题的探讨：中国人民解放军总医院 10 年经验 . 中华腔镜外科杂志（电子版），3（6）：1-6.

刘荣，周宁新，黄志强，等 . 2003. 完全腹腔镜肝切除 25 例临床报告 . 中华普通外科杂志，18（7）：400-402.

施诚仁 . 2009. 小儿外科学 . 北京：人民卫生出版社 .

王果 . 2006. 小儿外科手术难点及对策 . 北京：人民卫生出版社 .

周伟平，孙志宏，吴孟超，等 . 1994. 经腹腔镜肝叶切除首例报道 . 肝胆外科杂志，2（2）：82.

Cherqui D，Soubrane O，Husson E，et al. 2002. Laparoscopic living donor hepatectomy for liver transplantation in children. Lancet，359（9304）：392-396.

Kaneko H，Takagi S，Otsuka Y，et al. 2005. Laparoscopic liver resection of hepatocellular carcinoma. Am J Surg，189（2）：190-194.

第二十九章　腹膜后肿瘤手术

第一节　神经母细胞瘤手术

神经母细胞瘤（neuroblastoma）是儿童颅外最常见恶性实体肿瘤之一。在美国，神经母细胞瘤约占所有儿童肿瘤的 7.8%，每年新诊断病例近 650 例，发病率约为每百万儿童 9.5 例。其中 85% 出现在 5 岁前，2 岁之前发病率最高，约为 75%，10 岁之后发病者少见，但也偶见大年龄儿童和成年人发病者。男孩多于女孩，男女之比约为 1.3 ∶ 1。婴儿较多发生于颈部和胸腔，较大的儿童较多发生于腹腔。一般认为，神经母细胞瘤由胚胎时期形成交感神经节的原始神经嵴细胞在迁移和分化过程中残留下来异常发育而形成。胚胎发育过程中神经嵴细胞沿脊柱旁自头侧向尾侧延伸形成交感神经链，神经母细胞瘤可以发生在中轴线从脑到骶尾部的任何部位，包括颅内、颈部、后纵隔、肾上腺、腹膜后脊柱旁直至盆腔、骶尾部，但肾上腺及其周围最为多见。

一、适应证

Ⅰ、Ⅱ期神经母细胞瘤患儿；Ⅲ、Ⅳ期患儿经化疗远处转移灶消失，肿瘤缩小者。

二、禁忌证

晚期肿瘤伴远处转移，患儿一般情况极差者。

三、术前准备

掌握详尽的影像学资料并制订切实可行的手术方案。手术前常规检查各系统和脏器功能，纠正贫血和凝血障碍，尽快纠正蛋白质－能量营养不足。接受过多柔比星或其他心脏毒性化疗药物者，全身麻醉前要行心脏超声和心电图检查。手术切开前要预防性使用抗生素。最后，在手术前还要与家属仔细讨论手术危险，包括主要脏器的损失或衰竭、血管或神经系统损伤、残废甚至死亡的危险和可能等。建立足够的静脉通路，气管插管全身麻醉，病变所在部位稍垫高。

四、手术要点、难点及对策

神经母细胞瘤手术治疗的原则包括：①首先获得手术野的良好暴露。②确认肿瘤没有明显侵犯主要血管的肌层。③谨慎地切除全部肿瘤。④避免牺牲主要血管和器官。

外科治疗的目标是将肿瘤完全或接近完全切除。对局限的低危险肿瘤，手术切除就意味着治愈。对肿瘤较大或已有转移者，通过手术减轻肿瘤负荷、了解肿瘤的具体状态、获取组织标本并建立准确的病理诊断。通常经过化疗以后再进行二次探查手术，多可以将肿瘤切除。

Ⅰ、Ⅱ期腹部肿瘤常常限于肾上腺局部，没有太多侵犯，切除不太困难。有条件的医院可选择腹腔镜切除局部肿瘤。Ⅲ、Ⅳ期神经母细胞瘤经常包裹腹腔主要血管，包括下腔静脉、主动脉、肾血管和肠系膜上动脉等。这些肿瘤需要谨小慎微地操作以防损伤血管，这种情况下整块切除肿瘤是不可能的，有时需要于肿瘤包膜下切除。对于肿瘤巨大、特别是其基底部往往很宽大，肿瘤无完整包膜，且对周围组织、重要脏器及大血管浸润严重者，只能行肿瘤大部分切除，或仅切取活体组织做病理检查。

手术探查应细致，开腹后首先了解肿瘤的大小、部位、来源，以及肿物与周围组织、脏器及重要血管的关系，估计有无切除的可能，绝大多数肿瘤对周围组织、脏器及重要大血管浸润、粘连严重，应仔细进行分离。对于右侧肾上腺肿瘤（图 29-1），十二指肠和胰头部可以被移动并向中间牵拉，分离肝脏附着韧带可改善暴露（图 29-2）。分离过程中视情况需钝性分离与锐性分离交替进行。为减少渗血，交替使用高频电刀，手术无定型，原则上是哪部位容易分离，即先分离该部位，逐渐深入，将肿瘤与周围组织或脏器分离开来，通常肿瘤常浸润肠管，或与肾脏紧密粘连，并浸润包裹肾门及肾血管，并将肾脏移位。在肿瘤的深面，肿瘤往往将腹主动脉、下腔静脉推移并包绕这些血管，有时辨认十分困难。分离时一般先自肿瘤的上极或下极开始，首先寻找血管出入肿瘤的部位，然后再自此部位钝性分离或锐性分离肿瘤，将重要血管辨认清楚后并分离出来，必要时可劈开肿瘤，沿血管走行仔细将血管从肿瘤中剥离出来，然后再剥离、切除肿瘤（图 29-3，图 29-4）。

407

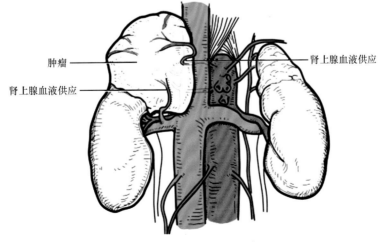

图 **29-1** 右侧肾上腺肿瘤

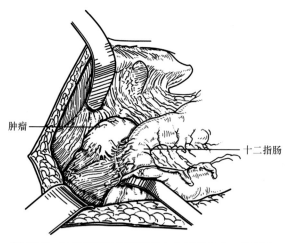
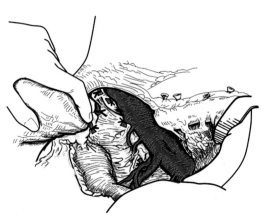

图 29-2　分离肝脏附着韧带并向中间牵拉十二指肠和
　　　　　胰头部

图 29-3　肾上腺血管控制结扎并切除肿瘤

　　如果肿瘤将腹主动脉或下腔静脉包绕紧密，则仔细分离裸化血管（图 29-5）；或血管被肿瘤浸润严重而无法分离出来，如解剖部位及情况允许，则可将肿瘤与血管一并切除并行人造血管吻合。

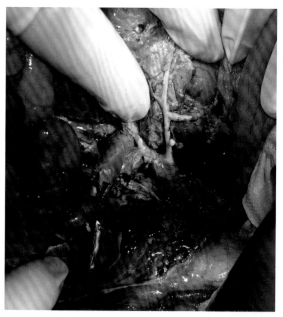
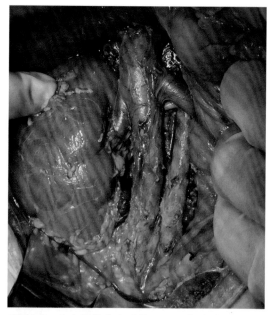

图 29-4　肿瘤切除血管裸化

图 29-5　分离裸化腹主动脉及下腔静脉并切除肿瘤

　　分离肿瘤过程中操作要轻柔，切勿损伤腹主动脉、下腔静脉、肠系膜血管、肠管、脾脏、胰腺、肾脏等。特别是在使用高频电刀操作过程中，更需小心、仔细。

　　在分离血管与肿瘤的过程中，动脉特别是腹主动脉，一般不易损伤，因其搏动有力，手指也可感觉到，分离中肉眼也容易识别，但下腔静脉由于无搏动，手指无法感觉到，通常因肿瘤压迫及浸润，血管中的血液很少，有时外观似一索条状物，肉眼难以辨认，较易损伤，且损伤破裂后，不像动脉那样容易吻合，往往是越缝合，裂口撕裂的越大，可将肿瘤连同下腔静脉一并切除，下腔静脉以人造血管吻合。

Ⅰ、Ⅱ期病例，往往能将肿瘤完整切除，切除后瘤床置银夹作为日后放射治疗及追踪肿瘤有无复发的标记。术中应仔细探查腹主动脉旁、肾门处及肠系膜淋巴结，若淋巴结肿大或可疑有转移，均应切除做病理检查。手术中应常规探查肝脏，若触及肝脏某部位质地较周围正常肝组织略硬，则应在该部位切取肝组织进行病理检查，确定有无肝转移，确切的肝转移结节则应切除并做病检。

来自肾上腺的肿瘤有时对肾脏浸润严重，难以剥离，应与该肾脏一并切除。位于肾门附近的神经母细胞瘤，往往包绕肾动脉、肾静脉。能将血管分离出者，应尽量分离。若肿瘤已浸润该侧肾脏，只要对侧肾功能良好，则将肿瘤与该侧肾一并切除。切除左侧肾上腺肿瘤时，应注意避免损伤胰腺，以免发生胰瘘。肿瘤与胆囊粘连紧密时，必要时可与胆囊一并切除。对于能完整切除的肿瘤，术中应尽量避免肿瘤破溃。

Ⅲ期病例能手术切除的肿瘤应尽量全部切除肿瘤。如肿瘤对大血管或重要脏器浸润严重，不能全部切除，可行肿瘤部分切除，残瘤周边放置银夹定位，作为术后放疗的标记。肿瘤巨大，对周围重要血管、脏器浸润严重，不可冒险切除，否则可产生无法控制的大出血而威胁生命，只需切取活体做病理检查，明确诊断，再应用化疗、放疗，待肿瘤缩小后再行二次手术切除肿瘤。对于不能切除的肿瘤，除应切取肿瘤组织做病理检查外，还应切取区域淋巴结及肝组织做病理学检查，以评价局部侵犯程度。

有时肿瘤虽较大，且对周围重要血管及脏器浸润，但估计有可能较完整切除肿瘤，只是出血、渗血较多，此时可在常温下阻断血运，切除肿瘤。对于经椎间孔侵入椎管内的肿瘤病例，应与神经外科医师共同讨论，密切协作。首先作为肿瘤急症先行椎板切除减压，缓解压迫症状，如患儿条件及技术允许，同时切除侵入椎管内的肿瘤，日后再经腹切除腹膜后肿瘤。

微创手术对于小于5cm的Ⅰ期病例或肿瘤活检明确诊断是安全有效的，扩大应用范围的微创手术经验有待进一步探索。

（李时望）

第二节　畸胎瘤手术

腹膜后间隙、脊柱的两侧是腹膜后畸胎瘤（retroperitoneal teratoma）的好发部位之一。在腹膜后肿瘤中，畸胎瘤的发病率仅次于肾胚胎瘤和神经母细胞瘤而居第3位。

一、适应证

诊断明确的畸胎瘤应尽量手术予以切除。

二、禁忌证

畸胎瘤合并其他畸形，一般情况极差不能手术者。

三、术前准备

常规术前准备，常规辅助检查及常规实验室检查并备有充足的血液供手术使用，术前置导尿管胃管；气管插管全身麻醉。

四、 手术要点、难点及对策

对于腹膜后畸胎瘤，手术切口推荐腹部大横切口，内侧应超越过中线，一般需超过肿瘤 3 ~ 5cm，必要时应适当延长切口。肿物巨大应做横贯腹部的大横切口，即自一侧脊肋角切至对侧脊肋角，原则上是充分显露肿瘤，使手术视野清晰，便于手术操作。切开后腹膜后首先探查肿瘤与周围脏器、组织的解剖关系，有无粘连及浸润。肿瘤与周围组织、脏器粘连疏松者，钝性分离加锐性分离很容易完整地切除肿瘤。但是，多数情况下是肿瘤推挤周围组织、脏器并与周围脏器如十二指肠、肾脏、胰腺、腹主动脉、腔静脉及输尿管等粘连严重，有时某些重要血管如肾动脉、肾静脉、腔静脉等因肿瘤的推挤而移位，甚至难以辨认，多数情况下将这些血管从肿瘤上剥离下来很困难，并易误伤、误切上述脏器或血管，使手术切除肿瘤十分困难，故手术时宜十分小心细致，操作轻柔。为避免手术伤及血管、脏器，在分离肿瘤时应沿着肿瘤的包膜进行分离，钝性分离与锐性分离交替进行，哪个部位容易剥离，即先分离哪个部位。周围组织分离得越薄，越不易损伤其他组织、脏器及重要血管。分离中对辨认不清的组织或遇有可疑的索条状样组织，在未辨认清楚之前不得剪断、结扎。肿瘤若曾发生过感染，则与周围组织、脏器粘连十分严重，不易分离，可酌情在包膜内切除肿瘤。也可将粘连十分严重的包膜遗留在所粘连的脏器及血管上，而将肿瘤切除。腹主动脉、腔静脉有时可被巨大的腹膜后畸胎瘤推向前方并骑跨在肿瘤上，使手术操作十分困难，为便于手术切除肿瘤，又将腹主动脉及腔静脉自肿瘤上分离下来，可以粗针穿刺入肿瘤内的囊肿腔内，先将囊内大部分液体吸出，使肿瘤体积缩小，如此不但减少了剥离而便于手术操作，还可避免伤及重要脏器。同时也易辨认被巨大肿瘤顶向前侧的重要血管，并因肿瘤的缩小，骑跨于肿瘤表面上的重要血管的紧张度也下降，易于将血管从肿瘤表面分离下来。当绝大部分为实质性肿瘤时，只能先切除一部分实体瘤，再将血管自瘤体表面分离下来。对于某些腹膜后巨大的囊性畸胎瘤，首先穿刺囊肿，将囊内大部分液体吸出后再分离肿瘤，不但周围的解剖结构非常清楚，肿瘤也易于剥离。畸胎瘤恶性变并突破包膜或恶性畸胎瘤已突破包膜对周围组织、脏器浸润严重，不得已时甚至可连同部分脏器一并切除。

右侧腹膜后畸胎瘤与周围组织、脏器粘连严重者，术中应注意勿损伤胆总管。一旦切断胆总管，应立即行胆总管修补术。若胆总管部分裂伤，可自此裂口放置"T"形管于胆总管内，将裂口边缘以可吸收线予以缝合关闭即可；若将胆总管横行切断，可直接进行端端吻合，并在吻合口的近端或远端的胆总管前壁上做一小纵行切口，置入"T"形管，使其横臂作为支架管经过吻合口，再用可吸收线缝合"T"形管旁的胆总管前壁的切口。因无小儿应用的"T"形管，可利用成人应用的"T"形管，需将其横臂上方剪除，使之适合于该患儿胆总管的实际粗细、长短，置入胆总管。胆囊下端另置一胶管自腹腔引出。对于横跨脊柱两侧的腹膜后畸胎瘤，有时与肠系膜粘连严重，分离肿瘤中要注意勿伤及肠系膜血管，特别是不能伤及肠系膜上动脉，伤及此血管即立即行血管吻合，也因栓塞易发生全肠坏死。

　　婴幼儿易患呼吸道感染、肺炎等疾患，巨大的畸胎瘤向上压迫横膈更加重呼吸困难，使呼吸道感染或肺炎难以控制。在这种情况下，应使用大剂量抗生素控制感染，并在监测心、肺、呼吸功能的情况下，采取积极措施，手术切除肿瘤。

（李时望）

第三节　淋巴管瘤手术

一、适应证

诊断明确的淋巴管瘤尽早手术切除。

二、禁忌证

合并其他畸形者，一般情况差、不能耐受手术者。

三、术前准备

常规术前准备，术前 CT 或 MRI 检查可能对手术有帮助，全身麻醉。

四、手术要点、难点及对策

　　腹膜后囊性淋巴管瘤因其常常压迫周围邻近正常器官，导致相应脏器功能障碍，而且有恶变可能，应以手术治疗为主。可分为两种方式：①单纯性和囊状淋巴管瘤，一般与周围脏器无粘连，包膜完整，易剥离，沿肿瘤包膜钝性及锐性分离可彻底切除，在手术过程中应尽可能避免囊肿破裂，否则易残留囊壁导致复发。完整切除肿瘤后不需要放置引流，术后复发率低。②来源于周围组织脏器的淋巴管瘤，争取一次性根治切除。对于肿瘤因各种原因无法完整切除者，可行大部切除，残存囊壁组织用电刀烧灼以破坏囊壁内皮细胞，防止复发，而且术后应常规放置引流管，以彻底引流外渗淋巴液。

（李时望）

参 考 文 献

张金哲 . 2009. 现代小儿肿瘤外科学 . 北京：科学出版社 .

Abdullah F, Salazar JH, Gause CD, et al. 2016. Understanding the Operative Experience of the Practicing Pediatric Surgeon：Implications for Training and Maintaining Competency. JAMA Surg, 151（8）：375-741.

Goyal S, Biswas A, Gupta R, et al. 2014. Congenital peripheral primitive neuroectodermal tumor：a case treated successfully with multimodality treatment. J Egypt Natl Canc Inst, 26（4）：219-224.

Grosfied JL, O'Nell JA, Fonkalsrud EW, et al. 2006. Pediatric Surgery, 6th ed. Philadelphia：Mosby, INC.

Interiano RB, Davidoff AM. 2015. Current Management of Neonatal Neuroblastoma. Curr Pediatr Rev, 11（3）：179-187.

Irwin MS, Park JR. 2015. Neuroblastoma：paradigm for precision medicine. Pediatr Clin North Am, 62（2）：225-256.

Li H, Zhao T, Wei Q, et al. 2015. Laparoscopic resection of a huge mature cystic teratoma of the right adrenal gland through retroperitoneal approach：a case report and literature review. World J Surg Oncol, 13：318.

Mullassery D, Farrelly P, Losty PD. 2014. Does aggressive surgical resection improve survival in advanced stage 3 and 4 neuroblastoma? A systematic review and meta-analysis. Pediatr Hematol Oncol, 31（8）：703-716.

Murphy JM, La Quaglia MP. 2014. Advances in the surgical treatment of neuroblastoma：a review. Eur J Pediatr Surg, 24（6）：450-456.

Ogiwara H, Kiyotani C, Terashima K, et al. 2015. Second-look surgery for intracranial germ cell tumors. Neurosurgery, 76（6）：658-661.

Paradis J, Koltai PJ. 2015. Pediatric teratoma and dermoid cysts. Otolaryngol Clin North Am, 48（1）：121-136.

Patil PS, Kothari P, Gupta A, et al. 2016. Retroperitoneal Mature Cystic Teratoma in a Neonate：A Case Report. J Neonatal Surg, 5（2）：15.

Peiró JL, Sbragia L, Scorletti F, et al. 2016. Management of fetal teratomas. Pediatr Surg Int, 32（7）：1-13.

Pietras W. 2012. Advances and changes in the treatment of children with nephroblastoma. Adv Clin Exp Med, 21（6）：809-820.

Shao JB, Lu ZH, Huang WY, et al. 2015. A single center clinical analysis of children with neuroblastoma. Oncol Lett, 10（4）：2311-2318.

Yoneda A, Nishikawa M, Uehara S, et al. 2016. Can neoadjuvant chemotherapy reduce the surgical risks for localized neuroblastoma patients with image-defined risk factors at the time of diagnosis? Pediatr Surg Int, 32（3）：209-214.

Zhao YM, Zhang HC, Li ZR, et al. 2014. Scrotal sparganosis mimicking scrotal teratoma in an infant：a case report and literature review. Korean J Parasitol, 52（5）：545-549.

第三十章　骶尾部畸胎瘤手术

畸胎瘤（teratoma）属于生殖细胞源性肿瘤，因胚胎发育过程中，原始生殖细胞沿中线迁移，故肿瘤主要发生于人体中线附近，如颈、纵隔、腹膜后、骶尾部。细胞成分复杂，分化程度不一，是包含有向内胚层、中胚层和外胚层三个胚层组织分化方向的细胞成分的肿瘤。畸胎瘤于产前检查或胎儿出生时即可发现。女性明显多于男性，女∶男一般是（3～4）∶1。根据骶尾部肿瘤的病理、大小、形态、所在部位，目前临床上一般通常按Altman（代表美国小儿外科学组）的分类方法将骶尾部畸胎瘤分为四种临床类型，Ⅰ型即显型，Ⅱ型混合型（肿物上极不超过小骨盆），Ⅲ型混合型（肿物上极超过小骨盆，可达腹腔），Ⅳ型即隐型。临床上根据上述分型选择手术入路、手术方式并判断预后，具有实际意义。要进行良、恶性肿瘤的鉴别，两者治疗策略不尽相同。

一、良性畸胎瘤的手术治疗

新生儿病例及良性病例一旦确诊，应及早手术。手术完整切除肿瘤为治疗本病的首要方法。一旦诊断为良性畸胎瘤，不论其年龄大小，应尽早手术切除肿瘤，未成熟儿也非手术禁忌。

（一）术前准备

常规术前准备，多数患儿一般情况较好，仅做一般术前准备即可，当肿瘤巨大时，因剥离面较大，分离肿瘤过程中创面渗血较多，应充分备血供术中使用。术前一天晚上及术晨应做肠道准备，清洁洗肠。较大婴儿应进少渣、半流饮食。一般采用气管插管全身麻醉。麻醉后留置导尿管，患儿俯卧位，前胸上部及下腹部各放置一软布卷、海绵垫卷，使腹部悬空、臀部翘起。消毒手术区域，肛门内置肛管固定于皮肤。也可以是患儿上半身侧卧位、下半身俯卧位。

（二）手术要点、难点及对策

手术原则包括骶尾部切口同时切除尾骨，结扎骶中动、静脉，经腹骶手术切除，应避免盆腔重要脏器及组织器官的损伤。

手术的关键是完整切除肿瘤并行尾骨切除，以免术后复发。

1. 显型肿瘤。经骶尾路手术，于肛门尾骨间靠近尾骨侧做倒"V"字或倒弧形切口，肛门一侧的皮肤酌情多保留一些，可使缝合后的切口位置远离肛门，以免术后粪、尿的污染。在分离肿瘤时，一般是沿肿瘤包膜锐性分离，也可钝、锐性分离交替进行。术中应将所有的出血点一一止血，渗血应以温盐水纱布压迫止血，尽量减少渗血，分离肿瘤后壁时应避免损伤骶前神经丛，以免术后排便、排尿功能障碍。在分离肿瘤前壁时，应以直肠内的肛管为标记，以防分离肿瘤时伤及肠管，对粘连紧密者以锐性分离为好，并特别要注意分清肿瘤与肠管的界限，必要时术者应以左手示指进入直肠作指引，锐性分离肿瘤，切除肿瘤的同时要切除尾骨，以避免术后肿瘤复发。在多数情况下，肿瘤均包裹尾骨，必要时可于第4、5骶椎处切断，切除尾骨之时，应首先确切缝合、结扎骶中动、静脉，以防大出血及肿瘤细胞血行转移。当肿瘤上极位置较高时，也可先切断尾骨，再如同前述方法分离肿瘤前壁，切除肿瘤。当肿瘤巨大、盆底肌肉被肿瘤撑开牵拉变形、切除后遗留有较大的腔隙时，应尽量按解剖关系逐层缝合，将盆底被肿瘤撑开牵拉变形的盆底肌肉紧缩缝合于直肠周围，将下移的肛尾韧带上提与骶骨的筋膜缝合固定数针，消灭无效腔，并放置负压引流，以防积液感染。修剪多余的皮肤，使外观也满意，接近正常臀形（图30-1）。

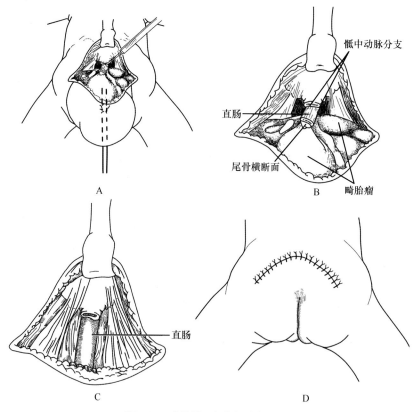

图30-1 骶尾部畸胎瘤手术治疗

A.眉形切口分离肿瘤和切除尾骨；B.分离结扎骶中血管；C.分离臀肌及肛提肌，直肠外侧游离并切除肿瘤；

D.重建肛直肠肌，依层缝合切口

2. IV隐型及III混合型肿瘤。IV隐型肿瘤如上极位置较低，仅限于骶前，手术方法同显型肿瘤。但当肿瘤上极位置较高时，或凸出盆腔甚至已扩展至下腹部，应行腹骶尾路切口切除肿瘤，在行此手术方式前，一定要确认肿物自骶尾部不能完全切除。术前除直肠内置肛管外，还须留置导尿管，再次在麻醉下行直肠指检确定肿物上极位置。先行腹部切开，有条件的医院尽量在腹腔镜下完成腹腔手术。患儿仰卧位，视肿瘤上极位置于下腹腹横纹上方做横切口。沿腹膜外分离，沿肿瘤包膜剥离肿瘤，将肿瘤四周组织剥离清楚直至盆腔最低处。若肿瘤巨大，向盆腔分离时影响手术操作及暴露，囊性者可将囊内液吸出，以便于缩小后自骶尾部脱出切口，实性者估计不能脱出者可先切除盆、腹腔部分瘤体。操作中注意勿损伤两侧输尿管、盆腔血管及男孩的输精管。充分止血后，关闭盆腔腹膜及腹腔。翻过身来，再如同显型肿瘤的手术方法，切除骶尾部肿瘤。然后，将整个肿瘤自骶尾部切口牵拉出来。充分止血，瘤床一定置引流管，按解剖层次缝合骶尾部切口。

3. 肿瘤破溃，尤其是新生儿骶尾部巨大畸胎瘤分娩中破溃，应行急诊手术，切除肿瘤，以免因肿瘤继发感染，而形成败血症及（或）拖延手术切除肿瘤的时间。

4. 肿瘤表皮擦伤或破裂感染，在以无菌纱布保护好伤口的情况下，也应行急诊手术，切除肿瘤。

5. 肿瘤本身已感染，为防止引起脓毒血症或败血症的危险，在应用 3 天抗生素之后，即在感染的情况下，完整切除肿瘤，切口周围要以纱布保护好，操作要十分小心、谨慎，因剥离肿瘤的过程中随时有可能将感染的囊肿腔挤压破裂，脓液溢出，而使感染扩散。另外，肿瘤与周围组织粘连且质地较脆，易渗血，在剥离肿瘤前壁时应防止损伤直肠而造成破裂。肿瘤剥离后以抗生素盐水反复冲洗瘤床，并置引流管。若感染的肿瘤已破溃，在全身应用抗生素及经数日局部换药并将破溃伤口以无菌纱布包扎缝合之后，也应遵循上述原则，切除肿瘤。

6. 有些较小的肿瘤感染，破溃后形成慢性窦道。有些肿瘤病例手术切除后形成经久不愈的窦道，最为常见而且也是最主要的原因是肿瘤切除不彻底和（或）未切除尾骨，自残留的肿瘤组织内分泌出大量分泌物，继发感染，经久不愈，形成窦道，均需手术完整切除残瘤及尾骨，方可治愈。一般手术前应先行窦道造影，了解瘘管与周围组织情况，再行手术。

肿瘤切除手术中，应防止在剥离肿瘤前壁过程中损伤直肠而造成破裂。若不慎将直肠损伤造成破裂，应立即间断缝合破裂口，并于瘤床置胶管引流。若直肠破裂口较大，污染严重，除缝合破裂口并置胶管引流外，尚应行乙状结肠双孔造瘘。

二、恶性骶尾部畸胎瘤的手术治疗

（一）适应证

1. 肿瘤局限、边界较清楚，肛门指检可及肿物上极。

2. 肿瘤无远处血行转移，如肝、肺、骨。

3. 肿瘤无腹膜后、盆腔、腹股沟区的淋巴结转移。

4. 无瘤栓形成，髂血管内未形成癌栓。

5. 结合影像学检查盆腔内肿物与直肠关系、均衡考虑医院的技术水平估计可能完整切除的患儿。

（二）禁忌证

1. 肿瘤已发生远处血行转移，如肝、肺、骨。
2. 肿瘤已发生较为广泛的腹膜后、盆腔、腹股沟区的淋巴结转移。
3. 瘤栓形成，可在髂血管内形成癌栓。
4. 影像学检查盆腔内肿物巨大、环绕直肠、均衡考虑医院的技术水平估计完整切除困难的患儿，手术当中可能发生不可控制的大出血，最好不要贸然手术，以免给患儿带来不必要的损失。

（三）手术要点、难点及对策

术前准备及手术要点如前所述。关键是需要综合评判患儿的状况，决定不同的治疗策略。

新生儿及年龄小于 6 个月的病例，出生时或经宫内 B 超诊断，由于 AFP 的生理性升高，术前判断良、恶性存在困难，多数在完善 B 超、CT 检查和（或）骶尾部 MRI 后在出生后早期手术。但是，目前笔者也发现一些新生儿期手术的恶性生殖细胞肿瘤直接手术后因手术中出血、病灶与盆腔组织粘连浸润、淋巴结转移未能完全切除肿瘤，有肉眼可见不同部位残留的病例，此种患儿在临床的后续治疗中存在困难，多数还需化疗后二次手术，一部分患儿经化疗后残留灶消失，AFP 亦恢复正常，但仍然存在复发风险。新生儿 hCG 升高者一般多可确定恶性，含有绒癌成分，但是这类患儿较为罕见，化疗后再延期手术增加完全切除肿瘤的机会，或许能提高生存率，但还需要更多数量临床患儿的观察总结。新生儿耐受化疗的能力较差、并发症多，也给临床治疗带来困难。

临床显型畸胎瘤若短期内迅速生长，或出现排尿、排便困难，应考虑为恶性畸胎瘤或畸胎瘤恶性变。恶性畸胎瘤或畸胎瘤恶性变皮肤表面血管迂曲怒张，表皮发红、发亮，直肠指检骶前触及坚硬的肿物，肿物基底宽大，压迫环绕直肠，手指难以进入。恶性畸胎瘤可经淋巴转移至腹股沟部或盆腔髂血管旁及腹部淋巴结，也可经血行转移至肝或肺。盆腔和腹部 B 超、CT、MRI 可发现淋巴结转移、肝转移的病例。常规胸部 X 线片、胸 CT 可发现肺转移者及其他远处转移者。年龄 6 ~ 8 个月或以上甲胎蛋白仍显著升高、大于 250ng/ml 者，hCG 升高者应高度怀疑。经过穿刺、活检，已行手术术后复发或残留者及有确定的病理诊断者可确诊。

术前化疗后原来恶性骶尾部畸胎瘤手术切除的禁忌证的患儿可以再手术。化疗三、四轮，大概 3 个月左右，瘤体明显缩小、瘢痕化、坏死，腹股沟、盆腔淋巴结转移灶消失，肺、肝等远处转移灶消失或无代谢活性，AFP 数值明显下降，甚至可降至正常，再实施延期手术切除。这对提高手术切除率，保护盆腔脏器，减少骶前神经损伤的并发症，预防肿瘤的转移，消灭转移灶有积极的重要意义。

急症处理：

1. 恶性骶尾部畸胎瘤破坏骶骨侵入椎管压迫脊髓，患儿出现双下肢瘫的症状，应尽快手术切除椎管内瘤体，明确病理诊断，尽可能使脊髓功能恢复，而后一般实施化疗后再延期切除原发部位肿瘤。

2.尿潴留的处理可予以留置导尿，以免上尿路的继发损伤。

3.粪便潴留的处理。可予开塞露肛内灌注、肛管排气等措施以减轻不适症状。这种粪便潴留是一种不完全的低位肠梗阻，并不需要紧急处理。一般首先给予手术前化疗，大多数病例在短期内症状迅速好转。罕有患儿需要行结肠造瘘手术。

4.肿瘤破溃出血。肿物多向骶尾部破溃，创面局部压迫填塞止血，臀部加压止血，应用止血药物，在抗感染治疗的同时可应用化疗药物使肿瘤生长得到控制，笔者尚未遇到恶性骶尾部畸胎瘤不可控制的大出血。

（四）术后监测与处理

婴幼儿的良性骶尾部畸胎瘤经手术完整切除的治愈率超过 95%，文献统计复发率在 10% 左右，恶变率 1% ~ 2%，复发恶变的时间大约都在手术后 3 年之内，所以，良性畸胎瘤经手术后需随诊至少 3 年，未切除尾骨者文献报道复发率达 38%。这类患儿的术后监测随诊是十分必要的，因为恶性骶尾部畸胎瘤的发生常常是与术后残留的肿瘤可转化为恶性，或者是还有一部分未被注意的原发肿瘤中含有恶性成分有关。血清 AFP 检测对监测恶性肿瘤是否复发有重要意义。对于骶尾部恶性畸胎瘤，在目前的综合治疗即化疗后手术，再继续化疗，患儿的预后有所改善，但尚需临床的长期随诊与观察。

（李时望）

参 考 文 献

张金哲.2009.现代小儿肿瘤外科学.北京：科学出版社.

Akinkuotu AC，Coleman A，Shue E，et al. 2015. Predictors of poor prognosis in prenatally diagnosed sacrococcygeal teratoma：A multiinstitutionalreview. J Pediatr Surg，50（5）：771-774.

Grosfield JL，O'Neill JA，Fonkalsrud EW，et al. 2006. Pediatric Surgery，6th ed. Philadelphia：Mosby，INC.

Paradis J，Koltai PJ，2015. Pediatric teratoma and dermoid cysts. Otolaryngol Clin North Am，48（1）：121-136.

Shahjouei S，Hanaei S，Nejat F，et al. 2015. Sacrococcygeal teratoma with intradural extension：case report. J Neurosurg Pediatr，15（4）：380-383.

Yao W，Li K，Zheng S，et al. 2014. Analysis of recurrence risks for sacrococcygeal teratoma in children. J Pediatr Surg，49（12）：1839-1842.

第三十一章　肾脏疾病手术

第一节　肾盂输尿管连接处梗阻手术

目前肾盂输尿管连接部梗阻（pelviureteric junction obstruction，UPJO）治疗的金标准术式是 Anderson-Hynes 离断型肾盂输尿管成形术，成功率在 95% 以上。随着微创外科的到来，腹腔镜下肾盂输尿管成形术已达到了与开放性手术类似的成功率，可缩短术后住院时间，并有较好的美容效果，成为小儿泌尿外科医师治疗 UPJO 采用的主要术式之一。该术式常采用经腹膜途径，腹膜后途径也有报道，但因其操作空间狭小，在婴幼儿患者不太常用。以下主要介绍经腹膜途径的腹腔镜下肾盂成形术。

一、适应证

1. 肾积水有明显临床症状者，如疼痛、可触及的包块等。
2. 肾盂直径 > 20mm 合并肾盏扩张且肾功能 < 40% 者。
3. 肾盂直径 > 30mm 者。
4. 全肾功能或分肾功能损害者。
5. 肾积水并发泌尿系感染、泌尿系结石、高血压等。
6. 长期反复出现消化道症状，如食欲缺乏、恶心、呕吐等。

二、禁忌证

1. 全身出血性疾病，必须在纠正凝血功能异常后手术。
2. 严重心脏疾病和肺功能不全，无法承受手术者。
3. 结石伴随同侧肾肿瘤者。
4. 未纠正的急性尿路感染者。
5. 未纠正的重度糖尿病和高血压者。
6. 重度脊柱后凸畸形者。
7. 服用阿司匹林等药物者，需停药 3 ~ 4 周才可以进行手术。

严格地讲，腹腔镜下肾盂成形术没有绝对的手术禁忌证，有既往腹部手术史、再次肾盂成形术和小的肾内型肾盂，在选择手术时需评估腹腔镜手术的可行性。

三、术前准备

除一般手术的常规准备外，术前应做泌尿系超声检查，了解肾积水的程度、肾实质的厚度及输尿管的情况，还可检查有无合并泌尿系结石。常规静脉尿路造影（intravenous pyelography，IVP）在积水严重时，因造影剂稀释可不显影，加大造影剂剂量并延迟摄片则可能显示肾盂肾盏扩张的轮廓以及梗阻的部位。CT 尿路造影（CTU）或磁共振泌尿系水成像（MRU）检查可详细了解泌尿系统的状况，清晰显示梗阻部位。图 31-1 显示了一例产检即发现左侧肾积水的 25 天患儿的 MRU 检查结果，发现左侧肾重度积水并左侧肾盂输尿管连接处梗阻，左肾实质明显变薄。肾核素扫描检查可了解分肾功能，可作为术后评估的对照。该患儿进一步行肾核素扫描检查提示左肾功能较对侧减低，见图 31-2。

　　术前 24 小时行肠道准备，术中常规留置胃管、尿管。

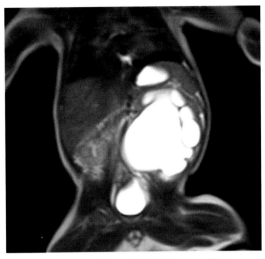

图 31-1　一例 25 天患儿的 MRU 检查

左肾体积增大，左肾盂、肾盏明显扩张，左侧肾盂输尿管连接处变尖，其远侧输尿管显示不清，考虑左肾盂输尿管连接处梗阻并左肾重度积水，左肾实质明显变薄

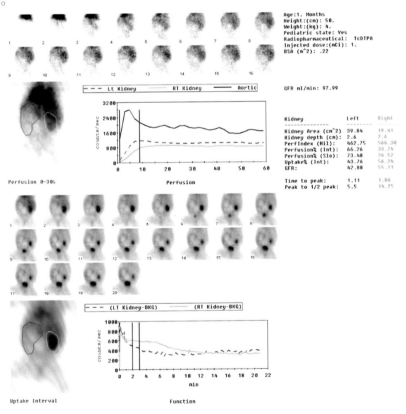

图 31-2　肾核素扫描检查

左肾增大，形态不规则，轮廓欠完整，血流灌注降低，肾小球滤过功能减低，GFR 约为 42.9 ml/min；左肾排泄滞留，符合"肾积水"样改变。右肾位置正常，血流灌注及肾小球滤过功能大致正常，GFR 约为 55.1 ml/min；右肾排泄轻度延缓

四、手术要点、难点及对策

1. **体位** 全麻后，患儿仰卧位，患侧季肋部垫高并用固定带固定于手术台的边缘，手术台向健侧倾斜15°以利于暴露。带有显示屏的腹腔镜设备系统置于外科医师的对面，洗手护士站在腹腔镜专用车架系统的旁边，手术者与助手站在患侧（图31-3）。

2. **通道放置** 采用开放性技术在脐部放置第一个通道即摄像头通道，用缝线固定于皮肤上。气体流速设置在 2 ~ 4 L/min，并保持腹压为 8 ~ 10mmHg。在直视下建立两个操作通道：一个位于肋缘以下，另一个位于同侧髂窝，常用的通道位点如图31-4所示。后一个通道的位置很关键，常供持针器用，它必须与吻合口在一条直线上以方便缝合。

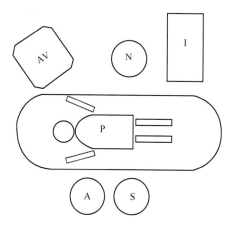

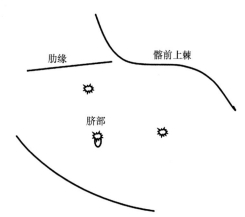

图31-3 手术室布置示意图

P.患儿；S.手术者；A.持镜者；N.洗手护士；I.器
械台；AV.监视器与腹腔镜专用车架系统

图31-4 通道位点的位置

主要摄像头通道位于脐部，次要操作通道一个位于
肋缘以下，另一个位于髂窝

3. 通过向内侧反折结肠或肠系膜孔暴露肾脏（图31-5）。若无反复感染，肾周一般比较容易分离；如分离有困难或肾积水巨大影响操作，可在腹腔镜直视下用16号针头经皮穿刺将尿液抽出一部分减压后再继续分离。

4. 切开 Gerota 筋膜，寻找输尿管，用 2-0 或 3-0 Prolene 缝合线将输尿管悬吊于腹壁（图31-6）。继续向输尿管近端游离，辨认肾盂输尿管连接部的梗阻处。

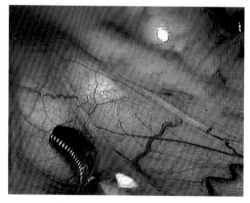

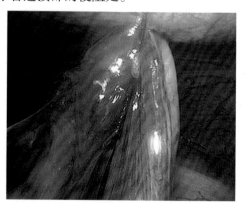

图31-5 腹腔镜下经肠系膜孔暴露左侧肾盂

图31-6 寻找到输尿管后，可用另一根"牵引线"将其固定至腹壁

5. 将肾盂用 2-0 或 3-0 Prolene 缝合线缝一针后直接穿透腹壁并牵拉固定肾盂（图 31-7）。分离肾盂时应小心分离表面的血管，尤其在积水时间较长、积水较大的患儿，易损伤肾蒂血管或肾实质血供。

6. 在需要裁剪肾盂处的上缘用 2-0 或 3-0 Prolene 缝合线再缝一针后并牵拉固定于腹壁，在肾盂的两根牵引线中间切开肾盂并切除部分扩张肾盂（图 31-8）。注意此时不能完全切断肾盂，保留的肾盂缘距肾实质 2 ~ 3cm，肾盂下极保留为一舌状肾盂瓣，这样与输尿管的吻合口为一斜面，避免了环形吻合可能发生的吻合口狭窄。

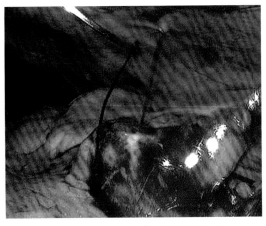

图 31-7　运用一根牵引线悬吊肾盂

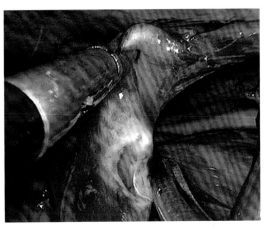

图 31-8　在肾盂的两根牵引线中间切开肾盂

7. 用剪刀将梗阻远端处输尿管铲形裁剪，纵行剪开输尿管外侧缘直至管径正常部位，使其呈竹片状（图 31-9）。注意此时不能完全切断输尿管，以免输尿管远端回缩而找不到。

8. 采用 5-0 PDS 缝合线（预先剪至 7 ~ 8cm，过长或过短均不利于腔内打结）行肾盂输尿管的吻合，首先自裁剪的输尿管尖端与肾盂下缘吻合数针，间断或连续缝合均可（图 31-10）。这几针尤为重要，针距间隔约 2mm，进针也不能离边缘太远以免吻合缘内翻太多导致梗阻，线结注意打在吻合口外面。

421

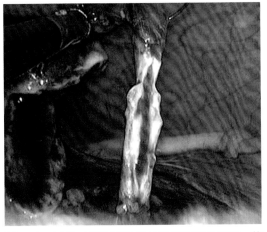

图 31-9　用剪刀将梗阻远端处输尿管铲形裁剪，使其呈竹片状

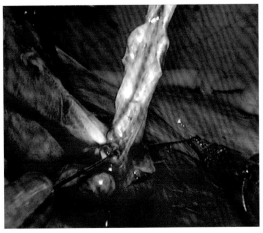

图 31-10　用 5-0 PDS 缝合线自裁剪的输尿管尖端与肾盂下缘吻合数针

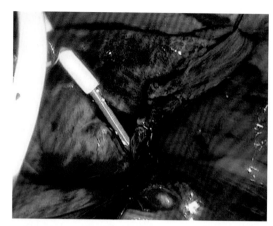

图 31-11 后壁吻合完成后，沿输尿管置入双 J 管至膀胱内

9. 先缝合吻合口的后壁，用一根 12 cm 长的 5-0 PDS 缝线连续缝合后壁。或者也可先用 5-0 PDS 缝线将输尿管的顶端与肾盂缝合，然后间断缝合后壁。

10. 在吻合完后壁后，通过肋缘下的 Trocar 经吻合口插入一根输尿管支架管导丝，将导丝向下沿输尿管直至插入膀胱内，将双 J 管向前沿导丝置于肾盂和膀胱之间（图 31-11）。此时注意确认狭窄部远端是否还有梗阻，如距离较近尽量同期矫治，若远端梗阻部位靠近膀胱，同期处理有困难时，可先完成肾盂输尿管成形术，二期再行远端输尿管狭窄部位的处理。

11. 再用一根同样长为 12cm 的 5-0 PDS 缝线缝合吻合口的前壁及肾盂部分。

12. 剪断并移走牵拉线，将吻合口放回正常解剖位置。结肠无需缝合放回原位，若经肠系膜入路则应关闭系膜孔。若创面较大时可留置腹腔引流管，术后 3 天左右如无明显引流可拔除。

13. 直视下移除通道，用 3-0 Vicryl 可吸收缝线缝合切口处的筋膜，用医用皮肤黏合胶关闭皮肤切口。

五、术后监测与处理

术后注意监测患儿生命体征情况，检测 24 小时尿量。通常术后镇痛 24 ~ 48 小时，给予抗生素预防感染。术后 4 ~ 6 周拔除输尿管支架。术后 1、3 个月后进行随访，患儿复查泌尿系超声，6 ~ 9 个月进行泌尿系超声及肾放射性核素成像检查了解肾脏形态及功能。

六、术后常见并发症的预防与处理

1. 吻合口漏　是常见的早期术后并发症之一。术中留置腹腔引流管，术后观察有无吻合口漏的发生，保持腹腔引流管通畅，不宜过早拔除。若漏尿量不多、临床症状不严重者，延长腹腔引流管保留时间，一般可自愈；若有明显临床症状者，如腰痛、腹胀、发热等，如腹腔引流管引流不畅时需再次手术放置引流，必要时加负压吸引。

2. 出血　术后监测生命体征情况，定期复查血常规及肝肾功能、电解质，观察有无迟发性出血的情况。出血量大时，给予保守治疗后仍不能止血者，需及时手术止血。

3. 感染　可能为术前即有肾内感染，或术后吻合口漏引起的感染。手术前后给予抗生素预防感染，术中留取肾盂内尿液培养，可指导抗生素的使用。术后给予足量的抗生素，避免泌尿系感染的发生。

4. 术后肾盂输尿管连接部持续梗阻　是最常见的远期并发症，但较少见。其原因主要为瘢痕增生造成肾盂输尿管连接部吻合口狭窄或闭锁，反复泌尿系感染也可引起。若给予抗生素治疗仍不能好转，可能需再次手术治疗。

七、临床效果评价

小儿泌尿外科医师普遍认为 Anderson-Hynes 技术是目前治疗肾盂输尿管连接部梗阻的金标准。虽然腹腔镜下肾盂成形术是目前小儿泌尿外科发展的趋势，但是它对外科医师的技术具有一定的挑战性，对手术操作者的腔内吻合技术要求高，需要具备至少两名经验丰富的腹腔镜外科医师团队才能很好地完成。在学习曲线的初期，手术时间较开放性手术可能更长，但一旦掌握了此项技术，手术时间和开放性手术没有统计学差异，并且具有住院时间短和美容效果好等优点。

近年来，机器人技术发展迅速使经验不丰富的腹腔镜外科医师进行微创外科手术成为了可能。机器人手术系统的 3D 视野和 Endowrist 技术提高了操作的活动范围，使复杂的体内操作变得容易。当然机器人手术也有限制因素，包括昂贵的设备和运行费用，缺少触觉反馈和需要宽阔的手术室及足够的存放空间来放置庞大的设备。

（童强松　梅　红）

第二节　重复肾手术

一、适应证

常用术式是肾上极部分切除术，适用于功能减退或无功能且伴有肾盂输尿管积水的肾上极部分畸形。

二、禁忌证

（一）相对禁忌证

1. 既往腹部手术史。
2. 未纠正的急性尿路感染者。
3. 重度脊柱后凸畸形者。

（二）绝对禁忌证

1. 全身出血性疾病，必须在纠正凝血功能异常后才可手术。
2. 严重心脏疾病和肺功能不全，无法承受手术者。
3. 未纠正的重度糖尿病和高血压者。

三、术前准备

1. 术前常规血液检验包括血常规、凝血功能、血肌酐和血型检测等。常规检测尿常规，排除有无泌尿系感染。

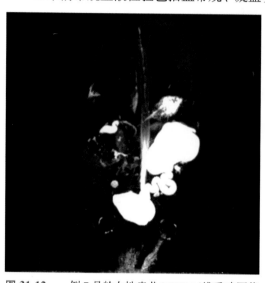

2. 术前必须有近期的泌尿系超声、MRU（图 31-12）、肾放射性核素成像检查等影像学检查资料。

3. 有尿液反流史的患儿必须行排尿性膀胱造影检查。

4. 术前 24 小时行肠道准备有利于手术视野的暴露。

5. 在患儿离开病房或诱导麻醉前，静脉滴注单剂量的敏感抗生素。

6. 术中常规留置胃管、尿管。

图 31-12　一例 7 月龄女性患儿 MRU 三维重建图像
左肾轮廓增大，其内上份呈较大囊袋状影，其下份可见正常肾皮髓质显示，所示肾盏未见扩张，矢状位下份肾实质上缘呈杯口样受压表现；左侧输尿管明显扩张、迂曲，向上与左肾上份囊袋影相延续，未见与左肾下份相通；左侧输尿管下端呈囊样膨大，考虑输尿管下端囊肿可能；上述左肾、输尿管表现，考虑重复肾，不排除重复输尿管可能（合并输尿管下端囊肿），左肾下份所属输尿管未见明确显示

四、手术要点、难点及对策

以下主要介绍腹膜后腹腔镜的肾部分切除术，无论是进行上极还是下极的肾部分切除术都是适用的。

1. **麻醉**　所有病例必须采用气管内插管，采用带囊或加强型的气管内导管进行插管，并将其牢固固定，防止术中患儿体位转换时导管脱出。

2. **体位**　全麻后，患儿侧卧位，用软垫或沙垫将骨盆和下胸部垫高，充分伸展肾角，用固定带将患儿固定于手术台的边缘。注意腰部不能垫得过高，过高将导致髂嵴与肋骨下缘很接近，减小了手术操作空间。

3. **通道放置**　主要通道的切口位于髂嵴和第 12 肋之间的骶棘肌中间部位的外侧缘。做皮肤切口，用一个钝头的动脉钳在骶棘肌的外侧缘刺破腰背筋膜并分离，进入肾周间隙。穿过肌肉后的落空感且血管钳能自由移动可证实进入肾周间隙。将一个自制的球囊（图 31-13）放入肾周间隙，球囊内逐渐充入约 200ml 气体，过快充气可能会造成球囊破裂；放掉球囊内气体并移走，置入套管。也可插入套管后用内镜建立空间。次要通道分别放置在略低于第 11 肋尖的位置以及骶棘肌边缘或主要通道的略上方。用缝线将 Hasson 通道固定于皮肤可防止气体泄漏。气体压力保持在 10 ～ 12mmHg 的范围内。

4. **暴露肾脏**　用剪刀紧贴后腹壁纵向剪开 Gerota 筋膜，游离周围组织充分暴露手术操作空间。关键是充分显露肾脏的上下极（图 31-14）。

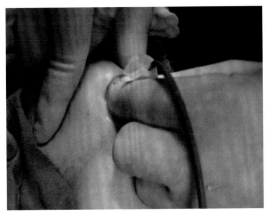

图 31-13　自制球囊示意图：将 8.5 号手套的中指系到一根连有三通的 12 号 Nelaton 导管

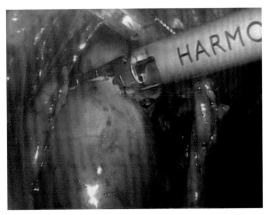

图 31-14　腹腔镜下游离肾脏上级，显露重复肾上肾

5. 结扎血管　充分辨认肾脏上、下极的供血血管，选择性的游离并用钛夹或超声刀结扎患肾部分的供血血管。在一些病例中，两极的血管清晰可见（图 31-15），但在某些病例中是从接近肾门处的主要血管发出的短支血管，后者更常见于患肾部分较小且发育不良时，此时要避免损伤下方的供血血管。

6. 游离输尿管　识别重复肾上、下极各自的输尿管，在肾盂输尿管连接处横断输尿管，利用残端作为牵引以旋转患肾上极部分，可以观察深面的血管并进行游离和结扎。

7. 阻断血供的患肾部分由于缺少血供而变得显而易见。在正常肾与患肾部分的结合处用单极电凝切开肾的包膜。

8. 切除患侧肾　用已分离输尿管的近端做牵引，用 3-0 Vicryl 圈套器将患肾部分环绕。在正常肾与患肾部分的结合处用缝线牢牢结扎。在距离结扎线 5 ~ 10 mm 处用弯剪横断实质组织。用电凝器或圈套器对所有残余出血点严密止血。

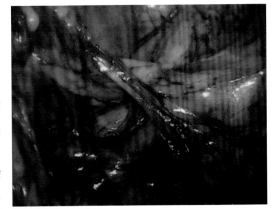

图 31-15　腹腔镜下显露供应重复肾上肾、下肾的血管

9. 受累输尿管远端需游离到进入骨盆段，并尽量远离及保护好正常输尿管。当术前合并尿液反流时还必须将输尿管残端结扎。

10. 标本回收　在大多数病例中，可以由通过内镜通道将标本取出来。较大的标本可以通过一个 10mm 标本取出袋取出。

11. 直视下移除通道，用 3-0 Vicryl 可吸收缝线缝合切口处的筋膜，用医用皮肤黏合胶关闭皮肤切口。一般无需放置引流。

五、术后监测与处理

麻醉苏醒后患儿即可进流质饮食。需密切注意是否有发生出血。一些病例术中可能发生菌血症，因此手术后应给予抗生素预防感染。术后1、3个月后进行随访，患儿复查泌尿系超声，6～9个月进行泌尿系超声及肾放射性核素成像检查了解肾脏形态及功能。

六、术后常见并发症的预防与处理

1. 腹膜撕裂　如果球囊充气太快或对于患儿体型而言球囊太小的话，均可以造成腹膜裂伤，其亦可发生在腹膜透析的儿童或青少年。

2. 球囊破裂　球囊充气过快且超过其极限压力时或其承受过大的外力时可发生球囊破裂。当这种情况发生时，必须仔细检查破裂球囊的碎片，寻找并将其从患儿体内清理出来。

3. 术中出血　术中出血最可能是止血夹从肾静脉滑脱或使用腹腔镜器械时不慎损伤肾静脉或腔静脉。对大多数病例，可以通过在受损血管上迅速应用止血夹来控制出血。无法控制的出血需要中转开放手术来结扎或缝合出血血管。

4. 尿瘘　腹膜后尿性囊肿可发生于远端输尿管残端的尿液反流或肾部分切除术后肾脏切面的渗出。相对于用电凝或超声刀来切断输尿管，用圈套器缝合肾实质及用圈套器结扎反流的输尿管可以最大限度地降低尿瘘发生率。放置导尿管至少48～72小时可以避免发生尿性囊肿。持续尿瘘或感染性尿性囊肿可能需要做经皮切口引流。

七、临床效果评价

本病无合并症者通常预后良好。术后需注意保护剩余肾脏功能，避免外伤，多饮水，增加尿量，避免泌尿系结石和泌尿系感染，若有合并症应尽早对症治疗。

（童强松　梅　红）

第三节　肾脏囊肿性病变手术

肾脏囊肿性病变是一组以肾实质的部分或全部覆有上皮细胞的囊性形成为特点的疾病，可在任何年龄段发病，单侧或多侧均可发病。原因不同时，患儿的形态学特点和临床表现也可不同。在临床常见的有：①单纯性肾囊肿。②肾多房性囊肿（multilocular cyst of the kidney）。③髓质海绵肾。④婴儿型多囊肾（polycystic kidney）。⑤成人型多囊肾。⑥多房性肾囊性变（multicystic kidney）。其中②、④、⑥在小儿常见。

肾多房性囊肿可见于任何年龄，常因腹部肿块就诊，表现为肾内多房行囊性肿块，有完整包膜，肿块呈膨胀性生长压迫正常肾组织。单侧发病者可行肾切除术，双侧者需行囊肿剔除或肾部分切除术。

婴儿型多囊肾属常染色体隐性遗传性疾病，发生率约为 1/10 000，男婴发生率约为女婴的 2 倍。病理或影像学表现为双肾明显增大，外形光滑，切面呈蜂窝状，远端小管和集合管呈梭形囊状扩张，放射状排列（图 31-16）。患严重类型的婴儿型多囊肾在围产期和新生儿期常死亡。婴儿型和少年型因症状出现较晚，少数可活至成年。

髓质海绵肾是一种较常见的疾病，男性较女性多见，属于先天性发育异常，目前其具体发病机制尚不明确，常无明显家族史。该疾病多为双侧发病，多无临床症状，肾功能正常；若有症状，常表现为反复血尿、尿路感染，合并髓质内小结石可出现肾绞痛，病变广泛时可损伤肾功能。无症状者和无并发症者常无需治疗，饮食上注意多饮水，避免泌尿系结石，合并泌尿系感染时对症治疗。

多房性肾囊性变的病因可能与胎儿发育早期输尿管梗阻所致，影像学检查常提示肾发育不良（图 31-17），病理学表现为肾实质仅有初级形态的肾小球和近端小管，因此患肾没有功能，需行肾切除术。

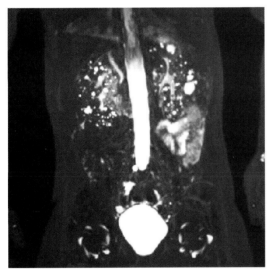

图 31-16　一例 11 月龄女性患儿 MRU 检查

双肾可见散在多发囊性信号影，大部分病变直径均小于 0.5cm，较大者直径约 1cm，边界清楚，肾脏轮廓未见明显改变，双肾改变符合多囊肾

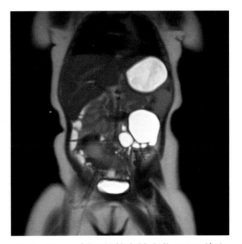

图 31-17　一例 7 月龄女性患儿 MRU 检查

左肾未见明显实质信号显示，呈多发大小不等囊状改变，最大者约为 3.8 cm×4.1 cm（左右径 × 上下径），左侧输尿管上段部分显示，梗阻端呈锥形改变，中下段输尿管未见显示，考虑为左肾及输尿管先天发育异常（囊性肾发育不良）

本节仅就多房性肾囊性变需行病变肾切除做介绍。

一、适应证

无功能的单侧多房性肾囊性变患儿。

二、禁忌证

严重心肺功能不良不能耐受手术者，凝血功能异常需纠正后择期手术治疗。

三、术前准备

除一般手术的常规准备外，所有患儿行泌尿系超声检查，注意与先天性肾盂输尿管连接处狭窄导致的肾积水相鉴别，必要时行 CT 或 MRI 检查。术前行肾放射性核素检查，进一步确认患肾无功能及对侧肾功能情况，必要时行静脉肾盂造影（IVP）检查，患肾多不显影，主要了解对侧肾脏形态及功能。

四、手术要点、难点及对策

以下主要介绍经腹膜途径腹腔镜的肾切除术。

1. 麻醉　所有病例必须采用气管内插管，采用带囊或加强型的气管内导管进行插管，并将其牢固固定，防止术中患儿体位转换时导管脱出。

2. 体位　全麻后，患儿仰卧位，患侧季肋部垫高并用固定带固定于手术台的边缘，手术台向健侧倾斜 15° 以利于暴露。带有显示屏的腹腔镜设备系统置于外科医师的对面，洗手护士站在腹腔镜专用车架系统的旁边，手术者与助手站在患侧。

3. 通道放置　采用开放性技术在脐部放置第一个摄像头通道，用缝线固定于皮肤上。气体流速设置在 2 ~ 4 L/min，并保持腹压为 8 ~ 10mmHg。在直视下插入两个操作通道：一个位于肋缘以下，另一个位于同侧髂窝。

4. 暴露肾脏　向内侧反折结肠或经肠系膜孔用剪刀或超声刀纵向剪开 Gerota 筋膜，暴露肾脏。

5. 显露肾门　由肾脏顶端开始沿肾脏中线仔细游离。此阶段不解剖肾脏侧面和下极部分，因为它们可以固定肾脏位置且有助于显露肾门血管。

6. 离断肾蒂　当血管直径小于 3mm 时，可以用止血夹或超声刀将其离断。所有血管最少使用三个夹子，且在离断血管的近端应至少保留两个夹子（图 31-18）。

7. 切断输尿管　输尿管需游离到进入骨盆段。在伴反流性肾病的病例中，可用 Endoloop 圈套器结扎或者横断但不结扎输尿管，且膀胱内应留置导尿管 48 小时。

8. 联合应用钝性分离、单极电凝和（或）超声刀对肾脏的剩余韧带进行游离。在大的多囊肾病例中，完全体内操作有技术上的困难，费时而且有造成大片腹膜撕裂的风险。在这些病例中，在所有血管被离断和囊肿去顶减压

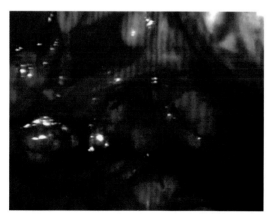

图 31-18　腹腔镜下显露、离断肾蒂血管

后，肾脏可以通过内镜通道切口牵拉出来，剩余部分的分离可以通过体外方式完成。

9. 标本回收　标本能否通过内镜通道回收取决其大小。多囊肾或单囊肾可通过抽吸减压后直接通过内镜通道切口取出。大标本可置于 10mm Endopouch 取物袋中，用卵圆钳夹碎后取出。

10. 直视下移除通道　用 3-0 Vicryl 可吸收缝线缝合切口处的筋膜，用医用皮肤黏合胶关闭皮肤切口。一般无需放置引流。

五、术后监测与处理

麻醉苏醒后患儿即可进流质食物。需密切注意是否有发生出血。一些病例术中可能发生菌血症，因此手术后应给予抗生素预防感染。术后 1、3 个月后进行随访，患儿复查泌尿系超声，6 ~ 9 个月进行泌尿系超声及肾放射性核素成像，检查了解肾脏形态及功能。

六、术后常见并发症的预防与处理

1. 术中出血　术中出血最可能是止血夹从肾静脉滑脱或使用腹腔镜器械时不慎损伤肾静脉或腔静脉。对大多数病例，可以通过在受损血管上迅速应用止血夹来控制出血。无法控制的出血需要中转开放手术来结扎或缝合出血血管。

2. 尿瘘　可发生于远端输尿管残端的尿液反流。相对于用电凝或超声刀来切断输尿管，用圈套器缝合肾实质及用圈套器结扎反流的输尿管可以最大限度地降低尿瘘发生率。放置导尿管至少 48 ~ 72 小时可以避免发生腹腔感染。持续尿瘘或感染性尿性囊肿可能需要做经皮切口引流。

七、临床效果评价

本病无合并症者通常预后良好。术后需注意保护对侧肾功能，避免外伤，多饮水，增加尿量，避免泌尿系结石和泌尿系感染，若有合并症应尽早对症治疗。

（童强松　梅　红）

第四节　肾发育不良手术

肾发育不良（renal dysplasia）是指组织学上具有胚胎结构的分化不良，包括肾囊肿、异常的肾小管、未分化的间充质或非肾成分的软骨等。其中，如整个肾脏发育不良，以囊肿占优势，则称为多房性肾囊性变。本病无家族性倾向，无明显性别差异，多为单侧发病。

本病在产前超声检查可以检出，生后超声显示肾脏有大小不等的囊肿所替代，不能探及正常肾实质的存在。肾核素扫描示患肾无功能，IVP 上患肾不显影。双侧发病者多在围产期死亡。因本病具有潜在的恶性倾向，单侧病变应做肾切除术，发生于重复肾者，应做部分肾切除术。手术年龄在 6 月龄至 1 岁时进行为宜。

具体手术方式见本章第二、三节。

（童强松　梅　红）

第五节　异位肾、融合肾手术

异位肾指成熟的肾脏未能到达正常位置即肾窝内，通常较正常肾脏小，形态也与正常肾脏不一致，因旋转不良，肾盂常位于前方。异位肾根据其位置不同可分为盆腔异位肾、胸腔异位肾及交叉异位肾等。盆腔异位肾很多无临床症状，输尿管绞痛最多见，可误诊为急性阑尾炎或盆腔器官疾病，也可有泌尿系感染或腹部可扪及的肿块。胸腔异位肾罕见，占所有异位肾的 5%，左侧多于右侧，男∶女 = 3∶1；患儿大多无症状，静脉尿路造影或逆行性肾盂造影是主要的诊断方法。交叉异位肾是指一个肾越过中线至对侧，而其输尿管仍由原侧进入膀胱，90% 的交叉异位肾是融合的；绝大多数交叉异位肾患儿预后良好，有合并症者应对症处理。

融合肾最常见的是马蹄形肾，少见的有乙状肾、块状肾、"L"形肾、盘状肾等。马蹄形肾指双肾下极有横越中线的肾实质性峡部或纤维性峡部连接而形似马蹄命名，融合的峡部位于主动脉和下腔静脉的前方，由于肾旋转不良，肾盂常位于前方。至少 1/3 的患儿合并其他系统畸形，包括心血管、骨骼、胃肠道和生殖系统畸形等。泌尿系统畸形包括肾盂输尿管连接处梗阻导致肾积水、重复肾、重复输尿管、输尿管异位开口、输尿管膨出等。该病无明显症状者不需治疗，有合并症者针对肾的具体病变对症处理。具体手术详见本章各小节。

（童强松　梅　红）

第六节　肾外伤手术

肾损伤是小儿常见的腹腔脏器损伤，占小儿腹部钝伤的 8% ~ 12%，发病率高于成人。其原因主要有：①小儿肾脏的体积相对较成人较大。②小儿腰部肌肉不发达，肾周筋膜发育差，肾周脂肪薄，保护作用较成人差。③肾实质较脆，肾包膜发育不全。④肾脏异常较多，如先天性肾积水、肾脏肿瘤等。小儿肾损伤多为闭合性损伤，通常为单侧，常合并其他脏器或泌尿生殖系统其他部位的损伤。临床按治疗的需要，分为轻度和重度损伤。轻度损伤包括肾挫伤、肾皮质裂伤、肾包膜下血肿；重度损伤包括肾贯通伤、肾粉碎伤、肾蒂损伤、肾盏破裂。一般，约 70% 的肾损伤属于轻度，可不做手术干预，轻度肾损伤宜采用保守治疗，绝对卧床休息直至镜下血尿消失，给予广谱抗生素预防感染，监测腹部情况尤其腰部肿块有无增大、压痛有无加重，监测循环系统和血常规，注意肾功能变化。仅少数的重度损伤（如肾碎裂伤或肾蒂损伤）或同时合并其他脏器损伤，需即刻手术控制出血，严重者可危及患儿生命或导致严重并发症和后遗症。

一、适应证

1. 开放性肾损伤合并其他脏器损伤。
2. 经积极对症治疗处理，休克难以纠正者，有进行性出血者。
3. 保守治疗过程中肾周包块逐渐增大者。
4. 持续性肉眼血尿或血凝块堵塞尿道者。
5. 有明显腹膜刺激症状者。
6. 肾蒂血管损伤。
7. 肾盂输尿管交界处断裂或持续严重的尿外渗。
8. 静脉肾盂造影或 CT 增强扫描有明显造影剂外溢和（或）肾脏的不显影者。

二、禁忌证

有失血性休克者，积极抗休克治疗的同时立即进行手术探查。

三、术前准备

在病情允许时做必要的检查，如泌尿系超声、腹部超声、静脉肾盂造影、肾核素扫描、CT 扫描、肾动脉造影等，了解伤侧肾脏的情况及对侧肾功能，同时了解有无合并症。根据肾损伤的程度、范围制订治疗措施。

术前留置尿管、胃管，适当使用抗生素和止血药，备血。

有失血性休克者，应积极抗休克治疗，若经快速输血仍不能维持血压者应在抗休克的同时，立即进行手术探查。

四、手术要点、难点及对策

肾损伤的手术治疗包括：肾周引流术、肾裂伤修补术、肾部分切除术、肾切除术、肾蒂血管修补术、高选择性肾动脉栓塞术、肾自体移植术以及肾造瘘术。

一般取平卧位，患肾腰部垫高约30°。单纯的肾缝合或肾周引流术，可采用上腹部横切口；重度肾损伤或合并腹内其他脏器损伤，宜采用经腹切口上自胸骨剑突，下至脐下正中直切口。

（一）肾周引流术

1. 适应证　开放性肾损伤超过 12 小时，创口严重污染，有异物、血块存留或已有感染征象；闭合性肾损伤有血、尿外渗，未能早期手术处理且已并发感染者；肾损伤并发血、尿外渗，患儿情况不能耐受较复杂手术或医疗条件有限，且不了解对侧肾功能情况者。

2. 切口　一般采用腰部斜切口。

3. 暴露肾脏　用超声刀或钝性分离 Gerota 筋膜，暴露肾脏。切忌过多分离肾脏，以免误伤肾蒂血管、输尿管或周围其他脏器。

4. 探查肾脏　清除肾周血肿、尿液、异物或坏死组织。若肾脏创面有活动性出血，用 5-0 Dexon 线缝合止血，并在肾下方留置引流管一根。有时肾组织水肿、脆弱，无法缝合有合并明显出血时，可用止血纱布加外覆凡士林纱布覆盖创面，凡士林纱布一角留置在创口外。纱布条数记录以便日后拔除。

5. 缝合伤口　仔细检查无明显活动性出血后，分层缝合切口。

（二）肾修补术

1. 适应证　在手术探查发现肾脏血供良好、肾裂口整齐者。

2. 切口　一般采用经腹入路，可以探查腹腔有无合并其他脏器损伤，在处理肾损伤之前可先显露肾蒂有效控制肾出血，降低肾切除的可能性。

3. 暴露肾蒂血管　进入腹腔后先探查脏器有无合并损伤，将小肠推向内侧，显露小肠系膜根部及后腹膜，在腹主动脉分叉与肠系膜下静脉之间切开后腹膜，注意保护肠系膜下动脉。向上牵开横跨过腹主动脉前方的左肾静脉，即可显露左肾动脉，稍向上、中方游离即可显露右肾动脉，沿下腔静脉右侧解剖可分离出右肾静脉。

4. 探查肾脏　沿结肠旁沟切口后腹膜，切开肾外筋膜后的脂肪囊，立即清除肾周血凝块，沿血肿方向探查伤肾，用手压住肾裂口，暂时控制出血；或用无损伤血管钳夹住肾蒂血管控制出血，时间不宜超过 15 分钟。

5. 修补裂口　控制出血后，仔细探查裂伤部位及深度，彻底清除坏死组织，用 5-0 Dexon 线连续或间断缝合修补破裂的肾盂或肾盏，并结扎断裂处的小叶间动脉的出血点。证实无活动性出血后，用 7-0 Dexon 线贯穿肾包膜及肾实质间断缝合修补裂口，打结处垫以肾周脂肪或明胶海绵，以防撕裂肾组织。

6. 放置引流、缝合伤口　仔细检查无明显活动性出血后，冲洗创面，肾窝放置引流管一根，分层缝合切口。

（三）肾部分切除术

1. 适应证　在手术探查发现肾脏的上极或下极严重损伤而无法修补者。

2. 切口　采用经腹入路。

3. 探查腹腔　进入腹腔后先探查脏器有无合并损伤。

4. 探查肾脏、暴露肾蒂血管　切开肾包膜，立即清除肾周血凝块，游离肾脏，了解肾脏损伤部位及程度。暴露肾蒂血管，用无损伤血管钳夹住肾蒂血管暂时控制出血，时间不宜超过 30 分钟。

5. 切除受损肾部分　确定切除肾部分的一极环形切开肾纤维膜，钝性分离至超过正常肾表面 1cm，用电刀或超声刀在预定切除平面横行切除损伤肾的上极或下极。

6. 关闭肾盏或肾盂　切面累及肾盏或肾盂时，用7-0 Dexon线缝合修补肾盏或肾盂断面。肾盏或肾盂断面一定要严密封闭，以免术后出现尿漏情况。

7. 严格止血　松开肾蒂血管检查有无明显活动性出血，尤其肾断面出血情况，采用电凝或丝线缝扎止血。

8. 覆盖肾断面　将肾周脂肪组织或明胶海绵覆盖肾断面，用9号丝线间断缝合肾纤维膜，将断面覆盖。当缺损较大时可用腹膜覆盖。受损肾组织较脆，操作时动作一定要轻柔，以免损伤正常肾组织。

9. 放置引流、缝合伤口　仔细检查无出血后，冲洗创面，肾窝放置引流管一根，分层缝合切口。

（四）肾切除术

1. 适应证　在手术探查发现肾脏严重破碎、大量出血无法控制者；无法修复的肾蒂血管损伤，病情严重；肾损伤伴有严重的肾盂或输尿管撕裂，无法修补或吻合者；肾内血管广泛血栓形成，肾脏血供严重受损者；肾损伤或术后感染、坏死继发大出血者；出现脓肾、长期尿瘘、瘢痕肾、肾萎缩并发高血压或无功能肾。

2. 切口　采用经腹入路。

3. 探查腹腔　进入腹腔后先探查脏器有无合并损伤。若肾脏有严重出血，应先显露肾蒂血管控制出血，然后再探查肾脏，清除血肿，了解伤肾情况。

4. 探查肾脏　切开后腹膜，显露并纵行切开肾周筋膜，游离肾脏，清除血凝块，判断肾脏有无生机。为判断伤肾的生机，可先暂时松开肾蒂血管，仔细观察肾脏的循环和受损程度；术中证实伤肾无法保留，需行肾切除前，必须探查了解对侧肾脏。

5. 结扎肾蒂血管　分离并暴露肾蒂血管适当长度，在直视下用三把血管钳夹住肾蒂血管，其中肾蒂血管近心端保留2把血管钳，以防滑脱。切断血管后丝线结扎，一般先用7-0丝线结扎，再用4-0丝线贯穿缝扎，最后用1-0丝线分别结扎肾动、静脉。有时难以显露肾蒂血管时，可先钝性游离肾门处，用胆囊钳夹住暂时控制出血。

6. 切断输尿管　向下游离输尿管至入膀胱处，1-0丝线双重结扎后切断。输尿管尽可能游离至低位后切断，可防止术后发生尿液反流。

7. 创面严格止血　用生理盐水冲洗创面，检查有无明显活动性出血。

8. 放置引流、缝合伤口　肾窝放置引流管一根，清理腹腔，理顺肠管后分层缝合切口。

（五）肾蒂血管损伤修复术

1. 适应证　患儿一般情况可，对症治疗后生命体征平稳；肾实质无严重性裂伤；肾蒂血管中间位裂伤，伤口较整齐。

2. 切口　采用经腹入路。

3. 显露并修复肾蒂血管　充分显露肾蒂血管，证实肾血管有损伤并确定有修复指征后，用2把无创性血管钳夹住肾蒂血管裂口的两端，先用肝素液冲洗血管内血凝块，用5-0无损伤缝合线连续缝合修复血管。

4. 止血　松开血管钳后检查有无出血，仅有少量渗血时可用温盐水纱布压迫片刻即可。

5.放置引流、缝合伤口 肾窝放置引流管一根，清理腹腔，理顺肠管后分层缝合切口。

五、术后监测与处理

术后卧床 2 周，注意监测血压、脉搏变化，留置导尿管，观察尿量及颜色。保持引流管引流通畅，记录腹腔引流量每日引流量。加强抗感染治疗，静脉给予有效抗生素。术后给予止血药，加强支持疗法。术后 7 天左右复查超声后拔除引流管，若引流管每日引流量大，不宜过早拔除，应待引流量逐日减少直至完全消失后方可拔除。

六、术后常见并发症的预防与处理

早期并发症包括出血性休克、严重肉眼血尿或大量尿液外渗至腹腔至尿性腹水；血肿、尿外渗引起的肾周感染、高热、败血症等；少见的包括急性肾衰竭。

晚期并发症包括进行性肾积水、肾周尿性囊肿、肾性高血压、泌尿系结石、慢性肾盂肾炎、瘢痕性肾萎缩、肾功能减退等。

七、临床效果评价

单纯肾挫伤或肾部分裂伤患儿预后较佳，一般很少出现并发症。严重且广泛的肾挫裂伤、肾蒂损伤、肾盂撕裂，并发症发生率较高。故肾损伤患儿需定期随访，发现并发症时积极处理。

434

（童强松　梅　红）

第七节　肾结石手术

小儿泌尿系结石的发病率低于成人，在所有尿路结石患者中，儿童占 2% ~ 3%。小儿泌尿系结石的发病原因复杂，主要与先天性解剖畸形及感染有关，而代谢性疾病和遗传性疾病所致的结石也占一定的比例。小儿肾结石发病无明显年龄差异，继发于肾盂输尿管连接部梗阻可能是最常见的原因。结石可单发或多发，其临床表现与成人基本相同，多数病例可有典型的肾绞痛，出现大量或微量血尿（肉眼血尿或镜下血尿），婴幼儿则表现为哭闹不安、面色苍白、出冷汗等。有些结石则在 B 超或 X 线检查时意外发现。外科治疗包括体外震波碎石术（extracorporeal shock wave Lithotripsy，ESWL）、经皮肾镜取石术（percutaneous nephrolithotomy，PCNL）和手术切开取石术等。

一、适应证

具体见本节手术要点、难点及对策分别阐述。

二、禁忌证

具体见本节手术要点、难点及对策分别阐述。

三、术前准备

1.术前完善相关检查，如X线检查，包括KUB平片、泌尿尿路造影等，以及泌尿系超声，明确肾结石的大小、部位、数目、肾盂形态和肾脏功能。必要时可行CT或MRI检查，排除有无先天性泌尿系畸形。

2.进行尿液分析、肾功能及血清电解质等血生化检查，若有异常积极纠正。必要时可需行代谢性检查。

3.控制感染，术前给予抗生素，药物选择可根据细菌培养药敏结果而选择敏感抗生素。

4.必要时备血，防止术中出血。

四、手术要点、难点及对策

（一）体外震波碎石术（ESWL）

1.适应证　　肾功能良好的肾结石，无先天性泌尿系畸形和其他禁忌证。由于小儿组织薄弱、体积小、腹内脏器相对集中、震波易传导的特点导致正常组织和器官易损伤；此外，儿童碎石术后若形成"石街"，处理也明显难于成人。故应严格掌握适应证。

2.禁忌证　　结石远端有尿路梗阻，无法定位结石，肾功能严重受损，合并先天性泌尿系畸形，肾源性囊肿和憩室内结石，巨大和多发结石无法单次完成需反复进行者。

3.体位　　平卧于体外震波碎石机上。

4.注意事项　　注意用铅板保护肺下部，防止对肺的损伤；保护骨盆及会阴部，防止射线对性腺的损害；术后出现输尿管梗阻需积极进行非手术治疗，必要时手术行肾造瘘解除梗阻，防止急性肾衰竭的发生。

（二）肾盂切开取石术

1.适应证　　适用于肾盂结石，尤其是肾外型肾盂及积水扩张者，也可用于结石较小的肾盏结石。

2.体位　　取患侧卧位，充分伸展肾区。

3.切口　　多采用腰部斜切口，小儿常用第12肋下切口或第11肋间切口，后者在合并肾积水需同时处理时更合适。目前也可采用腹腔镜手术，对准肾区建立三角化通道位点。

4.暴露肾脏　　游离肾周筋膜、腹膜及脂肪，切开肾包膜，充分暴露肾脏。

5.切开肾盂、取出结石　　游离肾下极及输尿管上段，沿输尿管向上继续游离肾盂的背侧部分，在确定切开处的上下各悬吊一针。注意切开处不要太接近肾盂输尿管连接部，以免缝合后出现狭窄激发肾积水。然后在两根牵引线之间切开肾盂，用取石钳将结石完整取出。

感染性结石与肾盂有粘连时可小心分离后再取出，切忌暴力夹取，以免撕裂肾盂。结石取出后应检查结石的完整性，与术前影像学检查进行比较，必要时行术中拍片。

6. 冲洗肾盂　用细导管插入肾盂内冲洗并洗净肾盂内血凝块和残留结石，注意防止结石进入输尿管形成输尿管结石。冲洗完成后一定注意了解远端输尿管通畅情况。术中若发现合并肾盂输尿管梗阻、肾积水等情况需同时手术矫治。

7. 缝合肾盂　用6-0可吸收线缝合修补肾盂。

8. 缝合伤口　必要时肾窝放置引流管一根，清理腹腔，理顺肠管后分层缝合切口。

（三）肾窦内肾盂切开取石术

1. 适应证　肾内型肾盂、鹿角形结石、肾大盏结石经肾盂取出可能导致肾盂撕裂者。

2. 体位及切口　同本节肾盂切开取石术。

3. 分离肾盂　游离输尿管上段，沿输尿管向上继续游离并暴露肾盂背侧，切开肾盂外模后钝性分离肾窦，必要时可分离至肾大盏。用小钩牵拉肾门处肾实质，显示肾窦内肾盂。

4. 切开肾窦内肾盂、取出结石　据术前评估的结石位置、方向和长度，确定切开位置，用取石钳将结石轻柔、完整取出。若结石巨大或粘连紧密时，切忌暴力夹取，可用血管钳夹破结石后分块取出。

5. 冲洗肾盂　用细导管插入肾盂内冲洗并洗净肾盂内血凝块和残留结石，注意防止结石进入输尿管形成输尿管结石。冲洗完成后一定注意了解远端输尿管通畅情况。

6. 缝合肾盂　用6-0可吸收线缝合修补肾盂，肾窦深部肾盂、肾盏可不缝合，强行缝合可能撕裂肾盂或出现肾盏颈部狭窄等情况发生。肾门处将肾周脂肪固定于肾盂切口处。

7. 缝合伤口　必要时肾窝放置引流管一根，清理腹腔，理顺肠管后分层缝合切口。

（四）肾切开取石术

1. 适应证　肾盏结石无法通过肾盏漏斗部者，肾盂、肾盏内鹿角形结石行肾窦内肾盂切开取石困难者。

2. 体位及切口　同本节肾盂切开取石术。

3. 显露并阻断肾蒂血管　充分显露肾蒂血管，用无创性血管钳夹住肾蒂血管暂时阻断肾脏血供，注意持续阻断时间不能超过15分钟。也可用生理盐水冰块外敷肾脏使肾脏降低温度，可使血流阻断时间延长至1~2小时。在肾脏背侧稍偏后处切开肾实质，切口平面正对肾门，此处是肾动脉前后支相互交叉的部位，无大血管分布的区域。

4. 切开肾实质、取出结石　用手固定肾脏，纵行切开肾凸缘实质后取出结石。切口不宜过大，以免不必要的损伤，也不宜过小，以免取石时撕裂肾实质。

5. 冲洗肾脏　用冷生理盐水反复冲洗，清除血凝块和残留结石，尖端松开肾蒂血管处血管钳，检查有无活动性出血，缝扎出血点。

6. 缝合肾切口　分离肾盂、肾盏边缘，用6-0可吸收线缝合修补，防止肾实质渗血进入肾盂。采用间断褥式缝合肾实质，丝线缝合肾包膜。

7. 缝合伤口　必要时肾窝放置引流管一根，清理腹腔，理顺肠管后分层缝合切口。

五、术后监测与处理

术后卧床 2 周，注意监测血压、脉搏变化，留置导尿管，观察尿量及颜色。保持引流管引流通畅，记录腹腔每日引流量。加强抗感染治疗，静脉给予有效抗生素。术后给予止血药，加强支持疗法。术后 7 天左右复查超声后拔除引流管，术后 3 ~ 6 个月复查 KUB 和 IVP，了解肾脏功能及肾结石是否复发。

六、术后常见并发症的预防与处理

1.出血　导致出血的原因包括：术中止血不确切，取石时动作粗暴，残留结石及感染等。故术中应严格止血，取石时动作轻柔，完整取出结石，术后加强抗感染治疗。

2.尿漏　轻微尿漏者保持引流管引流通畅可 1 周左右愈合。经久不愈的尿漏应寻找原因并针对性处理。

3.肾盂、肾实质撕裂　在结石过大或强行取石时容易发生，应以预防为主，将结石夹碎后取出，一旦撕裂应行修补。

七、临床效果评价

影响结石形成原因有多种，泌尿系结石易复发，平时应以预防为主，多饮食，调整饮食结构，有结石时尽早治疗。

（童强松　梅　红）　*437*

第八节　肾母细胞瘤手术

一、适应证

无论任何年龄，诊断明确后尽早手术治疗；一期手术活检确诊，经化疗和（或）放疗肿瘤缩小者。

二、禁忌证

患儿不能耐受手术或肿瘤广泛转移不能一期切除者。

三、术前准备

术前应做详细的体格检查和各项相关检查，明确肿瘤大小、与周围血管的关系、有无远处转移（图 31-19）；术前怀疑有骨髓转移者可行骨髓穿刺；行骨核素扫描了解有无骨转

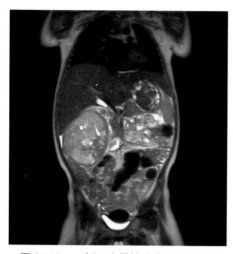

图 31-19　一例 2 岁男性患儿 MRI 检查

右肾前部巨大肿块，约 69.5 mm×52.8 mm×77.5 mm；肿块信号不均匀且不均匀强化，内见多发无明显强化的长 T_1、长 T_2 信号灶；肿块局部与肾实质、肾窦结构分界不清，右肾动、静脉部分分支显示不清；

右肾前部肿块，多考虑为右肾母细胞瘤

移。改善患儿一般情况，术前纠正贫血。评估对侧肾脏功能，若为孤肾合并肾肿瘤需行保肾手术。

四、手术要点、难点及对策

1. 切口　多采用上腹部横切口，有利于探查对侧肾脏。

2. 探查腹腔　进入腹腔后先探查患侧肾脏及肿瘤附近淋巴结，以及肿瘤与周围血管的关系。了解肿瘤有无侵犯对侧肾脏及周围脏器、肠管等。

3. 切除患侧肾脏　超声刀或电刀沿肿瘤边缘仔细游离，分离肾周粘连，显露患侧肾脏及肿瘤；分离并暴露肾蒂血管适当长度，在直视下用三把血管钳夹住肾蒂血管，其中肾蒂血管近心端保留 2 把血管钳，以防滑脱。切断血管后丝线结扎，一般先用 7-0 丝线结扎，再用 4-0 丝线贯穿缝扎，最后用 1-0 丝线分别结扎肾动、静脉。有些细小的肿瘤血管分支需逐一仔细结扎，防止术后迟发型出血。

4. 切断输尿管　将肿瘤拿出腹腔外，继续向下游离输尿管至入膀胱处，1-0 丝线双重结扎后切断（图 31-20）。输尿管尽可能游离至低位后切断，可防止术后发生尿液反流。

5. 创面严格止血　用生理盐水冲洗创面，检查有无明显活动性出血。

6. 放置引流、缝合伤口　肾窝放置引流管一根，清理腹腔，理顺肠管后分层缝合切口。

五、术后监测与处理

术后检测生命体征情况，注意心率及血压变化，及时补充失血量；术后禁食及胃肠减压，给予广谱

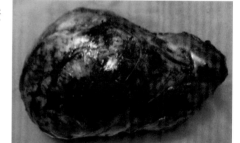

图 31-20　切除的肾母细胞瘤

抗生素预防感染，加强营养支持治疗。必要时给予止痛药镇痛。术后根据肿瘤的分期及分型，行化疗和（或）放疗。

六、术后常见并发症的预防与处理

主要并发症为术中损伤大血管引起大出血，周围脏器的损伤，术后肠粘连、肠梗阻等。术后应监测生命体征情况，有出血征象时积极治疗，保守治疗不能稳定血压者需积极手术探查止血。

七、临床效果评价

肾母细胞瘤根据其组织类型分预后良好型和预后差型两大类。预后好的组织类型包括

上皮型、间质型、胚芽型和混合型，占 90% 左右。预后差的组织类型包括间变型（细胞呈多型性、非典型性和弥漫性）、透明细胞型、横纹肌肉瘤型等。组织类型与治疗原则和预后直接相关。

（童强松　梅　红）

参 考 文 献

黄澄如 . 2006. 实用小儿泌尿外科学 . 北京：人民卫生出版社，182-193，198-218，565-573，603-623.

王果，李振东 . 2000. 小儿外科手术学 . 北京：人民卫生出版社，741-760.

吴开俊，陆伟，李逊，等 . 2004. 中华泌尿外科杂志，25（2）：130-133.

姚慧筠，黄澄如 . 1992. 小儿肾外伤的诊治 . 中华小儿外科杂志，13（4）：217-219.

周福金，李旭良 . 1997. 小儿肾损伤的诊断及治疗 . 小儿急救医学，（3）：135-136.

Prasad P. Codbole. 2013. 小儿泌尿外科腔镜手术学 . 童强松，汤绍涛主译 . 武汉：华中科技大学出版社，10-20.

Cooksey R，Woodward MN. 2015. Laparoscopic-assisted retroperitoneal nephrectomy in autosomal recessive polycystic kidney disease. J Pediatr Urol，11（6）：366-367.

Dogan HS，Tekgul S. 2012. Minimally invasive surgical approaches to kidney stones in children. Curr Urol Rep，13（4）：298-306.

Emmert GK Jr，Eubanks S，King LR. 1994. Improved technique of laparoscopic nephrectomy for multicystic dysplastic kidney. Urology，44（3）：422-424.

Galal EM，Fath El-Bab TK，Abdelhamid AM. 2013. Outcome of ureteroscopy for treatment of pediatric ureteral stones. J Pediatr Urol，9（4）：476-478.

Kavoussi LR，Peters CA. 1993. Laparoscopic pyeloplasty. J Urol，150：1891-1894.

Kawauchi A，Fujito A，Naito Y，et al. 2004. Retroperitoneoscopic heminephroureterectomy for children with duplex anomaly：Initial experience. Int J Urol，11（1）：7-10.

Kieran K，Davidoff AM. 2015. Nephron-sparing surgery for bilateral Wilms tumor. Pediatr Surg Int，31（3）：229-236.

Kieran K，Ehrlich PF. 2016. Current surgical standards of care in Wilms tumor. Urol Oncol，34（1）：13-23.

Kieran K，Williams MA，McGregor LM，et al. 2014. Repeat nephron-sparing surgery for children with bilateral Wilms tumor. J Pediatr Surg，49（1）：149-153.

Lee RS，Retik AB，Borer JG，et al. 2005. Pediatric retroperitoneal laparoscopic partial nephrectomy：comparison with an age matched cohort of open surgery. J Urol，174（2）：708-711.

Mei H，Qi T，Li S，et al. 2013. Transumbilical multiport laparoscopic nephroureterectomy for congenital renal dysplasia in children：midterm follow-up from a single institution. Front Pediatr，1：46.

Moores D，Cohen R，Hayden L. 1997. Laparascopic excision of pelvic kidney with single vaginal ectopic ureter. J Pediatr Surg，32（4）：634-635.

Ng JW，Yeung CK，Liu KK. 1998. Laparoscopic excision of pelvic kidney with single vaginal ectopic ureter. J Pediatr Surg，33（11）：1731-1732.

Peters CA，Schlussel RN，Retik AB. 1995. Pediatric laparoscopic dismembered pyeloplasty. J Urol，153：1962-1965.

Salerno A，Nappo SG，Matarazzo E，et al. 2013. Treatment of pediatric renal stones in a Western country：a changing pattern. J Pediatr Surg，48（4）：835-839.

第三十二章 输尿管和膀胱疾病手术

第一节 输尿管膀胱交界处梗阻手术

输尿管膀胱交界处梗阻（ureterovesical junction obstruction，UVJO）是指输尿管进入膀胱壁内段梗阻，又称梗阻性巨输尿管症（obstructed megaureter），是一种常见的泌尿系统畸形，可以是原发性的，也可以是继发性的。原发性 UVJO 约占所有引起先天性肾积水原因的 21%，其梗阻的原因被认为是与输尿管连接部先天性狭窄或输尿管瓣膜有关。继发性 UVJO 常因膀胱壁增厚和纤维化压迫输尿管远端所致。大多数患儿无特异性症状，临床常表现为尿路感染、血尿、腹痛或仅以发现腹部囊性肿块就诊。UVJO 的诊断必须包括以下几点：①无器质性输尿管梗阻，如输尿管口囊肿。②无器质性下尿路梗阻病变，如后尿道瓣膜、膀胱颈挛缩。③无神经源性膀胱功能紊乱。④无膀胱输尿管反流。⑤输尿管膀胱连接处的解剖基本正常。⑥输尿管下段扩张呈鸟嘴状或输尿管全程扩张。⑦扩张远端功能性梗阻段输尿管的管径正常。

一、适应证

1. 临床症状不缓解者。
2. 肾积水或输尿管积水进行性加重者。
3. 合并泌尿系结石者。
4. 全肾功能或分肾功能损害者。

二、禁忌证

1. 全身出血性疾病者，必须在纠正凝血功能异常后才可手术。
2. 严重心脏疾病和肺功能不全，无法承受手术者。
3. 未纠正的急性尿路感染者。
4. 未纠正的重度糖尿病和高血压者。

三、术前准备

除一般手术的常规准备外，术前应做泌尿系超声检查，了解肾积水的程度、输尿管的状况，还可检测有无合并泌尿系结石。常规静脉肾盂造影（IVP）除了显示肾积水外，还可观察到输尿管明显扩张，距膀胱越近扩张越明显，于膀胱输尿管交界水平或上方突然变细。必要时可行 CT 尿路造影（CTU）或磁共振泌尿系水成像检查（MRU），检查可详细了解泌尿系统的状况，清晰显示梗阻部位。肾核素扫描检查可了解分肾功能，可作为术后对照。

术前 24 小时行肠道准备，术中常规留置胃管、尿管。

四、手术要点、难点及对策

UVJO 需要手术治疗，手术目的是切除梗阻部位和裁剪输尿管，然后进行输尿管膀胱再植。本文主要介绍腹腔镜下输尿管膀胱再植术。

1. 体位。全麻后，患儿仰卧位，患侧盆腔垫高并用固定带固定于手术台的边缘，手术台向健侧倾斜 15° 以利于暴露。带有显示屏的腹腔镜设备系统置于外科医师的对面，洗手护士站在腹腔镜专用车架系统的旁边，手术者与助手站在患侧（见图 31-3）。

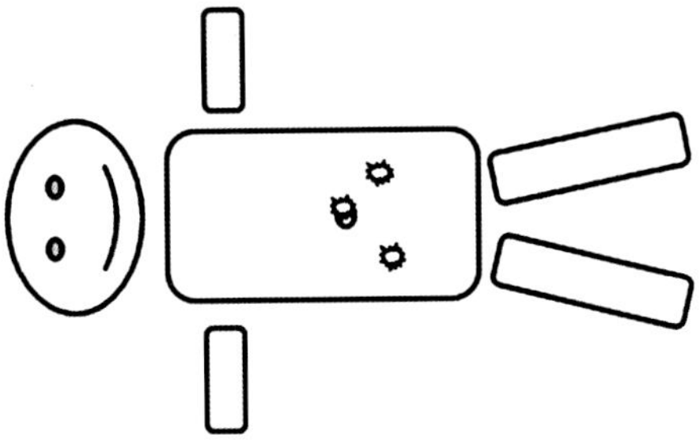

图 32-1　通道位点的位置

主要摄像头通道位于脐部，次要操作通道一个位于肋缘以下，另一个位于髂窝

2. 通道放置。采用开放性技术在脐部放置第一个通道即摄像头通道，用缝线固定于皮肤上。气体流速设置在 2 ~ 4 L/min，并保持腹压为 10 ~ 12 mmHg。在直视下插入两个操作通道：一个位于肋缘以下，另一个位于同侧髂窝，常用的通道位点如图 32-1 所示。后一个通道的位置一般放置于准备留置腹腔引流管的位置；术中采用 30° 镜头有利于手术视野的暴露。

3. 在跨髂血管处暴露患侧输尿管，松解迂曲的输尿管下段。一般输尿管膀胱交界处梗阻患儿输尿管全程扩张，在跨髂血管处比较好辨认，当输尿管巨大时注意与肠管相鉴别；同时还需寻找有无重复输尿管。

4. 分离输尿管末端，用 2-0 或 3-0 Prolene 缝合线将输尿管悬吊于腹壁。游离输尿管时不要太紧贴输尿管，避免损伤输尿管血供导致缺血性坏死。继续向远端游离输尿管，直至进入膀胱处。辨认输尿管膀胱连接部的梗阻部位，在游离过程中注意避开进入膀胱壁的血管。

5. 经尿管向膀胱内注水适度充盈膀胱（约 1/2），在拟行输尿管膀胱再植的部位将膀胱用 2-0 或 3-0 Prolene 缝合线缝一针后直接穿透腹壁并牵拉固定膀胱。

6. 直视下用 Hem-o-lok 结扎夹或丝线双重结扎输尿管末端进膀胱处，切除输尿管膀胱梗阻部位，注意不能切断过长的输尿管，以免残余的输尿管过短导致输尿管膀胱吻合口有张力影响吻合口血循环。若输尿管巨大，需裁剪后再行再植术。

7. 在膀胱的两根悬吊缝合线之间切开膀胱壁全层，膀胱壁切口尽量按输尿管生理走行方向，采用纵行切口也有利于吻合，切口不能太靠外侧，以免引起梗阻。经输尿管断端留置大小适宜的双 J 管置于肾盂内，以利充分引流。将输尿管末端约 1cm 同双 J 管另一端塞入膀胱切口内。在留置双 J 管的过程中，因为放置的方向与手术视野方向相反会有些困难，可稍微将输尿管游离长一点有利于双 J 管的放置。

8. 采用 5-0 PDS 缝合线（预先剪至 7 ~ 8cm，过长或过短均不利以腔内打结）行输尿管膀胱的全层吻合，首先吻合后壁（图 32-2）。在吻合前再次检查输尿管有无扭曲；吻合时避免贯穿缝合输尿管，以免造成梗阻。

9. 再缝合吻合口的前壁（图 32-3），膀胱过度充盈导致张力太大时可将膀胱内尿液放出一部分再吻合。

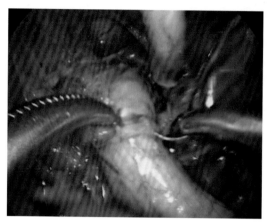

图 32-2　腹腔镜下行输尿管膀胱后壁吻合

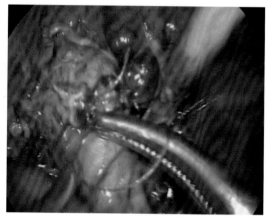

图 32-3　腹腔镜下行输尿管膀胱前壁吻合

10. 在吻合完成后，通过经尿管向膀胱内注水充盈膀胱，检查吻合口有无漏尿。吻合口不可太紧，也不能太松。

11. 剪断并移走牵拉线，将吻合口放回正常解剖位置，经髂窝处 Trocar 孔留置盆腔引流管一根。

12. 直视下移除通道，用 3-0 Vicryl 可吸收缝线缝合切口处的筋膜，用医用皮肤黏合胶关闭皮肤切口。

五、术后监测与处理

术后注意监测患儿生命体征情况，监测 24 小时尿量。给予广谱抗生素预防感染，必要时可行尿培养及药敏试验后选择敏感抗生素。术后 2 ~ 4 周拔除导尿管（由于双 J 管具有双向引流的特点，留置导尿管可减轻吻合口压力，避免膀胱尿液反流进入肾内引发感染，减少吻合口漏尿），术后 4 ~ 8 周拔除输尿管支架，因吻合口于术后 4 周恢复肌源性传导，过早拔管可造成排空不畅。术后 1、3 个月后进行随访，患儿复查泌尿系超声，6 ~ 9 个月进行泌尿系超声及 IVP 检查了解输尿管形态及有无反流。

六、术后常见并发症的预防与处理

1. 吻合口漏　常为吻合口不严密导致。术中留置大小适宜的双 J 管做内支架引流，盆腔放置引流管做外引流，双重引流可减少漏尿和狭窄的发生，且不易引起感染。术后观察有无吻合口漏的发生，保持盆腔引流管引流通畅，漏尿量不多、临床症状不严重者一般可自愈；如有明显临床症状者，如腰痛、腹胀、发热等，如盆腔引流管引流不畅时需再次手术放置引流，必要时加负压吸引。

2. 感染　多为术后吻合口漏引起的感染或术前合并感染。手术前后给予抗生素预防感染，行尿液培养及药敏试验，可指导抗生素的使用。

3. 膀胱输尿管反流　术前检查发现合并有膀胱输尿管反流患儿需行抗反流输尿管膀胱再植术。

4. 输尿管膀胱连接部持续梗阻　是最常见的长期并发症，但较少见。其原因主要为输尿管反流的感染导致输尿管管壁肌纤维异常或输尿管膀胱功能异常。对于失败的输尿管膀胱再植术的再次手术治疗非常困难，手术中需切除原瘢痕输尿管，做膀胱黏膜下隧道时尽量长。

七、临床效果评价

输尿管膀胱吻合术的成功率很高，达到 90% ~ 95%。近年来也可采用气膀胱行输尿管再植术，其基本手术原则包括在膀胱镜直视下在耻骨联合上方将 3 个套管针插入膀胱内：中间为腹腔镜套管，两侧为操作套管。首先用生理盐水充盈膀胱，膀胱镜检查输尿管和膀胱并确定输尿管内口的大小、形状及数量；然后通过中央通道以 10 ~ 12 cmH_2O 的压力和 2 ~ 3 L/min 的流速向膀胱内充注二氧化碳，进行气膀胱输尿管再植术的第二步。依据 Cohen 原理的气膀胱输尿管再植术的优点有：①减少腹壁损伤：由于多数手术患儿为女孩，必须考虑外观美容。②减少膀胱损伤：无广泛的膀胱切开，无纱布擦拭对腹膜的刺激，无膀胱内的牵拉，可能减少术后血尿、黏膜水肿及膀胱痉挛的发生。随着新的 5mm 设备应用的达芬奇机器人系统辅助外科的发展，很可能成为完成此类精细手术的一个重大技术贡献。

443

（童强松　梅　红）

第二节　输尿管中下段狭窄手术

本节所指为输尿管中、下段先天性狭窄。可单独发生，也可并发于肾盂输尿管连接处狭窄。由于输尿管狭窄，尿流受阻，可引发上尿路扩张积水。

一、适应证

先天性输尿管中、下段狭窄。

二、禁忌证

（一）相对禁忌证

1. 既往有腹部手术史者。

2. 未纠正的急性尿路感染者。

3. 重度脊柱后凸畸形者。

（二）绝对禁忌证

1. 全身出血性疾病者，必须纠正凝血功能异常后才可手术。

2. 严重心脏疾病和肺功能不全、无法承受手术者。

3. 未纠正的重度糖尿病和高血压者。

三、术前准备

除一般术前常规检查外，术前必须有近期的泌尿系超声和肾放射性核素成像检查等影像检查资料，进一步明确输尿管狭窄的部位及范围，作为手术设计的参考。如输尿管扩张仅限于中、上段，则提示中、上段输尿管可能有狭窄存在。经膀胱镜输尿管插管行逆行尿路造影，能清晰显示梗阻部位。术前给予抗生素预防感染。

四、手术要点、难点及对策

1. 麻醉　全麻，采用气管内插管。

2. 体位　患儿仰卧位，患侧用软垫或沙垫抬高约 30°，用固定带将患儿固定于手术台的边缘。通道建立后改为头低脚高位以利于手术视野的暴露。

3. 通道放置　主要通道位于脐部，用缝线将 Hasson 通道固定于皮肤可防止气体泄漏。使用 5mm 30° 镜头。次要通道的放置根据术前定位而不同。原则是以手术部位为中心建立三角化通道位点。气体压力保持在 10 ~ 12mmHg。

4. 暴露输尿管狭窄段　将肠管推向对侧，钝性分离腹膜，先找到扩张的输尿管段，继续沿输尿管向下游离，直至正常管径的输尿管，两者交界处即为狭窄部位。在游离输尿管过程中不能游离得太近，以免损伤过多的输尿管血供。

5. 注水试验　在输尿管扩张段切开，吸尽上尿路潴留尿液。经切开部位向远端插入合适管径的导管，用无损伤钳夹住远端输尿管最低处，经导管注入生理盐水使远端输尿管膨胀，其最近顶端不能膨胀处即为狭窄部位的远端。

6. 切除输尿管狭窄段　切除上述输尿管狭窄段，再做注水试验，如远端输尿管不再膨胀，证实注入的生理盐水顺利进入膀胱，没有合并输尿管多发性狭窄。将导管的尖端插入膀胱，注入适量生理盐水，如无阻力证实导管已进入膀胱。将导管拔除，重新插入合适管径的双 J 管，一端置入膀胱内，另一端放入输尿管近端至肾盂内。在吻合前必须证实吻合口的远端输尿管通畅，无梗阻存在。

7. 端端吻合输尿管　在双 J 管的支撑下，用 5-0 可吸收线先间断外翻缝合输尿管黏膜层，然后间断缝合输尿管肌层。如有困难，做全层输尿管外翻吻合即可。近端输尿管扩张明显情况下可将远端输尿管行剪裁以扩大吻合后内径再行输尿管端端吻合；如近端输尿管扩张非常明显且伴有迂曲者，可适当裁剪扩张迂曲段，再行吻合。若下段狭窄靠近膀胱时可将远端输尿管结扎，游离近端输尿管至适当长度行输尿管膀胱再植术。

8. 标本回收　在大多数病例中，可以由通过内镜通道将标本取出来。

9. 直视下移除通道，用 3-0 Vicryl 可吸收缝线缝合切口处的筋膜，用医用皮肤黏合胶关闭皮肤切口。必要时可放置盆腔引流管。

五、术后监测与处理

1. 感染　术后继续使用抗生素抗感染，监测感染指标，如血常规、尿常规、血沉、C- 反应蛋白等指标。

2. 拔除输尿管导管　输尿管端端吻合者术后 2 ~ 3 周经膀胱镜拔除导管。行输尿管膀胱再植术者术后 2 ~ 4 周拔除双 J 管。

3. 复查 IVP　了解输尿管吻合处是否通畅。

六、术后常见并发症的预防与处理

1. 尿瘘　监测尿量，盆腔引流管引流情况，必要时复查腹部B超检查。部分可保守治疗，必要时手术修补。术中仔细缝合吻合输尿管。

2. 吻合口狭窄　吻合口内径过小、瘢痕狭窄、感染。注意剪裁方法和导管放置时间。控制感染。

3. 膀胱输尿管反流　行膀胱输尿管再植术可能出现反流，处理方法已有 20 多种，见本章第四节膀胱输尿管反流手术。

445

七、临床效果评价

本病无合并症者通常预后良好。术后需注意多饮水，增加尿量，避免泌尿系感染，预防泌尿系结石，若有合并症应尽早对症治疗。

（童强松　梅　红）

第三节　输尿管异位开口手术

输尿管异位开口是指输尿管开口于正常位置以外的部位。约 80% 输尿管口异位并发于重复双输尿管，其所引流的几乎都为重复肾中的上肾。重复肾重复输尿管并输尿管异位开口 80% 以上见于女性，单一的输尿管口异位则较多见于男性。约 10% 输尿管口异位是双侧。女性开口多位于前尿道、阴道、前庭及宫颈等处，常有尿失禁，但又有正常次数的排尿，诊断比较容易；男性多开口于后尿道、射精管、精囊等处，没有女性那样典型的症状，不易作出诊断。

异位的输尿管口一般较狭窄，引流不畅，所引流的上肾均有不同程度的积水及肾实质病理改变。单一的输尿管口异位，所引流的肾脏多有发育不良或异常，位于腰椎的一侧，甚至进入盆腔。输尿管异位开口的手术方法，应根据其所引流的肾脏功能而决定。对重复上肾的肾功能尚好者，可保留上肾行输尿管膀胱再植术；对重复上肾无肾功能者，应行部分肾输尿管切除术。

一、适应证

1. 输尿管异位开口，伴引流的重复肾上肾肾功能严重受损。
2. 重复肾下肾解剖形态、生理功能基本正常，有正常的输尿管口。
3. 对侧肾及输尿管无明显异常。

二、禁忌证

严重心肺功能不良不能耐受手术者，凝血功能异常需纠正后择期手术治疗。

三、术前准备

常规行血常规、尿常规、凝血功能、泌尿系超声等相关检查，术前行 CT 或 MRI 检查及肾放射性核素检查，进一步确认患侧重复肾肾功能及对侧肾功能情况，必要时行静脉肾盂造影检查，患侧重复肾上肾多不显影，主要了解患侧重复肾下肾及对侧肾脏形态及功能。

四、手术要点、难点及对策

以下主要介绍重复肾重复输尿管的经腹膜途径腹腔镜部分肾输尿管切除术。

1. 麻醉及体位　患儿仰卧位，采用气管内插管麻醉，患侧用软垫或沙垫抬高约 30°，用固定带将患儿固定于手术台的边缘。

2. 通道放置　主要通道位于脐部，用缝线将 Hasson 通道固定于皮肤可防止气体泄漏。使用 5mm 30° 镜头。在直视下插入两个操作通道：一个位于肋缘以下，另一个位于同侧髂窝。气体流速设置在 2～4 L/min，并保持腹压为 10～12 mmHg。

3. 暴露肾脏　用剪刀紧贴后腹壁纵向剪开 Gerota 筋膜，游离周围组织充分暴露手术操作空间。关键是充分显露肾脏的上下极。

4. 暴露输尿管　将肠管推向对侧，钝性分离腹膜，在髂血管处先找到扩张的异位开口输尿管，然后在其下方寻找正常开口的输尿管，沿异位开口的输尿管继续向上游离至肾盂，向下游离至进膀胱处。在游离输尿管过程中不能游离得太近，以免损伤过多的输尿管血供；游离至肾门区时注意避免损伤下极肾血供。

5. 结扎血管　充分辨认肾脏上下极的供血血管，选择性地游离并用钛夹或超声刀结扎患肾部分的供血血管。在一些病例中，两极的血管清晰可见，但在某些病例中是从接近肾门处的主要血管发出的短支血管，后者更常见于患肾部分较小且发育不良时，此时要避免损伤下方的供血血管。

6. 游离输尿管　再次确认重复肾上极的输尿管，在肾盂输尿管连接处横断输尿管，利用残端作为牵引以旋转患肾上极部分，可以观察深面的血管并进行游离和结扎。

7. 阻断血供的患肾部分由于缺少血供而变得显而易见。在正常肾与患肾部分的结合处用单极电凝切开肾的包膜。

8. 切除患侧肾　用已分离输尿管的近端做牵引，用 3-0 Vicryl 圈套器将患肾部分环绕。在正常肾与患肾部分的结合处用缝线牢牢结扎。在距离结扎线 5 ~ 10mm 处用弯剪横断实质组织。用电凝器或圈套器对所有残余出血点严密止血。

9. 受累输尿管远端需游离到进入骨盆段，并尽量远离及保护好正常输尿管。当术前合并尿液反流时还必须将输尿管残端结扎。

10. 标本回收　在大多数病例中，可以由通过内镜通道将标本取出来。较大的标本可以通过一个 10mm 标本取出袋取出。

11. 直视下移除通道，用 3-0 Vicryl 可吸收缝线缝合切口处的筋膜，用医用皮肤黏合胶关闭皮肤切口。一般无需放置引流。

五、术后监测与处理

术后注意监测患儿生命体征情况，检测 24 小时尿量及腹腔引流管引流量及性质，避免迟发性出血。通常术后镇痛 24 ~ 48 小时，给予广谱抗生素预防感染。术后 1、3 个月进行随访，患儿复查泌尿系超声，6 ~ 9 个月进行泌尿系超声及肾放射性核素成像检查了解重复肾下极肾脏形态及功能。

六、术后常见并发症的预防与处理

1. 出血　术后监测生命体征情况，定期复查血常规及肝肾功能电解质，观察有无迟发性出血的情况。出血量大时，给予保守治疗后仍不能止血者需及时手术止血。

2. 腹腔感染　可能为术后创面渗液引起感染，或肾部分切除术后肾脏切面的渗出吻合口漏引起的感染。手术前后给予抗生素预防感染，保持引流通畅，术后给予足量的抗生素，避免泌尿系感染的发生。

3. 患侧下极肾萎缩　可能为术中损伤下极肾血供导致。术中应仔细辨认肾脏上下极的供血血管，在游离时避免损伤。若下极肾明显萎缩需再次手术切除。

七、临床效果评价

本症无合并症者通常预后良好。术后需注意保护剩余肾脏功能，避免外伤，多饮水，增加尿量，避免泌尿系结石和泌尿系感染，若有合并症应尽早对症治疗。

（童强松　梅　红）

第四节　膀胱输尿管反流手术

膀胱输尿管反流（vesicoureteral reflux，VUR）是指各种原发性或继发性原因引起的膀胱尿液反流至输尿管或肾盂、肾盏的非正常生理现象，易造成输尿管和肾积水、继发性感染和结石，损害肾功能，进而可导致肾瘢痕、肾萎缩、肾衰竭等一系列反流性肾病（reflux nephropathy，RN），严重者进展为终末期肾病（end stage renal disease，ESRD），是小儿透析和肾移植的主要原因之一。导致 VUR 的病因可能是多因素的，包括种族、年龄和遗传等。白色人种的发病率是黑色人种的 10 倍。VUR 患儿的同胎兄弟或姐妹发病率可达 30%，VUR 患者后代的发病率可高达 70%。我国小儿 VUR 发病率约为 0.6%，其中 25% ~ 40% 的 VUR 患儿伴有肾盂肾炎。VUR 多见于 5 岁以下小儿，平均诊断年龄为 2 ~ 3 岁。新生儿发病率中男孩高于女孩，但随着年龄增长，女孩的发病率逐渐高于男孩，平均发病率为男孩的 4 ~ 6 倍。

原发性 VUR 多见于小儿，病因包括先天性膀胱输尿管壁段肌层发育不全、先天性膀胱黏膜下输尿管缩短或缺如、异位输尿管开口、Waldeyers 鞘先天异常等，都可造成膀胱输尿管连接部瓣膜功能不全，导致 VUR 的发生。临床上常因泌尿系感染被发现，表现为发热、尿频、尿急。出现肾盂、肾盏重度扩张者，可有肾功能破坏。肾性高血压常为双侧严重膀胱输尿管反流病，发生率约为 18%，个别也有单侧肾盂肾尖瘢痕出现。在检查中一般可将膀胱输尿管反流分为五度：

Ⅰ度：反流仅达下段输尿管；

Ⅱ度：反流至肾盂、肾盏，但无扩张；

Ⅲ度：反流并有轻至中度肾盂扩张，但无或仅有轻度穹隆变钝；

Ⅳ度：肾盂、肾盏中度扩张和（或）输尿管迂曲，但多数肾盏维持乳头形态；

Ⅴ度：肾盂、肾盏重度扩张，多数肾盏失去乳头形态，输尿管迂曲。

本病在产前超声检查可以检出，生后超声显示肾脏为大小不等的囊肿所替代，不能探及正常肾实质的存在。肾核素扫描示患肾无功能，IVP 显示上患肾不显影。双侧发病者多在围产期死亡。膀胱输尿管反流的治疗主要是制止尿液反流和控制感染，防止肾功能进一步损害。因本病具有潜在的恶性倾向，单侧病变应做肾切除术，发生于重复肾者，应做部分肾切除术。手术年龄在 6 月龄至 1 岁时进行为宜。

一、适应证

1. 反流程度达Ⅳ度以上者。

2. 有肾内反流者。

3. 输尿管口呈洞穴状，或输尿管旁囊性病变（Hutch 憩室）者。

4. 长期药物治疗感染不能控制者。

5. Ⅲ度反流经非手术治疗无效，程度加重者。

二、禁忌证

1. 小婴儿。

2. 神经病理性膀胱者。

三、术前准备

1. 完善各项相关检查，如泌尿系超声、静脉肾盂造影、排尿性膀胱尿道造影、尿常规、尿培养、肾核素扫描等。

2. 应用有效抗生素 1 ~ 2 周。

四、手术要点、难点及对策

膀胱输尿管反流的外科矫治是儿童上尿路最常见的手术。几种经典的手术方式，如 Leadbetter-Politano 术、Lich-Gregoir 术、Cohen 术，在已矫治 UVR 的长期随访中得到广泛证实。选择一种方法的主要标准是成功率。在这方面，Cohen 术缓解反流的成功率最高，达到约 98%。微创治疗的概念首次报道于 1984 年，通过内镜下的黏膜下注射治疗几乎是无痛和不需卧床的，但是疗效比外科手术差，失败率达 10% ~ 30%。在过去 15 年里，治疗儿童 UVR 的经典手术方法得到了极大的改良。

（一）保留原输尿管口的抗反流手术（Lich-Gregoir 术）

该术式是在膀胱外埋藏输尿管末端，重建输尿管后膀胱肌层的一种手术。

1. 适应证　只适用于输尿管积水较轻的患儿。输尿管末段有明显迂曲者禁用本术式；双侧病变合并严重肾功能损害者慎用，因为术后埋入段输尿管可能水肿梗阻而加重肾功能损害。

2. 麻醉及体位　患儿仰卧位，采用气管内插管麻醉。

3. 切口　单侧者做下腹部斜切口，双侧者取耻骨上弧形横切口。依层切开进入腹腔，分离并结扎切断脐血管。

4. 暴露输尿管　将肠管推向对侧，钝性分离腹膜，在髂血管处先找到输尿管（如输尿管扩张明显就很好辨认，检查输尿管口的数目、位置、形状、蠕动情况），继续向下分离输尿管末端，直至进入膀胱处。仔细避开进入膀胱壁的血管；若输尿管末段血管出血时，尽量避免过强的电烧止血导致末端输尿管坏死，可稍加游离后采用 4-0 肠线结扎止血。

5. 切开膀胱及建立隧道　向膀胱内注入生理盐水，使膀胱适度充盈有利于黏膜的分离。显露膀胱，向前、向对侧翻转。围绕输尿管周围环形切开膀胱壁，继续向上延长切口。膀

449

胱壁切口尽量按输尿管生理走向，即呈垂直状，不可太偏向外侧，以免引起梗阻。纵行切开膀胱壁肌层，注意防止损伤黏膜，并向两侧游离，使膀胱肌层与黏膜分离。黏膜下隧道的建立务必层次清楚，过浅易造成黏膜裂口，过深进入肌层可能引起输尿管膀胱壁段的狭窄而引起梗阻。要特别注意切开与输尿管交界部位的膀胱肌层；分离的宽度根据输尿管末端的管径决定，一般约 2cm 即可。术中如不慎损伤膀胱黏膜，可不必急于修补，术后留置导尿管引流膀胱数天。测量黏膜下隧道长度，其长度依患儿年龄决定。2 岁以下约 3cm，2 ~ 3 岁为 3 ~ 4cm，5 岁以上为 4 ~ 5cm。

6. 埋藏输尿管末端　将输尿管放于肌层下，用 4-0 ~ 5-0 Dexon 线分两层间断缝合肌层切口，将输尿管埋藏于膀胱黏膜后与膀胱肌层之间。一般先从隧道的近端开始缝合，注意防止因缝合过紧造成的输尿管狭窄；在缝合膀胱后壁切口时，必须再次检查输尿管走向，避免输尿管扭曲。

7. 缝合伤口　仔细检查无明显活动性出血后，分层缝合切口。

（二）不保留原输尿管口的抗反流手术（Leadbetter-Politano 术）

Leadbetter-Politano 手术是利用膀胱三角区组织来构造新的膀胱颈及后尿道的经典术式。

1. 适应证　适用于尿道上裂伴有尿失禁者；或不完全性尿失禁经锻炼盆底肌肉和训练排尿后无效者。

2. 麻醉及体位　患儿仰卧位，采用气管内插管麻醉。术前常规留置导尿管。

3. 切口　一般采用耻骨上弧形横切口，依层切开进入腹腔，分离并结扎切断脐血管。

4. 切开膀胱，显露输尿管口　将膀胱前壁腹膜反折向上游离，显露并切开膀胱前壁，用深部拉钩将膀胱壁向两侧拉开，以便良好显露两侧输尿管口及膀胱后壁。经输尿管口插入适当管径的双 J 管，缝合固定在输尿管口。经导尿管向膀胱内注水使膀胱适当充盈，有利于在膀胱肌层切开和分离膀胱黏膜时避免损伤膀胱黏膜。

5. 游离输尿管　沿输尿管口周围环形切开膀胱黏膜，游离输尿管末端 4 ~ 6cm，其末端用 5-0 可吸收线缝穿作为牵引。在膀胱内游离输尿管末端时应注意尽可能保留输尿管周围组织，避免损伤过多的输尿管末端血供而影响手术效果。

6. 建立隧道　用弯血管钳或特制的膀胱黏膜分离钳向外上方做黏膜下潜行分离，分离的宽度根据输尿管末端的粗细决定，特别是有输尿管扩张者，要注意分离足够的长度，至少比输尿管管径大 2.5 倍以上。在该处纵行切开膀胱黏膜和膀胱后壁肌层。

7. 埋藏输尿管末端　用长弯血管钳从膀胱上方新切口插入，在膀胱后进入原输尿管口部位，将已游离的输尿管末段从膀胱上方新切口牵出。务必检查输尿管有无扭转。对于输尿管明显扩张者，拖入膀胱黏膜下层难度较大，而且术中也很难保证黏膜下隧道的长度与宽度的比例，此时可适当裁剪输尿管末端，裁剪的原则是裁去输尿管外侧部分，而保留内侧部分，保留部分应呈细长漏斗状。将输尿管末端与原输尿管口切开处用 4-0 ~ 5-0 Dexon 线间断缝合，再用 4-0 ~ 5-0 Dexon 线将膀胱上方切口的肌层与黏膜分别与植入的输尿管壁做间断缝合固定。一般先从隧道的近端开始缝合，注意防止因缝合过紧造成的输尿管狭窄；在缝合膀胱后壁切口时，必须再次检查输尿管走向，避免输尿管扭曲。

8. 缝合伤口　留置膀胱导尿管，缝合膀胱黏膜层和肌层。仔细检查无明显活动性出血后，分层缝合切口。

（三）不保留原输尿管口的抗反流手术（Cohen 术）

Cohen 输尿管膀胱再植术是目前治疗 UVR 最常用的术式。

1. 麻醉及体位　患儿仰卧位，采用气管内插管麻醉。术前常规留置导尿管。

2. 切口　一般采用耻骨上弧形横切口，依层切开进入腹腔，分离并结扎切断脐血管。

3. 切开膀胱，显露输尿管口　将膀胱前壁腹膜反折向上游离，显露并切开膀胱前壁，用深部拉钩将膀胱壁向两侧拉开，以便良好显露两侧输尿管口及膀胱后壁。经导尿管向膀胱内注水使膀胱适当充盈，有利于在膀胱肌层切开和分离膀胱黏膜时避免损伤膀胱黏膜。

4. 游离输尿管　沿输尿管口周围环形切开输尿管口，游离输尿管末端 3～5cm，其末端用 5-0 可吸收线缝穿作为牵引。在膀胱内游离输尿管末端时应注意尽可能保留输尿管周围组织，避免损伤过多的输尿管末端血供而影响手术效果。

5. 建立黏膜下隧道　用弯血管钳或特制的膀胱黏膜分离钳向对侧输尿管口上方做黏膜下潜行分离，至对侧输尿管口上方尽可能靠外侧做一黏膜切口。若为双侧病变同期手术，在第一侧进行膀胱黏膜下分离时应分离出足够容纳两根输尿管末端的隧道。

6. 埋藏输尿管末端　将已游离的输尿管末段牵入黏膜下隧道。务必检查输尿管有无扭转；一般操作都是把第一侧输尿管埋在黏膜下隧道的上方，经第二侧埋在下方。经输尿管口插入适当管径的双 J 管也可帮助判断输尿管是否有扭转。将输尿管口与对侧膀胱黏膜切开处用 4-0～5-0 Dexon 线间断缝合。再用 3-0 Dexon 线缝合原输尿管部位的膀胱壁肌层，用 Dexon 线缝合膀胱黏膜。

7. 缝合伤口　留置膀胱导尿管，缝合膀胱黏膜层和肌层。仔细检查无明显活动性出血后，分层缝合切口。

（四）内镜下输尿管黏膜下 Teflon 注射治疗

1. 适应证　适用于 Ⅱ～Ⅲ度膀胱输尿管反流者；Ⅰ度反流合并对侧有较严重反流者；部分Ⅴ度反流者；手术抗反流失败者。禁用于输尿管口严重异常、高度反流（Ⅳ或Ⅴ度）者，双侧输尿管畸形者。

2. 麻醉及体位　患儿取背侧截石位，采用气管内插管麻醉。

3. 膀胱镜检查　将润滑过的膀胱镜插入尿道和膀胱，检查有无其他异常。记录输尿管开口的位置、外形及数量。

4. 黏膜下注射　采用 21 号注射针头或专用内镜下输尿管黏膜下 Teflon 注射治疗（subureteral Teflon injection，STING）注射针（3～5 F 大小，根据所选择的填充剂不同）。在输尿管开口的 6 点位置以下 2～3mm 进注射针并推进 0.5cm 使之进入膀胱内输尿管后的区域。缓慢持续注射直到形成一个乳头或火山型以使输尿管口变成一个新月形裂隙，在膀胱镜灌注膀胱的压力下狭缝不会再开启。注射前应回抽有无回血，切忌将注射材料直接注入血管内；注射完成后稍等几秒钟后拔针，以免注射材料外溢。

五、术后监测与处理

术后注意监测患儿生命体征情况，检测 24 小时尿量及尿管引流量及性质，保持尿管引流通畅，必要时用 1 ：5000 呋喃西林或其他抗生素溶液冲洗膀胱，避免血凝块阻塞尿管。术后给予广谱抗生素预防感染，如术中留取肾盂内尿液行培养及药敏试验可指导抗生素的选择，并且宜早和足量，务必控制感染。尽可能用肾毒性低的药物，根据肾功能的指标调节剂量变化。术后第 10 ～ 14 天拔除尿管，3 ～ 4 周经小儿膀胱镜取出输尿管支架引流管。术后 1、3 个月后进行随访，行排尿性膀胱尿道造影了解反流控制情况。

六、术后常见并发症的预防与处理

1. 漏尿　在输尿管本身做整形的病例更易发生漏尿，一般只要输尿管支架引流管及尿管引流通畅，数日后即会自行停止。

2. 感染　包括伤口感染或急性肾盂肾炎。为避免逆行感染造成肾盂肾炎，如输尿管本身未做整形手术一般可不放输尿管支架引流管，如输尿管本身已做切开整形手术需放置输尿管支架引流管时应采用内引流方法。手术前后给予抗生素预防感染，保持引流通畅，术后给予足量的抗生素，避免泌尿系感染的发生。

3. 尿性囊肿形成　漏尿经久不愈可形成尿性囊肿，多因远端输尿管缺血坏死引起。因此术中应注意保护输尿管血供，支架引流管切忌过粗压迫输尿管壁影响血液循环。

4. 持续反流　多为术中技术操作不当引起，如黏膜下隧道长度过短不能起到抗反流作用，由于注射材料迁移和（或）体积减小导致 SING 失败等。

七、临床效果评价

轻度膀胱输尿管反流有自然消退趋势，儿童期的先天性膀胱输尿管反流，如病情较轻或稳定者，宜观察治疗，因为随着年龄增长，反流有自然消退的可能。轻度（Ⅰ～Ⅱ级）患儿可用内科治疗，包括：①小剂量抗生素长期治疗，疗程应在半年以上，直至尿培养阴性。②排尿训练：多次排尿，缩短排尿间隔时间。中（Ⅲ级）、重度（Ⅳ～Ⅴ级）患儿应行手术治疗即膀胱输尿管反流矫治术。单侧反流患儿，如患侧肾功能严重受损，对侧肾功良好时，可行患侧肾切除术。随着外科技术的不断进步，目前可采用腹腔镜或气膀胱技术完成输尿管膀胱再植术，某些报道显示其成功率及抗反流率与开放性手术无明显差异。所有类型的 UVR 都可用气膀胱技术来矫治，包括重度反流、双侧反流、重复输尿管反流、内镜黏膜下注射后的持续性反流、输尿管囊肿切开后反流以及伴巨大憩室的反流。

（童强松　梅　红）

452

第五节　巨输尿管症手术

先天性巨输尿管（congenital megaloureter）是由于输尿管末端肌肉结构发育异常（环形肌增多、纵形肌缺乏），导致输尿管末端功能性梗阻、输尿管甚至肾盂严重扩张、积水，又称为先天性输尿管末端功能性梗阻。该病的特点是输尿管末端功能性梗阻而无明显的机械性梗阻，梗阻段以上输尿管扩张并以盆腔段最为明显；远端无动力性巨输尿管无解剖上狭窄，但近端扩张，无蠕动功能，镜下见输尿管肌肉层相对缺乏，环肌增生，有的可见肌间神经细胞数目减少。该症多见于儿童，也有部分无症状患儿到成年才被发现。其发病率男性约为女性的 4 倍，左侧为右侧的 2 ~ 3 倍。先天性巨输尿管症并无特异性的临床表现，大多以腰酸、胀痛为主诉就诊，偶有因腰部包块、血尿、顽固性尿路感染、肾功能不全就诊者。正常儿童的输尿管直径很少超过 5mm，输尿管直径超过 7mm 者即可诊断为巨输尿管症。

巨输尿管症根据病因可分为反流性、梗阻性、非梗阻非反流性及梗阻反流性 4 种类型。每型按照输尿管的病变分为原发性巨输尿管症和继发性巨输尿管症。前者包括先天性反流、先天性输尿管远端狭窄、无功能段输尿管、原发性巨输尿管等，后者是指因尿道梗阻、膀胱出口梗阻、神经源性膀胱或炎症狭窄引起的输尿管巨大扩张。梗阻反流性巨输尿管极少见。

反流性巨输尿管症和非梗阻非反流性巨输尿管症的治疗原则较明确，主张手术治疗。梗阻性巨输尿管症的治疗目前还存在争议，过去手术治疗是首选，但是近年来由于诊断水平的提高，越来越多的患儿在出生前或在没有出现临床症状及肾功能损害时就被诊断，儿童梗阻性巨输尿管症自发性缓解的报道较多；成年人和儿童患者的治疗原则有所不同，是早期手术还是保守治疗的争议也越来越多。

一、适应证

临床症状反复发作，肾积水加重，肾功能恶化或有明显输尿管梗阻者。

二、禁忌证

全身出血性疾病、凝血功能异常者需纠正后择期手术治疗，严重心肺功能不良、未纠正的重度糖尿病和高血压者和不能耐受手术者。

三、术前准备

常规行血常规、尿常规、凝血功能、泌尿系超声等相关检查，术前行 CT 或 MRI 检查及肾放射性核素检查进一步确认患侧肾功能及对侧肾功能情况。

四、手术要点、难点及对策

应用最多的是 Cohen 术，即横向膀胱黏膜下隧道输尿管膀胱再植术。以下主要介绍经气膀胱巨输尿管膀胱再植术。

1. **麻醉及体位** 患儿仰卧位，采用气管内插管麻醉，患侧盆腔用软垫或沙垫抬高约 30°，用固定带将患儿固定于手术台的边缘。

2. **通道放置** 在膀胱镜引导下于脐下膀胱顶置入 5mm 目镜鞘管并固定，建立二氧化碳气膀胱，两侧放置 3 ~ 5mm 操作鞘管。

3. **游离输尿管** 沿输尿管口周围环形切开输尿管口，游离输尿管末端 3 ~ 5cm（图 32-4），松解输尿管迂曲（图 32-5），切除病变段输尿管，其末端用 5-0 可吸收线缝穿作为牵引。在膀胱内游离输尿管末端时应注意尽可能保留输尿管周围组织，避免损伤过多的输尿管末端血供而影响手术效果。如输尿管过度扩张，需缩小输尿管口径，可采用两种方式：① 切除过多的输尿管后直接缝合，保留适当的管腔。② 折叠扩张的输尿管。裁剪时应注意保护血运。

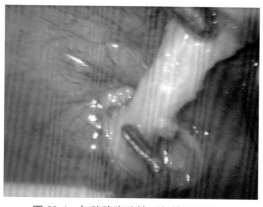

图 32-4 气膀胱腹腔镜下行输尿管游离

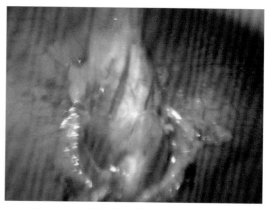

图 32-5 气膀胱腹腔镜下松解输尿管迂曲

4. **建立黏膜下隧道** 用弯血管钳或特制的膀胱黏膜分离钳向对侧输尿管口上方做黏膜下潜行分离，至对侧输尿管口上方尽可能靠外侧做一黏膜切口（图 32-6）。若为双侧病变同期手术，在第一侧进行膀胱黏膜下分离时应分离出足够容纳两根输尿管末端的隧道。

5. **埋藏输尿管末端** 将已游离的输尿管末段牵入黏膜下隧道。务必检查输尿管有无扭转；一般操作都是把第一侧输尿管埋在黏膜下隧道的上方，经第二侧埋在下方。经输尿管口插入适当管径的双 J 管也可帮助判断输尿管是否有扭转。将输尿管口与对侧膀胱黏膜切开处用 4-0 ~ 5-0 Dexon 线间断缝合。再用 3-0

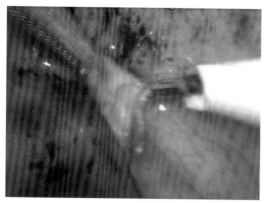

图 32-6 气膀胱腹腔镜下建立黏膜下隧道

Dexon 线缝合原输尿管部位的膀胱壁肌层，用 Dexon 线缝合膀胱黏膜。

6. 缝合伤口　留置膀胱导尿管，缝合膀胱黏膜层和肌层。仔细检查无明显活动性出血后，去除气腹及 Trocar 后分层缝合切口。

五、术后监测与处理

同本章第四节膀胱输尿管反流手术。

六、术后常见并发症的预防与处理

1. 出血　术后监测生命体征情况，定期复查血常规及肝肾功能、电解质，观察有无迟发性出血的情况。出血量大时，给予保守治疗后仍不能止血者需及时手术止血。

2. 输尿管狭窄　可能为输尿管反流的感染使输尿管管壁肌纤维异常，或输尿管、膀胱功能异常。对于失败的输尿管再植术的再次手术很困难，手术中应沿原瘢痕输尿管，做膀胱黏膜下隧道时尽量长。

3. 患侧肾功能减退　若巨输尿管侧肾脏已无功能或有无法控制的感染，则需行肾输尿管切除。

七、临床效果评价

本病无合并症者通常预后良好，成功率达 90% 以上。通常输尿管狭窄的术后并发症高于输尿管反流。

455

（童强松　梅　红）

第六节　输尿管损伤手术

小儿的输尿管相对细小，前有腹腔脏器遮挡，后有腰背部肌肉保护，内有脊柱的缓冲，因此，钝性所致的单独输尿管损伤相当少见，多合并其他腹部损伤，因而容易被忽略。手术操作所致的医源性损伤时有发生。输尿管损伤治疗的两个目的，即恢复正常的排尿通路和保护患侧肾功能。以下介绍输尿管端端吻合术。

一、适应证

1. 即刻发现或短期内发现的医源性或外伤性输尿管损伤。
2. 已有肾造瘘或输尿管造瘘的输尿管损伤。

二、禁忌证

严重心肺功能不全者。

三、术前准备

医源性损伤一旦发现应立即处理。损伤后未能及时发现者，短期内若有尿瘘或其他症状发现时，在病情允许时做必要的检查，如泌尿系超声、腹部超声、静脉肾盂造影、肾核素扫描等。

四、手术要点、难点及对策

1. 如为术中医源性损伤即刻发现者，游离损伤部位两断端，经断口插入适当管径的双 J 管，一端置入肾盂内，另一端进入膀胱。在双 J 管支撑下，用 5-0 或 6-0 可吸收线做输尿管端端吻合术。留置导尿管。

2. 如为延期修复，根据术前定位采取相应部位的切口，也可采用腹腔镜探查。如有肾盂造瘘者，可经造瘘管注水使近端扩张，有利于术中辨认。也可经膀胱镜逆行留置双 J 管，以导管为标志寻找远端输尿管。适当游离损伤部位两断端，使其吻合无张力，经断口插入适当管径的双 J 管，在双 J 管支撑下，用 5-0 或 6-0 可吸收线做输尿管端端吻合术。留置导尿管。

五、术后监测与处理

1. 感染　术后继续使用抗生素抗感染，监测感染指标，如血常规、尿常规、血沉、C- 反应蛋白等指标。

2. 拔除输尿管导管　输尿管端端吻合术者术后 2 ~ 3 周经膀胱镜拔除导管。行输尿管膀胱再植术者术后 2 ~ 4 周拔除双 J 管。

3. 复查 IVP　了解输尿管吻合处是否通畅。

六、术后常见并发症的预防与处理

1. 尿瘘　监测尿量、盆腔引流管引流情况，必要时复查腹部 B 超检查。部分可保守治疗，必要时手术修补。术中仔细缝合吻合输尿管。

2. 吻合口狭窄　见于吻合口内径过小、瘢痕狭窄、感染。注意剪裁方法和导管放置时间，控制感染。

3. 膀胱输尿管反流　行膀胱输尿管再植术可能出现反流，处理方法已有 20 多种，见本章第四节膀胱输尿管反流手术。

七、临床效果评价

本症无合并症者通常预后良好。术后需注意多饮水，增加尿量，避免泌尿系感染，预防泌尿系结石，若有合并症应尽早对症治疗。

（童强松 梅 红）

第七节 输尿管结石手术

一、适应证

输尿管结石较大不能自行排出，造成输尿管梗阻。

二、禁忌证

结石远端有尿路梗阻，无法定位结石，合并先天性泌尿系畸形，巨大和多发结石无法单次完成需反复进行者。

三、术前准备

术前完善相关检查，如 X 线检查，包括 KUB 平片、泌尿尿路造影等，以及泌尿系超声，明确肾结石的大小、部位、数目、肾盂形态和肾脏功能。必要时可行 CT 或 MRI 检查，排除有无先天性泌尿系畸形。术前给予抗生素，药物选择可根据细菌培养药敏结果而选择敏感抗生素。

四、手术要点、难点及对策

本节主要介绍输尿管切开取石术。

1. 麻醉及体位 小儿全身麻醉，输尿管上段结石采取侧卧位，中段及下段结石平卧位，垫高腰桥。

2. 切口选择 根据结石位置选择合适的切口。输尿管上段显露行腰部斜切口（第 12 肋尖端至髂前上棘前内侧），输尿管中段显露行腹部斜切口（髂前上棘内上方斜向内下方），输尿管下段显露行腹部斜切口（髂前上棘内侧斜向耻骨联合）。腹腔经切口选择为三个切口，分别为竖脊肌外缘正中切口、第 12 肋末端切口、髂嵴上方。

3. 输尿管切开取石 探查输尿管结石位置，纵行切开输尿管，切口上 2/3 位于结石上方，1/3 位于结石下方。钳夹出结石。必要时用丝线行结石下方输尿管外牵引，避免结石下移。

4.导尿管探查输尿管远端是否狭窄，注水了解通畅情况，冲洗并洗净输尿管内血凝块和残留结石。术中若发现合并输尿管膀胱部梗阻、肾积水等情况需同时手术矫治。6-0可吸收线缝合输尿管切口。

5.放置引流管于输尿管切口周围，缝合腹壁切口，固定引流管。

五、术后监测与处理

术后注意监测血压、脉搏变化，留置导尿管，观察尿量及颜色。保持引流管引流通畅，记录腹腔每日引流量。加强抗感染治疗，静脉给予有效抗生素。术后给予止血药，加强支持疗法。术后7天左右复查超声后拔除引流管，术后3～6个月复查KUB和IVP。

六、术后常见并发症的预防与处理

术后尿漏是常见并发症。轻微尿漏者保持引流管引流通畅可1周左右愈合。经久不愈的尿漏应寻找原因并针对性处理。

七、临床效果评价

影响结石形成的原因有多种，泌尿系结石易复发，平时应以预防为主，多饮食，调整饮食结构，有结石时尽早治疗。

（童强松 梅 红）

第八节 输尿管息肉手术

一、适应证

诊断明确有息肉或有输尿管梗阻。

二、禁忌证

处于急性泌尿系感染期、凝血功能异常者。

三、术前准备

术前完善相关检查，排除有无先天性泌尿系畸形。术前给予敏感抗生素控制感染。

四、手术要点、难点及对策

1. 麻醉及体位　行全身麻醉，患侧向上卧位 45° 斜卧，腰部要衬垫起腰桥。

2. 切口　术前检查确定息肉所在部位，确定切口位置。

3. 寻找息肉　经切口切开腹壁后，暴露输尿管，输尿管内触诊息肉位置并固定。

4. 切除息肉　输尿管前外侧切开输尿管，外翻并暴露息肉，于息肉根部结扎并切除。或切除相应部位输尿管（输尿管息肉底部较宽者），行输尿管端端吻合。息肉较大者导致输尿管切除范围长，可行输尿管皮肤造口。息肉位于输尿管膀胱交界处可行输尿管膀胱再植术。

五、术后监测与处理

1. 尿量　尿量少可能存在尿瘘并发症情况，行手术部位 B 超检查了解积液情况。

2. 泌尿系感染　尿常规、尿培养及感染性指标监测泌尿系感染。存在泌尿系感染者给予抗感染治疗。

六、术后常见并发症的预防与处理

1. 尿瘘　监测尿量、盆腔引流管引流情况，必要时复查腹部 B 超综合分析。部分可保守治疗，必要时手术修补。术中仔细缝合吻合输尿管。

2. 吻合口狭窄　见于吻合口内径过小、瘢痕狭窄、感染。注意剪裁方法和导管放置时间，控制感染。

459

七、临床效果评价

手术成功率较高，术后监测输尿管畅通性，有无狭窄，吻合口上段有无扩张。

（童强松　向　旋）

第九节　输尿管皮肤造口术

一、适应证

1. 上尿路扩张伴有严重感染。

2. 下尿路机械性或功能性梗阻致上尿路扩张积水。

3. 输尿管损伤暂无法行输尿管修复。

二、禁忌证

严重心肺功能不全及凝血功能异常者。

三、术前准备

术前完善相关检查，术前给予敏感抗生素控制感染。

四、手术要点、难点及对策

1. 麻醉　采用全身麻醉。
2. 体位　患儿平卧位或侧卧位。
3. 手术方式

（1）侧襻型：髂腰部切开皮肤，"门"字形切口。切开腹壁各层，暴露扩张的输尿管，游离部分输尿管，使其无张力状态下牵拉出腹壁，缝合腹壁各层，"门"字形皮瓣位于输尿管襻下。横行切开输尿管前壁，外周用凡士林纱布保护。

（2）环襻型：髂腰部切开皮肤，游离扩张输尿管并提出腹壁，输尿管前壁纵行切开2cm，其两侧各距切口两侧约2cm处分别做一约2cm切口，行两侧输尿管侧侧吻合，将输尿管脱出部切口与腹壁行环形吻合，缝合腹壁各层。

五、术后监测与处理

1. 尿量　尿量少可能存在尿瘘并发症情况。行手术部位 B 超检查了解积液情况。
2. 泌尿系感染　尿常规、尿培养及感染性指标监测泌尿系感染。存在泌尿系感染者给予抗感染治疗。

六、术后常见并发症的预防与处理

主要并发症为泌尿系感染。

七、临床效果评价

目前此术式已较少使用。

（童强松　向　旋）

第十节　脐尿管囊肿手术

在胚胎期膀胱位于脐部，以后沿前腹壁正中线下降，在下降过程中其上部逐渐缩小变成管样结构即为脐尿管。脐尿管最终完全闭塞形成脐中韧带。如脐尿管未闭则形成不同的病理状态，包括：① 脐尿管瘘：脐尿管完全开放，脐部瘘孔与膀胱相通。② 脐尿管窦：脐尿管近脐部端未闭。③ 膀胱憩室：脐尿管近膀胱端未闭。④ 脐尿管囊肿：脐尿管中段未闭形成一囊肿。脐尿管囊肿体积较小时无明显症状，一般不易发现；体积较大时可表现为下腹部正中囊性肿物，合并感染时可有下腹部肿胀、压痛、全身发热等症状，穿刺可抽出脓性尿液。

一、适应证

凡确诊脐尿管囊肿患儿，如全身一般情况许可，均应行手术治疗。

二、禁忌证

囊肿合并感染时，可先行切开引流，刮除囊壁内膜，再择期行切除手术。

三、术前准备

1. 合并感染者，先应用有效抗生素控制感染，待感染控制 2 周以上再行切除手术。
2. 脐部皮肤有红肿、湿疹者给予局部换药，促进皮肤干燥，有利于术后伤口愈合。

四、手术要点、难点及对策

1. 切口　多采用脐下弧形小切口，必要时可加做腹中线切口。
2. 游离瘘管　脐尿管位于腹正中腹膜外，依层切开皮肤及皮下组织，进入腹腔后即显露瘘管。脐尿管囊肿较大时，可穿刺囊液减压，有利于暴露。
3. 显露脐尿管膀胱端　继续向下游离，在膀胱顶端仔细游离瘘管与膀胱连接部。注意避免损伤膀胱壁。
4. 切断脐尿管膀胱端　近膀胱处丝线结扎或贯穿缝合结扎瘘管。离断脐尿管膀胱连接部。
5. 创面严格止血、缝合伤口　清理腹腔，分层缝合切口。对于术中有污染者，可放置盆腔引流管。

五、术后监测与处理

术后给予广谱抗生素预防感染，胃肠道功能恢复后可进食。注意伤口情况，避免伤口感染。脐尿管瘘者保持尿管通畅，有利于膀胱愈合。

六、术后常见并发症的预防与处理

主要并发症为切口感染，术中可用抗生素冲洗伤口，术后密切观察伤口变化，一旦发生感染应及时处理，做分泌物培养，选用敏感抗生素治疗。

七、临床效果评价

术后预后良好。

（童强松　向　旋）

第十一节　膀胱憩室手术

一、适应证

1. 梅干腹合并巨大脐尿管憩室并引发尿潴留和感染。
2. 输尿管旁憩室引起严重膀胱输尿管反流。
3. 其他梗阻原因引起巨大憩室，如神经源性膀胱、膀胱颈梗阻。
4. 较大膀胱憩室。

二、禁忌证

膀胱颈以下、病因引起梗阻的小憩室。

三、术前准备

明确诊断及憩室形成病因，排除其他原因引起的膀胱憩室。

四、手术要点、难点及对策

1. 麻醉和体位　患儿全身麻醉，成人行连续性硬膜外麻醉；取仰卧位。
2. 切口　耻骨上至脐下腹壁横切口。
3. 暴露膀胱，经憩室切开膀胱壁，探查较近的输尿管口，插入导管。
4. 膀胱内或膀胱外切除憩室，4-0 肠线缝合黏膜层，2-0 丝线缝合肌层。
5. 耻骨后留置引流条，根据手术需要考虑是否行膀胱造口术。

五、术后监测与处理

术后检测尿量、膀胱前间隙引流量。

六、术后常见并发症的预防与处理

主要并发症为尿瘘。监测尿量、耻骨后间隙引流情况，必要时复查腹部 B 超综合分析。部分可保守治疗，必要时手术修补。

七、临床效果评价

术后预后良好。

（童强松　向　旋）

第十二节　膀胱损伤手术

一、适应证

疑似膀胱损伤者。

二、禁忌证

严重心肺功能不全及凝血功能异常者。

三、术前准备

明确膀胱破裂类型（腹腔内破裂或腹腔外破裂），检查包括逆行性膀胱造影、膀胱注水试验。

四、手术要点、难点及对策

1.麻醉和体位　小儿全身麻醉，成人采用连续性硬膜外麻醉。患儿取平卧位，留置导尿。

2.切口　脐下正中切口。

3.缝合　腹腔外破裂者分层缝合修补前壁破裂口，3-0 肠线缝合，膀胱前间隙引流。腹腔外破裂者经膀胱前壁行膀胱探查破裂口，逐层缝合破裂口。逐层关闭腹壁。

五、术后监测与处理

术后监测尿量和膀胱前间隙引流量；给予广谱抗生素预防感染，加强营养支持治疗。

六、术后常见并发症的预防与处理

主要并发症为尿瘘。术后应监测生命体征情况，有出血征象时积极治疗，保守治疗不能稳定血压者需积极手术探查止血。

七、临床效果评价

术后预后良好。

（童强松　向　旋）

第十三节　膀胱结石手术

一、适应证

膀胱结石无法排出且出现临床症状者。

二、禁忌证

尿道畸形者，严重心肺功能不全者，凝血功能异常者。

三、术前准备

1.完善检查。明确诊断，了解结石数量、大小及上尿路是否存在结石。
2.行逆行性膀胱造影，了解有无膀胱输尿管反流、膀胱及下尿路病变。
3.术前抗感染、控制炎症。

四、手术要点、难点及对策

1.麻醉和体位　患儿全身麻醉，成人行连续性硬膜外麻醉。患儿仰卧位。
2.切口　耻骨联合上方至脐下正中横切口，显露膀胱。
3.膀胱切开　膀胱前壁正中旁开1cm膀胱切口，用4-0丝线缝合膀胱壁，切口两端行牵引。
4.切开膀胱肌层显露黏膜层，止血钳钳夹切口两端黏膜，切开黏膜层后吸尽膀胱内尿液。

5. 探查膀胱结石位置及数量，将结石挤压向膀胱壁后用取物钳钳夹出。

6. 逐层缝合膀胱切口及腹壁切口。对于是否行膀胱造口术，目前观点不统一。对于膀胱黏膜损伤大、炎症较大者，可以考虑行膀胱造口术。

五、术后监测与处理

1. 监测尿量 尿量少可能出现膀胱切口处尿瘘情况。

2. 血尿情况 膀胱炎症及损伤均出现血尿，监测感染情况。

六、术后常见并发症的预防与处理

1. 尿瘘 监测尿量，必要时复查腹部 B 超综合分析。部分可保守治疗，必要时手术修补。

2. 行膀胱造口者监测膀胱导尿管引流。如引流不通畅，需行膀胱导尿管冲洗；如尿道排尿通畅，膀胱导尿管无引流液，即可拔除膀胱导尿管。如膀胱导尿管脱出膀胱、膀胱引流管未见引流液，行膀胱注水试验或膀胱造影明确引流管位置，行重置膀胱导尿管或尿道导尿。

七、临床效果评价

结石易复发，预防为主。

（童强松　向　旋）

第十四节　膀胱造口手术

一、适应证

1. 膀胱手术后，如损伤修补、憩室切除、膀胱颈重建、膀胱直肠瘘修补术、膀胱输尿管再植术、膀胱部分切除等。

2. 膀胱结石术后。

3. 下尿路损伤。

4. 下尿道手术，如修补、取石等。

5. 膀胱肿瘤侵犯膀胱颈无法切除。

6. 膀胱外肿瘤压迫膀胱颈无法解除压迫。

7. 神经源性膀胱不能长期置导尿管。

二、禁忌证

严重心肺功能不全者，凝血功能异常者。

三、术前准备

明确诊断，根据不同病因行相关检查。

四、手术要点、难点及对策

1. 麻醉和体位　患儿全身麻醉，成人行连续性硬膜外麻醉。患儿取仰卧位。
2. 切口　耻骨联合上方至脐下正中横切口，显露膀胱。
3. 膀胱切开　膀胱前壁正中旁开 1cm 膀胱切口，用 4-0 丝线缝合膀胱壁切口，两端行牵引。
4. 切开膀胱肌层显露黏膜层，止血钳钳夹切口两端黏膜，切开黏膜层后吸尽膀胱内尿液。根据不同病因选择不同前置处理方法和膀胱切口位置。
5. 置入导尿管，3-0 或 4-0 肠线缝合膀胱黏膜层，经导尿管向膀胱内注生理盐水检查是否尿外渗。检测无尿外渗，可向导尿管球囊注水，丝线缝合膀胱肌层，固定引流管。
6. 关闭切口，固定导尿管于腹壁，尽量将导尿管向外拉。

五、术后监测与处理

1. 监测膀胱导尿管引流是否通畅，如引流不通畅，需行膀胱导尿管冲洗；如尿道排尿通畅，膀胱导尿管无引流液即可拔除膀胱导尿管。
2. 如膀胱导尿管脱出膀胱或膀胱引流管未见引流液，行膀胱注水试验或膀胱造影，明确引流管位置，行重置膀胱导尿管或尿道导尿。
3. 膀胱导尿管一般留置 4 ~ 5 天即可拔除。

六、术后常见并发症的预防与处理

主要并发症为尿瘘，术中膀胱需仔细逐层缝合或膀胱导尿管固定牢固。

七、临床效果评价

术后注意保持膀胱导尿管引流通畅。

（童强松　向　旋）

第十五节　膀胱横纹肌肉瘤手术

一、适应证

1.膀胱恶性肿瘤，如早期横纹肌肉瘤。
2.经活检、化疗和（或）放疗后，肿瘤有所缩小。

二、禁忌证

全身一般情况差、不能耐受手术者。

三、术前准备

完善术前一般检查，行 CT、MRI 等明确病变范围、有无转移等。术前调整患儿一般状况，纠正贫血等。

四、手术要点、难点及对策

1.多采用下腹部横切口。
2.用电刀切开腹壁和膀胱前壁，探查肿瘤的大小及所在部位。
3.找出两侧输尿管口，经输尿管口插入输尿管导管作为标志。
4.用电刀沿肿瘤边缘外 0.5 ~ 1.0cm 处，全层切开膀胱壁，切除肿瘤（图 32-7）。
5.检查输尿管口是否完整，膀胱内留置导尿管，缝合膀胱黏膜。
6.丝线间断缝合膀胱肌层。
7.创面严格止血，用生理盐水冲洗创面，检查有无明显活动性出血。
8.放置引流管一根，清理腹腔，分层缝合切口。

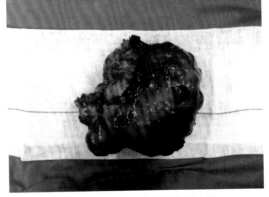

图 32-7　切除的膀胱横纹肌肉瘤

五、术后监测与处理

术后检测生命体征情况，注意心率及血压变化，及时补充失血量；术后禁食及胃肠减压，给予广谱抗生素预防感染，加强营养支持治疗。必要时给予止痛药镇痛。术后根据肿瘤的分期及分型，行化疗和（或）放疗。

467

六、术后常见并发症的预防与处理

主要并发症为术中损伤大血管引起大出血，周围脏器的损伤，术后肠粘连、肠梗阻等。术后应监测生命体征情况，有出血征象时积极治疗，保守治疗不能稳定血压者需积极手术探查止血。

七、临床效果评价

膀胱横纹肌肉瘤因对化疗及放疗均不敏感，预后欠佳。

（童强松　向　旋）

参 考 文 献

黄澄如. 2006. 实用小儿泌尿外科学. 北京：人民卫生出版社，234-264，556-575，655-665.

王果，李振东. 2000. 小儿外科手术学. 北京：人民卫生出版社，779-797，810-812，834-841.

Prasad P. Godbole. 2013. 小儿泌尿外科腔镜手术学. 童强松，汤绍涛主译. 武汉：华中科技大学出版社，31-37.

Akbarzadeh A，Khorramirouz R，Kajbafzadeh AM. 2014. Congenital urethral polyps in children：report of 18 patients and review of literature. J Pediatr Surg，49（5）：835-839.

Ashlock R，Johnstone PA. 2003. Treatment modalities of bladder/prostate rhabdomyosarcoma：a review. Prostate Cancer Prostatic Dis，6（2）：112-120.

Allen JW，Song J，Velcek FT. 2004. Acute presentation of infected urachal cysts：case report and review of diagnosis and therapeutic interventions. Pediatr Emerg Care，20（2）：108-111.

Alexander RE，Kum JB，Idrees M. 2012. Bladder diverticulum：clinicopathologic spectrum in pediatric patients. Pediatr Dev Pathol，15（4）：281-285.

Bertozzi M，Riccioni S，Appignani A. 2014. Laparoscopic treatment of symptomatic urachal remnants in children. J Endourol，28（9）：1091-1096.

Bondarenko S. 2013. Laparoscopic extravesical transverse ureteral reimplantation in children with obstructive megaureter. J Pediatr Urol，9（4）：437-441.

Cezarino BN，Lopes RI，Oliveira LM，et al. 2015. Diagnostic work-up and laparoscopic correction of an ectopic ureter. J Pediatr Urol，11（5）：285-286.

Chauhan RD，Idom CB，Noe HN. 2001. Safety of ketorolac in the pediatric population after ureteroneocystostomy. J Urol，166（5）：1873-1875.

Christman MS，Casale P. 2012. Robot-assisted bladder diverticulectomy in the pediatric population. J Endourol，26（10）：1296-1300.

Cooper CS. 2009. Diagnosis and management of vesicoureteral reflux in children. Nat Rev Urol，6（9）：481-489.

Dogan HS，Tekgul S. 2007. Management of pediatric stone disease. Curr Urol Rep，8（2）：163-173.

Ferrer FA，Isakoff M，Koyle MA. 2006. Bladder/prostate rhabdomyosarcoma：past，present and future. J Urol，176（4 Pt 1）：1283-1291.

Halstead SB. 2016. Epidemiology of bladder stone of children：precipitating events. Urolithiasis，44（2）：101-108.

Hayn MH，Smaldone MC，Ost MC，et al. 2008. Minimally invasive treatment of vesicoureteral reflux. Urol Clin North Am，35（3）：477-488.

Heyn R，Newton WA，Raney RB，et al. 1997. Preservation of the bladder in patients with rhabdomyosarcoma. J Clin Oncol，15（1）：69-75.

Hutcheson JC，Cooper CS，Canning DA，et al. 2001. The use of vesicostomy as permanent urinary diversion in the child with myelomeningocele. J Urol，166（6）：2351-2353.

Kessler DO, Francis DL, Esernio-Jenssen D. 2010. Bladder rupture after minor accidental trauma: case reports and a review of the literature. Pediatr Emerg Care, 26(1): 43-45.

Kisku S, Sen S, Karl S, et al. 2015. Bladder calculi in the augmented bladder: a follow-up study of 160 children and adolescents. J Pediatr Urol, 11(2): 66.e1-6.

Lee DG, Baek M, Ju SH, et al. 2011. Laparoendoscopic single-site nephrectomy for single-system ectopic ureters with dysplastic kidneys in children: early experience. J Laparoendosc Adv Surg Tech A, 21(5): 461-465.

Li R, Lightfoot M, Alsyouf M, et al. 2015. Diagnosis and management of ureteral fibroepithelial polyps in children: a new treatment algorithm. J Pediatr Urol, 11(1): 22.e1-6.

Nouralizadeh A, Simforoosh N, Zare S, et al. 2010. Intracorporeal tapering of the ureter for distal ureteral stricture before laparoscopic ureteral reimplantation. Urol J, 7(4): 238-242.

Papatsoris AG, Varkarakis I, Dellis A, et al. 2006. Bladder lithiasis: from open surgery to lithotripsy. Urol Res, 34(3): 163-167.

Park YH, Kang MY, Jeong MS, et al. 2009. Laparoendoscopic single-site nephrectomy using a homemade single-port device for single-system ectopic ureter in a child: initial case report. J Endourol, 23(5): 833-835.

Pietrow PK, Adams MC, Shyr YU, et al. 2002. Clinical outcome of pediatric stone disease. J Urol, 167(2 Pt 1): 670-673.

Richter F, Stock JA, Hanna MK. 2002. Continent vesicostomy in the absence of the appendix: three methods in 16 children. Urology, 60(2): 329-334.

Sarduy GS, Crooks KK, Smith JP, et al. 1982. Results in children managed by cutancous ureterostomy. Urology, 19(5): 486-488.

Shukla AR, Bellah RA, Canning DA, et al. 2004. Giant bladder diverticula causing bladder outlet obstruction in children. J Urol, 172(5 Pt 1): 1977-1979.

Sung J, Skoog S. 2012. Surgical management of vesicoureteral reflux in children. Pediatr Nephrol, 27(4): 551-561.

Sutow WW, Johnson DE, Fernandez CH. 1974. Chemotherapy in multimodal management of rhabdomyosarcoma of bladder and prostate in children. Urol Clin North Am, 1(3): 607-615.

Torricelli FC, Mazzucchi E, Danilovic A, et al. 2013. Surgical management of bladder stones: literature review. Rev Col Bras Cir, 40(3): 227-233.

Wang XM, Jia LQ, Wang Y, et al. 2012. Utilizing ultrasonography in the diagnosis of pediatric fibroepithelial polyps causing ureteropelvic junction obstruction. Pediatr Radiol, 42(9): 1107-1111.

Wu HY, Docimo SG. 2004. Surgical management of children with urolithiasis. Urol Clin North Am, 31(3): 589-594.

Yoo KH, Lee SJ, Chang SG. 2006. Treatment of infected urachal cysts. Yonsei Med J, 47(3): 423-427.

Yeung CK, Borzi PA. 2002. Pneumovesicoscopic Cohen ureteric reimplantation with carbon dioxide bladder insufflation for gross VUR. Br J Urol Int, 89(2): 15-86.

Yeung CK, Sihoe JD, Borzi PA. 2005. Endoscopic cross-trigonal ureteral reimplantation under carbon dioxide bladder insufflation: a novel technique. J Endourol 19(3): 295-299.

第三十三章　尿道、阴茎、阴囊及其他疾病手术

第一节　尿道下裂手术

先天性尿道下裂主要病理表现为尿道口位置异常、阴茎弯曲和包皮在阴茎背侧堆积。因此，手术矫治必须包括这三个方面：阴茎弯曲松解、尿道成形和包皮的转移。这些手术的实施可以分期完成，也可以一期完成。分期手术主要是先矫正阴茎弯曲，解剖异位尿道口，使其退缩至具有尿道海绵体的部位，并将包皮向阴茎腹侧转移以后，再择期进行尿道成形术。

一、分期成形手术

（一）第一期手术：阴茎弯曲矫正

1. 适应证

（1）先天性尿道下裂未行手术矫正者。

（2）先天性尿道下裂已经手术矫正，但阴茎仍然弯曲者。

2. 禁忌证

（1）伴有单侧或双侧隐睾者。

（2）经检查确定为女性假两性畸形者。

3. 手术要点、难点及对策

（1）手术要点

1）以 5-0 可吸收线缝穿阴茎头，作为牵引。

2）从冠状沟侧面，距冠状沟 0.5cm 处切开阴茎皮肤和阴茎深筋膜。

3）用弯血管钳沿阴茎深筋膜深侧做潜性分离，直至阴茎侧靠近中线受阻为止。

4）同法做对侧分离。

5）于尿道开口前方横断尿道板。

6）在阴茎背侧距冠状沟 0.5cm 处环形切开阴茎背侧包皮。

7）分离阴茎皮肤至其根部，如脱套状。

8）展开阴茎包皮，做不对等切开，成两翼状。

9）用大片皮瓣向腹侧转移，覆盖阴茎体远端部分，用小片皮瓣转移覆盖阴茎体近端部分。

10）在修复阴茎腹侧创面，特别是靠近阴茎根部时，可根据具体情况做"Z"形皮瓣成形。

11）游离近端尿道，无张力地就近缝合固定。用纱布均匀、适当地加压包扎阴茎。

12）做耻骨上膀胱造瘘或经尿道置入带有侧孔的硅胶导管引流膀胱。

（2）手术难点

1）切口宜从阴茎包皮两侧开始，进入阴茎深筋膜才能在阴茎深筋膜与阴茎白膜之间找到正确的解剖平面。

2）阴茎腹侧的纤维索带必须彻底切除，否则，阴茎弯曲得不到充分矫正。

3）阴茎包皮背侧切开以不对等大小为好，将大片皮瓣绕过对侧覆盖阴茎腹侧，以减少因等大皮瓣缝合后在阴茎腹侧正中所形成瘢痕，为二期尿道成形术准备平整的材料。

（二）第二期手术：尿道成形术

在第一期阴茎弯曲完全矫正后 0.5 ~ 1 年，可进行尿道成形术。二期尿道成形术的方法很多，具有代表性的有 Denis-Browns 术（埋藏皮条尿道成形术）。

1.适应证

（1）适用经阴茎松解后的各种类型的先天性尿道下裂。

（2）经其他术式修复失败的尿道下裂。

2.手术要点、难点及对策

（1）手术要点

1）阴茎头贯通缝穿 5-0 可吸收线作为牵引。

2）自冠状沟一侧开始向下绕过尿道口做"U"形切口，至对侧冠状沟下。切口弧部距尿道口约 0.3cm。切口的起点和止点各向外侧做横行或弧形切开，必要时沿阴茎头冠状沟切开，至两侧互相连接，以便最大程度游离阴茎皮瓣"U"形切口中间窄长的皮条即为尿道的背侧，一般以 0.6 ~ 1.0cm 为宜。

（2）手术难点

1）在设计"U"形切口时，应将阴茎腹侧皮肤轻轻抚平。在抚平状态下，将设计的切口（即皮条的宽度）用甲紫标出，切忌信手切开。

2）选用三角形尖刀片切割，行进时可以得到控制；小圆刀片则很难使切割线得到保证。

3）分离应在阴茎深筋膜与阴茎白膜之间解剖平面进行。

4）缝合两侧皮瓣时，应注意保持阴茎的正常轴向。

3.术后监测与处理

（1）继续用抗生素预防感染。

（2）用庆大霉素（或其他适当抗生素）经尿道口滴入，然后在腹侧轻轻按摩，挤出尿道腔内的积血和渗出物。

（3）7 岁左右的小儿手术后应给予己烯雌酚，以免因阴茎勃起而影响创伤愈合。

（4）如为膀胱造瘘者，夹住造瘘管后试行排尿。如排尿满意，即可拔除造瘘管。

二、一期成形术

尿道下裂矫正的目标是阴茎外观基本正常、勃起伸直、尿道正位开口，尿流量适宜、尿线方向向前，且并发症发生率要低。

一期尿道下裂修复的术式繁多，应依据不同类型（下曲矫正后尿道口位置）、是否伴有下曲畸形等进行选择。

1. 阴茎远段型尿道下裂常用术式

（1）尿道口前移阴茎头成形术（MAGPI 手术）。

（2）Mathieu 手术。

（3）Mastarde 手术。

（4）Onlay 横行岛状皮瓣尿道成形术。

2. 用于阴茎体型尿道下裂常用术式

（1）Duckett 手术（横行岛状皮瓣尿道成形术）。

（2）纵行岛状皮瓣尿道成形术。

（3）Onlay 横行岛状皮瓣尿道成形术。

3. 用于阴茎体近侧型（包括阴茎阴囊型、阴囊型及会阴型）尿道下裂常用术式

（1）Duclsett 手术。

（2）双面岛状皮瓣尿道成形术。

（3）Duplay 手术加纵行岛状皮瓣尿道成形术或横行岛状皮瓣尿道成形术。

（一）尿道口前移阴茎头成形术（MAGPI 手术）

1. 适应证

（1）阴茎头型、冠状沟型尿道下裂。

（2）远侧有明显阴茎头冠状沟且无下曲畸形或仅有阴茎腹侧皮肤短缩所致的皮肤性下曲者。

2. 手术要点、难点及对策

（1）5-0 可吸收线牵引尿道口远侧阴茎头，使冠状沟展平，在冠状沟做垂直切口达异位尿道开口处，深及海绵体，并形成一菱形缺损。

（2）用 6-0 可吸收线间断横行缝合 3 ~ 5 针，此时尿道口有效扩大，冠状沟变平，尿道口背侧前移至阴茎头。

（3）距冠状沟 0.5cm 处做环状切口，注意腹侧面切口，避免伤及远侧尿道，阴茎背、腹侧皮肤适当游离。

（4）沿尿道口两侧向远侧阴茎头做皮下解剖，避免伤及尿道，以使腹侧尿道皮缘能牵引向前。

（5）将已游离的腹侧尿道向前端牵引固定后，将阴茎头两翼在中线分两层间断缝合覆盖尿道，完成阴茎头成形。

（二）Mathieu 手术

1. 适应证　尿道缺损在 1cm 左右的远段尿道下裂，但必须不伴下曲畸形且阴茎头冠状沟较深，阴茎腹侧皮肤较厚者，尿道口宽但固定，弹性差或发育不良，不适于 MAGPI 手术前移尿道口者。

2.手术要点、难点及对策

（1）在尿道口近侧描绘出皮瓣轮廓，测量长度足以达到尿道口部位，其宽度为成形尿道周径的一半。

（2）阴茎头两翼潜行分离。

（3）做两侧切缘连续皮内缝合，皮缘内翻，从而减少尿瘘发生。

（4）阴茎头两翼间断缝合重建锥形阴茎头轮廓。

（5）包皮蝶状皮瓣转移腹侧，覆盖阴茎腹侧皮肤缺损。

（三）Mastarde 手术

1.适应证　轻度阴茎头倾斜下曲畸形的远段型尿道下裂，尿道口应以无狭窄且阴茎腹侧皮肤较厚者为宜。

2.手术要点、难点及对策

（1）尿道口远侧皮肤横切口，松解阴茎头下弯畸形。

（2）描出尿道口近侧皮瓣，其宽度的毫米数应与预期所做尿道管径相当，长度足以达到预计尿道口部位。

（3）做阴茎头隧道，将成形尿道翻转经阴茎头隧道牵出阴茎头顶部。

（4）与阴茎头之间间断缝合成形新尿道口。

（5）阴茎腹侧皮肤缺损由背侧包皮蝶形皮瓣转移覆盖。

（四）横行岛状包皮瓣成形术（Duckett 手术）

1.适应证　适用于多数伴有下曲畸形的阴茎体型及阴茎阴囊型者。

2.手术要点、难点及对策

（1）距冠状沟 0.5 cm 做环形切口。

（2）白膜浅面游离阴茎背侧皮肤至阴茎基底部，腹侧游离松解纤维束带组织以矫正腹侧弯曲畸形。

（3）横行岛状皮瓣的游离内板的四角用细丝线牵引维持，在内外板交界区做浅横切口。

（4）将带血管蒂横行包皮内板皮瓣经阴茎侧方转向腹侧并与阴茎干呈平行，在尿道内留 F6 ~ F8 多侧孔硅支架管，以可吸收线间断缝合带蒂皮瓣近端与修剪后尿道口。

（5）紧贴白膜浅面解剖至阴茎头冠状沟部，做成的阴茎头隧道可通过 F16 ~ F18 探条。

（6）将成形皮管的远端经隧道拖至阴茎头隧道口并间断缝合形成正位新尿道口。

（五）纵行带蒂岛状包皮瓣尿道成形术

1.适应证　适用于多数伴下弯畸形的阴茎阴囊型病例，与 Duplay 手术合用适用于更长段的尿道缺损类型。

2.手术要点、难点及对策

（1）尿道内留置 F10 左右多侧孔硅管，稀释庆大霉素盐水冲洗尿道。

（2）阴茎下曲矫正及阴茎背侧皮肤游离按通常方法进行。

（3）将折叠包皮内外板之间纤维筋膜切断，使包皮内外板展开以延长包皮瓣纵向长度。

473

（4）在包皮帽与阴茎干皮肤交界区做半环皮肤切口，在浅筋膜层游离至近阴茎根部以形成一包皮瓣。

（5）将包皮瓣做成三瓣宽 1.2 ~ 1.5cm 的纵向岛状包皮瓣，长度依缺损长度而定，在做斜行皮瓣以增加长度时，斜度不宜超过 45°。

（六）Onlay 岛状包皮瓣尿道成形术

1. 适应证　尿道口远侧有质量好的尿道板且无阴茎下曲畸形，或在皮肤游离后无下曲畸形者。

2. 手术要点、难点及对策　绕过尿道口近端划出宽 6 ~ 8mm 的尿道板皮条，并延伸至阴茎头沟槽两侧达头部，近侧尿道显露至可见良好海绵体组织。

（童强松　方二虎）

第二节　尿道上裂手术

常用的尿道上裂修复术包括：Thiersh-Duplay 法、阴茎腹侧包皮岛状皮瓣法、Ransley 改良的 Thiersh-Dupaly 法、倒翻皮管尿道成形术。

一、Thiersh-Duplay 法

（一）适应证

1. 膀胱外翻修复术后。
2. 尿道板已行手术延长，阴茎上弯已完全矫正者。
3. 不伴膀胱外翻的单纯性尿道上裂，阴茎无明显上弯者。

（二）手术要点、难点及对策

1. 手术要点
（1）沿尿道板做倒 "U" 形切口。一侧边缘稍微靠近中线，另一侧边缘稍微远离中线。
（2）游离距中线较远的尿道板，至能翻转与对侧尿道板边缘对缝为止。
（3）切除阴茎头三角形黏膜瓣。
（4）用 7-0 可吸收线缝合已经游离的尿道板，形成新尿道。
（5）阴茎头海绵体间断缝合，形成新的阴茎头。
（6）游离阴茎腹侧皮肤至阴茎根部。
2. 手术难点　切开尿道板时以两侧不对称为宜，其形成尿道后的缝合缘稍微偏向一侧，而阴茎皮肤的缝合缘则偏向另一侧，从而避免缝线的重叠，有利于创口愈合，减少尿瘘发生。

二、阴茎腹侧岛状皮瓣法

（一）适应证

1. 无膀胱外翻的单纯性尿道上裂。

2. 膀胱外翻已经缝合，但尿道板未经断离，前列腺未经游离，阴茎脚仍附着于耻骨者。

（二）手术要点、难点及对策

1. 手术要点

（1）先行包皮环状切开。

（2）做尿道开口远端纵行或横行切口，切除距尿道口远的尿道板或结缔组织。

（3）横行截取阴茎腹侧包皮带血管蒂的岛状皮瓣。

（4）间断缝合岛状皮瓣，形成新尿道。

（5）将新尿道及其血管蒂经海绵体的旁侧转移至背侧。

（6）阴茎腹侧皮肤转移至阴茎背侧，"Z"形修复阴茎背侧创面。

2. 手术难点

（1）如果前列腺仍位于两侧海绵体的中间，应予游离分开，使其偏向后方。再将海绵体充耻骨支上进行分离，至两侧海绵体可以靠拢为止。

（2）海绵体有上弯不能伸直者，可在弯曲最大的腹侧面，将海绵体做横形折叠缝合数针，使海绵体向腹侧伸直。

三、Ransley 法

（一）适应证

1. 阴茎背曲严重者。

2. 海绵体分离严重者。

（二）手术要点、难点及对策

1. 在尿道板两侧各做一纵行切口，上方绕过尿道口，下方绕过冠状沟。

2. 做反向 MAGPI 的尿道口成形，即在阴茎头尿道沟做一纵行切口，横形缝合，为尿道口迁移并转向腹侧创造条件。

3. 自切口两侧游离阴茎皮肤，使其全部与阴茎海绵体分开。

4. 尿道板两侧切口向远侧延伸至阴茎头，切除部分阴茎头海绵体。

5. 可吸收缝线连续缝合尿道板，形成新尿道，并将新尿道转移至海绵体腹侧。

6. 在海绵体背侧最凹陷处菱形切除海绵体白膜。

7. 将两侧海绵体对向旋转，使两菱形裸面靠拢。

8. 两层间断缝合修复阴茎头。

9. 切取阴茎腹侧带蒂岛状皮瓣，经海绵体一侧转移到阴茎背侧覆盖海绵体修复阴茎侧创面。

四、倒翻皮瓣尿道成形术

（一）适应证

1. 尿道上裂。

2. 尿道太短，阴茎背曲明显者。

3. 前列腺位于两侧海绵体之间，未经处理者。

（二）手术要点、难点及对策

1. 手术要点

（1）环形切开包皮。在阴茎头部尿道浅沟两侧做一对平行切口。

（2）游离环形切口以上的阴茎皮肤。

（3）游离尿道板并向上翻转，即可见到前列腺及分离的耻骨支。阴茎头做一纵行切开，其深度以能容纳新尿道为准。

（4）将阴茎头尿道板向远端牵引，与纵行切开的阴茎头前端边缘做横行缝合。

（5）于尿道开口的上方无毛区做一矩形皮瓣，宽度 10 ～ 12mm，长度依尿道缺损范围而定。阴茎头尿道板两边缘做适当游离。

（6）将矩形皮瓣游离，皮面向内，缝制皮管并向下翻转。

（7）插入多侧孔硅胶尿管作为支架，用可吸收线间断吻合尿道板与皮肤所形成的管道，形成新尿道。

（8）两层缝合阴茎头海绵体，包埋阴茎头尿道。

2. 手术难点

（1）松解海绵体与耻骨支之间的索带附着，必须紧贴骨膜，用骨膜剥离器推移前进。

（2）海绵体深部 Alcock 管的血管束应仔细保护。

（童强松　方二虎）

第三节　尿道瓣膜手术

随着医学的发展，小儿内镜在临床的广泛应用，其疗效明显提高。手术方法包括：①经尿道瓣膜切除术。②耻骨上经膀胱后尿道瓣膜切除术。③经会阴手术切除瓣膜。④经内镜激光切除后尿道瓣膜。⑤气囊导管切除术。⑥会阴造口术及其他的改良方法。目前首选最流行的、效果最确切的方法为经尿道电切镜切除瓣膜术。前尿道瓣膜合并憩室者需开放手术，其手术方法与尿道憩室相似；单纯前尿道瓣膜一般采用单纯尿道电切术。对于一般情况差的婴儿、新生儿、早产婴应先行耻骨上膀胱造瘘或会阴造瘘转流尿液，待半岁左右再择期手术。

一、经尿道瓣膜切除术

（一）适应证

1. 先天性后尿道瓣膜症。

2. 先天性前尿道瓣膜无憩室合并症者。

（二）手术要点、难点及对策

1. 手术要点

（1）使用小儿电切镜，通过 0° 窥镜校对工作件。将装有闭孔器的镜鞘经尿道外口插入尿道后，取出闭孔器，更换工作件（电切镜），在直视下轻轻插入膀胱内，窥视膀胱三角、输尿管开口的形态及大小、膀胱内有无小梁及假性憩室形成。

（2）将电切镜旋转 180°，低压连续灌洗，并逐渐从膀胱颈向后退，刚好在精阜处瓣膜突然越过视野，似中央有裂缝的门帘。嘱助手在耻骨上轻轻按压充盈的膀胱，使瓣膜膨胀向尿道腔内突起，有助于辨认瓣膜。

（3）将电切镜转动到正常位置，直视下进入膀胱内，当电切镜后退时，视野中可见破碎的瓣膜组织，证实首次启动切割电流已切除部分瓣膜组织。

（4）用电切镜的球钩分别在 2 点、4 点、8 点、10 点处夹住残留的瓣膜组织，重复上述电切操作，将瓣膜逐一切除。视野中所见残留的游离漂浮的瓣膜碎片均不需处理。

2. 手术难点

（1）放入电切镜后，应以精阜为标志，前后滑动插镜即可发现瓣膜。

（2）用电切镜球钩将瓣膜钩住后即可启动切割电流，以免损伤尿道。

（3）术中要避免在 6 点处切割瓣膜，防止损伤尿道海绵体。

二、耻骨上经膀胱后尿道瓣膜切除术

（一）适应证

1. 先天性后尿道瓣膜。

2. 小婴儿不能经尿道插入电切镜者。

3. 无小儿电切镜设备。

（二）手术要点、难点及对策

1. 手术要点

（1）取下腹正中或弧形切口，逐层切开皮肤、皮下组织、腹直肌前鞘，钝性分开腹直肌，将肌肉拉向两侧，腹膜反折向上推开，显露膀胱前壁。

（2）切开膀胱前壁，充分显露膀胱颈及尿道内口，将电切镜经尿道内口顺行置入后尿道夹住瓣膜按上述方法电切。

（3）术后置导尿管和耻骨上膀胱内留置蕈状导尿管，严密缝合膀胱壁，并逐层缝合切口。

2. 手术难点

（1）术中要充分显露膀胱出口，看清瓣膜并夹住后才能切除瓣膜，切勿将正常的尿道组织损伤。

（2）瓣膜切除要彻底，以防复发。

（3）若术中发现距膀胱出口太远的后尿道瓣膜组织，可在会阴做切口，切开尿道的后壁，彻底切除瓣膜。

三、经会阴后尿道瓣膜切除术

（一）适应证

1. 患儿年龄小，电切镜不能经尿道外口插入。

2. 经耻骨上膀胱出口途径处理有困难。

（二）手术要点、难点及对策

1. 手术要点

（1）行会阴部弧形切口，分层切开皮肤、皮下组织，显露尿道球海绵体并纵行切开。

（2）耻骨上显露膀胱，纵行切开膀胱前壁，用拉钩向两侧拉开，以扩大膀胱切口，显露尿道内口，术者用手将一根 F10 较硬的橡皮导尿管经膀胱出口插入后尿道，并向尿道远端推进。至受阻不能前进为止。

（3）在导尿管受阻处纵行切开尿道后壁 1.5cm 左右，可见尿道腔内瓣膜组织。在直视下切除所有的瓣膜组织，经尿道口插入导尿管，间断缝合尿道后壁，并逐层缝合会阴切口。膀胱内置蕈状导尿管，逐层缝合膀胱及腹壁切口。

2. 手术难点

（1）术中将导尿管经膀胱出口向尿道远端推送受阻处即是瓣膜所在的部位，也是会阴部尿道后壁切开的部位，定位一定要准确，避免盲目切开尿道后壁而不易寻找瓣膜组织。

（2）术中应彻底切除瓣膜组织，有时因瓣膜组织甚薄，是否全部切除难以辨清，可在缝合尿道后壁切口以后，用去掉针头的注射器置入尿道内口注入消毒生理盐水，若生理盐水能快速经尿道外口排出，说明瓣膜切除彻底、梗阻解除。

（三）术后常见并发症的预防与处理

1. 肾功能受损加重或导致肾衰竭，往往是由于：① 术前准备不充分。② 术中麻醉、手术对患儿的打击。③术后引流不畅。预防措施包括：① 术前充分准备，待一般情况改善、感染控制后再手术。②保证引流管通畅。③ 使用有效抗生素。④ 继续纠正水、电解质失衡，定期复查肾功能，据检查结果做相应处理。

2. 术后排尿困难　多是由于瓣膜切除不彻底或损伤尿道周围组织致尿道瘢痕性狭窄。预防措施：① 术中彻底切除瓣膜组织。② 使用内镜时动作应轻柔。③ 避免损伤尿道周围组织，缝合尿道后壁要对合准确，不可内翻缝合，并留置导尿管2周。④ 应定期行尿道扩张至排尿通畅为止。

3. 尿瘘　往往是由于电切操作不当或经会阴手术切口感染所致。预防措施包括：① 术中一定要夹住瓣膜后方可启动电流切割瓣膜。② 会阴部尿道切口处要严密缝合，避免术后切口感染。

（童强松　方二虎）

第四节　尿道憩室手术

憩室分为两种：① 广口憩室。被尿液充满时，憩室内压力增大，把憩室前唇压入尿道形成瓣膜，引起尿路梗阻，产生膀胱、输尿管反流及尿道感染。② 有颈的小憩室。多不造成梗阻。典型临床表现是排尿时阴茎、阴囊交界处出现膨隆包块，排尿后仍有滴沥，若用手挤压包块有尿排出，此时包块缩小或完全消失。

一、适应证

1. 先天性尿道憩室。
2. 前尿道瓣膜合并憩室者。
3. 尿道下裂术后并发尿道憩室者。

479

二、手术要点、难点及对策

1. 手术要点
（1）在阴茎、阴囊交界处正中做纵行切口或弧形切口。
（2）用组织钳夹住憩室顶部，在靠近憩室颈部剪开部分囊壁，用0.5%甲硝唑液或0.5%活力碘冲洗憩室腔，并清除结石或其他异常组织。
（3）切除憩室后，可见尿道后壁缺损，如有瓣膜或狭窄应切除，经尿道外口置入多侧孔硅胶管导尿管，以引流尿道内分泌物和起支架作用。
（4）用可吸收缝线间断缝合残留憩室颈部的黏膜，以修复尿道。
（5）冲洗切口，用丝线间断缝合球海绵体肌，皮下置橡皮片引流，分层缝合切口。
2. 手术难点
（1）术中需准确切除憩室囊壁，勿残留憩室组织，避免术后复发，但也要注意保留憩室颈部黏膜组织。使修复后的尿道宽畅，以免术后尿道狭窄，故在切除憩室时不应用力牵拉憩室囊壁，使其在自然状态下距憩室颈底部2～3mm环形剪除憩室。
（2）若憩室口过于宽大、尿道腹侧缺损多，直接缝合修复尿道有困难或术后可能造成尿道狭窄和因张力大导致修复处裂开，应行尿道成形术或转移带蒂皮瓣、修复尿道缺损。

（3）尿道内置多侧孔口径适宜的硅胶管，以引流尿道分泌物并做支架，术后行耻骨上膀胱穿刺造瘘转流尿液，以保证伤口愈合。

三、术后常见并发症的预防与处理

1. 尿瘘　是尿道憩室术后最主要的并发症，主要由于：① 术后切口感染。②尿道后壁缺损大，修复尿道缝合时有张力，或组织缺血坏死。③ 尿液引流不畅。预防措施包括：① 无菌操作，彻底止血，保护尿道组织。② 修复尿道时组织对合准确，严密缝合球海绵体肌。③ 若尿道后壁缺损大，应转移皮瓣修复尿道。④ 保持术后引流管通畅，应用有效抗生素。⑤ 拔除导尿管后自行排尿，若发现伤口局部肿胀，应立即开放膀胱造瘘管继续转流尿液，延迟拔管。

2. 憩室　复发少见，其原因为：① 憩室壁残留过多。② 憩室远端有梗阻。③ 尿道修复处尿外渗未做及时处理，可形成假性憩室。预防措施包括：① 术中注意切除全部憩室。② 在切除憩室的同时注意解除远端的梗阻。③ 防止术后切口感染。

（童强松　方二虎）

第五节　尿道外伤手术

尿道损伤，尤其是后尿道损伤多并发骨盆骨折。由于解剖的差异，男孩尿道外伤多于女孩。成年男性后尿道损伤几乎都发生在前列腺远端的膜部尿道，而男孩由于前列腺尚未发育成熟，而且柔软，损伤可发生在任何部位，前列腺组织可能被压碎，乃至膀胱颈断裂。后尿道损伤的早期处理包括单纯耻骨上膀胱造瘘、尿道会师术、尿道修复术。

一、耻骨上膀胱造瘘术

（一）适应证

1. 病情严重，即使没有其他威胁生命的复合伤、无法耐受复杂的尿道修复术所致的再次损伤。

2. 严重的复合伤，如胃肠道破裂和肝、脾、肾裂伤出血，直接威胁生命，急需手术抢救。

（二）手术要点、难点及对策

1. 若伴有腹内严重复合伤者，应先予以处理，再做膀胱造瘘。行单纯性膀胱造瘘时，勿探查耻骨后血肿。

2. 单纯性膀胱造瘘的最大优点在于给有经验的泌尿科医师保留一个有计划、择期进行尿道修复手术的机会。

3. 即刻进行尿道修复术和膀胱造瘘术。

二、尿道会师术

（一）手术要点、难点及对策

1. 手术要点

（1）脐下腹正中切口或耻骨联合上横弧形切口。

（2）分离或切断腹直肌，推开腹膜反折，显露膀胱前壁，切开膀胱，吸净膀胱内尿液。

（3）经尿道外口插入适当大小的探条，至受阻时暂停。

（4）经尿道内口插入适当大小的探条，至受阻时停止。

（5）术者分别持两根探条，轻柔地试做碰撞，如感触到金属碰撞声，将两根探条轻轻地互相抵住，并逐渐地将尿道内探条引进膀胱内。如两探条尖端会合有困难，可用示指插入后尿道与尿道探条会师，并将尿道探条引入膀胱。

2. 手术难点

（1）必须明确是经尿道内口从膀胱内向外插入探条。引进的导尿管必须是硅制品且不易过粗，否则妨碍顺利引进，且对尿道产生压迫，不利于尿道愈合。

（2）在引出、引进导管过程中，尿道两端边缘可能向尿道腔内卷。可将导尿管两端轻轻来回拉动几次，可使内卷的边缘复位。

（二）术后监测与处理

1. 双控导尿管牵引维持 1 周，而导管本身则应留置 4～6 周。

2. 拆除导尿。4～6 周后，先抽尽气囊内气体或液体，再剪断导尿管与腹部的缝线。

3. 夹住膀胱造瘘管，试行排尿。如排尿通畅，可在 2～3 天后拆除膀胱造瘘管。

4. 在拆除膀胱造瘘管之前，做一次试探性尿道扩张，记录通过吻合口的最大探条号，以便以后尿道扩张。

三、尿道对端吻合术

（一）适应证

1. 伤后 12 小时以内。

2. 患儿情况稳定。

3. 无其他威胁生命的复合性损伤，需急诊处理。

（二）手术要点、难点及对策

1. 手术要点

（1）消毒腹部及外阴部皮肤。

（2）先做下腹部正中切口或耻骨联合上弧形切口，逐层切开。进入膀胱腔。

（3)会阴部做矢状或"人"字形切口。经尿道外口插入硅胶导尿管,游离前尿道直至断裂。

（4）经尿道内口插入导尿管，并用手指将导管向外推顶，则可显示近侧断端。

（5）将远端尿道内的硅胶管导至膀胱内。在硅胶管的浅面，间断外翻吻合尿道前壁3～4针。在吻合口的外围再间断缝合数针加固。

（6）逐层缝合会阴切口。皮下置橡皮引流条。

（7）膀胱内留置蕈状导尿管。将经尿道的硅胶管牵至腹壁外，两端重叠结扎，以防滑脱。

（8）逐层缝合腹壁各层。膀胱前壁置烟卷引流条。

2. 手术难点

（1）在切开腹壁后，如发现耻骨联合后血肿张力较高，或创口内有鲜血不断溅出，提示伤口内有活动性出血。即使当时患儿血压尚属稳定，果断放弃尿道吻合更为明智。如果继续手术，可能招致严重后果。

（2）如伴有耻骨骨折者，耻骨环已被破坏。耻骨有一定的松动度，可将耻骨弓向上牵拉。可更好地显露近端断裂口，便于吻合操作。必要时，也可将两侧阴茎海绵体中隔切开2cm，增宽吻合操作的手术野。

（3）可游离一段带蒂阴囊肉膜或附近有活力组织，包绕尿道吻合口作为加固，以利愈合。缝合会阴创口前，应用抗生素液反复冲洗创口。会阴创口必须逐层严密缝合，消灭无效腔。

（三）术后监测与处理

1. 应用广谱抗生素1～2周。

2. 24小时后，拔除会阴创口橡皮引流条。

3. 4～6周后，拆除尿道内支架管，夹住膀胱造瘘管，试行排尿，如排尿通畅，可拔除膀胱造瘘管。

（四）术后常见并发症的预防与处理

1. 创口感染　如伴直肠损伤者，创口更容易感染。术前皮肤消毒要求严格，术前、术后联合应用广谱抗生素及创口抗生素液冲洗，以尽量减少创口感染的威胁。如伴有直肠损伤者，应同期进行乙状结肠造瘘术。

2. 尿瘘形成　多为创口感染的后患。防止感染的措施已如上述。如瘘口不大，延长膀胱造瘘管留置时间，多可自愈；如瘘口较大或瘘口尿分流量较大者，可拔除膀胱造瘘管，等待3～6个月再行修复。对尿瘘试行创口缝合，多无裨益。

3. 尿道狭窄　是尿道断裂修复后常见的后遗症，可通过有序的尿道扩张获得改善。一般而言，小儿时期能通过F10～F12探条，即可满足。如反复扩张仍不能通畅地排尿，有条件的单位可通过尿道内切镜处理。如无条件，当考虑延期手术修补。

四、延期尿道修复术

（一）适应证

1. 初期膀胱造瘘术后3～6个月。

2. 尿道会师术后尿道狭窄或闭锁者。

3. 尿道对端吻合术后失败者。

（二）手术要点、难点及对策

1. 手术要点

（1）先做会阴矢状或"人"字形切口。

（2）经尿道外口置入导尿管或探条，指导前尿道游离，直至狭窄或闭锁处进行切断。

（3）经尿道内口插入金属探条并向外推顶，以指示近端尿道的位置方向。

（4）用三角刀片或弯眼科剪对近端尿道周围的瘢痕进行仔细剔除，直至近端尿道正常的柔软组织，再游离近端尿道 0.2 ~ 0.3cm。

（5）在探条的支撑下，"十"字形切开近端尿道闭锁处，金属探条经此切口进入创面。

（6）间断外翻吻合尿道后壁 3 ~ 4 针。

（7）退出膀胱内金属探条，将尿道外口插入的硅胶导尿管通过已吻合的尿道后壁进入膀胱。

（8）在导管的浅侧面做尿道前壁间断外翻 3 ~ 4 针。

（9）清理创面，用抗生素液冲洗后，吻合口周围置橡皮片引流。逐层严密缝合创口。

（10）尿道内硅胶导尿管经膀胱造瘘口牵出，两端重叠结扎。

（11）膀胱造瘘口重新置入蕈状导尿管，并加以固定。

2. 手术难点

（1）延期尿道修复因血肿机化或初次手术干扰，局部瘢痕组织比较严重，在切除周围瘢痕组织游离近端尿道时，要有耐心和信心。当然，更重要的是小心。既要充分切除瘢痕，又不可损伤直肠。

（2）由于小儿个体较小、局部狭深、器械操作比较艰难，一般采取先缝好位置后，再逐个打结。

（3）有些尿道断裂比较靠近膀胱颈方向，会阴切口受耻骨联合下缘限制，很难解剖显露近侧断端。可用咬骨钳咬掉部分耻骨弓下缘，以利近端尿道的解剖、游离和吻合，或改用经耻骨会阴联合途径。

（4）个别病例其两断端的距离较长，虽经充分游离仍不能直接吻合者，可采用替补材料如带蒂阴囊中缝皮肤形成皮管嵌插其间，与两断端进行吻合。

（三）术后常见并发症的预防与处理

1. 阴茎勃起功能不全损伤　术前应行勃起试验，至于小儿患者，近期极难作出判断。

2. 尿失禁　多见于女孩。尿道断裂越是靠近膀胱颈，尿失禁的发生率越高。

（童强松　方二虎）

第六节　尿道外口狭窄手术

尿道外口狭窄可为先天性、后天性（因局部外伤或炎症所致）。长期尿道口狭窄可造成排尿困难、尿潴留、膀胱输尿管反流，而致上尿路扩张和感染，应予治疗。治疗可先进行一段时间的尿道口扩张，如效果不满意，或尿道口瘢痕显著者，则应行尿道口切开成形术。

手术要点、难点及对策

于阴茎头系带侧纵行切开尿道外口，以能插入与年龄相应的尿道探条为准。然后将尿道黏膜与阴茎头黏膜间断缝合数针。留置硅导管引流膀胱。约 1 周后拆除导尿管及缝线。

（童强松　方二虎）

第七节　尿道口囊肿手术

尿道口囊肿的病因不明，但在小儿比较常见。囊肿一般位于尿道口的一侧，大多为半米粒大小；偶有两侧囊肿，尿道口呈唇样突出。以囊肿去顶取代囊肿切除，方法简单，效果满意。

手术要点、难点及对策

局部消毒后，用眼科剪剪除囊肿的顶部，底部任其旷置。将切除的囊肿顶壁进行病理检查，囊壁的外层为鳞状上皮，内层为变移上皮或鳞状上皮，偶见有单层或复层立方上皮。囊肿去顶后，旷置的底壁上皮与阴茎头的鳞状上皮互相愈合，不留任何瘢痕。

（童强松　方二虎）

第八节　尿道黏膜脱垂手术

尿道黏膜脱垂的原因可能与局部解剖、腹内压及雌性激素缺陷有关。脱垂部分一般为黏膜层，个别严重者尿道全层脱垂。

一、适应证

1. 部分性脱垂经局部清洗、坐浴及涂擦雌性激素软膏等治疗无效，或虽可还纳，但又反复发作者。

2. 完全性脱垂伴有黏膜糜烂、感染者。

3. 脱垂黏膜绞窄坏死者。

二、手术要点、难点及对策

（一）脱垂黏膜环扎术

本术式适用于各种情况的尿道黏膜脱垂。

1. 尿道口适当扩张后，插入 F12 ~ F14 硅胶导尿管。

2. 用组织钳将脱垂黏膜轻轻向外牵引少许，在靠近尿道口基底部，用 4-0 丝线将脱垂黏膜环扎在导尿管上。

3. 被环扎的尿道黏膜一般在术后 4 ~ 7 天坏死、脱落。

（二）脱垂黏膜切除术

1. 用组织钳将脱垂黏膜轻轻提起，于 12 点处将脱垂黏膜（包括内外两层）剪开，其外层至尿道口基底部，内层至相应深度，用 6-0 可吸收线在 12 点处缝合尿道黏膜的内、外两层。

2. 沿尿道口基底部，对脱垂黏膜做环形边切边缝，一般缝合 6 ~ 8 针。

3. 置入硅胶导尿管并固定。

4. 术后每天用 1 ∶ 5000 苯扎溴胺清洗创口。

（童强松　方二虎）

第九节　尿道结石手术

由于结石的近端尿道都有一些扩张，所以，绝大多数都能将结石推回膀胱。在向膀胱推回结石时，先经尿道注入少量液状石蜡。对可摸及的尿道结石，将其轻轻捏住，经尿道外口插入金属探条，顶住结石，轻轻推动，使其后退，直至有探条进入尿道内口的感觉。但应注意有时探条可经结石旁侧通过尿道内口，而错误地认为结石已被推回膀胱内。因此，在临床认为结石已被推回膀胱内，手术前应摄片证实，或将探条保持在膀胱内位置下进行膀胱切开取石；亦可用一不带针头的注射器抽吸液状石蜡经尿道口直接将液状石蜡加压注入尿道，用液压的原理把结石推进膀胱。当有压力锐减的感觉时，立即插入一尿管以免结石回落进尿道。如果结石不能被推回膀胱，则就地行尿道切开取石。于阴茎腹侧结石嵌顿部位做弧形皮肤切口，然后纵行切开尿道取石。

（童强松　方二虎）

第十节　阴茎腹侧弯曲手术

根据是否缺乏尿道海绵体、Buck 筋膜和肉膜，可将不伴尿道下裂的阴茎腹侧弯曲分为三类：

Ⅰ类：从弯曲部位至阴茎头尿道缺乏海绵体，尿道仅有一层黏膜如薄纸，而其背侧却有一层增厚的纤维板，将阴茎拉向腹侧弯曲。

Ⅱ类：尿道发育比较完整，但无正常的 Buck 筋膜和肉膜，由于纤维组织的牵拉，阴茎向腹侧弯曲。

Ⅲ类：尿道海绵体及 Buck 筋膜发育正常，而肉膜未能正常发育而将阴茎牵拉弯曲。

根据不同的病理类型，采取不同的手术方法。

一、尿道切断术

（一）适应证

第Ⅰ类患儿。由于尿道本身菲薄如纸，而其背侧却有较厚的纤维层，要把菲薄的尿道从厚重的纤维板上分离出来，手术的难度很大，需横断尿道及其背侧的纤维板，伸直阴茎。

（二）手术要点、难点及对策

1. 在阴茎腹侧弯曲最显著处做一横切口，切断尿道及其背侧的纤维板。分别提起尿道的两侧断端，用弯形眼科剪仔细修剪尿道背侧纤维板，可完全伸直阴茎。

2. 向下腹部牵引阴茎，则见两断端的尿道缺损。

3. 采用膀胱黏膜、游离包皮、带蒂阴囊皮瓣或带蒂包皮内板等替补材料一期修补尿道缺损，或将断端就近与皮肤缝合，日后再行尿道成形术。

4. 阴茎腹侧皮肤缺损面，可用包皮转移修复。

5. 如行两断端造瘘口，在手术后 3～6 个月行尿道成形术。

6. 在阴茎腹侧做两个深达阴茎白膜的平行切口，两侧在瘘口外侧缝合。中间部分作为留用皮岛。在阴茎深筋膜与海绵体白膜之间潜行分离两侧皮瓣。分层缝合覆盖皮岛。

二、尿道松解术

（一）适应证

第Ⅱ、Ⅲ类阴茎腹侧弯曲的患儿。

（二）手术要点、难点及对策

1.手术要点

（1）经尿道外口插入硅胶导尿管。

（2）在尿道的一侧纵行切开阴茎皮肤，或阴茎头系带处切开，仔细锐性解剖尿道表面的阴茎皮肤。游离尿道，前端至系带部，后端至球部。如尿道周围有不正常纤维组织，需切除。经前尿道全长游离后，尿道可延长 2 ~ 3cm，一般足以矫正阴茎弯曲。

（3）若阴茎腹侧弯曲矫正不满意，可菱形切除阴茎背侧白膜 1 ~ 2 块。缝合白膜后，可增加阴茎背伸的程度。

（4）包皮皮瓣转移修复阴茎腹侧皮肤缺损面。

（5）留置硅胶导尿管固定于阴茎头，适当加压包扎。

2.手术难点

（1）切断尿道时，其切断部位应尽可能靠近球部一端。近端血供丰富，有利于吻合口愈合，避免尿瘘的形成。

（2）尿道松解术的阴茎腹侧切口，切忌在正中位，特别是第Ⅲ类病变。由于缺乏肉膜，皮肤紧贴尿道黏膜，解剖游离尿道非常困难。即使十分注意，有时也难免损伤尿道。尿道一经损伤，修补相当困难，即使勉强修补，愈合也多不满意，而致尿瘘形成；或者根本无法修补，可切除该部尿道，再做尿道成形术。

（三）术后常见并发症的预防与处理

1.尿瘘形成 不慎损伤尿道或尿道切断后尿道成形的吻合口，均有可能形成尿瘘。前者需在术中避免尿道损伤；后者尿道切断处尽量选择近侧端血运较好处，以减少尿瘘的发生。

2.皮瓣坏死 可发生在阴茎腹侧游离皮瓣，或转移的包皮皮瓣边缘。在缝合创口前，应仔细观察判断，对血供可疑的皮缘，应予修剪。

3.尿道远端坏死 经广泛游离的前尿道，其远端血供可能不足。之所以能够愈合，主要依赖周围组织中新生血管的支持。

（童强松　方二虎）

第十一节　阴茎阴囊转位术

正常男性尿道嵴于胚胎 9 ~ 10 周形成管状尿道，位于生殖结带前方两翼的阴囊突向尾侧迁移，并在中线融合形成阴囊。若阴囊突向尾侧迁移时受到干扰，可出现阴囊位于阴茎上方，即阴茎阴囊转位，可分为完全性、不完全性两型。若融合不全，可导致阴囊分裂。阴茎阴囊转位可单独发生，也可并发于先天性尿道下裂。

按手术途径不同，矫正阴茎阴囊转位的手术方法分为两类：一种是游离阴茎，经皮下隧道将其置于阴囊的前方；另一种是游离阴囊，使之位于阴茎之后。原则上选择后者，特别是伴发于近端型尿道下裂者，其阴茎发育的程度较差，加之阴茎脚比较固定，阴茎显露较差，向上游离阴茎比较困难，即使勉强完成，阴茎显露也不满意。

手术要点、难点及对策

1. 手术要点

（1）沿两侧阴囊翼上缘、阴茎阴囊交界处做两个弧形切口，两切口于阴茎腹侧会合，每侧阴囊缘的切口至少包括阴囊的一半，切口深达肉膜层。

（2）对于合并重度尿道下裂的病儿，在使用 Duckett+Duplay 尿道成形术后，再使用上述方法。但为保护包皮瓣血运，多主张术后 6 个月修复阴茎阴囊转位。

（3）游离两侧阴囊皮瓣时，应尽量保证阴囊与阴茎之间皮下组织的连续性。

2. 手术难点

（1）"M"形切口两侧向阴茎根部背侧靠拢时，阴茎背侧皮肤的间距不得少于 1.5cm，尽量避免影响阴茎背侧包皮的血供。

（2）游离两侧阴囊皮瓣时，应尽量保证阴囊与阴茎之间皮下组织的连续性。

（童强松　方二虎）

第十二节　包茎手术

488

一、适应证

1. 包皮口有纤维性狭窄环。

2. 包皮阴茎头炎反复发作者。

3. 对于阴茎头包皮炎患儿，在急性期应用抗生素控制炎症，局部每日用温水或 4% 硼酸水浸泡数次。待炎症消退后，先试行手法分离包皮，局部清洁治疗，无效时考虑包皮环切术。

二、禁忌证

1. 先天性尿道下裂。

2. 隐匿性阴茎。

三、手术要点、难点及对策

（一）分层环切法

1. 在自然状态下，在冠状沟远端约 0.5cm 处，沿冠状沟方向做一斜行椭圆形切口，切开包皮外板,若伤及浅静脉者,予以细丝线结扎。

2.包皮口背侧正中剪开远端包皮,分离松解阴茎头与包皮内板间粘连,清除包皮垢。

3.将包皮向上翻转,显露阴茎头及冠状沟。距冠状沟约0.5cm处,做内板斜行椭圆形切口。

4.用6-0号可吸收先缝合腹侧及背侧(即6点钟和12点钟)的内外板,作为牵引,其余两侧切口的内外板分别作3～4针间断缝合。

(二)钳夹全层环切法

1.分离松解阴茎头与包皮内板间粘连,清除尿垢,翻出阴茎头进行清洗,还纳阴茎头。

2.于包皮内板和外板的转折处,以镊子提起,先用一把直血管钳的下叶插向冠状沟,受阻后退回0.5cm,略向一侧移动,并夹住包皮全层。

3.同法用一把直血管钳毗邻夹住另一侧包皮全层。

4.在系带处稍远方用两把直血管钳,分别夹住腹侧包皮全层。

5.同法分别在两侧的3点和9点处,各上一把直血管钳夹住包皮全层。

6.沿每组的两把血管钳之间切开包皮,共将包皮分为四瓣。

7.用弯蚊式钳沿冠状沟外0.5cm处、在两把直血管钳之间,横行夹住四瓣包皮,切除多余皮瓣。

8.在每把蚊式钳下穿过3针缝线,去钳后分别结扎缝线。

四、术后常见并发症的预防与处理

1.出血　最常见的并发症,局部压迫即可达到止血目的。预防措施关键在于术中仔细止血。

2.切割太多或太少　要充分松解包皮内板与阴茎头之间的粘连,在明视冠状沟的局面下,留出适当距离,再行包皮切除。对于切除过多包皮的既成事实,其皮肤缺损范围不超过阴茎皮肤1/2者,保守治疗可获得满意的美容和功能效果。包皮切除过少的原因可能是由于远端包皮有瘢痕缩窄,显露不全所致,形成真性包茎。对包皮切除太少者,如切口瘢痕不挛缩,包皮可以翻转至冠状沟以上而无阻力者,不必再行矫治,待青春发育期,阴茎头可能自行显露,而包皮退缩至冠状沟以上。如切口瘢痕挛缩、包皮不能翻动者,则需再次行包皮环切加以修正。

3.感染　包皮环切属于Ⅱ类手术,需严格术中无菌技术。

4.阴茎头损伤　若没有充分松解阴茎头与包皮内板之间的粘连,而将剪刀误插入尿道口而致损伤。如有发生,应及时用可吸收缝线进行修复。

5.尿道口狭窄　是由于包皮环切术后发生溃疡的后果,发生率为8%～12%。特别是小婴儿包皮切除术后,溃疡发生高达20%,多在术后2～3周发生,包皮对小婴儿的阴茎头和尿道口有保护作用。

6.阴茎头扭转　发生的主要原因是在缝合内板和外板时,没有注意阴茎头的方向,如缝合完毕后,发现阴茎有扭转,则应拆除缝线,重新缝合。但应注意,包茎伴有先天性阴茎扭转者并不少见。在术中显露阴茎头时应注意系带和尿道口纵裂方向。如有扭转,应同时予以矫正。

7. 阴茎断失　为极少见却极为严重的并发症。部分手术医师为减少出血,术中用橡皮筋环扎阴茎根部,或用电凝,特别是单极电凝止血,导致阴茎断失而无法弥补,最终不得不做变性而行女性外阴成形术。

(童强松　方二虎)

第十三节　隐匿性阴茎手术

此病需与肥胖性隐匿性阴茎、阴茎短小症鉴别,前者患儿体重超过正常标准,会阴部脂肪大量堆积,不宜手术治疗;后者为阴茎发育不良,其长度低于小儿正常长度的两个标准差以下,或长度在 2.5 cm 以下者。

一、阴茎体皮肤固定术

(一)适应证

多数隐匿性阴茎患儿手术年龄宜在 1 岁左右,最迟应在学龄前治疗。

(二)手术要点、难点及对策

1. 在阴茎头部缝一根丝线,牵引阴茎头,包皮背侧切开,分离包皮,若有粘连应仔细分离,完全显露阴茎头冠状沟,包皮切开横行缝合,以解除包皮狭窄。将阴茎拉出,在阴茎根部两侧各做 1/4 周径横切口。

2. 沿阴茎两侧切开、潜行分离至阴茎白膜,用 3-0 不吸收线将阴茎白膜与阴茎真皮固定,以保证阴茎向外伸出的正常形态,每侧缝合 2 ~ 3 针即可,然后缝合阴茎根部切口,放置导尿管,适当加压包扎。

(三)术后并发症的预防与处理

少数患儿术后可能出现血肿,阴茎外伸不满意或包皮过长,术中可行阴茎皮肤与白膜的固定,适当切除包皮。

二、阴茎皮肤分离、固定成形术

(一)适应证

适用于阴茎皮肤明显不足的患儿。阴茎皮肤分离完全,固定牢靠,整形后可增加阴茎皮肤长度。

（二）手术要点、难点及对策

1. 在阴茎头部缝一根丝线，牵引阴茎头。

2. 纵行切开阴茎背侧或腹侧皮肤，保留适当包皮内板长度。

3. 将阴茎皮肤由阴茎体完全剥脱直至阴茎根部，用 5-0 不吸收线在阴茎根部将真皮层与白膜固定一周，需 6 ~ 8 针。

4. 展开阴茎皮肤做 "Z" 形缝合。注意保留足够长度的皮片，过多的包皮可以适当修剪。

5. 留置导尿管，用尼龙纱巾包绕阴茎一周缝合固定，网眼纱布适当加压包紧，以防术后皮下出血、水肿。

（三）术后并发症的预防与处理

术后应适当包扎，防止水肿发生，约 10 天后拆除。过多皮肤应适当切除，以防术后皮肤赘垂。如耻骨前局部过度肥胖，可能会引起复发。

（童强松　方二虎）

第十四节　蹼状阴茎手术

蹼状阴茎（阴茎阴囊融合）是指阴茎腹侧皮肤与阴囊中缝皮肤之间呈蹼状融合，失去正常的阴茎阴囊角形态。蹼状阴茎属于先天性异常。后天因包皮环切不当或其他原因切除腹侧皮肤过多而致阴茎腹侧与阴囊皮肤融合者，则属于瘢痕粘连。蹼状阴茎病变程度可能不一，典型者是从阴茎包皮系带部开始至阴囊底部之间皮肤相连形成一个三角形皮蹼，宛如蝙蝠衫的袖子，蹼状阴茎一般并无特别症状，但少数成年后可能有性生活障碍，应该予以矫治。

手术要点、难点及对策

1. 手术要点

（1）沿阴茎腹侧下缘做左、右两侧切口，从包皮系带直至阴茎根部。

（2）将阴茎向腹壁提起，显露阴茎阴囊角，可见一菱形皮肤缺损区。

（3）可在皮缘周围皮下组织行稍微分离。

（4）在阴茎阴囊角部，将两侧皮瓣各剪一 1 ~ 1.5cm 缺口。

（5）阴茎阴囊角皮肤做 "Z" 形缝合，缝合关闭切口。

2. 手术难点

（1）做切口时，对阴茎腹侧要留有充足皮瓣，使阴茎包囊无任何张力。

（2）在阴茎阴囊角部分皮肤要做 "Z" 形缝合。直线缝合、瘢痕收缩可能会影响阴茎勃起。

（童强松　方二虎）

第十五节　两性畸形手术

女性假两性畸形是指性腺为卵巢，而染色体核型为 46，XX，表现为某种程度的男性化如阴蒂增大、阴道口位置异常，阴道开口于尿道后壁不同水平，与尿道共同开口于外阴，即尿生殖窦融合畸形，外观颇似男性的尿道下裂。根据男性化程度的不同，可分为四种类型：① 仅阴蒂增大，无其他异常，尿道口与阴道口位置正常。② 除阴蒂增大外，尿道口与阴道口共同开口于外阴。③ 除阴蒂增大外，阴蒂开口在尿道后壁，以一个开口位于阴蒂下方。④ 完全男性化，除阴蒂增大外，阴蒂开口于尿道后壁，尿道开口于阴蒂头部。

一、阴蒂缩短整形术

（一）适应证

①型，即单纯阴蒂增大者。

（二）手术要点、难点及对策

1.将阴蒂头缝一丝线，作为牵引。

2.于蒂背侧做一字形切口。远端在冠状沟附近，近端在阴蒂根部。

3.术中仔细辨识、分离白膜浅层的阴蒂背神经及血管束，并牵向一侧。

4.于筋膜与白膜之间游离阴蒂海绵体，从背侧逐渐转向腹侧。

5.在靠近冠状沟处，切断结扎阴蒂海绵体，并向近端继续游离至阴蒂根部，分别切断结扎两侧蒂脚。

6.留带有阴蒂神经血管束的阴蒂，缝合固定在耻骨骨膜上。

二、阴蒂阴道成形术

（一）适应证

②、③型，即尿生殖窦融合畸形的女性假两性畸形。

（二）手术要点、难点及对策

1.阴部做一倒"U"形切口，基底部稍微宽一些。切开皮肤及皮下组织后，将皮瓣向下翻转于中线仔细分离尿道海绵体肌，确切止血，避免手术视野血迹模糊，影响操作全长纵行剖开尿生殖窦腹侧，即可看到尿道口与阴道口。

2.若阴道口有狭窄，可适当切开扩大。将会阴"U"形皮瓣的前端与阴道口后壁用 5-0 Dexon 线间断缝合数针。

3.尿道板边缘绕过阴蒂头，转向对侧相应的部位做倒"U"形切口。

4.若阴蒂头过大，可将其背侧做适当的切除，整形缩小。

5.用 5-0 Dexon 线将已游离的带有神经血管束的阴蒂头和尿道板缝合固定至耻骨骨膜上。

三、真两性畸形手术

真两性畸形是指同一个体内具有卵巢和睾丸两种性腺组织，但是卵巢必须含有卵泡和基质；睾丸必须含有精曲小管。染色体核型多为 46，XX，少数为 46，XY 或其他嵌合体。按 Hinman 法分为三型：① 双侧型，双侧均为卵睾。② 单侧型，一侧为卵巢，另一侧为卵巢或睾丸。③ 分侧型，一侧为卵巢，另一侧为睾丸。临床上以单侧型最为常见。真两性畸形的外阴形态介于不同程度的男女之间，但多数接近男性，常被误诊为阴囊型或会阴型尿道下裂，伴一侧或双侧隐睾。

手术要点、难点及对策

1.切口行腹股沟斜切口。切开皮肤、皮下组织后，寻找性腺。

2.找到性腺后，先从大体解剖观察。如性腺为卵巢，绝大多数为上、下两极组成，但其间并无明显界限。睾丸部分呈淡粉红色，比较柔软，质地比较均匀，卵巢部分比较苍白，比较坚硬，表面可有卵泡，因此质地不均匀。

3.如保留睾丸部分，应充分游离精索血管，行阴囊内睾丸固定。

4.如保留卵巢部分，应将卵巢还纳腹腔，缝合关闭腹膜。

5.如腹股沟探查未能找到性腺，或经病理证实为单一性腺，应立即进行对侧性腺探查，特别是对侧性腺下降不全者。

（童强松　方二虎）

第十六节　隐睾手术

一、适应证

1.先天性隐睾，手术适宜年龄 1 岁之后，1.5 岁之前。

2.伴有斜疝或鞘膜积液的先天性隐睾。

3. 隐睾经激素治疗 1 ~ 2 个月无效者。

4. 腹腔内的高位隐睾。

5. 医源性或外伤性隐睾。

二、禁忌证

1. 智力发育不全者。

2. 可能有射精障碍者。

3. 下丘脑－垂体－睾丸轴内分泌异常与缺陷，致使睾丸发育障碍。纠正激素分泌异常，可能使睾丸正常下降。

4. 青春期后单侧隐睾，绝大多数睾丸已损害无生精功能，无睾丸固定术必要者。

5. 单侧隐睾生精或输精管功能缺陷，特别是单侧腹内隐睾，常伴有附睾异常。

三、手术要点、难点及对策

（一）手术要点

1. 脐部放置 5mm Trocar，沿锁骨中线肋缘下 2cm 放置 5mm 操作孔，髂嵴上缘 1cm 放置 10mm 操作孔。二氧化碳压力 8 ~ 10mmHg。

2. 开精索（图 33-1）及输精管（图 33-2）表面的腹膜并适当游离，切开内环口处腹膜继续向远端游离，必要时在腹壁下动静脉内侧解剖腹股沟后壁，将睾丸拉入腹腔（图 33-3）。

3. 清楚显露精索血管和输精管以及睾丸引带后离断引带，然后向近端充分游离精索血管和输精管使其松弛，使睾丸达到对侧内环。

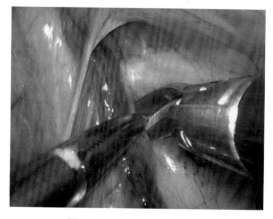

图 33-1　腹腔镜下游离精索

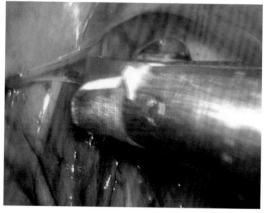

图 33-2　腹腔镜下游离输精管

4.腹腔镜直视下将弯钳自内环口经腹股沟管导入阴囊（图 33-4），引导血管钳自阴囊切口进腹腔；腹腔镜确定精索无扭转，无张力，将睾丸经腹股沟隧道拖出体外，与阴囊肉膜层固定 3 针。

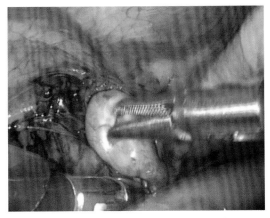

图 33-3　腹腔镜下将睾丸牵引至腹腔

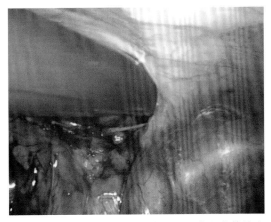

图 33-4　腹腔镜下将弯钳自内环口经腹股沟管导入
阴囊

（二）手术难点

1.在游离精索时，需轻柔操作，尽量避免精索血供损伤。

2.精索血管与输精管之间的结缔组织尽量避免离断，尽量保留输精管周围血供。

3.术中充分游离精索，以确保睾丸无张力地降至阴囊内固定。

495

（童强松　方二虎）

第十七节　鞘膜积液手术

一、适应证

2 岁以上患儿，若存在鞘膜积液，需手术治疗。

二、禁忌证

1.新生儿鞘膜积液，不必急于手术。

2.阴囊及腹股沟部有皮疹或炎性者。

3.近期有呼吸道病变者。

4.近期有传染病如麻疹、流行性腮腺炎接触者。

三、手术要点、难点及对策

（一）手术要点

1.行下腹部皮纹切口，于外环处剪开腹外斜肌腱膜，显露精索。

2.于精索的前方，辨认未闭的鞘突管。

3.若鞘突管较细，与精索血管附着面较窄者，将鞘突管提起，稍加分离即可。将鞘突管分离至其颈部，避开输精管，予以切断、结扎。如鞘突管较粗者，可先切开其前壁，然后再在精索血管表面仔细分离鞘突管后壁，高位结扎鞘突管。

4.鞘突管远端不需任何处理。

5.间断缝合腹外斜肌腱膜，关闭切口。

（二）手术难点

1.注意切口上、下端皮下组织中的血管，应予以分离结扎。

2.体胖的患儿，切口宜做得长一些，以利于解剖显露。

3.有些鞘突管非常细小，应仔细寻找辨认。

（童强松　方二虎）

第十八节　睾丸扭转手术

一、适应证

阴囊或腹股沟急性疼痛伴阴囊肿胀，扪有疼痛性肿块，考虑睾丸扭转的患儿。

二、手术要点、难点及对策

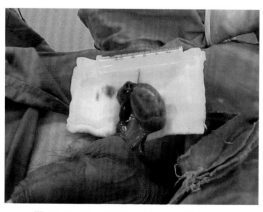

图 33-5　睾丸扭转复位后观察睾丸血供

（一）手术要点

1.术中用手固定患侧阴囊内肿块，并使表面的阴囊皮肤紧绷。

2.于患侧阴囊中部做横切口，逐层仔细切开，确切止血。

3.仔细检查睾丸扭转的部位、方向和程度，并尽快按相反方向予以复位，观察睾丸血供情况（图 33-5）。

4.若睾丸血供恢复，应行睾丸固定术。

5. 若切开鞘膜时，睾丸已发黑坏死或复位后血供未恢复，应切除缺血或已经坏死的睾丸。

6. 逐层缝合阴囊切口。

（二）手术难点

1. 做阴囊切口时，务必将阴囊内肿块顶向阴囊皮肤。

2. 只在切口同一断面上逐层解剖，如肿块滑脱，则不利于原切口止血。

3. 尽量避免在切口两侧进行潜行性分离，防止术中发生阴囊血肿。

4. 睾丸对缺血的耐受性极差。有实验表明，睾丸缺血 2 小时，不影响生精和内分泌功能；缺血 6 小时，生精功能消失，部分内分泌功能损害；缺血 10 小时，生精功能和内分泌功能完全破坏。

（童强松　方二虎）

第十九节　睾丸附件扭转手术

一、适应证

与睾丸扭转相比，睾丸附件扭转更为多见。对阴囊急性疼痛的肿块，都应进行探查。

二、手术要点、难点及对策

（一）手术要点

1. 术者用左手固定阴囊内肿块（实际上为睾丸），并使阴囊皮肤尽量紧绷。

2. 在阴囊肿块中部偏上方皮肤做一横切口，逐层深入，仔细止血。

3. 将睾丸挤出鞘膜腔，术中可见位于睾丸上极的扭转或已坏死的睾丸附件。

4. 用 0 号丝线结扎其蒂部，行扭转或坏死睾丸附件的切除。

5. 将睾丸还纳至鞘膜腔内，缝合鞘膜，逐层缝合肉膜及皮肤。

（二）手术难点

1. 做阴囊切口时，务必将阴囊内肿块顶向阴囊皮肤。

2. 只在切口同一断面上逐层解剖，如肿块滑脱，则不可能找到原切口的断面，不利于止血。

3. 有些病例的睾丸附件极小，仅约小米粒大小，且隐蔽在肿胀的附睾与睾丸结合部的沟槽内，不容易被发现。

（童强松　方二虎）

第二十节　精索静脉曲张手术

一、适应证

1. Ⅱ、Ⅲ度精索静脉曲张患儿。
2. 伴有精索静脉曲张相关症状（如疼痛）的患儿。
3. 患侧睾丸发育障碍，睾丸体积较对侧减少超过 20% 者。
4. 精子密度或活动度持续低于正常范围者。

二、手术要点、难点及对策

（一）手术要点

精索内静脉高位结扎术是治疗精索静脉曲张的经典术式，其理论基础是精索静脉曲张存在血液反流，利用高位结扎可有效地阻止这种反流。

1. 经腹股沟精索内静脉高位结扎术

（1）切开腹外斜肌腱膜、提睾肌，打开腹股沟管，仔细游离精索静脉丛，分离每一支精索静脉，通常是 3 ~ 4 支。

（2）提起曲张的精索静脉，分别予以双重结扎，中间一段予以切除，注意保护输精管、睾丸动脉及淋巴管。

（3）确定无静脉漏扎后，还纳精索，缝合提睾肌筋膜、腹外斜肌腱膜，重建外环口（仅可容小指），缝合皮肤。

2. 腹腔镜精索内静脉高位结扎术

（1）腹腔镜探查：近左侧内环处，透过后腹膜可清晰地看到走向头侧的曲张精索血管和入盆腔的输精管，两者呈倒"V"形在内环处汇合（图 33-6）。辨别困难时，可牵拉同侧睾丸，精索血管随之运动。沿内环口至同侧肾门全程探查精索血管后，排除继发性病因。

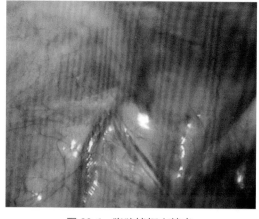

图 33-6　腹腔镜探查精索

（2）游离精索静脉：于腹股沟管内环口头侧 2 ~ 3cm 处，用无创抓钳提起并剪开后腹膜，剪开扩张静脉外侧后腹膜 2.5cm（图 33-7），钝性分离精索血管，暴露精索内静脉（图 33-8）。分离出扩张的精索内静脉长 1 ~ 1.5cm。

498

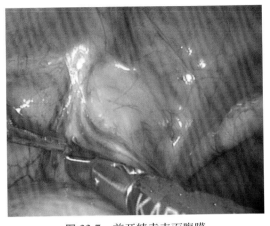

图 33-7 剪开精索表面腹膜

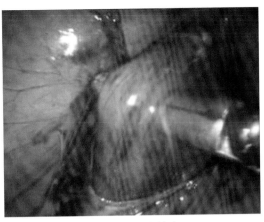

图 33-8 游离精索

（3）精索静脉结扎：在精索内静脉远、近端分别用 1 号线结扎（图 33-9）或用 Hem-o-lock 夹闭，中间剪断（图 33-10）。分离时要密切注意与精索内静脉伴行的精索动脉，可见其搏动，在分离时应小心保护，以免损伤，同时保留淋巴管组织（图 33-11）。若有渗血可压迫止血，腹膜切口边缘的小出血可电凝止血，注意勿灼伤周围组织。

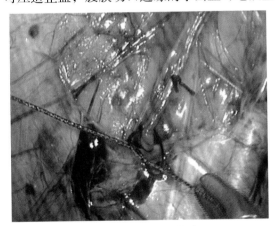

图 33-9 结扎精索静脉

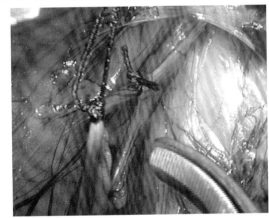

图 33-10 切断精索静脉

（4）去除气腹、关闭切口：拔出 Trocar 前检查阴囊、腹壁有无积气。若发现有积气，挤压后将气体驱出，拔出 Trocar。脐部切口缝合筋膜及皮肤，下腹部切口只需缝合筋膜，皮肤用生物胶粘合。

（二）手术难点

1. 避免出血和完善的止血　避免出血和完善的止血非常重要，以保证清晰的视野。置入下腹部操作 Trocar 时，应在腹腔镜监视下进行，避开腹壁血管做切口，防止损伤血管引

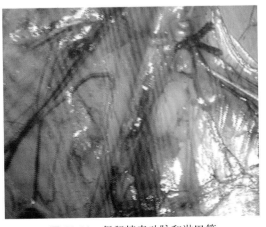

图 33-11 保留精索动脉和淋巴管

起出血。在分离精索静脉过程中要耐心仔细，助手要随时调整腹腔镜探头与手术野的距离，使监视器屏幕上获得最佳的图像。提拉静脉时力量应适当，动作粗鲁有可能撕裂静脉和细小侧支造成出血、影响术野的清晰度、增加操作的复杂性。大多数出血局部压迫即可止血，切忌盲目电凝止血，避免造成精索动脉和周围组织的损伤。

2. 避免损伤精索动脉 分离精索内静脉时，应保护精索动脉，避免损伤。精索动脉与精索内静脉伴行，紧贴于静脉下方，在同一血管鞘内，色泽较浅，有弹性和反光，并可看到动脉搏动，只要细心观察多不难辨认。在操作时应避免过度牵拉，使动脉发生痉挛而影响动脉的搏动，给识别动脉增加难度。对于已进行或将要进行同侧疝修补术的患儿，由于可能影响输精管及睾提肌的血供，造成睾丸供血不足，进而引起睾丸萎缩，应避免损伤精索动脉。

3. 保留淋巴管 腹腔镜下能辨认细小的淋巴管，表现为与精索静脉伴行的淡黄色、纤细的条索状结构，通过阴囊与鞘膜内注射蓝染药物 [如 2.5% 专利蓝 V（patent blue V）、1% isosulphan 蓝（IB）]，能使精索周围淋巴管染色，在术中应加以保留，减少术后阴囊水肿的发生。

三、术后常见并发症的预防与处理

一般无任何并发症，术后卧床 3 天，阴囊高位托起，每天多次轻揉患侧阴囊，以促进血液回流防止静脉血栓形成。

（童强松　方二虎）

第二十一节　睾丸肿瘤手术

一、适应证

卵黄囊瘤是小儿睾丸肿瘤最常见的组织类型，约占所有睾丸肿瘤的 70%。对疑有卵黄囊瘤者，应手术治疗。

二、手术要点、难点与对策

（一）手术要点

（1）于腹股沟部皮纹做 4 ～ 5cm 斜切口。

（2）游离精索至内环口以上，予以切断、结扎。

（3）将睾丸内肿瘤顶向切口处，逐层分离，予以切除（图 33-12）。

（二）手术难点

1. 切除睾丸肿瘤必须强调经腹股沟切口，高位切断，结扎精索。

2. 不可经阴囊切口切除睾丸肿瘤，如术前误诊为鞘膜积液而经阴囊切口，术中发现睾丸肿瘤，在切除了睾丸肿瘤之后，应立即补充腹股沟切口，高位结扎，切除精索残株。

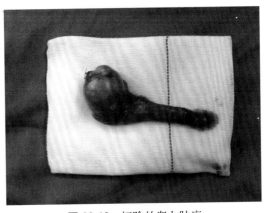

图 33-12　切除的睾丸肿瘤

三、术后监测与处理

1. 定期随访复查 AFP，行腹部超声和 CT 检查，并与术前资料对照。随访时间应两年以上。

2. AFP 正常值应低于 20 ng/ml，其半衰期为 4 ~ 5 天。如果术后两周 AFP 仍下降不明显或有升高者，考虑转移或复发可能。需排除胰腺、胆道、胃或其他消化道新生物。

3. 睾丸卵黄囊瘤切除后，AFP 仍持续不降或继续升高者，可考虑化疗或进一步手术清除。

（童强松　方二虎）

参 考 文 献

何大维，李旭良，魏光辉，等 . 2003. 小儿尿道黏膜脱垂（附 31 例分析）. 临床小儿外科杂志，2（1）：24-26.

黄澄如 . 2006. 实用小儿泌尿外科学 . 北京：人民卫生出版社，281-283，309-347，351-352，356-364，389-403，406-410，418-423，556-563，579-591，665-671.

王果，李振东 . 2000. 小儿外科手术学 . 北京：人民卫生出版社，841-860，863-911，918-922.

Prasad P. Godbole. 2013. 小儿泌尿外科腔镜手术学 . 童强松，汤绍涛主译 . 武汉：华中科技大学出版社，37-46.

Chalmers DJ，Siparsky GL，Wiedel CA. 2015. Distal hypospadias repair in infants without a postoperative stent. Pediatr Surg Int，31（3）：287-290.

Frimberger D. 2011. Diagnosis and management of epispadias. Semin Pediatr Surg，20（2）：85-90.

Hafez AT. 2012. Epispadias repair：functional outcome of complete disassembly. Curr Opin Urol，22（6）：457-461.

Hagedorn JC，Voelzke BB. 2015. Pelvic-fracture urethral injury in children. Arab J Urol，13（1）：37-42.

Idiodi-Thomas HO，Ademuyiwa AO，Elebute OA，et al. 2016. Factors influencing waiting time in hypospadias repair surgery. Niger Postgrad Med J，23（1）：21-24.

Keihani S，Kajbafzadeh AM. 2015. Concomitant anterior and posterior urethral valves：a comprehensive review of literature. Urology，86（1）：151-157.

Kibar Y，Coban H，Irkilata HC，et al. 2007. Anterior urethral valves：an uncommon cause of obstructive uropathy in children. J Pediatr Urol，3（5）：350-353.

McNamara ER，Schaeffer AJ，Logvinenko T，et al. 2015. Management of proximal hypospadias with 2-stage repair：20-year experience. J Urol，194（4）：1080-1085.

Mei H，Pu J，Qi T，et al. 2012. Transumbilical multiport laparoscopic orchiopexy in children：comparison with standard laparoscopic orchiopexy. Urology，80（6）：1345-1349.

501

Nasir AA，Ameh EA，Abdur-Rahman LO，et al. 2011. Posterior urethral valve. World J Pediatr，7（3）：205-216.

Tong Q，Zheng L，Tang S，et al. 2009. Laparoscopy-assisted orchiopexy for recurrent undescended testes in children. J Pediatr Surg，44（4）：806-810.

Tong Q，Zheng L，Tang S，et al. 2009. Lymphatic sparing laparoscopic Palomo varicocelectomy for varicoceles in children：intermediate results. J Pediatr Surg，44（8）：1509-1513.

第三十四章　骨软组织肿瘤手术

1980 年，Ennecking 正式提出骨及软组织恶性肿瘤的外科分期系统，后为美国骨及肿瘤学会所接受。其意义在于：①可较准确评估患者目前的病情，危险程度及预后情况。②明确肿瘤所处发展阶段，按局部浸润和远处转移的危险性分出层次级别，为外科处理提供重要依据。③将肿瘤分期与手术指征及辅助治疗紧密联系起来。④提供一种按分期比较不同的手术治疗或非手术治疗效果的方法，便于国内外信息交流与合作。

用外科分期指导骨肿瘤的治疗，已被公认为是一个合理而有效的措施。治疗方案的制订目前已常规按外科分期进行。外科分期是将外科分级（grade，G）、外科区域（territory，T）和区域性或远处转移（metastasis，M）结合起来，制订手术方案。

一、外科分级

外科分级（grade，G）反映肿瘤的生物学行为及侵袭程度。它不同于单纯的组织学分级，而是将组织学形态、放射线表现和临床病程等因素进行综合分析的分级方法。G 分良性(G_0)、低度恶性（G_1）、高度恶性（G_2）。

（G_0）良性：组织学为良性细胞学表现，分化良好，细胞 / 基质之比为低度到中度；X 线表现为肿瘤边界清楚或穿破囊壁轻度向软组织侵蚀；临床显示包囊完整，无卫星病灶，无跳跃转移，极少远隔转移。

（G_1）低度恶性：组织学表现为细胞分化中等；X 线表现为肿瘤穿破瘤囊，骨密质破坏；临床表现为生长较慢，活动性区域可向囊外生长，无跳跃转移，偶有远隔转移。

（G_2）高度恶性：组织学显示核分裂多见，分化极差，细胞 / 基质之比高；X 线表现为边缘模糊，肿瘤扩散，波及软组织；临床表现生长快，症状明显，有跳跃转移现象，常发生局部及远隔转移（表 34-1）。

表 34-1　恶性骨肿瘤外科分级

低度（G_1）	高度（G_2）
骨旁骨肉瘤	典型骨肉瘤
骨内骨肉瘤	放射后肉瘤
继发性软骨肉瘤	原发性软骨肉瘤
纤维肉瘤，Kaposi 肉瘤	纤维肉瘤
异型性恶性纤维组织细胞瘤	恶性纤维组织细胞瘤

低度（G_1）	高度（G_2）
骨巨细胞瘤	骨巨细胞肉瘤
血管内皮细胞瘤	血管肉瘤
血管外皮细胞瘤	血管外皮肉瘤
黏液样脂肪肉瘤	多形性脂肪肉瘤、神经纤维肉瘤或鞘膜肉瘤
透明细胞肉瘤	横纹肌肉瘤
上皮样肉瘤	滑膜肉瘤
脊索瘤畸形性骨炎	继发性骨肉瘤
牙釉质瘤	未分化的原发性肉瘤
腺泡样软组织肉瘤	腺泡样软组织肉瘤
其他和未分化的肉瘤	其他和未分化的肉瘤

二、外科区域

外科区域（territory，T）指肿瘤侵犯的解剖部位。肿瘤病变的周围是一层反应区，再向外周便是体内的各种解剖屏障，间室内的定位是骨内、关节内、皮下、骨旁和筋膜内，骨旁"间隙"的界限一边是骨膜，另一边是包纳肌肉的筋膜，不侵犯骨质或肌肉的骨旁病变属于间室内。起源于间室外组织或从间室内病变扩展到间室外的属于间室外病变（表34-2）。间室外的筋膜空隙均是疏松结缔组织，不能限制肿瘤的扩展。恶性肿瘤位于间室内还是间室外，是影响肿瘤预后的重要因素之一。

T分为：T_0肿瘤局限于囊内，T_1肿瘤位于囊外间室内，T_2位于间室外。

表34-2　恶性骨肿瘤外科区域

间室内（T_1）	间室外（T_2）
骨内	向软组织侵犯
关节内	向软组织侵犯
深浅筋膜之间	向深筋膜侵犯
骨旁	髓内或筋膜外
筋膜内间室	筋膜外间室
手指足趾线	足中部及后部
小腿后侧	肌群腘窝
小腿前外侧	腹股沟 - 股三角
大腿前外侧	骨盆内
大腿内侧	手中部
大腿外侧	肘窝
臀部	腋窝
前臂掌侧	锁骨周围

续表

间室内（T_1）	间室外（T_2）
前臂	背侧脊柱旁
臂前侧	头颈部
臂	后侧
肩胛骨	周围

三、转移

转移（metastasis，M）指区域性（如淋巴结）或远处（肺、肝等）转移。转移分为 M_0（无转移）、M_1（有转移）。

四、外科分期

恶性肿瘤分三期，用罗马数字 I ～ Ⅲ 表示，I 期为低度恶性无转移，Ⅱ 期为高度恶性无转移，Ⅲ 期为有转移的良性或恶性肿瘤。I 、Ⅱ 、Ⅲ 期再根据解剖间室分为间室内 A 和间室外 B（表 34-3）。

表 34-3　恶性骨肿瘤的治疗依据

分期	分级	部位	转移	治疗要求
I_A	G_1	T_1	M_0	广泛性切除
I_B	G_1	T_2	M_0	广泛切除或截肢
$Ⅱ_A$	G_2	T_1	M_0	根治性切除加有效辅助治疗
$Ⅱ_B$	G_2	T_2	M_0	根治性截肢加有效辅助治疗
$Ⅲ_A$	$G_{1～2}$	T_1	M_1	肺转移灶切除，根治性切除或姑息手术加其他治疗
$Ⅲ_B$	$G_{1～2}$	T_2	M_1	肺转移灶切除，根治性截肢或姑息手术加其他治疗

505

第一节　骨肉瘤手术

骨肉瘤（osteosarcoma）是最常见的原发性骨恶性肿瘤，是高度恶性的间叶组织肿瘤，好发于 10 ～ 20 岁的青少年。骨肉瘤在局部呈侵袭性生长并且易发生转移。历史上，截肢是治疗骨肉瘤的标准方法，但用这种方法治疗只有 10% ～ 20% 的患者能够长期存活，大部分患者在 2 年内死于肺转移。85% ～ 90% 的患者就诊时已存在临床上不能发现的微转移灶，肺是最常见的转移部位，约占 90%。骨肉瘤发病率为（2 ～ 3）/10 万，男女发病率之比为 1.5 ：1，发病机制不明。根据病因骨肉瘤分为原发与继发，原发骨肉瘤是指没有先前的病损直接发生者，继发骨肉瘤是有先前的病损或放射治疗后出现者，可继发的病变有骨母细胞瘤、骨纤维结构不良、多发性内生和外生软骨瘤病、Paget 病、先天性成骨不全、慢性骨

髓炎等。骨肉瘤多发生于长管状骨的干骺端，其中最常见于膝关节周围的股骨远端和胫骨近端（50%），其次为肱骨近端（25%）

一般存在疼痛、软组织包块和运动障碍三大症状。疼痛较早出现，多于外伤之后出现，持续加重，晚期可有严重休息痛和夜间痛。患者就诊时往往有明显 X 线改变。放射性核素骨扫描 ECT 可以明确骨肉瘤部位及骨外转移部位。CT 扫描可显示肿瘤骨、软组织肿块。MRI 可显示软组织侵蚀情况和细胞分布区域、坏死范围、水肿反应的边界。骨肉瘤诊断需在镜下见到恶性瘤细胞和肉瘤细胞直接形成的肿瘤性骨样组织。恶性肿瘤多推荐在手术切除前行骨穿刺活检术，确定肿瘤性质和恶性程度。

在过去 30 年间，骨肉瘤从被证明是致命的疾病，渐转变为一种有潜在治愈可能的病变。系统性治疗方面的进步，提高了骨肉瘤患者的长期生存率。骨肉瘤患者生存期的延长，对生活质量和功能要求也变得越来越高。现在临床医师在决定治疗方式时，必须考虑到对患者的长期生活带来的后果。随着对骨肉瘤的病因学和发病机制的进一步了解，可能会出现新的、具有创新性的治疗手段。

骨肉瘤患者在就诊时大多已存在亚临床转移灶（约 30%），因此，治疗时应将骨肉瘤看成一种具有微小转移灶的全身性疾病。目前治疗主要是以手术治疗为主的综合治疗，包括放疗、化疗。

手术要点、难点及对策

手术治疗包括根治性截肢术和保肢手术。对诊断已确定而肺部尚无转移征象的病例，最好采用高位截肢或关节离断术，至少应越过一个关节进行截肢或离断。保肢手术必须在有效的化疗控制下才能实施。

新辅助化疗极大地提高了患者的生存率，其强调在术前进行 8 ~ 10 周的化疗，并根据术后肿瘤坏死率调整化疗方案。手术治疗结合新辅助化疗可以提高患者五年生存率，术前化疗可以消除微小的亚临床转移灶，缩小肿瘤周围的反应区，便于局部完整切除。术后对化疗患者切除的标本进行病理检查，可以判定肿瘤对化疗的敏感性。

不同类型骨肉瘤预后大多一致，转移是预后差的信号。影响预后因素主要包括肿瘤的大小、生长扩展程度和局部范围大小。

（吴　强　洪攀）

第二节　骨囊肿手术

骨囊肿（bone cyst，BC）又称单纯性骨囊肿（simple bone cyst，SBC）、单房性骨囊肿或孤立性骨囊肿，是一种好发于儿童及青少年长骨干骺端的局限性破坏性骨病损。本病发病男性多于女性，男女之比为（2 ~ 3）∶ 1。肱骨和股骨近端的 SBC 约占总数的 2/3，其次为股骨远端、胫腓骨远端、骨盆等，距骨是仅次于骨盆的非管状骨好发部位。

该病起病隐匿，生长缓慢，往往并发病理性骨折后才被发现，可使关节变形，影响肢体的发育，其确切病因仍不清楚。约 2/3 患儿无明显症状，1/3 患儿有局部的酸痛、隐痛及轻压痛。

该病多通过 X 线就可以诊断，合并病理性骨折时，可见裂纹骨折或完全性骨折，偶有移位。骨折后局部可有骨膜反应，可出现"碎片陷落征"，即因病损为非实质性肿瘤，脱落于病变内的碎骨片受重力作用而沉落于囊腔底部囊液中，以此可与实质性囊性病变相鉴别。MRI 和 CT 检查有助于确定该类病例，一般手术治疗前不需要行活检术。

该病需要和动脉瘤样骨囊肿、骨巨细胞瘤、孤立性骨嗜酸性肉芽肿、单发的骨纤维异样增殖症、内生软骨瘤相鉴别，确诊需依据手术的病理诊断结果。

手术要点、难点及对策

（一）保守治疗

SBC 患儿在发生了病理性骨折后，囊液流出囊腔并刺激骨膜加速骨形成，可以采取骨牵引、皮牵引或石膏外固定等保守治疗，但仅有 15% 左右的治愈率。这是因为骨折后囊液并没有被完全清除，骨髓血运未得到彻底改善。皮质类固醇激素注射治疗：骨囊肿内注射泼尼松龙的治疗机制主要是类固醇的化学治疗。由于类固醇类药物具有抗炎、抑制渗出的功能，可以减少骨囊肿的漏出液，有利愈合。另外，多次穿刺抽吸可以降低腔内压力，增加回流渠道；并且由于骨髓血因抽吸漏入囊腔，带来大量的成骨细胞，利于骨化，可进一步促进囊腔的骨质愈合。自体红骨髓注射移植治疗：囊内注射移植红骨髓治疗骨囊肿机制可能为两个，一个是囊腔减压，另一个是骨髓具有丰富的骨诱导和骨发生能力，骨髓细胞在适当的地方可似"扳机"促使骨生成。此种方法对年龄大的患者更有效，且一次注射的治愈率明显高于激素注射疗法。

（二）手术治疗病灶刮除加植骨术

传统的手术方法是开窗刮除病灶加自、异体骨移植术。手术要点是囊肿开窗或开槽要大，一般要与病灶长短一致，以使骨囊腔各个角落均在直视下；囊壁内容物刮除彻底，尤其是囊腔的两端及骨崎凹陷处，骨崎用圆形磨钻磨除；病灶清除后用 95% 乙醇、碘酒或 50% 氯化锌烧灼残腔壁；植骨填塞必须致密，不留无效腔。

（三）复发的处理

骨囊肿手术后预后较好，很少复发，其复发的主要原因除了有的部位容易复发外，主要是由于显露不充分，病灶清除不彻底，特别是骨窗周围清除不彻底，植骨不充分或残留无效腔引起。如患儿术后 X 线片上表现出透亮区阴影，应连续观察，这并非都会复发，只是在透亮区逐渐扩大，骨皮质趋向扩张菲薄及出现不完全或完全自发性骨折时，才是真正的复发，需要再次手术治疗。

（吴　强　洪　攀）

第三节　骨纤维结构不良手术

骨纤维结构不良又称骨纤维异常增殖症（fibrous dysplasia），是一种病因不明、缓慢进展的自限性良性骨纤维组织疾病。正常骨组织被吸收，而代之以均质梭形细胞的纤维组织和发育不良的网状骨骨小梁，可能是网状骨未成熟期骨成熟停滞，网状骨支持紊乱，或构成骨的间质分化不良所致。本病分为三型：①单骨型，约占70%，可分为局限或广泛，上颌骨发病最多。②多发多骨型，约占30%，多发于四肢长骨，也伴发于扁平骨（颅骨、骨盆、肋骨等），常多处骨质受累。③ Albright 综合征，多发多骨型合并内分泌障碍，包括皮肤色素沉着、性早熟，约占3%。

本病好发年龄为5～20岁（＞60%），偶发于婴儿和老人。男女性发病比例为1∶2。好发部位为股骨近端、上颌骨和胫骨，其次为肱骨、肋骨、桡骨和髂骨。手、足骨和脊椎骨很少累及。

诊断需要与骨化纤维瘤鉴别，X线检查对本病诊断有特殊意义。CT 扫描对确定病变是有帮助的，对骨病变的纤维成分、幼稚骨、成熟骨和软骨钙化等显示得更为清晰，但是定性诊断还需依赖于 X 线平片的整体病变观察和分析。

手术要点、难点及对策

本病尤其是单骨型，主要以刮除植骨手术为主，放疗有诱发恶变可能。鉴于本病临床进展缓慢，对病变较小或无症状者，可暂不手术，但应密切随访观察。病变发展较快者，伴有明显畸形和功能障碍者，应视为手术指征。根治性切除虽为最佳治疗方法，但可能导致功能障碍。手术方法和进路选择，应根据原发部位、侵犯范围和功能损害程度灵活掌握，原则上是尽可能彻底清除病变组织，又能最大限度地保留器官生理功能和美容效果。

（吴　强　洪　攀）

第四节　骨嗜酸性肉芽肿手术

骨嗜酸性肉芽肿（eosinophilic granuloma）是局限于骨的一种特殊类型的组织细胞增生的良性疾病，占组织细胞增生症的60%，好发于儿童和青少年的颅骨、肋骨、下颌骨、脊柱、骨盆和长骨等。本病发展缓慢，病程长，可单发或多发，单发病灶中以颅骨最多见，多发性病变以椎体最好发病。

该病需要和干酪结核、骨囊肿、单囊骨纤维异常增殖症、骨巨细胞瘤、Brodie 骨脓肿相鉴别。

手术要点、难点及对策

刮除植骨术为有效的治疗方法，病理性骨折按骨折处理原则进行。对某些部位功能次要的骨，如肋骨和腓骨等，可行边缘性瘤段切除术。对特殊病例或不宜手术部位可行放射治疗，或术后辅助放射治疗。

（吴　强　洪攀）

第五节　骨化性纤维瘤手术

骨化性纤维瘤（ossifying fibroma）是具有局部侵袭行为的良性纤维性肿瘤。成人最常见的发病部位为下颌骨，儿童好发于胫骨和其他长骨。1966 年 Kempson 提出四肢长骨骨化纤维瘤，病名沿用至今。本病多发生在 10 岁以前，其中以 5 岁以内最多，男性多于女性。四肢部位胫骨最多见，其次为腓骨。

本病自觉症状不明显，多为无痛性肿胀或包块，或者是胫骨歪曲变性，偶见病理性骨折和假关节形成。

手术要点、难点及对策

治疗方法由病程、肿瘤性质、生长速度、X 线表现和组织学检查来决定。5 岁以前偶有自愈的可能，保守治疗为主，手术治疗后容易复发。5 ~ 10 岁时，尽量推迟手术。当出现广泛病变、严重膨胀而骨脆弱或者形成假关节时，必须手术。适当的支具可用来预防胫骨畸形。10 ~ 12 岁时需要手术治疗，常用的方法是彻底刮除或切除，同时截骨矫正畸形。受累骨膜应切除，切除或刮除过度时，可做植骨。彻底的病理检查有助于排除成釉细胞瘤，有人采用放射治疗，但有恶变危险。

预后良好，5 岁以前偶有自愈的可能，放射治疗有恶变危险。

（吴　强　洪攀）

第六节　非骨化性纤维瘤手术

非骨化性纤维瘤（non-ossifying fibroma，NOF）是一种少见的纤维组织肿瘤，占骨肿瘤总数的 0.81%，占良性肿瘤的 1.45%。本病为骨内局限性单发类肿瘤疾病，多见于 10 ~ 20 岁，男性发病多于女性。最常见于股骨，其次是胫骨等长骨近干骺端部位。

手术要点、难点及对策

非骨化性纤维瘤为自限性疾病，除非合并病理性骨折，一般不予治疗。本病大多不经任何治疗自行痊愈。按分级（$G_0T_1M_0$），治疗采取局部刮除和边缘切除术。病灶较小者单纯刮除，如果刮除术估计愈合慢者可同时行植骨术。病灶大、刮除后有可能复发者，可行高温灭活保肢或截除术。

本病为常见自限性疾病，可自行愈合，一般预后较好，可存在复发可能。

（吴　强　洪　攀）

参 考 文 献

Bielack SS，Kempf-Bielack B，Delling G，et al. 2002. Prognostic factors in high-grade osteosarcoma of the extremities or trunk：an analysis of 1702 patients treated on neoadjuvant cooperative osteosarcoma study group protocols. J Clin Oncol，20（3）：776-790.

Meyers PA，Schwartz CL，Krailo M，et al. 2005. Osteosarcoma：a randomized，prospective trial of the addition of ifosfamide and/or muramyl tripeptide to cisplatin，doxorubicin，and high-dose methotrexate. J Clin Oncol，3（9）：2004-2011.

Mohammed A，Sani MA，Hezekiah IA，et al. 2010. Primary bone tumours and tumour-like lesions in children in Zaria，Nigeri. Afr J Paediatr Surg，7（1）：16-18.

Moriceau G，Ory B，Gobin B，et al. 2010. Therapeutic approach of primary bone tumours by bisphosphonates. Curr Pharm Des，16（27）：2981-2987.

Puls F，Niblett AJ，Mangham DC. 2014. Molecular pathology of bone tumours：diagnostic implications. Histopathology，64（4）：461-476.

Qu H，Guo W，Yang R，et al. 2015. Reconstruction of segmental bone defect of long bones after tumor resection by devitalized tumor-bearing bone. World J Surg Oncol，13（1）：1-7.

Weilbaecher KN，Guise TA，Mccauley LK. 2011. Cancer to bone：a fatal attraction. Nat Rev Cancer，11（6）：411-425.

Yuceturk G，Sabah D，Kececi B，et al. 2011. Prevalence of bone and soft tissue tumors. Acta Orthop Traumatol Turc，45（3）：135-143.

第三十五章 先天性骨科疾病手术

第一节 先天性肌性斜颈手术

先天性肌性斜颈（congenital muscular torticollis，CMT）是由胸锁乳突肌内纤维瘤病引起胸锁乳突肌挛缩、紧张，从而导致头颈向一侧偏斜的疾病（图 35-1）。

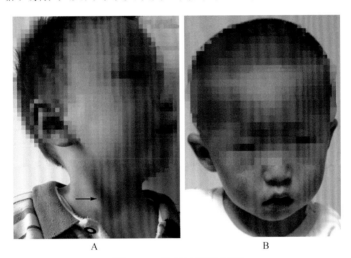

图 35-1 先天性肌性斜颈

A. 胸锁乳突肌挛缩，箭头所示胸骨头挛缩；B. 右侧斜颈患儿，右侧面部发育较左侧迟滞，下颌偏向健侧

早期胸锁乳突肌为肿块，以后呈索条状挛缩，晚期头面部畸形，诊断并无困难。辅助诊断主要依靠 B 超。

鉴别诊断：①眼性斜颈，多为先天性斜视，眼球外上方肌肉麻痹所致。通常在出生后9 个月后，患儿能坐稳后才能诊断。矫正眼肌失衡后斜视消失，斜颈自行矫正。②神经性斜颈，如颅后窝肿瘤、脊髓空洞和婴儿阵发性斜颈等，常伴有运动功能障碍、反射异常、颅内压增高，MRI 提示颅内病变。③骨性斜颈，颈椎异常如寰枢椎半脱位、半椎体等，X线检查可确诊。胸锁乳突肌不挛缩。④其他原因，如颈椎类风湿关节炎等炎症性斜颈、炎症颈椎肿瘤、先天性短颈综合征等引起的斜颈。此类斜颈均可找到明确病因。

治疗

治疗原则：早发现、早治疗。婴幼儿肌性斜颈患者约 90% 可通过保守治疗痊愈。经保守治疗无效的 1 岁以上的患儿尽量行手术治疗。

（一）非手术治疗

非手术治疗适用于 1 岁以内的婴儿，手法矫正至少要坚持 3 个月以上。

1. 局部热敷。

2. 按摩手法　用指腹按摩患侧胸锁乳突肌，从胸骨头向上至乳突，然后从上至下反复按摩。每日 4 ~ 5 次，每次 100 下以上。

3. 手法扳正方法　此治疗最好在物理治疗师的指导下进行。具体方法：患儿平卧，理疗师抱住患儿的头，如果是右侧斜颈，则右拇指附在下颌，其余四指于枕后，左手掌于患儿左侧下颌，牵拉头颈，使患儿下颌转向右侧，反复转动牵拉，每周 2 次，每次约 30 次，每牵拉 10 次，停下来对肿块做局部按摩 5 ~ 10 次，牵拉中注意患儿的呼吸，防止呕吐；新生儿牵拉中易出现弹响，弹响后颈部活动明显好转，这个过程实际是手法使肿块发生了断裂，达到了手术的治疗目的，家长不必惊慌。

（二）手术治疗

手术治疗适合于 1 岁以上经物理治疗 3 ~ 6 个月无效者。手术方法有胸锁乳突肌下端单极松解术和胸锁乳突肌上下两端双极松解术（图 35-2）。胸锁乳突肌下端松解术适用于病情较轻的幼儿斜颈者，仅切断胸锁乳突肌的锁骨头及胸骨头下端。胸锁乳突肌上下两端松解术适用于 4 岁以上的畸形严重者，术后用头颈胸支具将头放于过度矫正位固定 6 ~ 8 周（图 35-3）。

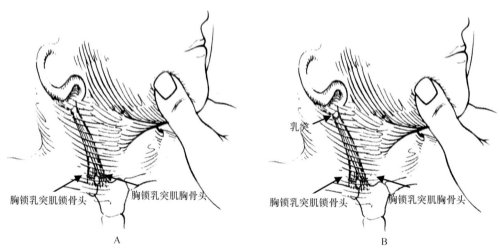

图 35-2　胸锁乳突肌松解术

A. 胸锁乳突肌单极松解术（虚线所示为松解部位）；B. 胸锁乳突肌双极松解术（虚线所示为松解部位）

无论采用哪种术式，都应防止损伤颈部血管、副神经、膈神经和舌下神经。在做上端切除术时还应避免损伤在耳下通过的面神经。

（李 进 郑 东）

第二节 先天性脊柱侧弯手术

先天性脊柱侧弯是因椎骨结构畸形而引起的侧弯。其患病率大约为 1‰，女性发病率高于男性，两者发病比例约为 2.5 ：1。其中，胸椎发生先天性脊柱侧弯的发病率约为 0.5‰。

一、病因及病理

目前病因不明。动物实验中有很强的证据证明接触像一氧化碳这样的有毒物质可以引起先天性脊柱侧弯。怀孕期间患有糖尿病以及怀孕期间摄入抗癫痫剂也可能是致病因素。一些先天性椎体畸形具有遗传性，但是病因学并不明确。

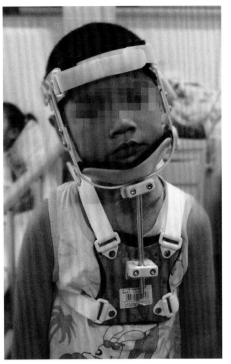

图 35-3　左侧斜颈患儿术后支具固定头部于过度矫正位

先天性脊柱侧弯根据椎体畸形的类型可分为三类：分节不良、形成不良和混合型（图 35-4）。

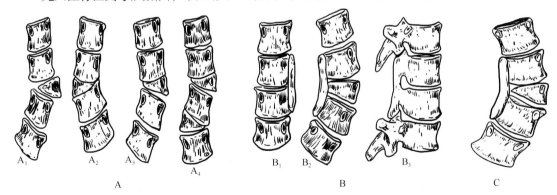

图 35-4　先天性脊柱侧弯的分型

A.分节不良；B.形成不良；C.混合型

先天性脊柱侧弯除了脊柱畸形以外往往合并其他系统的畸形，病史询问和体格检查要全面和仔细。脊柱检查应注意侧弯的类型和位置，躯干和骨盆的平衡性、脊柱在冠状面和矢状面上的平衡性都需要进行评估。

X 线平片检查是先天性畸形的诊断与随访的基本检查手段。X 线平片可以发现脊椎畸形的存在及其细节情况。术前应该进行特殊的 X 线检查来确定脊柱的柔韧性，包括提头位、

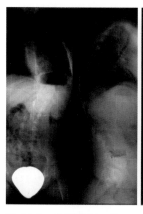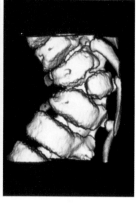

图 35-5 常规进行三维 CT 重建来进行术前评估和复杂畸形的评估

仰卧侧屈位 X 线片。这些 X 线片有助于确定僵硬度及稳定椎。CT 和 MRI 可以提高我们对脊柱解剖和畸形的认识能力。常规进行三维 CT 重建来进行术前评估和复杂畸形的评估（图 35-5），但不用于随访。MRI 检查取代了脊髓造影术，可以发现隐秘性脊柱裂等先天性畸形。

二、治疗

（一）非手术治疗

先天性脊柱侧弯的治疗应根据畸形椎体的类型、位置、数目及患儿的年龄进行，对于畸形进展缓慢、躯干平衡良好的病例可进行密切随访。支具不能阻止侧弯的进展或矫正侧弯，但可以延缓长的、柔软度好的先天性脊柱侧弯上下端出现的代偿性侧弯，从而推迟手术年龄。支具对于短的、成角的和僵硬的侧弯无效。

（二）手术治疗

半椎体畸形导致明显脊柱侧弯或者侧弯进展的病例，应尽早进行手术治疗，手术的目的就是在儿童生长期阻止或限制脊柱畸形的进展，在患儿生长终止时可以获得一个平衡的脊柱（图 35-6）。理想的手术方式应该能够最大限度地降低对脊柱和胸廓生长的限制，能够阻止或限制畸形的进展，而且造成神经系统损伤的风险最低。先天性脊柱侧弯矫正手术造成神经损伤的风险高于特发性脊柱侧弯。早期进行积极的治疗可以降低患儿承担的风险。术前应常规进行脊柱 MRI 检查。术中进行压缩而不是撑开可降低围术期神经损伤的风险。

514

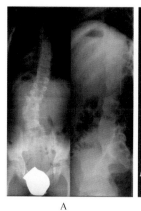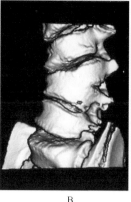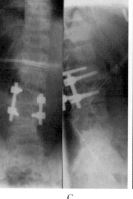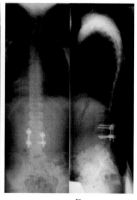

| A | B | C | D |

图 35-6 半椎体畸形的手术治疗

A、B. 半椎体畸形的术前影像学表现；C、D. 术后矫形效果

术中应进行运动和体感诱发电位监护。如果不进行监护，神经损伤率将大大增加。术中神经监护不能恢复到基线水平，就应该进行唤醒试验。通常在手术结束时应进行唤醒试验。术后进行神经监护也很重要，因为畸形矫正手术后有迟发神经损伤的可能，尤其是术后72小时。

先天性脊柱侧弯的治疗较为复杂，手术方法和时机的选择取决于患儿年龄、侧弯程度、病理类型、进展速度（图35-7）及合并畸形等诸多因素。决定先天性脊柱侧弯是否需要手术矫正的因素主要有两方面：侧弯局部的畸形情况及侧弯发展的趋势。手术矫正先天性半椎体畸形的目的是在较短的矫形范围内取得近似生理弯曲的、功能性好的脊柱，不适

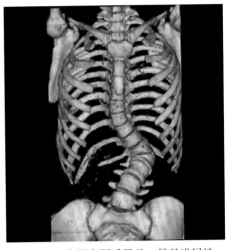

图35-7　胸腰弯预后最差、最具进展性

当地延迟治疗时间会造成代偿弯最终被包括在固定融合的范围内，随着脊柱僵硬性的增加，矫形效果也会下降，而手术时间和出血量会相应增加。

1. 手术时机　一般认为手术年龄越早越好，因小儿脊柱柔韧性越好，矫正效果越好，融合范围也相对短。关于患儿的手术年龄，国内外的观点尚存在差异。国外认为半椎体切除术最佳年龄应小于4岁，此时手术效果最好。一般先天性脊柱侧弯应在5岁以内进行手术治疗。随着内固定技术的提高，内固定物可以安全地用于年幼患者。椎弓根螺钉内固定可以用于2岁以下患儿。而国内相当一部分患儿前来就诊时为5岁以后，笔者认为在青春期前（为5～12岁）手术也可取得良好的手术疗效。

2. 手术方式　先天性脊柱侧弯的手术方式大致分为脊柱融合术、骨骺阻滞术、半椎体切除术。对于特定的患儿，最佳术式的选择尚存在争议。

（1）后路脊柱融合：是最早和最安全的脊柱手术，该术式对脊柱后部结构进行融合，而不处理椎体、椎间盘和韧带。本术式适用于进展缓慢的、较轻的侧弯或前方融合困难的侧弯。对于年幼有生长潜力的侧弯患者应辅以前路融合，以免发生"曲轴"现象。目前原位融合术除就诊较晚的病例外，极少用于先天性半椎体的治疗。

是否选择前后路联合手术包括前路椎间盘切除术和后路脊椎融合术，取决于椎间盘的生长潜能、剩余的生长能力及脊柱侧弯的程度和方向。前后路脊柱融合消除了前后方生长不平衡的问题，术中可以进行更多的矫正。但是术中过度矫正可以导致脊髓缺血。在前凸畸形中，仅进行前方融合足以阻止畸形进展。后凸畸形单纯进行后路融合即可。

（2）凸侧骨骺阻滞术：是对脊椎生长进行部分阻滞的术式，矫正侧弯的基本原理就是对侧弯弧的凸侧脊椎进行骨骺阻滞而保留凹侧的生长板，因凹侧具有生长能力，从而自发矫正侧弯。该术式适用于年龄小于5岁、凸侧有生长的先天性半椎体患儿，由于凸侧骨骺阻滞术对畸形的矫正一般不超过15°，甚至对于某些患儿的畸形无矫正作用，所以仅适用于脊柱侧弯不严重的患儿。不具有生长潜能的脊椎分节不良不适用于该术式。凸侧骨骺阻滞术疗效差异较大，年龄越小，矫正效果越好。对于畸形累及短节段脊柱的患儿，可以采用半椎体切除取代凸侧骨骺阻滞术。

515

（3）半椎体切除术：是治疗孤立半椎体安全有效的方法。半椎体切除的最佳指征为胸腰段、腰段或腰骶段半椎体导致躯干失衡，年龄小于 5 岁。

先天性脊柱侧弯的处理对于骨科医生而言非常棘手。脊柱畸形的发展既可以是一个缓慢、温和的过程，也可以是无情进展的过程。骨科医生必须正确辨别这两种过程，并适当、适时地进行干预。

（李　进　许伟华）

第三节　发育性髋关节发育不良手术

发育性髋关节发育不良（developmental dysplasia of the hip，DDH）旧称先天性髋关节脱位（congenital dislocation of the hip，CDH），1992 年北美小儿矫形外科学会将其更名为发育性髋关节发育不良。该病是婴儿及儿童期先天性或发育性髋关节解剖结构异常的统称，包括髋关节脱位、半脱位及髋臼发育不良，轻度缺陷者如髋臼浅，严重缺陷者如畸形性脱位。DDH 诊断和治疗比较困难，而且容易出现股骨头坏死、残余畸形和退行性关节炎等并发症。国外统计新生儿发病率为 4‰ ~ 11‰，我国统计新生儿发病率约为 3.9‰。男女性发病比例为 1 : 9 ~ 1 : 5。单侧发病常见，单侧者又以左侧居多。

髋关节由髋臼和股骨头构成，正常髋关节盂唇在股骨头上方（图 35-8）。然而对于 DDH 患儿，股骨头失去贴切匹配关系，股骨头自然脱出髋臼。

516

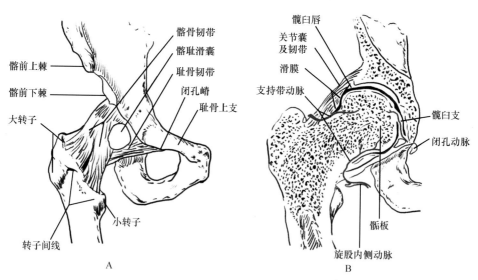

图 35-8　正常髋关节解剖结构

A. 髋关节骨性结构；B. 股骨头血供

DDH 病原迄今仍不十分清楚。目前认为，发育性髋关节发育不良是多基因遗传因素与环境因素等多种因素共同导致的结果。

　　临床查体可以发现：①外观。站立前期可见臀部及腹股沟皮肤褶纹不对称，患侧褶纹短浅并升高。股骨大粗隆上移使臀部增宽，患肢短缩并外旋。站立后期可见患儿跛行、摇摆步态，下肢不等长，腰椎前凸增大、髋外展受限。②股动脉搏动减弱。③被动活动患髋时，感觉髋关节松弛，伸直内收位推拉患肢，有活塞样感。由于内收肌挛缩，使已脱位的髋关节外展受限。④ Allis 征。⑤ Ortolani 试验（"弹进"试验）为诊断髋关节脱位的可靠方法。⑥ Barlow 试验（"弹出"试验）是诊断髋关节发育不良、髋关节不稳定的可靠方法。以上两种方法仅适用于较小婴儿，并且要求患儿安静和肌肉松弛。⑦ Trendelenburg 征（单足站立试验）阳性，用于检查站立后期 DDH（图 35-9）。

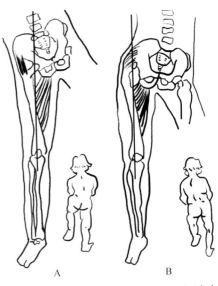

图 35-9　单足站立（Trendelenburg）试验
A. 正常；B. 阳性

　　超声检查能够早期发现新生儿发育性髋关节发育不良，是一种有效无创的方法，进行普查时此方法最为方便有效（图 35-10）。

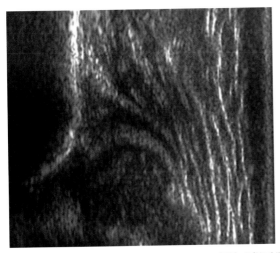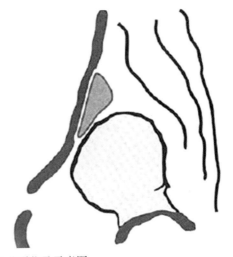

图 35-10　B 超检查提示髋关节脱位及示意图

　　对疑有发育性髋关节发育不良的患儿，应在出生后 3 个月以后拍双侧髋关节的骨盆正位片。X 线片可以发现髋臼发育不良，半脱位或脱位。拍 X 线片时，应加性腺防护板。

　　1. 髋臼指数（图 35-11）。

　　2. Perkin 象限（图 35-11）。

　　3. Shenton 线（图 35-12）。

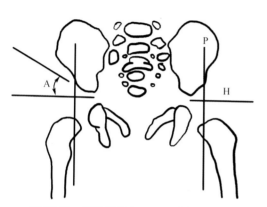
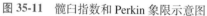

图 35-11　髋臼指数和 Perkin 象限示意图

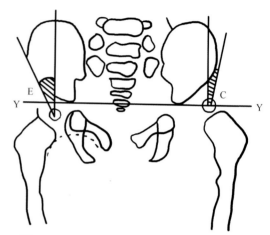

图 35-12　Shenton 线（虚线）和 CE 角示意图

4. CE 角（图 35-12）　由于 X 线片不能提示儿童髋关节所需的全部信息，髋关节造影有助于明确是否存在轻度发育不良，是否有股骨头脱位或半脱位，是否可以手法复位，明确髋臼内软组织填充情况和髋臼唇的位置（图 35-13）。

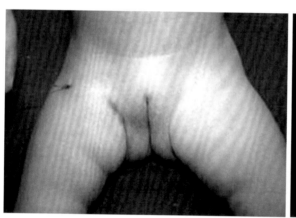
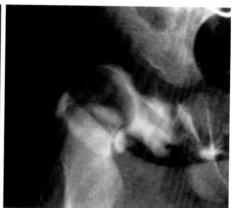

图 35-13　DDH 关节造影可见盂唇内翻，真臼内软组织填充

治疗

本病预后的关键在于早期诊断。患儿的年龄越小，其疗效越好。根据 Harris 定律，即"头臼同心是髋关节发育的先决条件"，如能及早诊断并使其复位，恢复"头臼同心"，即可终止这一病理过程，并在较短时间内痊愈。治疗的目标包括早期诊断、复位、避免缺血性坏死和矫正残余畸形。

（一）0 ~ 6 月龄

这是治疗的最佳时间，即越早越好，并要在专科医师指导下进行。髋关节复位后即可按其生物学和生物力学规律生长发育，并在较短时间内恢复至正常形态和功能。对于 0 ~ 6 个月的患儿，由于病理改变较轻，大量临床实践证明：只要患儿保持蛙式位，即复位姿势固定 2 ~ 6 个月，85% ~ 95% 患儿可获得痊愈。目前最常用的治疗方法是使用 Pavlik 吊带（连衣挽具），这种支具能做屈髋及外展活动，佩戴支具的患儿每周复查，确保支具合体。合适的支具要求婴儿有舒适感，胸带低于胸部，前方带子把持髋关节，后方带子要松弛，小腿带子刚好在膝关节以下，并且屈髋屈膝 90°，连续 24 小时佩戴支具 6 ~ 8 周使髋关节稳定。如果脱位的髋关节 3 ~ 4 周仍没有复位，应该放弃吊带治疗并采用闭合或切开复位，治疗原则与 6 个月以上的患儿相同。

（二）6 ~ 18 月龄

此年龄段患儿达到爬行年龄，Pavlik 吊带治疗的成功率显著降低。可能需要采用闭合复位，髋"人"字位石膏外固定（图 35-14）。这个年龄组治疗的标准方案包括充分的术前牵引、内收肌切断、闭合复位和关节造影，或者闭合复位失败后切开复位。术前牵引、内收肌切断和轻柔的闭合复位，以及在"安全区"固定，则特别有助于预防股骨头缺血坏死。为降低复位后股骨头坏死的发生率，可在复位前做牵引 3 周，是否需要牵引仍有争议。对于股骨头脱位严重、内收肌挛缩限制外展者，可行经皮内收肌切断术，然后再进行牵引或闭合复位。髋"人"字位石膏固定位置由过去的蛙式位（外展、屈髋膝 90°）改为目前常用的人体位（外展 45°，屈髋 95°），可降低股骨头坏死的发生率。石膏固定 8 ~ 12 周，术后 4 ~ 6 周的 X 线片显示髋关节位置满意，考虑麻醉下更换石膏，拆除石膏后换用外展支具全天佩戴 4 ~ 8 周，再于睡眠时穿戴 1 ~ 2 年，直到髋臼发育正常。

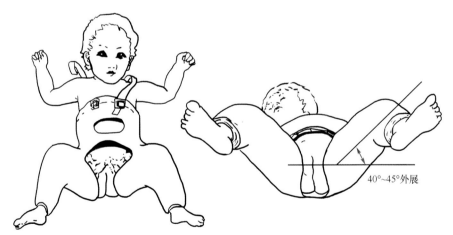

40°~45°外展

图 35-14 髋"人"字位石膏外固定（外展 45°，屈髋 95°）

（三）18 ~ 36 月龄

对于已明确诊断为髋关节发育不良的幼儿期患儿通常需手术治疗，少数"松弛脱位"幼儿可按照 6 ~ 18 月龄流程来处理，年龄较小患儿通过股骨近端去旋转截骨可以获得矫正，如果发育不良累计髋关节，需要采取改变髋臼方向的骨盆截骨手术，有的则需要做骨盆和股骨联合截骨手术。参见 3 岁以上患儿的处理。

（四）3 ~ 8 岁

3 岁以上的儿童已经错过了早期复位的时机，此年龄组髋关节周围结构已发生适应性挛缩，髋臼和股骨头也出现结构性改变，需要切开复位，治疗上比较棘手且有争议。术前不应骨骼牵引，术前骨骼牵引导致股骨头缺血坏死和再脱位的发生率分别为 54% 和 31%。目前主张的手术治疗原则为：切开复位、股骨近端截骨和骨盆截骨术。

1. 切开复位　是手术中最难的一步，切开复位需要注意暴露充分、小心分离减少血供破坏及同心性复位。采用前外侧 S-P 或 Bikini 入路，术中妨碍复位的因素必须纠正，广泛切开关节囊松解，切断髂腰肌腱，清除髋臼内容物（髋臼横韧带、圆韧带、脂肪组织），保留关节盂唇，必要时扇形切开，"V"形关节囊紧缩成形。

2. 股骨近端截骨术　短缩截骨是为了降低股骨头臼间的压力，避免股骨头缺血坏死，旋转内翻截骨是纠正过大的前倾角和颈干角。

3. Salter 骨盆截骨术　适用于 18 个月 ~ 6 岁儿童，需要矫正的髋臼指数小于 10° ~ 15°，术中整个髋臼与耻骨、坐骨一起旋转，以耻骨联合作为铰链，使髋臼顶壁向前外侧移位。严重的髋臼发育不良和髋关节未中心性复位者是该术式的禁忌证（图 35-15）。

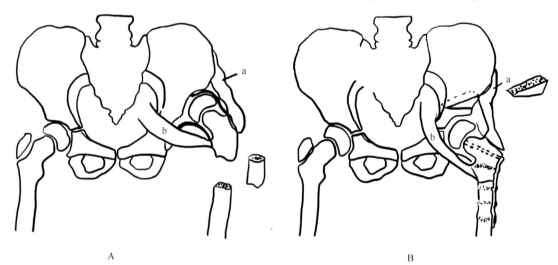

A　　　　　　　　　　　　　　　　B

图 35-15　Salter 骨盆截骨术

A. 股骨近端截骨；B. 髋部截骨

4. Pemberton 环髋臼截骨术　适合年龄＜6 岁，需要矫正的髋臼指数大于 10° ~ 15°，股骨头大臼小的患儿。做髋臼上缘弧形全层髂骨截骨，以"Y"形软骨作为铰链，使髋臼顶壁向前侧及外侧旋转覆盖股骨头使关节稳定。其特点是纠正了髋臼指数，增加了股骨头的包容，手术具有不需内固定及较大的纠正力等优点（图 35-16）。

5. Steel 三联截骨术　坐骨、耻骨支和髋臼上方的髂骨都被截断，重新确定髋臼的方向，为不能用其他截骨术治疗的髋关节脱位和半脱位年长患儿建立一个解剖位置更稳定的匹配髋臼，恰好覆盖股骨头（图 35-17）。

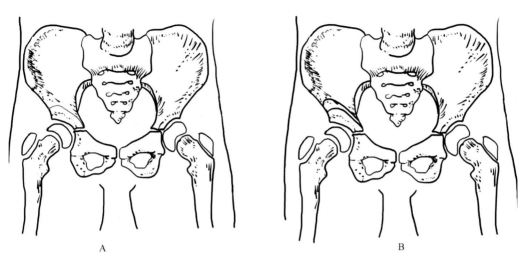

图 35-16　Pemberton 截骨治疗右侧 DDH

A. 髋部截骨设计；B. 截骨后髋关节包容改善

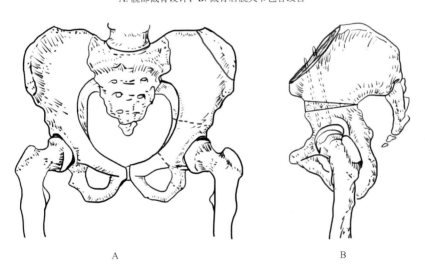

521

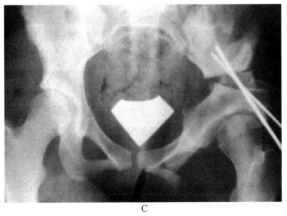

图 35-17　Steel 三联截骨术治疗左侧 DDH

A. 坐骨、耻骨截骨；B. 截骨后克氏针固定；C. 术后 X 线片

6.造盖术　适用于半脱位和髋关节已经复位，而其他截骨术不能满意覆盖股骨头者，经典的造盖术式采取植骨或把股骨头上方髋臼、部分髂骨外板向远端翻转，从而使髋臼顶壁向前外及后侧延伸（图 35-18）。

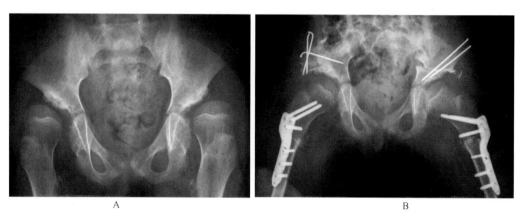

图 35-18　男童，10 岁，双侧 DDH，左侧行 Chiari 截骨，右侧行造盖术

A.术前 X 线片；B.术后 X 线片

Chiari 骨盆内移截骨术适用于大龄患儿，也是一种改良的造盖术。使股骨头位于髂骨截骨面及关节囊的下方，以矫正股骨头病理性外侧移位，截骨线位于髋臼水平，股骨头与髋臼一并内移，近端截骨面成为覆盖股骨头的顶壁（图 35-18，图 35-19）。

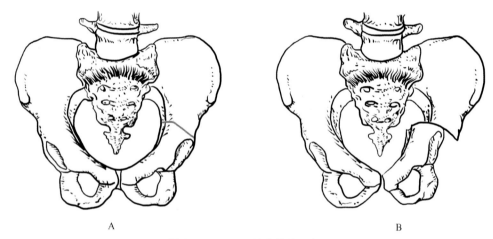

图 35-19　Chiari 骨盆截骨示意图

A.髋部截骨术；B.截骨后髋关节外侧包容增加

其他的截骨方式还有 Dega 截骨术、Ganz 截骨术、Sutherland 截骨术等方式，因为技术要求较高，在临床上相对少用。

（五）8 岁以上

大于 8 岁的儿童和青少年股骨头已经不能下移到髋臼水平，只能采用姑息性及补救性手术，对于单侧脱位的治疗目的是最大限度地恢复解剖和功能，为关节置换创造条件。双侧脱位无假臼形成者手术干预弊大于利，可放弃治疗。姑息性手术主要有 Chiari 骨盆内移截骨术、槽式髋臼扩大术、Shanz 截骨术等。

（李　进　连仁浩）

第四节　先天性髋内翻手术

先天性髋内翻也称为发育性髋内翻，是小儿常见的跛行原因之一。本病单侧发病多于双侧，性别和种族无明显差异。该病可分为婴儿型和儿童型两型，前者罕见，生后即存在，常合并股骨或其他部位畸形，后者通常步行后才被发现，而且无其他畸形，这种畸形是先天性还是发育性尚难定论，通常也称婴儿性髋内翻，随着生长发育，髋内翻程度日趋加重。

髋内翻发生后即存在畸形，直到步行才发现患儿跛行而就医，如为双侧病变，双侧呈鸭行步态，大转子向外上突出，股骨颈弯曲内翻形成了肢体的短缩，外展、内旋明显受限，单侧 Allis 征阳性，Trendelenburg 试验阳性，本病由于股骨头位于髋臼之内，髋关节脱位检查的望远镜试验和 Ortolani 试验均为阴性。

X 线表现：颈干角可在 100° 以下（图 35-20），为了评定髋内翻的程度应测定 HE 角和 ATD 值。

HE 角（图 35-21），即双髋臼"Y"形

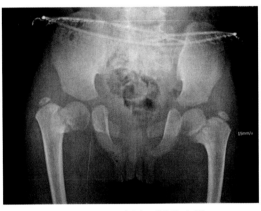

图 35-20　双侧先天性髋内翻

软骨连线（Hilgenereiner 线）与股骨头骺板的延长线相交的角度，正常为 25°，而髋内翻则明显增大，其大小与髋内翻程度成正比。ATD 值及关节转子间距在髋内翻则明显缩小，多数呈负值，它也是病变轻重的一项指标。

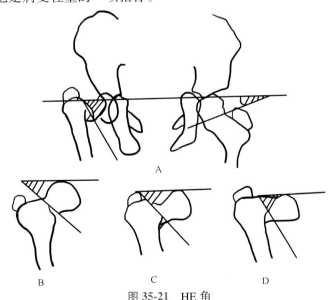

图 35-21　HE 角

A. 右侧 HE 角增大，左侧正常；B. Ⅰ度髋内翻；C. Ⅱ度髋内翻；D. Ⅲ度髋内翻

治疗

治疗方法取决于患儿的年龄、髋内翻的程度和影响功能的情况，如颈干角小于100°，HE角大于60°，即应手术治疗，只要适应证明确，方法适宜，则预后良好，特别在学龄前期进行矫正，疗效很好。年龄越大，畸形越重，矫正越困难，疗效也差。

手术采用硬膜外麻醉或全麻，取股骨近端外侧切口，显露股骨大粗隆后，在C臂的引导下，在大粗隆与小粗隆之间横断截骨，并根据颈干角需矫正的度数，于股骨大粗隆下的股骨外侧截去一骨块，截骨线呈"Y"形。将股骨远侧断端截骨面与股骨大粗隆外侧截骨面相对合后，用事先弯制好的股骨近端角度钢板固定（图35-22，图35-23）。术后单髋"人"字位石膏固定6～8周，如果患儿发育骨骺闭合后还可以使用动力髋等内固定进行固定（图35-24）。

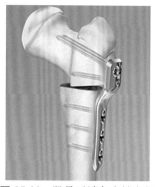

图 35-22　股骨近端角度锁定板

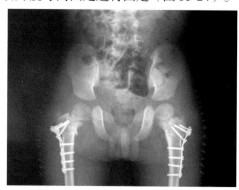

图 35-23　双侧先天性髋内翻术后

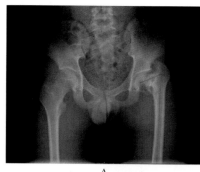

A

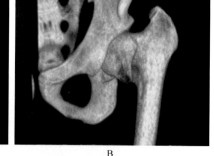

B

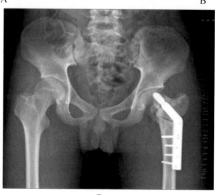

C

图 35-24　术前及术后 17 岁男性患儿先天性髋内翻

A. 术前 X 线显示颈干角只有 65°；B. 术前 CT 及三维重建；C. 转子下截骨及动力髋内固定术后，颈干角恢复为 135°

（郑 东 金 鑫）

第五节　先天性髌骨脱位手术

先天性髌骨脱位往往有家族遗传病史及双侧受累的特点，是由于膝关节发育不良造成，患儿膝关节两侧的软组织力量失去平衡，内侧软组织松弛而外侧软组织挛缩，造成髌骨向外侧脱位，髌骨通常较小，形态异常，股四头肌伸膝装置异常，部分患儿股骨远端发育异常，股骨外侧髁小而扁平，膝外翻和胫骨外旋。

先天性髌骨脱位多较顽固，不能自行复位，非手术治疗复发率高，大多数患儿须经手术治疗。手术治疗的目的是复位髌骨，平衡髌骨两侧软组织张力，纠正下肢力线不齐。

一、膝关节外侧松解和内侧重叠缝合术

（一）适应证

髌骨反复性脱位，髌骨内侧软组织松弛者。

（二）术前准备

术前拍摄屈膝 90° 髌骨侧轴位片，确定髌骨移位程度。常规术前准备。

（三）手术要点、难点及对策

1. 从股骨远端的中线至胫骨结节做皮肤切口，在髌骨表面深切皮肤显露膝关节内外侧和股四头肌。

2. 从股四头肌近端的起点至膝关节水平，松解股外侧肌，必要时切断股直肌并做"Z"形延长，如有必要可松解挛缩的髂胫束，注意勿伤及腓总神经。

3. 股内侧肌的斜行纤维从起点即髌骨、内侧关节囊和髌内侧支持带的近端或远端切开，将髌骨复位至股骨髁间窝。

4. 将股内侧肌的斜行纤维向远端和外侧与髌腱和内侧支持带重叠缝合，使髌骨在股骨髁间窝更加稳定。

5. 小幅度活动膝关节评估髌骨复位情况及其在股骨髁间窝内的运动轨迹，如果股内侧肌斜行纤维的张力过大，则拆除部分缝线；若张力过于松弛，将股内侧肌斜行纤维进一步向远端和外侧牵拉并缝合。

6. 若髌骨十分不稳定，切断股薄肌和半腱肌的肌腱移行处，将其移位固定在髌骨上，再次活动膝关节，确保髌骨已复位至股骨髁间窝，运动轨迹正常。

7. 松止血带后电凝止血，将引流管放置在切口深部，缝合皮下组织及皮肤，屈膝 30°长腿管型石膏固定。

（四）术后监测与处理

术后 6 周左右拆除石膏，并开始主动和被动的关节功能练习。

二、关节镜下膝关节外侧软组织松解术

（一）适应证

髌骨反复性脱位、移位较轻患儿。

（二）术前准备

同本节膝关节外侧松解和内侧重叠缝合术。

（三）手术要点、难点及对策

1. 膝前内侧入路进关节镜，全面检查膝关节。

2. 明确诊断后在关节镜直视下经膝前外侧入路进外侧支持带松解推刀，直视下松解外侧支持带，术中检查髌骨的移动度并在直视下观察髌骨的滑动轨迹是否正常。

3. 关节腔冲洗，放置负压引流管，缝合伤口。

（四）术后监测与处理

术后立即开始股四头肌功能锻炼，手法向内移动髌骨并做屈伸膝关节活动。

三、胫骨结节移位术

（一）适应证

髌骨反复性脱位、髌骨移位明显者，需要补充此术式。

（二）禁忌证

胫骨结节尚未发育完成的儿童，可能造成膝反张或低位髌骨畸形。

（三）手术要点、难点及对策

1. 沿髌骨内侧缘与筋骨结节以远 2.5cm 处做纵行切口。

2. 游离髌韧带靠近止点处，将其止点连同胫骨结节 1.5cm×1.5cm 骨块凿下。

3. 向内下方牵拉髌韧带止点，使髌骨复位于股骨髁间窝的正常位置，髌韧带与股骨长轴一致，股四头肌张力合适，确定髌韧带在胫骨上的新位置，凿下同样大小骨块，将两块骨块互换后使用螺钉或者锚钉固定。

4. 重叠缝合内侧关节囊，逐层缝合切口，屈膝 30° 长腿管型石膏固定。

（四）术后监测与处理

早期行股四头肌锻炼，术后 6 周左右拆除石膏开始主动和被动的关节功能练习，使用

拐杖负重。

（陈　超　李　进）

第六节　先天性马蹄内翻足手术

先天性马蹄内翻足的发病率约占存活新生儿的 1‰，尽管大部分为散发病例，但据报道家族发病者具有常染色体显性遗传伴不完全外显率特征。双足畸形占 50%。

患儿足部可有：足内翻，踝跖屈，足前部内收，胫骨内旋，患足被动矫正无法背伸。婴儿出生后即有一侧或双侧足部跖屈内翻畸形（图 35-25）；足前部内收内翻，距骨跖屈，跟骨跖屈内翻，跟腱、跖筋膜挛缩；前足变宽，足跟变窄，足弓高，足外缘凸起；外踝偏前突出，内踝偏后且不明显。站立时足外缘负重，严重时足背外侧负重，负重区产生滑囊及胼胝。单侧畸形，走路跛行；双侧畸形，走路摇摆。

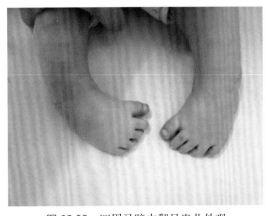

图 35-25　四周马蹄内翻足患儿外观

通过外观和病史即可诊断，X 线检查时需拍摄双足正位片和应力背伸侧位片。X 线摄片显示距骨与第一跖骨纵轴和跟骨与第 4、5 跖骨纵轴不平行而形成夹角；距骨与跟骨纵轴夹角小于 30°（正常为 30°～35°）。

鉴别诊断包括：先天性跖骨内收、先天性垂直距骨、扁平足畸形、多关节挛缩、神经源性马蹄内翻足。

治疗

先天性马蹄内翻足应尽早治疗，不论何种方法，其治疗原则相似，即治疗越早效果越佳，在新生儿期（出生后 1 周至 1 个月）即需开始治疗。

（一）非手术治疗

1. 1930 年 Kite 报道逐次楔形切除石膏的矫正方法，后来 Lovell 对其进行改良，Hancock 成功应用于临床。矫形步骤应该是先矫正内收，后内翻，最后矫正马蹄畸形。

2. Ponseti 矫形方法　目前已经得到全世界的肯定，许多医学中心认为大多数马蹄内翻足可通过这一方法矫正而不用手术治疗。Ponseti 方法推荐的最佳年龄为出生后 1 周内，笔者所在医院的经验是：为获得麻醉状态下最佳手法松解效果并考虑到麻醉安全性，适宜年龄为 4 周后。其具体治疗方法如下：

（1）运用手法及系列矫形石膏（Ponseti 石膏）：适用于 1 岁以内患儿，通常要进行 6～8 周

527

的石膏矫形，每周更换石膏一次，逐步矫正高弓足畸形、内收内翻畸形和马蹄畸形（图35-26）。

石膏固定后的变化

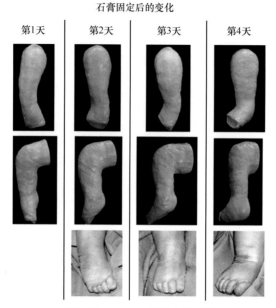

图 35-26　Ponseti 矫形方法疗程

（2）经过系列石膏矫形后，达到足部外展75°以上时需麻醉下进行跟腱松解手术，术后石膏固定3周，3周后拆除石膏，同时更换矫形鞋。

（3）佩戴 Dennis-Brown 矫形鞋进一步治疗，拆除石膏后3个月内全天23小时内佩戴矫形鞋，3个月后夜间佩戴支具2~3年，通常到4岁。

（4）在佩戴支具时又二次复发，并且胫前肌有力，幼儿期可将胫前肌外移、松解跖筋膜，然后再通过系列石膏矫正固定的复发畸形。

（二）手术治疗

对于错过非手术矫形时机，或矫形后由于未按照医嘱要求佩戴矫形支具造成畸形复发的患儿，则根据其不同的情况进行相应的对症手术治疗。

1. 广泛软组织松解术　常用的有 Cincinnati 切口及改良的 MaKay 手术。任何一期广泛性松解治疗马蹄内翻足的一般原则包括以下几项。

（1）手术完成时松开止血带，并电凝止血。

（2）必要时使足处于跖屈位，仔细地缝合皮下组织和皮肤，以免皮肤张力过大。

（3）术后2周首次更换石膏时，可把足置于完全矫正的位置。

2. 跟腱延长术　对于错过跟腱松解手术年龄的患儿（一般2~3岁）需要松解跟腱，使跟骨下落，进行跟腱延长术，将跟腱行"Z"形切开。术后石膏固定6周。

3. 胫前肌外移术　适用于马蹄足早期轻度复发，或治疗后残留前足内收畸形的儿童。

4. 外固定支架　对于大龄僵硬性马蹄内翻足患儿（一般5岁以上），足部骨骼已经骨化，单纯通过软组织无法矫正畸形，可以使用外固定支架技术，术后需要定期调节支架，外观基本满意，但会残留足踝关节僵硬。笔者所在医院应用 Ilizarov 外固定支架矫正这种残留畸形，取得了令人满意的效果（图 35-27）。

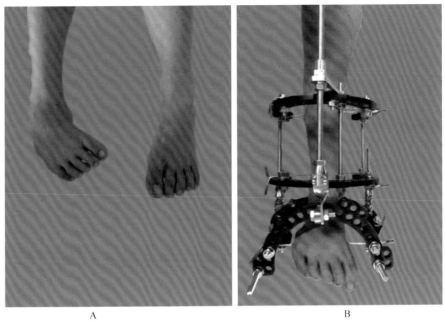

图 35-27　马蹄足患儿术前与术后

A. 6 岁大龄马蹄足患儿；B. 患儿手术后

5. 足部截骨矫形术　有很多手术方式，一般患儿年龄大于 5 岁，根据其畸形情况选择不同部位的截骨，可以与外固定支架联合矫正马蹄内翻畸形。

6. 三关节融合术　10 岁以上儿童，合并跖骨内收、后足内翻、跖屈三种畸形可以考虑行此手术。常用跟骰、跟距及三关节（距舟、跟骰、跟距关节）融合术，术后石膏固定，直至关节骨性融合（图 35-28）。

（李　进　唐　欣）

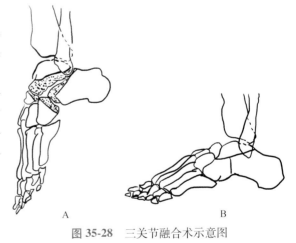

图 35-28　三关节融合术示意图

A. 截骨线示意图；B. 截骨后

第七节　先天性垂直距骨手术

先天性垂直距骨（CVT）是一种少见的严重先天性足畸形，又称先天性摇椅形平足，曾称为先天性扁平足。一般多为单足发病，男性多于女性，可合并有其他部位的畸形。

病因：目前对于发病机制还没有明确，文献中有多个理论阐述发病原理。先天性胚胎畸形发育学说，该学说认为胚胎发育时，因为子宫狭窄，影响了足部的发育，导致垂直距骨，而且有动物实验支持本学说；也有其他学者提出是神经肌肉疾病，由于神经肌肉异常，导致肌力平衡异常。少数一部分患儿有家长遗传性，提示可能与遗传因素有关。

病理：同大多数畸形一样，先天性垂直距骨的病理改变体现在两个方面：①骨骼的改变主要是距骨发育不良，距周关节脱位，距骨与水平线夹角增大，距骨头位于舟骨与跟骨之间。②软组织的改变包括肌肉的改变，术中发现胫后肌力量减弱，跟腱紧张，胫前肌、腓骨长短肌挛缩，关节囊紧张、粘连。

临床表现：主要是足的外观改变，在新生儿时期，就能发现足底部凸起明显，患侧负重时，畸形更加明显，有时能触及距骨头，同时踝关节僵硬，活动受限，跟腱紧张，足跟不能着地，呈现"摇椅足"现象。随着疾病的发展，距骨的畸形更加明显，严重者距骨可与水平成90°直角。同时由于软组织挛缩加重，关节僵硬更加明显，走路明显异常、笨拙。

影像学表现：主要是X线检查。通过检查能明确距骨的脱位情况和舟骨的发育情况。

1. 在足的侧位片上，提示跟距骨纵轴所形成的夹角明显增大，距骨的纵轴延长线没有通过跖骨，在正位片上，距股延长线应该通过第一跖骨，距骨延长线与跟骨纵轴的夹角为20°～40°，在垂直距骨的患儿，角度偏大畸形。

2. 距骨形态改变包括距骨头发育不良、距骨颈变细等。

3. 距周关节脱位，其他相关关节的异常改变等。

治疗及预后：对于垂直距骨，多采用手术治疗，因为根据文献记载，局部按摩、支具固定等保守治疗，随着年龄增大、疾病加重，多以失败告终。

一、适应证

对于手术治疗，多在6个月左右进行手术，手术目的是恢复距骨的正常位置，争取达到距周关节解剖复位。具体的手术方法，需根据畸形严重程度和年龄大小，采用不同的手术方法。

对于1周岁之内患儿，由于继发性的骨质改变不明显，可以只采取手术松解软组织和解剖复位距周关节。随着年龄增大，骨质的继发改变明显，手术既要松解软组织，必要时可采取舟骨截骨等使距骨头复位，对于骨骼接近成熟时，可采用三关节融合术。

二、禁忌证

本手术没有绝对禁忌证，部分患儿合并先天性心脏病等需先行手术治疗，如果患儿能耐受麻醉即可接受手术治疗。

三、术前准备

1. 对需要接受手术治疗的患儿，应进行全面的检查，并依据合并疾病做好术前准备。

2. 术前备一定量血液并开放静脉，大量出血时使用。

3. 术前选用有效抗生素预防感染。

四、手术要点、难点及对策

1. **体位**　患儿常规取仰卧位手术，为保证术中视野清楚，可以使用下肢止血带，术中需要注意止血带压力和使用时间。

2. **软组织松解、距周关节复位术**　主要适用于年龄 1 岁以内、骨骼改变不明显者，如 Kummar 手术切口分为三处，也有学者用 Cincinnati 切口，同样暴露手术视野，具体切口随术者经验决定。第一切口在足外侧缘，以距骨窦为中心，做一弧形切口，然后松解外侧的跟周、跟骰关节囊和周缘的软组织，使呈内翻功能位无明显阻力，然后在足内侧行第二切口，以足的最凸出处或距骨头为中心，行弧形切口，暴露距骨头、颈、舟骨和胫前肌，同时松解内侧的三角韧带浅层和周缘的软组织等，必要时胫前肌移位到距骨颈处，防止距骨头再次脱位，第三次切口在跟腱内侧缘，把跟腱 "Z" 形延长，松解胫距关节、距下关节囊，然后用克氏针固定距骨、跟骨和舟骨，最后缝合创面，石膏固定，约 2 个月时拆除石膏和内固定，继续石膏固定 3 个月，然后改用支具固定 1 年左右。

3. **Coleman 手术**　该手术主要用于年长儿及畸形明显者。具体手术方法如下：术前可给予每天的功能锻炼和内翻位支具固定，有利于手术操作和后期效果。在以距骨为中心从腓骨后侧缘向前到胫骨前侧、胫前肌处行一弧形切口，切开皮肤、皮下组织后把伸肌腱给予分离牵开保护，然后松解距跟关节处的韧带，同时把伸肌腱和胫前肌 "Z" 形延长，松解距周关节，使距周关节复位，克氏针一枚固定距跟周骨，同时松解跟骰关节，在腓骨远端处截骨，长 2cm 左右，行距下关节融合术，同时在后内侧行切口延长跟腱，缝合关节囊和重建距周韧带，术后石膏固定，8 周拆除石膏和内固定，继续功能锻炼。

4. **矫正**　定制的矫正鞋，矫正足外翻，配合矫形鞋垫承托距骨和足弓在正常位置状态，帮助患儿行走。

五、术后监测与处理

1. 术后心电监护，每 1 ~ 2 小时测血压、心率、呼吸频率及氧饱和度。如遇血压降低或引流量过多，应及时检查、输血。

2. 术后禁食，予以静脉补液，维持水、电解质和酸碱平衡，必要时给予营养支持。术后第二天依据患儿麻醉苏醒情况，酌情进食水。

3. 及时复查血常规，定期复查肝、肾功能。

4. 术后应用抗生素预防感染。

5. 术中留置血浆引流管者，应在术后 48 ~ 72 小时拔除。

六、术后常见并发症的预防与处理

1. **感染**　术后及时拔除引流管，合理使用抗生素，依据手术切口情况及分泌物培养情况使用敏感抗生素，及时更换敷料。

2. 皮瓣坏死　术中仔细操作，注意保护皮肤血运，术后加强活血扩管药物使用；严重皮瓣坏死，可以行局部皮瓣推移或转位手术覆盖创面。

3. 距骨坏死　术后定期复查，如果出现距骨坏死表现，早期可以使用二膦酸盐药物治疗，晚期可以行钻孔减压甚至关节融合手术。

（洪　攀）

第八节　并指及赘生指畸形手术

手部是人类组织结构精细而复杂的部位，是人体可以完成各项劳动的基础，解剖结构复杂（图 35-29）。

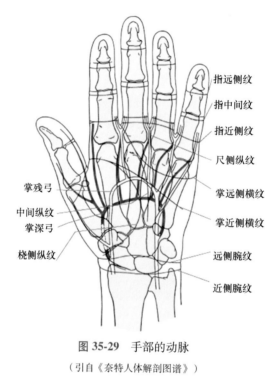

指远侧纹
指中间纹
指近侧纹
尺侧纵纹
掌远侧横纹
掌近侧横纹
远侧腕纹
近侧腕纹

掌残弓
中间纵纹
掌深弓
桡侧纵纹

图 35-29　手部的动脉
（引自《奈特人体解剖图谱》）

一、并指畸形

（一）概述

并指分为完全或不完全并指和简单或复杂的并指。

1. 完全并指　自指蹼到指间都连在一起；不完全并指近端皮肤连接，远端分离（图 35-30，图 35-31）。

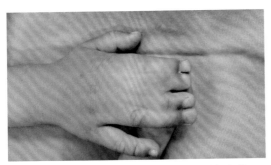

图 35-30 右手完全并指伴第 3 指多指畸形

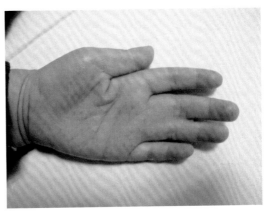

图 35-31 左手第 3、4 指不完全并指畸形

2. 简单并指 指仅有皮肤或其他软组织桥接在一起。复杂并指的两指共用骨性结构。有隙并指的指远端连接，而近端有空隙。短并指为指的缩短和并指同时存在。

（二）治疗

不急于手术治疗。在等至合适的手术年龄时，鼓励父母按摩指蹼，以伸展之间皮肤以利于后期手术。手术重建最好在学龄前。Kettlekamp 和 Flatt 发现 18 个月后儿童行手术矫正较好，特别是连接处的最终外形较好。过早手术有发生指蹼向远端移位和收缩的倾向。如果仅有第 2 或 3 指蹼间的并指畸形，而无其他的畸形，手术至少应推迟到 18 个月。如果不同大小的手指完全受累，不管是简单并指还是复杂并指，最好在 6 ~ 12 个月内早期分离，因为可能会发生成角、旋转和屈曲畸形。当多指受累时，应首先松解边缘指，6 个月后再松解其他并指。禁忌同时松解一指的桡侧和尺侧，这样可以导致指坏死。

1. 开放性手术松解并指（Withey 等提出）

（1）如图 35-32 所示标记皮瓣，用矩形皮瓣重建连接处，在手指周围使用 7 个或 8 个皮瓣。

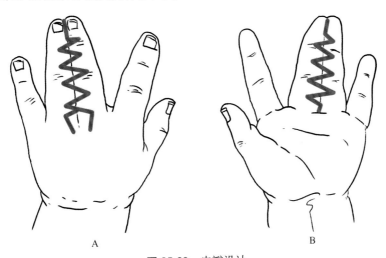

图 35-32 皮瓣设计

A. 背侧皮瓣设计；B. 掌侧皮瓣设计

533

（2）升高中轴线的皮瓣。因为每个皮瓣的底部都较窄。

（3）不要去除指状皮瓣的脂肪，避免影响血管。

（4）每个部位的皮瓣都缝合起来，留下皮瓣之间肌肉裸露的区域，等到二次愈合时修复。

（5）如有必要，用中厚皮瓣覆盖连接处的缺损。

（6）用大量的敷料覆盖。

术后处理：敷料留置1周后更换，术后第2周更换敷料，此时切口应该愈合。并指重建术最常见的并发症是指或蹼的瘢痕畸形，可发生指蹼向远端移动，特别是18个月以前手术的儿童。

2. 用背侧皮瓣松解并指（Baner 等提出）

（1）如图 35-33 所示，用记号笔仔细画出所有切口的轮廓，在每个患指的中轴线上画虚线，确定三角皮缘边缘。

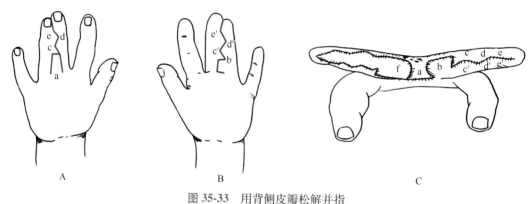

图 35-33　用背侧皮瓣松解并指

A. 背侧皮瓣设计；B. 掌侧皮瓣设计；C. 缝合后视图

（2）首先切开背侧皮缘，去除近端皮瓣的脂肪。通过背侧切口仔细分离神经血管束。

（3）然后再切开背侧皮瓣，注意在中线上解剖时保留神经血管束，掌侧皮瓣 b 的近端缘应恰好在连接部的近端。

（4）然后去除背侧蹼间脂肪，首先缝合背侧皮瓣 a 修复连接处，然后缝合近端环指皮瓣 b 修复近端环指桡侧面。

（5）再缝合三角形皮瓣，尽可能修复指相邻表面。

（6）松开止血带保证三角皮瓣血供足够，如手稍变温后手部血供不足，在低张力下重新缝合。

（7）从腹股沟或肘窝取全厚皮片覆盖剩余创面。

（8）如果指甲合并在一起，将其分离，切除甲缘处的甲床，使皮片移植至每个指甲的游离缘。

（9）当一指两侧有并指，分离一侧比较安全。

（10）用三溴酚纱布包扎植皮处，然后在指间塞1块塑性的湿敷料；从指蹼塞向远端，使指维持在外展伸直位，然后用干敷料和四高夹板固定手指和腕部。

术后处理：手高抬1周或更长时间，更换敷料。

3. 用掌侧和背侧近端相匹配的"V"形皮瓣松解并指（Skoog 提出）

（1）如图 35-34 所示用笔画出患指切口，设计掌侧和背侧皮瓣，使皮瓣游离后至少应在无张力下能覆盖一指的创面。皮瓣的游离缘在指关节水平设计成不规则的小三角形。

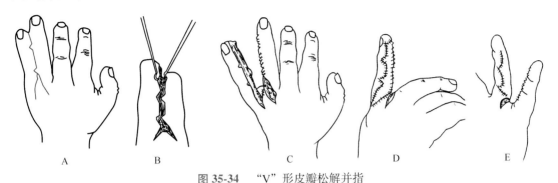

图 35-34　"V"形皮瓣松解并指

A.背侧皮瓣设计；B.皮肤分病；C.并指分离；D.缝合后背部视图；E.缝合后掌侧视图

（2）皮瓣应互相对应。首先在一侧标出切口轮廓图，然后用直针垂直穿过指蹼再标出另一侧切口的关键点。

（3）上止血带，掀起皮瓣，主要包括形成畸形指蹼的皮肤。

（4）保护所有皮下组织，不要切断指神经和指动脉。

（5）然后松开止血带。用三角形皮瓣重建指蹼。

（6）一指按计划用皮瓣覆盖，用腹股沟全厚皮片覆盖该指根部背内侧面残留的小创面。

（7）然后在邻指及新指蹼裸露区绘制图形，再从腹股沟区切取相应的全厚皮片。

（8）小心缝合皮片。

（9）闭合供区伤口，加压包扎，三溴酚纱布覆盖植皮处和伤口，将指充分分开，指间放湿棉球，加压使之适应指间和指蹼的轮廓，然后用干纱布包扎，石膏固定，如需要，石膏应达轴上以保证严格的制动。

（10）若有两指以上并指畸形，每次只分离一指的一侧是安全的。

术后处理：术后手部抬高至少 3 天，10 ~ 14 天更换敷料，必要时给予全麻。此时拆线，再包扎 10 ~ 14 天，开始逐渐恢复正常的活动。

4.微型伊氏架行皮肤牵张后再行并指皮肤分离成形　对于皮肤匮乏的并指分离手术难点即为术时皮源，以往多采用植皮，该方法经济，效果一次到位，但是对于皮肤极度广泛匮乏时，植皮面积需要量增大时，手术则显得困难，且是否存活亦为一个大问题。笔者所在单位使用了分期手术治疗，第一阶段使用微型伊氏架固定于并指上，逐渐牵张伊氏架，皮肤等软组织会依据应力法则沿着被牵张的方向生长，直到得到需要的皮肤量后，再行第二阶段手术及并指皮肤分离成形。该治疗方案可省去植皮步骤，降低手术难度，且皮肤存活率高，尤其适用于皮肤缺乏较多的病例，缺点是需要二次手术，费用较高。

（三）病例分析

患儿，男，3 岁，先天性右手第 2、3、4 指并指，伴第 3 指多指畸形，入院行手术安装微型伊氏架（图 35-35）。估算皮肤需要量，院外皮肤牵张达到皮肤需要量后（图 35-35），稳定 1 个月，再次入院行并指皮肤分离成形术（图 35-36）。术后 14 天拆线，术后

1个月复查（图35-37）。

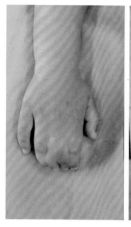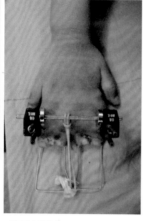

图35-35　微型伊氏架

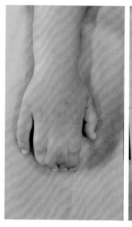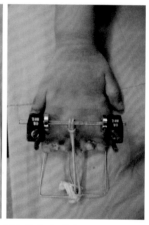

图35-36　皮肤分离成形术

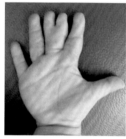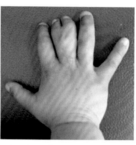

图35-37　术后1个月复查

二、赘生指畸形

（一）概述

赘生指，又称重指或多指畸形，主要分为3种主要类型。①桡侧——拇指重复（分叉拇指）。②中央——示指、中指或环指重复。③尺侧——小指重复。另外重指还包括尺侧重复畸形，或称镜像手，是一种极少见的畸形。

分叉拇指是指拇指完全或部分重复（图35-38），新生儿发病率为1/3000，多为单侧受累。分叉拇指的病因不清楚，大多数为散发，提示该病与环境因素有关，而与遗传因素无关。

Wassel将分叉拇指分为7型（图35-39）。

（二）治疗

分叉拇指几乎都适用于手术矫正，不仅可以明显地改善外形，还可改善功能。偶尔拇指稍增宽，X线显示拇指重复，这时手术不一定能改善情况。一般在18个月时手术重建，但尽可能不晚于5岁。以后可能需要二次手术，8～10岁时对晚期成角畸形和不稳定可能需要做关节融合术。

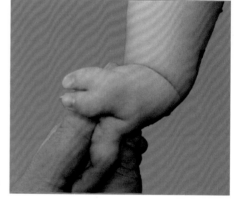

图35-38　分叉拇指

536

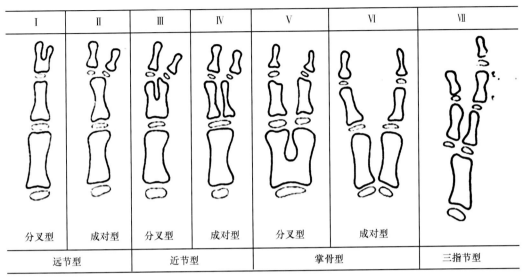

Ⅰ	Ⅱ	Ⅲ	Ⅳ	Ⅴ	Ⅵ	Ⅶ
分叉型	成对型	分叉型	成对型	分叉型	成对型	
远节型		近节型		掌骨型		三指节型

图 35-39　Wassel 拇指多指分型

1. Ⅰ型和Ⅱ型分叉拇指

（1）手术技术

1）上止血带，在患指指端从背侧至掌侧做楔形切口，向近端延伸至拇指分叉处。背侧切口通过指甲和甲床。

2）沿皮肤切口切开重复结构的肌腱和骨的中间部分。

3）仔细对接远端指骨剩余部分的关节面和骨骺。用横行克氏针固定。由于侧副韧带紧张操作可能遇到困难。

4）用 6-0 可吸收线缝合甲床，间断缝合关闭切口。

5）根据患儿的年龄，用短或长臂拇指"人"字形石膏固定，幼儿用长臂石膏。

（2）术后处理：术后 4 ～ 6 周去除石膏，6 周拔出克氏针。在去除石膏和克氏针后足部开始恢复功能锻炼。

2. Ⅲ ～ Ⅵ型分叉拇指

（1）手术技术

1）上止血带，在发育最差的拇指（多为桡侧指）上做"球拍"形切口。如果尺侧拇指受累更严重，则应将其切除。

2）通过切口暴露拇短展肌腱在最桡侧拇指近节指骨的附着点，小心保护肌腱。

3）如果切除的为尺侧拇指，则应暴露并保护拇内收肌。

4）从待切除指骨上切断侧副韧带远端。

5）将多余指联通与其形成关节的部分掌骨或指骨一并切除。

6）将剩余指置于关节面中央，将侧副韧带和内在肌腱牢固地缝合到指骨上。

7）克氏针纵行穿过关节保持对线。

8）检查指伸、屈肌腱的对线，保证位于手指的中央，可能需要部分切除或转移肌腱以使其位于中央。

537

9）间断缝合，关闭切口。如果皮肤不够，也可沿尺侧做"Z"形切口整形，使缝合无张力。

（2）术后处理：拇指制动4周。4周时拔出克氏针。手开始活动，保护性夹板再固定3～4周。

3. 并发症　晚期成角畸形和不稳定是最常见的并发症，需要韧带重建，楔形截骨甚至关节融合。其他的并发症有感染、畸形、瘢痕挛缩、关节僵硬、肌腱滑动受限、原重指处残留凸出和虎口狭窄。

三、三节拇指畸形

三节拇指有三节指骨，而不是正常的两节指骨。

1. 治疗　并非所有的儿童三节拇指都需要手术治疗，特别是对于Ⅰ型畸形。手术治疗的目的是矫正成角畸形，恢复正常长度，矫正指蹼挛缩和改善对掌功能。

2. 手术方式　截骨复位术。

（1）在术前X线片上标记或画出指骨和骨骺畸形简图，计划截骨部位和截骨长度。用笔画出背侧弧形切口，包括必须切除的指甲和甲床。

（2）通过指甲、甲床和皮肤做弧形切口。

（3）掀开皮瓣，在拇长伸肌腱在远节指骨的附着点近端切断肌腱，将之翻转，暴露中远节指骨。

（4）用解剖刀或细咬骨钳按预先设计缩窄远节指骨，注意木棉指骨破碎。

（5）在第1个纵行切口暴露远节指骨干骺端。

（6）用解剖刀横行截骨，完全切除骨骺，在中节指骨中部、骨骺正常的水平部分远端做第2个横行截骨，为保证截骨平面与近端指间关节平行，可用1根皮下细针穿过指间关节确定关节线。

（7）通过第2个横行截骨，暴露"C"形中节指骨骨骺异常的纵行部分，完全切除中节指骨远端和不正常的骨骺，但避免切断侧副韧带。

（8）截骨后弃骨片，将剩余的指骨对线，使拇指短缩及重排。

（9）必要时用咬骨钳或骨凿修整骨表面。

（10）骨端对位后用1个或2个0.028或0.035in（1in=2.54cm）的光滑克氏针固定，若不稳定，可贯穿关节固定。

（11）X线片检查位置和对线的准确性，检查指骨和克氏针的位置。

（12）缩短并用细线缝合修复拇长伸肌肉。

（13）松开止血带，切除多余皮肤，关闭伤口。

（14）剪断克氏针。末端折弯，留在皮肤外。

（15）用长至轴上的对掌位手套形石膏夹板固定。

3. 术后处理　如有必要，可在2～3周去除石膏夹板查看伤口，但需石膏夹板固定6～8周或X线证实骨愈合，去除克氏针后一般不必继续用夹板固定，理疗可帮助年龄较大的患儿恢复功能。

四、尺侧多指

小指多指是黑色人种最常见的多指畸形，新生儿发病率约为 1/300（图 35-40）。

1.治疗　对于 I 型尺侧多指不推荐根部结扎；II 型多指通过椭圆形切口切除，一般在 1 岁左右，一个常见的并发症是有残留的重复掌骨头引起的难看的隆起。

2.手术技术

（1）上止血带，取多余指根部椭圆形切口，切开时多留一点皮肤，关闭时再修整。

（2）分离结扎切断供应多余指的神经血管束。

（3）对 I 型可从根部完全切除，简单缝合关闭皮肤切口。

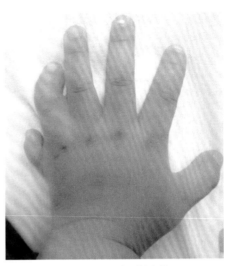

图 35-40　示尺侧多指

（4）对 II 型多指，分离并保护小指外展肌腱。骨膜下暴露骨分叉处。

（5）如分叉在关节部位，分离并保护尺侧副韧带。

（6）切除多余指，修整分叉处多余指骨。

（7）如果损伤，则重建侧副韧带和外展肌腱附着。

（8）间断缝合切口，绷带包扎。

3.术后处理　对婴儿可行短期（10 天）石膏固定，但一般不必制动，2 周拆线，不限制活动。

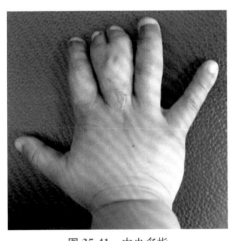

图 35-41　中央多指

五、中央多指

中央多指为示指、中指、环指的重指（图 35-41），很少单独发生，常伴有复杂的并指畸形。中央孤立性多指的治疗遵循多指重建的手术原则，将极度发育不良的手指切除。中央多指并指的手术技术有切除多余指、并指重建或修整为三指手。

（李　进　董　哲）

参 考 文 献

侯树勋 . 2010.脊柱外科学 . 北京：人民军医出版社 .

潘少川 . 2007.实用小儿骨科学 . 北京：人民卫生出版社，345-354.

邱贵兴，戴尅戎 . 2005.骨科手术学 . 北京：人民卫生出版社 .

Altaf F，Gibson A，Dannawi Z，et al. 2013. Adolescen tidiopathics coliosis. BMJ，346：f2508.

Benson M，Fixsen M，Macnicol M，et al. 2010. Children's Orthopaedics and Fractures. 3rd ed. London：

Springer-verlag London，147-152.

Bhaskar A. 2008. Congenital vertical talus：Treatment by reverse ponseti technique. Indian J Orthop，42（3）：347-350.

Bibbo C，Jaglan SS. 2011. Tendon transfers for equinovarus deformity in adultsandchildren. Foot Ankle Clin，16：401-418.

Bohm P，Brzuske A. 2002. Salter innominate osteotomy for the treatment of developmental dysplasia of the hip in children：results of seventy-three consecutive osteotomies after twenty-six to thirty-five years of follow-up. J Bone Joint Surg Am，84-A（2）：178-186.

Carney BT，Vanek EA. 2006. Incidence of hip dysplasia in idiopathic clubfoot.J Surg Orthop Adv，15（2）：71-73.

Carroll K，Coleman S，Stevens PM. 1997. Coxa vara：surgical outcomes of valgus osteotomies. J Pediatr Orthop，17（2）：220-224.

Carroll NC. 2012. Clubfoot in the twentieth century：where we were and where we may be going in the twenty-first century. J Pediatr Orthop B，21：1-6.

Cavalier R，Herman MJ，Pizzutillo PD，et al. 2003. Ultrasound-guided aspiration of the hip in children：a new technique. Clin Orthop Relat Res，（415）：244-247.

Ceynowa M，Mazurek T. 2009. Congenital patella dislocation in a child with Rubinstein-Taybi syndrome. J Pediatr Orthop B，18（1）：47-50.

Chalayon O，Adams A，Dobbs MB. 2012. Minimally invasive approach for the treatment of non-isolated congenital vertical talus. J Bone Joint Surg Am，94（11）：e73.

Chu A，Lehman WB. 2012. Persistent clubfoot deformity following treatment by the Ponseti method. J Pediatr Orthop B，21：40-46.

Cohensobel E，Caselli M，Giorgini R，et al. 1993. Long-term follow-up of clubfoot surgery：analysis of 44 patients. J Foot Ankle Surg，32：411-423.

Dao KD，Shin AY，Billings A，et al. 2004. Surgical treatment of congenital syndactyly of the hand. J Am Acad Orthop Surg，12（1）：39-48.

de Chalain TM，Park S. Torticollis associated with positional plagiocephaly：a growing epidemic. J Craniofac Surg，16（3）：411-418.

Desai L，Oprescu F，DiMeo A，et al. 2010. Bracing in the treatment of children with clubfoot：past，present，and future. Iowa Orthop J，30：15-23.

Dieckmann R，Hardes J，Ahrens H，et al. 2008. Treatment of acute and chronic ostemyelitis in children. Zeitschrift Fur Orthopadie Und Unfallchirurgie，146（3）：375-380.

Do TT. 2006. Congenital muscular torticollis：current concepts and review of treatment. Curr Opin Pediatri，18（1）：26-29.

Dobbs MB，Gurnett CA. 2012. Genetics of clubfoot. J Pediatr Orthop B，21：7-9.

Dobbs MB，Purcell DB，Nunley R，et al. 2006. Early results of anew method of treatment for idiopathic congenital vertical talus. J Bone Joint Surg Am，88A（6）：1192-1200.

Dobbs MB，Purcell DB，Nunley R，et al. 2007. Early results of a new method of treatment for idiopathic congenital vertical talus.Surgical technique. J Bone Joint Surg Am，89（Suppl 2）Pt.1：111-121.

Dobbs MB，Schoenecker PL，Gordon JE. 2002. Autosomal dominant transmission of isolated congenital vertical talus. Iowa Orthop J，36（6）：427-430.

Drvaric DM，Kuivila TE，Roberts JM. 1989. Congenital clubfoot.Etiology，pathoanatomy，pathogenesis，and the changing spectrum of early management.Orthop Clin North Am，20：641-647.

Dudkiewicz I，Ganel A，Blankstein A. 2005. Congenital muscular torticollis in infants：Ultrasound-assisted diagnosis and evaluation. J Pediatr Orthop，25（6）：812-814.

Eren A，Altinta，F，Atay EF，et al. 2004. A new capsuloplasty technique in open reduction of developmental dislocation of the hip. J Pediatr Orthop B，13（2）：139-141.

Fernandez M，Carrol CL，Baker CJ. 2000. Discitis and vertebral osteomyelitis in children：an 18-year review. Pediatrics，105（6）：1299-1304.

Flynn JM，Emans JB，Smith JT，et al. 2013. VEPTR to treat nonsyndromic congenital scoliosis：a multicenter，mid-term follow-up study. J Pediatr Orthop，33（7）：679-684.

Fritz Hefti. 2007. Pediatric Orthopedic in Practice. Berlin：Springer-verlag，570-577.

Ganger R，Radler C，Handlbauer A，et al. 2012. External fixation in clubfoottreatment - a review of the literature. J Pediatr Orthop B，21：52-58.

Ghanem I，Wattincourt L，Seringe R. 2000. Congenital dislocation of the patella - Part II：Orthopaedic management. J Pediatr Orthop，20（6）：817-822.

Gotoh E，Tsuji M，Matsuno T，et al. 2000. Acetabular development after reduction in developmental dislocation of the hip. Clin Orthop Relat Res，（378）：174-182.

Gray K，Pacey V，Gibbons P，et al. 2012. Interventions for congenital talipes equinovarus（clubfoot）. Cochrane Database Syst Rev，4（4）：CD008602.

Gu Z，He R，Xu R. 2002. Medial transfer of patellar tendon and lateral transfer of medical fascio-muscular flap for the treatment of congenital dislocation of patella in children. Chin J Orthop，22（4）：193-195.

Guan D，Jiao E，Han Z. 2003. Treatment of hand congenital syndactyly. Chin J Hand Surg，19（3）：173-175.

Gupta P，Jindal R，Gupta R. 2008. Congenital dislocation of patella with ipsilateral hip flexion-abduction deformity：a case report. J Pediatr Orthop B，17（4）：199-201.

Horn BD，Davidson RS. 2010. Current treatment of clubfoot in infancy and childhood. Foot Ankle Clin，15：235-243.

Jones DA. 1997. Sub-capital coxa valga after varus osteotomy for congenital dislocation of the hip. J Bone Joint Surg Br，59（2）：152-158.

Joyce MB，de Chalain TM. 2005. Treatment of recalcitrant idiopathic muscular torticollis in infants with botulinum toxin type A. J Craniofac Surg，16（2）：321-327.

Koplewitz BZ，Babyn PS，Cole WG. 2005. Congenital dislocation of the patella. Am J Roentgenol，184（5）：1640-1646.

Kim HJ，Blanco JS，Widmann RF. 2009. Update on the management of idiopathic scoliosis. Curr Opin Pediatr，21（1）：55-64.

Kim HT，Kim JI，Yoo CI. 2000. Acetabular development after closed reduction of developmental dislocation of the hip. J Pediatr Orthop，20（6）：701-708.

Kim HW，Morcuende JA，Dolan LA，et al. 2000. Acetabular development in developmental dysplasia of the hip complicated by lateral growth disturbance of the capital femoral epiphysis. J Bone Joint Surg Am，82-A（12）：1692-1700.

Klisic P，Jankovic L. 1976. Combined procedure of open reduction and shortening of the femur in treatment of congenital dislocation of the hips in older children. Clin Orthop Relat Res，（119）：60-69.

Kvernmo HD，Haugstvedt JR. 2013. Treatment of congenital syndactyly of the fingers. Tidsskr Nor Lageforen，133（15）：1591-1595.

Lichtinger TK，Karl J，Heimkes B. 2002. Ultrasound in the early diagnosis of congenital dislocation of the patella. Z Orthop Ihre Grenzgeb，140（3）：351-354.

Lombardi G，Akoume MY，Colombini A，et al. 2011. Biochemistry of adolescent idiopathic scoliosis. Adv Clin Chem，54：165-182.

Mallet C，Ilharreborde B，Jehanno P，et al. 2013. Comparative Study of 2 Commissural dorsal flap techniques for the treatment of congenital syndactyly. J Pediat Orthop，33（2）：197-204.

Mandarano-Filho LG，Bezuti MT，AKITA R，et al. 2013. Congenital syndactyly：case by case analysis of 47 patients. Acta Ortopedica Brasileira，21（6）：333-335.

Matanović DD，Vukasinović ZS，Zivković ZM，et al. 2011. Physical treatment of foot deformities in childhood. Acta Chir Iugosl，58：113-116.

Mathew PG，Sponer P，Kappas K，et al. 2009. Mid-term results of one-stage surgical correction of congenital vertical talus. Bratisl Lek Listy，110（7）：390-393.

Mazzocca AD，Thomson JD，Deluca PA，et al. 2001. Comparison of the posterior approach versus the dorsal approach in the treatment of congenital vertical talus. J Pediat Orthop，21（2）：212-217.

Mckie J，Radomisli T. 2010. Congenital vertical talus：a review. Clin Podiatr med Surg，27（1）：145-156.

Mik G，Drummond DS，Hosalkar HS，et al. 2009. Diminished spinal cord size associated with congenital scoliosis of the thoracic spine. J Bone Joint Surg Am，91（7）：1698-1704.

Mordecai SC，Dabke HV. 2012. Efficacy of exercise therapy for the treatment of adolescent idiopathic scoliosis：a review of the literature. Eur Spine J，21（3）：382-389.

Noordin S，Allana S，Wright JG. 2010. Surgical management of neglected bilateral obligatory patella dislocation. J Pediatr Orthop B，19（4）：337-340.

Nyland JA，Caborn DNM. 2004. Physiological coxa varus-genu valgus influences internal knee and ankle joint moments in females during crossover cutting. Knee Surg Sports Traumatol Arthrosc，12（4）：285-293.

Obeid I，Taieb A，Vital JM. 2013. Circumferential convex growth arrest by posterior approach for double cervicothoracic curves incongenital scoliosis. Eur Spine J，22（9）：2126-2129.

Ochs BG，Schmelzer-Schmied N，Carstens C，et al. 2005. Fixed posterior subluxation with lateral rotation of the knee joint caused by congenital dislocation of the patella in combination with aplasia of the posterior cruciate ligament. Case report and review of the literature. Der Orthopäde，34（4）：356-361.

Oestern S，Varoga D，Lippross S，et al. 2011. Patella dislocation. Der Unfallchirurg，114（4）：345-358.

Peyrou P，Moulies D. 2007. Torticollis in child：diagnostic approach. Archives De Pediatrie，14（10）：1264-1270.

Qureshi MA，Asad A，Pasha IF，et al. 2009. Staged corrective surgery for complex congenital scoliosis and split cord malformation. Eur Spine J，18（9）：1249-1254.

Ramsey PL，Lasser S，MacEwen GD. 1976. Congenital dislocation of the hip：use of the Pavlik harness in the child during the first six months of life. J Bone Joint Surg Am，58（7）：1000-1004.

Rogers GF，Oh AK，Muliken JB. 2009. The Role of Congenital Muscular torticollis in the development of deformational plagiocephaly. Plast Reconstr Surg，123（2）：643-652.

Samy MA，Al Zayed ZS，Shaheen MF. 2009. The effect of a vertical expandable prosthetic titanium rib on shoulder balance in patients withcongenital scoliosis. J Child Orthop，3（5）：391-396.

Schoenecker PL，Strecker WB. 2008. Congenital dislocation of the hip in children.Comparison of the effects of femoral shortening and of skeletal traction in treatment. J Bone Joint Surg Am，14（34）：21-27.

Shim JS，Jang HP. 2008. Operative treatment of congenital torticollis. J Bone Joint Surg B，90B（7）：934-939.

Sönmez K，Türkyilmaz Z，Demiroğullullari B，et al. 2005. Congenital muscular torticollis in children. ORL J Otorhinolaryngol Rela Spec，67（6）：344-347.

Stevanović VB，Vukasinović ZS，BascarevićZLj，et al. 2011. Clubfoot in children. Acta Chir Iugosl，58：97-101.

Swain B. 2007. Transaxillary endoscopic release of restricting bands in congenital muscular torticollis-a novel technique. J Plast Reconstr Aestheti Surg，60（1）：95-98.

Tatli B，Aydinli N，Calishan M，et al. 2006. Congenital muscular torticollis：evaluation and classification. Pediatr Neurol，34（1）：41-44.

Tavares JO. 2004. Modified Pemberton acetabuloplasty for the treatment of congenital hip dysplasia. J Pediatr Orthop，24（5）：501-507.

Taylor GR，Clarke NM. 1997. Monitoring the treatment of developmental dysplasia of the hip with the Pavlik harness.The role of ultrasound. J Bone Joint Surg Br，79（5）：719-723.

Violas P，Chapuis M，Treguier C，et al. 2006. Ultrasound：a helpful technique in the analysis of congenital vertical talus. A case report. J Pediatr Orthop B，15（1）：70-72.

Wallander HM. 2010. Congenital clubfoot. Aspects on epidemiology，residualde formity and patient reported outcome. Acta Orthop Suppl，81（39）：1-25.

Warmann SW，Dittmann H，Seitz G，et al. 2011. Follow-up of acute osteomyelitis in children：the possible role of PET/CT in selected cases. J Pediatr Surg，46（8）：1550-1556.

Weinstein SL，Ponseti IV. 1979. Congenital dislocation of the hip. J Bone Joint Surg Am，61（1）：119-124.

Wen T，Junhui Z，Guanglei T，et al. 2007. Complex congenital syndactyly. Chin J Hand Surg，23（2）：82-84.

Yang SH，Huang SC. 1997. Valgus osteotomy for congenital coxa vara. J Formos Med Assoc，96（1）：36-42.

Yazdi H，Monshizadeh S，Bozorgi Z. 2004. Congenital medial dislocation of the patella with multiple congenital anomalies：case report and method of treatment. J Pediatr Orthop B，23（2）：126-129.

Yu S，Wang J，Wang Z. 2002. The classification and treatment of congenital syndactyly. Chin J Hand Surg，18（1）：31-32.

Yue Z，Lu L，Gong X，et al. 2013. Clinical application of dorsal pentagonal flap transfer for web reconstruction in the treatment of congenital syndactyly. Chin J Hand Surg，29（3）：136-138.

Zaoutis T，Localil AR，Leckerman K，et al. 2009. Prolonged intravenous therapy versus early transition to oral antimicrobial therapy for acute osteomyelitis in children. Pediatrics，123（2）：636-642.

Zhang P，Liu J. 2014. Application of island dorsal flap in congenital syndactyly release. Chin J Pediatr Surg，35（7）：530-534.

Zorer G，Bagatur AE，Dogan A. 2002. Single stage surgical correction of congenital vertical talus by complete subtalar release and peritalar reduction by using the Cincinnati incision. J Pediatr Orthop B，11（1）：60-67.

第三十六章　骨与关节感染手术

第一节　急性慢性血源性骨髓炎手术

骨髓炎（osteomyelitis）是骨的感染，感染可以是急性的、亚急性的或慢性的，可累及任何骨。在抗生素被发现前的时代，骨髓炎常会引起死亡或严重残疾，目前，骨髓炎仍是骨科的常见问题之一。

多数病例有外伤或感染病史，如中耳炎或皮肤感染。起病急、起病突然，患儿很快因负重疼痛加重而不能走路。此外，患儿可表现出烦躁、食欲缺乏、发热，体温可达40℃。

疼痛是突出的局部症状，持续剧烈疼痛可因轻微活动而加重。患肢干骺端压痛，局部有肢体肿胀和温度增高。邻近关节肌群常有保护性痉挛，邻近关节偶有交感性积液。

X线检查（图36-1）作为基础，评定软组织肿胀。骨扫描可对受累部位定位有用，脓肿超声和MRI检查（图36-2）也有助于定位。通过血培养和感染部位穿刺抽吸可以分离出病原菌，如骨膜下脓肿穿刺抽吸最容易成功（图36-3）。

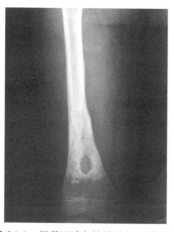

图36-1　股骨远端急性骨髓炎X线表现

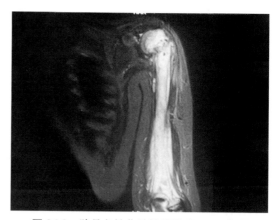

图36-2　肱骨急性化脓性骨髓炎MRI表现

全身中毒症状，如高热、脱水、食欲缺乏、精神委靡和局部肢体肿胀、压痛。肢体一端叩痛，表面温度增高。既要穿刺液细菌培养，也要做涂片革兰氏染色，尽量确定病原菌。X线片在发病2周后，一般有破坏和骨膜增生相间的改变，有助于确诊。CT和MRI检查也有助于诊断急性血源性骨髓炎。

未经治疗的急性骨髓炎常局限在一段骨内而形成慢性骨髓炎，由于一段骨皮质容易缺血形成死骨，因此长骨最容易形成慢性骨髓炎。骨盆等扁骨由于是松质骨，血运丰富，很少形成慢性骨髓炎。

治疗和预后

对于急性骨髓炎，在治疗前，要评估疾病的分期，在没有形成脓肿的时候发现骨髓炎并给予抗生素治疗通常有效，而不需切开引流。在等待细菌培养的时候就开始使用抗生素，多为经验用药，同时需要考虑患儿的年龄和是否有特殊情况。如果用药 24 ~ 48 小时后，症状没有改善，说明可能已经形成脓肿，需切开引流。目前 VSD 技术已渐渐普及，术后可利用其行含敏感抗生素的生理盐水持续灌洗引流，局部持续保持高浓度抗生素利于控制感染，数日后可再次入手术室行后续治疗（图 36-4）。

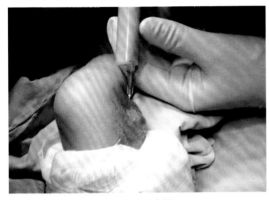

图 36-3　脓肿抽吸

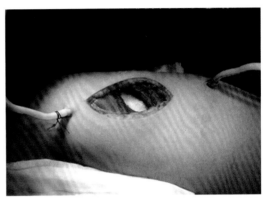

图 36-4　VSD 技术治疗骨髓炎

545

慢性骨髓炎的治疗包括死骨切除和切除感染组织，并通过碟形手术再用存活的组织填充无效腔。长期感染容易形成复杂窦道，术前通过 MRI 和窦道内注射染料明确窦道位置和深度。切除窦道前通过注射染料明确感染的组织，设计好手术入路，彻底切除感染组织。术前窦道做分泌物培养，筛选细菌敏感抗生素。如果骨膜存活，新生骨将填充手术产生的骨缺损。

骨髓炎的并发症包括全身并发症和局部并发症。未治疗的骨髓炎可能导致危及生命的支气管肺炎和化脓性心包炎等全身感染。骨髓炎的局部并发症经当前治疗多不常见。病理性骨折是骨髓炎的严重并发症，病理性骨折愈合慢或可能畸形愈合。骨髓炎引起的去骨化是在感染 2 ~ 3 周后出现，应该预见病理性骨折的风险，在发生脱钙前就应该石膏保护。死骨的形成多是由于延误诊断引起，慢性骨髓炎的死骨切除术常有效并可治愈。生长紊乱可能是感染或切开引流等最初阶段的伤害导致，感染破坏生长板或骨骺可引起明显畸形（图 36-5），往往后

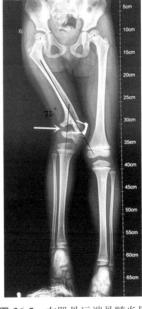

图 36-5　右股骨远端骨髓炎累及骨骺致肢体短缩并外翻畸形

期需要手术矫正。

（李 进 洪 攀）

第二节　急性化脓性关节炎手术

急性化脓性关节炎（acute pyogenic arthritis）常是滑膜关节感染引起的关节炎症，很多细菌均可以引起关节炎，但是以葡萄球菌、链球菌为主。化脓性关节炎可引起严重畸形并致残，特别是在新生儿期累及髋关节。细菌和白细胞产生的酶引起原球蛋白丢失和胶原降解最终破坏关节。炎症还可以因栓塞导致继发血管破坏或者直接压迫血管。

多数病例有外伤或感染病史，如中耳炎或皮肤感染。起病急，突出的主诉为关节局部疼痛，如下肢关节受累则有跛行。患儿很快因负重疼痛加重而不能走路。此外，患儿可以表现出烦躁、食欲缺乏、发热，体温可达 40℃。

X 线的早期表现为关节囊积液扩张，如髋关节会出现股骨头向外移位甚至脱出（图 36-6），在感染持续者可以看到骨脱钙和关节间隙变窄。CT 检查在化脓性关节炎中不是非常有价值，MRI 扫描对描述感染区域和确定相应的骨髓炎非常有价值（图 36-7），尤其对怀疑为盆腔脓肿的患儿。相对于 X 线检查，超声检查（图 36-8）对诊断渗出非常敏感，但在确定渗出是否为感染性渗出方面无特异性。超声诊断必须结合临床表现以确定是否需要关节穿刺术。

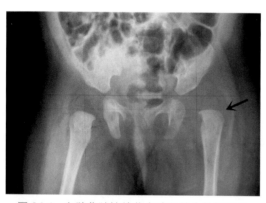

图 36-6　左髋化脓性关节炎致股骨头外侧脱位

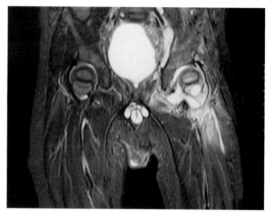

图 36-7　左髋化脓性关节炎 MRI 高信号表现

关节疼痛、肿胀、活动受限，感染的全身症状和有关的生化检查结果异常可考虑本病，再用关节穿刺证实。抽出的关节液要送培养和涂片，明确致病菌，不但有助于诊断，而且对选择适合的药物也有帮助。

治疗和预后

化脓性关节炎因病情严重按照急诊处理，治疗目的为控制关节感染，清楚感染产生的纤维素，防止畸形；恢复关节正常解剖关系，尽量保留关节功能。明确诊断后，尽快石膏

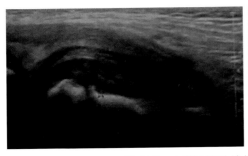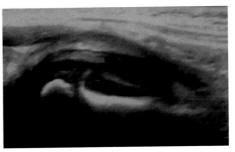

图 36-8　左髋化脓性关节炎 B 超显示大量积液

或牵引固定，缓解肌肉痉挛，减轻疼痛。同时，尽早静脉使用抗生素，并根据细菌培养和敏感试验结果选用有效抗生素。对于全身用药只要剂量充分就可以进入关节内发挥作用，但是对于保守治疗无效、疼痛肿胀加重、发热持续的患儿要及早切开冲洗引流。术中反复冲洗关节腔，术后缝合伤口，置入两根甚至多根管道冲洗、引流，外面可以用 VSD 覆盖。对于小婴儿，特别是新生儿患脓毒血症常无发热，但是会有烦躁不安、拒食，甚至体重下降。此时要注意脓毒血症可能，并反复观察有无局限性骨和关节感染。

髋关节化脓性关节炎可能出现骨坏死后遗症，股骨头骺板停止生长，而股骨大转子骨骺持续发育，日后产生一定程度的髋内翻，必要时需要手术矫正。

下肢不等长也是一个常见的并发症，对于过长一侧在有生长潜力的年龄可以行骨骺阻滞术。

病理性脱位系关节内压力增加所致，对于这种并发症应手术引流并切开复位。

影响预后的因素总结如下：①发病到治疗的时间，早期诊断至为重要。②受累关节中，髋关节预后最差。③是否并发骨髓炎，并发骨髓炎预后差。④患儿的年龄，患儿较幼儿预后差。

总之，早期诊断、足量长程抗生素、术后精心护理对关节功能恢复缺一不可。

（李　进　洪　攀）

第三节　骨与关节结核手术

骨与关节结核曾是一种常见的感染性疾病，与生活和卫生状况有直接的关系。随着医疗技术的进步、生活水平的提高和抗结核药物的出现，骨与关节结核的发病率明显下降。但随着人口的增长、人口流动的增加和耐药菌的出现，骨与关节结核的发病率有回升的趋势，临床上多见于农村进城务工人员等生活卫生条件不佳的人群，应引起重视。

病原菌主要是牛型分枝杆菌。全关节结核必定会遗留各种关节功能障碍，若不能被控制，便会出现继发感染、破溃、产生瘘管或窦道，此时关节已完全毁损（图 36-9）。

547

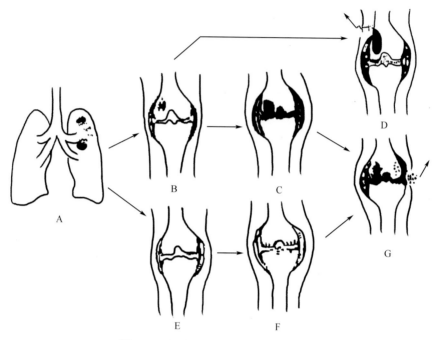

图 36-9　骨关节结核临床病理发展示意图

A.原发病灶；B.单纯骨结核；C.由骨结核引起的全关节结核；D.单纯骨结核穿破皮肤形成窦道；E.单纯滑膜结核；F.由滑膜结核引起的全关节结核；G.全关节结核穿破皮肤形成窦道

本病可发生于任何年龄组个体，两性发病率无明显差异。起病缓慢，全身症状包括低热、乏力、盗汗，典型病例可见消瘦、食欲缺乏、贫血等症状；少数起病急骤，可有高热毒血症状，一般多见于儿童患者。全关节结核发展导致病灶部位积聚了大量脓液、结核性肉芽组织、死骨和干酪样坏死组织。由于缺乏红热等急性炎症反应，称为"冷脓肿"或"寒性脓肿"。冷脓肿破溃产生混合性感染，出现局部急性炎症反应。脊柱结核时，脓肿、肉芽组织、坏死骨块可直接压迫脊髓引起截瘫。病理性脱位和病理性骨折不少见。

结核病变活动期血沉明显增快，静止期则正常，因此血沉是用来检测病变是否静止和有无复发的重要指标，但这一改变并非结核病所特有。结核菌素试验对 5 岁以下儿童的早期诊断有帮助。脓肿穿刺结核菌培养或病变部分组织病理学检查对结核感染确诊有重要价值，正确率达 70% ~ 90%。

X 线片检查对诊断骨与关节结核十分重要，但不能早期诊断。CT 可以发现 X 线片不能发现的问题，确定病变的准确位置与软组织病变的程度，为手术治疗提供依据。MRI 可在炎症浸润阶段时显示异常信号，有助于早期诊断。

治疗

（一）全身治疗

1.支持疗法　在抗结核药物出现以前，约 1/3 的结核患儿可以通过休息和营养支持使病情得到改善或控制。

2.抗结核药物　链霉素对第 XIII 对脑神经的毒性作用较大，儿童患者应用链霉素后产生神经性耳聋者较多；对氨基水杨酸钠的胃肠道反应也很明显。目前以异烟肼、利福平和乙胺丁醇为第一线药物。为了提高疗效和防止长期单一抗结核药物所产生的耐药性，一般主张联合用药，如异烟肼 + 利福平或异烟肼 + 乙胺丁醇。严重患者可以三种药物同时应用。异烟肼成人剂量为每日 300mg，分 3 次口服，或早晨一次顿服。利福平的成人剂量为450mg，1 次 / 日。利福平对肝有毒性作用，用药期间应检查肝功能，视肝功能的情况决定是否继续用药。一般应用利福平的时间为 3 个月。乙胺丁醇对结核杆菌有明显的抑菌作用。它渗透至病灶的能力比较强，成人剂量为 750mg，1 次 / 日。乙胺丁醇偶见有视神经损害，不用于儿童，用药中应检查视力。

为避免耐药菌株的产生，同时使用以上 2 ～ 3 种抗结核药物为优。骨关节结核疗程较长，用药时间不宜过短。膝、肘、腕、踝、手、足等中小关节结核可用药 1 年左右；而肩、髋、骶髂、脊柱等大关节结核则应给药 1.5 年左右，开始治疗和手术前后，给药应适当集中，尽可能每日给药，以后根据病情改善，逐渐改为间断给药，可隔日给药或每周给药 2 次。间断用药时，每次用药量可适当增加，长期使用抗结核药物，必须注意药物反应和毒性作用。近年来临床上对药物治疗效果不佳的骨与关节结核患儿并不鲜见，因此应当特别重视结核菌对多种抗结核药物产生的抵抗能力，必须注意现有抗结核药物的合理使用。

治愈标准：①全身情况良好，体温正常，食欲良好。②局部症状消失，无疼痛，窦道闭合。③X 线检查显示脓肿缩小乃至消失，或已钙化；无死骨，病灶边缘轮廓清晰。④ 3 次血沉都正常。⑤起床活动 1 年后仍能保持上述 4 项指标。符合标准的可停抗结核药物治疗，但仍需定期复查。

（二）局部治疗

1.局部制动　有石膏固定与牵引两种，目的是保证病变部位的休息，减轻疼痛。固定时间一般为 1 ～ 3 个月。实践证明，全身药物治疗联合局部制动，疗效更好。皮肤牵引主要用于解除肌痉挛，以减轻疼痛，防止病理性骨折和关节脱位，并可纠正轻度关节畸形。

2.局部注射　抗结核药物的局部注射主要用于早期单纯性滑膜结核病例。特点是用药量小，局部药物浓度高，全身反应轻。常用药物为链霉素或异烟肼，或两者合用。链霉素剂量为 0.25 ～ 0.5g，异烟肼剂量为 100 ～ 200mg，每周注射 1 ～ 2 次，视关节积液量而定。穿刺液减少、转清，表明有效。若未见好转，应选择其他方法。

对冷脓肿不主张穿刺抽脓及脓腔注射药物，原因是会诱发混合感染和产生窦道。

3.手术治疗

（1）脓肿切开引流：寒性脓肿有混合感染，体温高，中毒症状重，而全身情况差。不能耐受病灶清除术时，可先行脓肿切开引流手术，待全身情况改善后，行病灶切除术。

（2）病灶清除术：将骨关节结核病灶内的脓液、死骨、结核性肉芽组织与干酪样坏死物质彻底清除，称为病灶清除术。病灶清除术有可能造成结核杆菌的血源性播散，如急性粟粒性肺结核。术前应进行 2 ～ 4 周的全身抗结核药物治疗。关节镜下微创病灶清除手术亦适用于首次手术治疗的关节滑膜结核患儿。手术适应证：①骨与关节结核有明显的死骨和大脓肿形成。②窦道流脓经久不愈。③骨结核髓腔内脓腔压力过高。④滑膜结核药物治疗效果不佳。⑤脊柱结核引起脊髓受压。禁忌证：①伴有其他脏器活动期结核病者。②混合感染、中毒症状重、全身情况差。③合并其他疾病不能耐受手术者。

（3）其他手术

1）关节融合术：用于关节不稳定者。

2）关节置换术：可以改善关节功能，但要严格把握适应证。

3）截骨融合术：用以矫正畸形。

4）截肢术：当结核病变广泛，非根治性治疗不能治愈，可以进行截肢。若出现广泛的淀粉样病变则更应该选择截肢。

（唐　欣）

参 考 文 献

潘少川 . 2007. 实用小儿骨科学 . 北京：人民卫生出版社，345-354.

Kathryn E. Cramer，Susan A. Scherl 主编 . 2007. 赵黎主译 . 西安：第四军医大学出版社，195-203.

Ahmed S，Shahin MA，Kader MA，et al. 2011. Tuberculosis of knee joint and tubercular pyomyositis of gastrocnemius muscle. Mymensingh Med J，20（4）：724-727.

Babhulkar S，Pande S. 2002. Tuberculosis of the hip. Clin Orthop Relat Res，（398）：93-99.

Benson M，Fixsen J，Macnicol M，et al. 2010. Children's Orthopaedics and Fractures. 3rd ed. London：Springer-verlag London，137-152.

Chapman M，Murray RO，Stoker DJ. 1979. Tuberculosis of the bones and joints. Semin Roentgenol，14：266-282.

Dieckmann R，Hardes J，Ahrens H，et al. 2008. Treatment of acute and chronic ostemyelitis in children. Zeitschrift Fur Orthopadie Und Unfallchirurgie，146（3）：375-380.

Doita M，Yoshiya S，Nabeshima Y，et al. 2003. Acute pyogenic sacroiliitis without predisposing conditions. Spine，28（18）：E384-E9.

Donald PR. 2011. The chemotherapy of osteo-articular tuberculosis with recommendations for treatment of children. J Infect，62：411-439.

Fernandez M，Carrol CL，Baker CJ. 2000. Discitis and vertebral osteomyelitis in children：an 18-year review. Pediatrics，105（6）：1299-1304.

Fritz Hefti. 2007. Pediatric Orthopedic in Practice. Berltin：Springer-verlag，570-581.

Guo L，Yang L，Duan XJ，et al. 2010. Arthroscopically assisted treatment of adolescent knee joint tuberculosis. Orthop Surg，2（1）：58-63.

Jenzer M，Safi H，Nessib MN，et al. 2008. Acute hematogenous osteomyelitis of the obturator rim in seven children. Revue De Chirurgie Orthopedique Et Reparatrice De L Appareil Moteur，94（2）：168-173.

Jenzri M，Safi H，Nessib MN，et al. 2008. Hematogenous osteomyelitis of the calcaneus in children：26 cases. Revue De Chirurgie Orthopedique Et Reparatrice De L Appareil Moteur，94（5）：434-442.

Jin W，Wang Z. 2012. Clinical evaluation of the stability of single-segment short pedicle screw fixation for the reconstruction of lumbar and sacral tuberculosis lesions. Arch Orthop Trauma Surg，132：1429-1435.

Kim SJ，Postigo R，Koo S，et al. 2013. Total hip replacement for patients with active tuberculosis of the hip：a systematic review and pooled analysis. Bone Joint J，95-B（5）：578-582.

Koptan W，Elmiligui Y，Elsharkawi M. 2011. Single stage anterior reconstruction using titanium mesh cages in neglected kyphotictuberculousspondylodiscitis of the cervical spine. Eur Spine J，20：308-313.

Lin-Greenberg A，Cholankeril J. 1990. Vertebral arch destruction in tuberculosis：CT features. J Comput Assist Tomogr，14：300-302.

Pola E，Rossi B，Nasto LA，et al. 2012. Surgical treatment of tuberculousspondylodiscitis. Eur Rev Med Pharmacol Sci，16：79-85.

Quintana AM，Gutierrez BM，Lovillo MSC，et al. 2011. Pyogenic sacroiliitis in children-a diagnostic challenge. Clinic Rheumatol，30（1）：107-113.

Rajasekaran S，Natarajan RN，Babu JN，et al. 2011. Lumbar vertebral growth is governed by "chondral growth force response curve" rather than "Hueter-Volkmann law"：a clinico-biomechanical study of growth modulation changes in childhood spinal tuberculosis. Spine，36：E1435-1445.

Rakonjac Z，Brdar R，Satara M. 2009. Pyogenic arthritis of sacroiliac joint in children. Srpski Arhiv Za Celokupno Lekarstvo，137（9-10）：554-557.

Riise OR，Kirkhus E，Handeland KS，et al. 2008. Childhood osteomyelitis-incidence and differentiation from other acute onset musculoskeletal features in a population-based study. Bmc Pediatrics，8（4）：1-10.

Sanghvi DA，Iyer VR，Deshmukh T，et al. 2009. MRI features of tuberculosis of the knee.Skeletal Radiol，38(3)：267-273.

Sureka J，Samuel S，Keshava SN，et al. 2013. MRI in patients with tuberculous spondylitis presenting as vertebra plana：a retrospective analysis and review of literature. Clin Radiol，68：e36-42.

Talavera MB，Wakai M，Campos LMA，et al. 2003. Piomiosite bacteriana aguda（PBA）em crianças eutróficas. Revista Brasileira de Reumatologia，43（4）：259-264.

Trecarichi EM，Di Meco E，Mazzotta V，et al. 2012. Tuberculousspondylodiscitis：epidemiology，clinical features，treatment，and outcome. Eur Rev Med Pharmacol Sci，16：58-72.

Wang Q，Shen H，Jiang Y，et al. 2011. Cementless total hip arthroplasty for the treatment of advanced tuberculosis of the hip. Orthopedics，34：90.

Warmann SW，Dittmann H，Seitz G，et al. 2011. Follow-up of acute osteomyelitis in children：the possible role of PET/CT in selected cases. J Pediatr Surg，46（8）：1550-1556.

Zaoutis T，Localil AR，Leckerman K，et al. 2009. Prolonged intravenous therapy versus early transition to oral antimicrobial therapy for acute osteomyelitis in children. Pediatrics，123（2）：636-642.

Zhang J，Wu Z，Fan G，et al. 2003. MR imaging diagnosis of acute pyogenic arthritis in children. Chin J Med Imag Technol，19（6）：751-753.

第三十七章 儿童截肢手术

一、适应证

1. 肢体有原发恶性肿瘤，应早期高位截肢。病程早期，病变限于骨内，无远距离转移者可考虑肿瘤段切除，远段肢体再植。

2. 肢体严重感染（如不能控制的气性坏疽），或药物和一般手术无法控制的化脓性感染并发严重败血症，威胁患儿生命，不截肢不足以挽救生命者应及时截肢。

3. 肢体有严重而广泛的损伤，无法修复或再植者，必须当机立断施行截肢术。

4. 由于动脉血栓形成、血栓闭塞性脉管炎、动脉硬化、糖尿病等原因所引起的肢体供血不足、已有明显坏死者，应截肢。

5. 先天性多指（趾），可以截除。

6. 肢体严重畸形影响功能，而矫形手术无法改进功能、在截肢后穿截假肢反能改进功能者，可考虑截肢。

二、禁忌证

截肢没有绝对禁忌证，只要患儿病情能耐受麻醉即可。

三、术前准备

1. 截肢会给患儿带来严重的精神和肉体上的创伤，因此，应详细地向患儿及其亲属解释截肢的必要性和假肢装配及使用中的问题，做好思想工作。如系开放性截肢，尚需说明可能需要再次截肢或者修整。

2. 开放性截肢后再截肢的患儿，最好等待伤口愈合后手术；如未愈合，应先植皮。

3. 除因供血不足以致肢体坏死者外，所有截肢应于截断平面的近心端置充气止血带，以减少失血，保持术野清晰。

4. 一般情况不佳者和高位截肢者，术前应做好输血准备，以防休克。

5. 各种特殊情况，如糖尿病、恶性肿瘤等，应在术前、术后用胰岛素或抗肿瘤药物控制。

6. 术前选用有效抗生素预防感染。

麻醉：肘关节平面以远的截肢用臂丛麻醉，肘平面以近用全身麻醉，下肢选用腰麻或硬膜外麻醉；儿童、少年应用全麻。

四、手术要点、难点及对策（以小腿截肢为例）

1. 体位　患儿常规取仰卧位手术，为保证术中视野清楚，可以使用下肢止血带，术中需要注意止血带压力和使用时间。

2. 麻醉　儿童手术因为不能配合，多使用全身麻醉。

3. 切口　皮瓣设计要求踝以上截肢，切口瘢痕应落在残端后侧，皮瓣应前长后短，前皮瓣长 1cm。如果为小腿截肢，则要求后侧腓肠肌皮瓣从后方包裹残端。沿切口全层切开皮肤，上翻皮瓣至截肢平面。

4. 切断小腿前外侧组织　在截断平面结扎、切断大隐静脉。在径前肌及伸趾长肌间分出胫前血管及腓深神经；再于腓骨短肌及伸趾长肌间找出腓浅神经，按常规切断处理，环行切断肌肉。

5. 截骨　成人小腿理想的截断平面是胫骨平台下 13cm，儿童截肢应当尽量保留残端肢体的长度。于设计平面锯断胫骨，腓骨在高于胫骨断面 3cm 处截断。病肢即可断窝。

6. 处理胫后血管、神经　于胫后肌后侧分出胫后血管、神经和腓骨血管，分别按常规处理。松开止血带，彻底止血。

7. 处理骨端　小腿截肢术中对骨端的处理有其特殊性。胫骨呈三角形，为防止皮下骨棱突出，压迫皮肤，在胫骨前缘应斜行凿去部分骨质。较短的小腿残肢，需将腓骨上段全部切除，并切除多余的肌肉，以适应假肢的装配。骨断端锐利缘用锉锉平。

8. 缝合　冲洗伤口，检查无出血、皮瓣合适后，置胶皮片引流，逐层缝合。

五、术后监测与处理

1. 术后心电监护，每 1～2 小时测血压、心率、呼吸频率及血氧饱和度。如遇血压降低或引流量过多，应及时检查、输血。

2. 术后禁食，予以静脉补液，维持水、电解质和酸碱平衡，必要时给予营养支持。术后第二天依据患儿麻醉苏醒情况，酌情进食水。

3. 及时复查血常规，定期复查肝、肾功能。

4. 术后应用抗生素预防感染。

5. 术中留置引流片或血浆引流管者，应在术后 48～72 小时拔除。

6. 小腿残肢越短，越易形成膝关节屈曲畸形，对此需加用皮牵引或夹板固定。术后及早锻炼伸膝活动。

六、术后常见并发症的预防与处理

1. 感染　术后及时拔除引流管，合理使用抗生素，依据手术切口情况及分泌物培养使用敏感抗生素，及时更换敷料，必要时行残端修整。

2. 皮肤或皮瓣坏死　术中仔细操作，注意保护皮肤血运，术后加强活血扩管药物使用；皮肤坏死可以行植皮手术；严重皮瓣坏死，可以行局部皮瓣推移或转位手术覆盖创面。

（洪　攀）

参 考 文 献

Al-Worikat AF，Dameh W. 2008. Children with limb deficiencies：demographic characteristics . Prosthet Orthot Int，32（1）：23-28.

Mccarthy JJ，Glancy GL，Chang FM，et al. 2000. Fibular hemimelia：comparison of outcome measurements after amputation and lengthening. J Bone Joint Surg Am，82A（12）：1732-1735.

Necmioglu S，Subasi M，Kayikci C，et al. 2004. Lower limb landmine injuries. Prosthet Orthot Int，28（1）：37-43.

Vollman D，Khosla K，Shieleds BJ，et al. 2005. Lawn mower-related injuries to children. J Trauma，59（3·）：724-728.

第三十八章　肢体不等长手术

一、适应证

肢体不等长可能由创伤或感染破坏骨骺引起，或由非对称性瘫痪、肿瘤或类似肿物刺激骨的非对称性生长引起。下肢不等长的意义不仅在于外观，主要是在于功能。肢体不等长的治疗必须根据患儿的个体情况而定。评估的内容需要包括患儿的实际年龄和骨龄、现有的和预计会出现的肢体短缩量、预计的成年后身高、肢体短缩的病因、关节功能状态和患儿及其家庭的社会心理背景。

二、术前准备

治疗的目标是为了获得平衡的脊柱和骨盆，等长的肢体和正确的负重轴，因此专科体检及影像学测量非常重要。

测量肢体不等长是术前所必需的，最简单的办法就是在短缩的下肢脚下垫已知厚度的木块直至骨盆处于水平位置。临床评估还应包括对旋转及成角畸形、足大小的差别、脊柱侧突的程度、骨盆倾斜的程度、关节活动度进行评估。

最常见的影像学检测方法是站立位下肢全长图和扫描图。对于 5 岁以上的患儿在摄片的同时还应加拍手部骨龄片来估测骨龄。通过 Green-Anderson 生长－剩余量图表及 Moseley 直线图对患儿的生长进行预测并帮助医师决定何时进行平衡下肢长度的治疗。以上两种方法的缺点在于没有对足高进行设计且使用的原始数值未考虑到当下的营养状态、身体功能、激素水平及社会经济学因素的影响。

三、治疗

从理论上来说，有四大类方法用于均衡肢体长度的治疗，包括垫高鞋底或假体代替、健侧肢体骨骺阻滞、健侧肢体缩短截骨（年龄不能过大）和短侧肢体延长术。一般而言，小于 1.5cm 的下肢不等长，无需治疗，或是垫一个 1cm 厚的鞋垫。

四、手术要点、难点及对策

（一）经皮骨骺阻滞术

1. 全麻后，患儿仰卧，常规消毒，铺单时要使肢体能自由活动，如有需要可使用止血带。

2. 在大腿外侧面上放一把止血钳，便于定位股骨远端外侧骺板。透视下定位后，于骺板的内外侧各做一 1.5cm 长的小切口。

3. 将一无螺纹施氏针或克氏针插入骨骺板，钻至股骨远端骺板侧。采取正位、侧位 X 线透视，证实克氏针在正确的位置上。

4. 沿导针套入空心钻，在 X 线透视监视下，向骺板钻入约 1/2 深度。

5. 将空心钻退出，换上高速气钻和牙科钻头。操作中注意保护皮肤，防止热损伤造成皮肤坏死，用钻头导向器有助于保护皮肤。

6. 也可用弯刮匙代替牙钻刮出骺板。向上、下和前、后方各方向扩大刮除，特别是刮除边缘部位的骺板，以在骺板中央和外周产生"靶心眼"的效果。

7. 不需要去除全部骺板，骺板及周围骨被去除后，透视时将呈现一透光区。如果未产生"靶心眼"的效果，可用刮匙或大的扩髓钻反复透视下在内侧重复操作，通常可使内外侧缺损部分连在一起。

8. 彻底冲洗伤口，去除所有游离的软骨及骨碎屑。

9. 用皮内缝合闭合伤口，无菌敷料包扎伤口。

10. 可使用同样的方法处理胫骨近端骨骺，但是胫骨骺板的波浪状形态比股骨更为明显，需要更加仔细地钻除。

（二）肢体短缩术

1. 股骨近端干骺端短缩术

（1）在手术前使用绘图纸描绘切除骨块图样，设计矫正成角畸形的方案。

（2）取大腿近端外侧切口，切开阔筋膜，剥离股外侧肌和骨膜。

（3）根据术前计划，分离并预制股骨直角接骨板或髋螺钉。

（4）标记骨质，以控制旋转。应用骨锯去除预切骨质。保留防滑钉状内侧骨皮质及小转子，充当扶壁作用。

（5）去除切除的节段，截骨远近侧断端直接对合。

（6）安置接骨板，置入螺丝，于截骨部位产生加压。

2. 股骨远端干骺端短缩术

（1）在手术前，仔细拟订截骨计划，预计出准备截去的股骨长度和需要矫正的角度。

（2）做一外侧切口，经过阔筋膜，向前方剥离骨外侧肌，避免进入膝关节。

（3）用接骨板置入装置准备接骨板入口。

（4）用摆锯先在近端后在远端截骨。为增加稳定性，尽可能在截骨远端内侧保留一防滑钉状骨皮质。

（5）使截骨两端紧密接触后，加压置入接骨板，或向股骨远端置入一枚滑动螺钉后，置入其余固定螺钉。

3. 胫骨近侧干骺端短缩术

（1）经外侧切口，于腓骨的中上 1/3 处截去部分腓骨。

（2）另做一前侧切口，于骨膜下显露胫骨近端。

（3）在胫骨结节下方，用摆锯截除想要短缩的骨质，一般不能超过 4cm。

（4）用"T"形加压钢板固定截骨的两端。

（5）同时预防性切开阔筋膜。

（6）由于胫骨近端皮肤的特点，闭合切口可能有些困难。

4. 胫骨骨干短缩术

（1）在胫骨前内侧做一纵行切口。

（2）骨膜下显露并做阶梯状截骨。

（3）按要求长度截去一段胫骨，短缩后允许截骨两端有 5 ～ 7.5cm 的重叠部分。

（4）通过另一切口，从腓骨干中段截出相等长度的腓骨。

（5）缩短小腿后，用两枚大的螺钉固定阶梯状截骨的两端，或者对发育成熟的患儿，可用髓内钉固定。这是唯一适应于骨骼未成熟患儿的手术方法。

5. 闭合性股骨干短缩术

（1）患儿仰卧于骨折手术床上并呈"剪刀"位。

（2）采用闭合髓内针标准技术，以直径递增 0.5mm 的系列钻头，扩大髓腔至预计宽度。

（3）根据术前计划，将骨锯叶片调整到适当的深度，并把锯叶完全缩回后，再插入髓腔，直至测量装置紧靠大转子。

（4）在行股骨近端和远端截骨时，由一助理将测量装置加压固定于近端及远端切口处，术者将锯的叶片逐渐增量刻度并展开，开始环锯全速旋转进行截骨。

（5）继续徐缓地截骨，直至达到最终的叶片增量刻度。

（6）完成第 1 处截骨后，将锯的叶片完全缩回。

（7）将足从骨折手术床上松开，使股骨远端在各个方向均形成60° ～ 70°，以完全截骨；更换牵引。

（8）将足重新置于牵引托上，保持锁定螺母的位置不变，将测量装置的手柄向远端推进，调整测装置的手柄与环锯手柄的距离，使其正好等于准备截除股骨的长度。

（9）再把锁定螺母向远端旋拧，以锁住测量装置的手柄。

（10）助手固定测量装置并紧抵于大转子，采取同样的操作完成第 2 次截骨。

（11）完成第 2 次截骨后，将锯叶片完全缩回并从髓腔内退出，切除骨块的位置应在转子下面而不是股骨干，以减少对股四头肌伸膝装置的影响。

（12）插入一个适当型号的钩状髓内凿，先钩住截除骨块的内侧面，用音叉锤往回敲击髓内凿手柄，使骨块劈成两瓣。

（13）再于骨块外侧至少重复 1 次以上的操作。

（14）利用髓内凿的钩将骨断片退出髓腔。

（15）此时请台下的助手再次把足从骨折手术床移开，并向近端推挤，迫使骨块移位到股骨干两侧，必要时可使用髓内凿处理骨块。

（16）有时将截断的"餐巾环"骨块劈成碎块无法成功。当成功后，应在外侧做一小切口将骨块取出。

（17）将髓内针插入髓腔并通过截骨端，再插入合适型号的髓内针，请台下的助手控制股骨干的旋转力线。

（18）拧入近端和远端的内锁钉控制旋转，并防止术后发生截骨之间距离增宽。

（19）第1次截骨之前，可在股骨髁的外侧面和大转子处钻入施氏针作为控制力线的参照物。

（20）在离开手术室之前，再次检查股骨干的旋转力线。

术后处理：用石膏固定膝关节以稳定伸膝装置，并开始进行一定强度的股四头肌功能训练。

（三）肢体延长术

1. 经髂骨延长术

（1）采用腹股沟前侧切口，即依 Salter 骨盆截骨所描述的入路显露骨盆。

（2）用 Gigi 锯从坐骨切迹向髂前下棘方向截断髂骨。

（3）用板状撑开器插入截骨间隙的前方逐渐撑开。

（4）一助手向尾侧按压髂嵴，与此同时，另一个助手牵引股骨，保持膝关节屈曲使坐骨神经松弛。

（5）切取一全厚髂骨块修剪成斜方形，骨块在髋臼上方的垂直高度，决定延长的长度。

（6）将髂骨块嵌入撑开的截骨间隙，使用两根螺纹施氏针，经截骨近端、骨块及截骨远端固定。

术后处理：患儿牵引5天，术后第3天开始关节活动，术后第7天允许触地负重。当X线片显示骨块已融合，方可完全负重，通常需要 3 ~ 6 个月。

2. 胫骨延长术

（1）患儿仰卧于可透视的 X 线的手术床上。

（2）经外侧入路，切除 2cm 长一段远端腓骨。

（3）用配套的 Orthofix 钻、钻头定位器、螺钉定位器，将自攻型的锥形骨皮质和骨松质螺钉拧入胫骨相应的部位。

（4）在膝关节内侧的远端 2cm 处拧入 1 枚骨松质螺钉，并保持与膝关节平行。

（5）把合适的坚硬的模板，放置在胫骨干的侧方并与其平行，再拧入最远端的螺钉。

（6）回到模板近端，于上端螺钉远端把一螺钉拧入模板第四孔内。

（7）最后在模板的远端，在远离最远端的螺钉的孔内拧入 1 枚螺钉。

（8）取下模板后，于胫骨结节下方做皮质骨切开。

（9）纵向切开胫骨前方的皮肤和骨膜。

（10）在直视下于胫骨上连续钻孔，只钻 1cm 深，以防穿入髓腔。

（11）用一薄骨刀沿着所钻孔进行截骨，在安全的前提下，尽可能将胫骨后外侧和后内侧的骨皮质截断。

（12）安装 Orthofix 延长器。

（13）缝合骨膜，放置引流，闭合皮肤切口。

术后处理：术后立即开始部分负重和理疗。在 X 线片上看到骨痂时，再开始延长，通常为术后 10～15 天。开始以每 6 小时 0.25mm 的速度进行延长，此后每 4 周行一次 X 线检查。当达到理想的长度后，可拆除延长装置。

3. 改良 Ilizarov 手术

（1）外固定器的预组合。术前根据患儿的情况，选择 4 个直径相同的环，通常选择可为术后肢体肿胀留有足够空间的最小直径的环，近端环与胫骨结节之间保持一指宽的间隙，后方与小腿三头肌最大直径之间保持二指宽的间隙。为使后方膝关节能有较大的屈曲范围，特别是同时做同侧股骨延长术时，为避免整环碰撞，妨碍膝关节屈曲活动，最近端应用 5/8 英寸的环。

（2）近端 2 个环用 20mm 长的六角形连接杆连接，连接杆有内螺纹可获得较好的稳定性。在儿童胫骨近端可能只能容纳 1 个环和 1 根橄榄针。为了获得更好的稳定性，远端 2 个环间距应该比近端 2 个环要大一些。

（3）开始组合 Ilizarov 外固定器时，每对环之间只用两根杆连接，其中一根在前方，另一根在后方，并使连接半环组合成整环的中央螺栓位于胫骨结节和胫骨前嵴的中心。

（4）注意全部环均应对称。

（5）为补偿胫骨延长期间经常发生的向前成角和外翻畸形，有些外科医师在用前后 2 根螺纹杠连接上、下两对环时，将近端下环的下面，各垫一对锥形子母垫圈，这样可允许上、下两对环保持最大 7° 的倾斜角。

（6）调整延长支架，使近端 2 个环前内侧位置较高。在维持这种倾斜位置时，完成骨皮质切开，然后取出圆锥形垫圈，调整 4 个环为平行关系，这时胫骨处于约 5° 预防性反屈、内翻位。

（7）将 4 个环对称组合更为常用，不做任何角度的预防性倾斜。但在延长期间，要注意复查 X 线片，一旦完成延长时发现有轴向偏倚，立即在环上安装矫正铰链，以获得正确的力线。

（8）采取外侧切口和骨膜下剥离，显露腓骨中段，用摆动锯将其横行截断。

（9）放松止血带后，逐层做腓骨侧切口。

（10）在透视引导下，在胫骨近端骺板正下方，与胫骨长轴相垂直，从内向外置入 1 根克氏针作为参照针，年长儿童和青少年用直径 1.8mm 克氏针，年幼儿童用 1.5mm 克氏针。

（11）将此参照克氏针固定在预组合的外固定架上。

（12）再于胫骨远端骺板正上方，从腓骨向胫骨置入另一根克氏针，任何时候都应该坚持按照标准的 Ilizarov 克氏针置入和固定的原则进行操作。

（13）穿针时不能钻入软组织，而是推入或者轻轻敲入软组织内，特别是靠近神经血管束时。

（14）基于同样的理由，当克氏针通过前筋膜室的肌群时，要保持足背伸。

（15）而穿入橄榄针时应做皮肤切口。

（16）绝不应该为适应环上的固定而牵拉或弯曲克氏针，而应根据需要，用垫圈或螺旋柱将针垫高，避免针的过度扭力和在胫骨产生异常的力矩。

（17）将克氏针拉紧并与环确实固定后，保留针尾长 4cm，再将针尾卷曲固定在螺栓上，以备将来需要再次拉紧克氏针。

（18）前 2 根克氏针固定到环上并有适当的张力后，这两个环将对置入其他克氏针起导向作用。已固定在近端上的 2 根针：一根横行置入，起参照作用，另一根与胫骨内侧面平行置入。

（19）第 3 根针从腓骨小头向胫骨置入，防止在延长过程中发生上胫腓关节脱位。只要确实摸着腓骨小头，置入这一克氏针时就没有损伤腓总神经的危险，但此处不要使用橄榄针，以免对上胫腓关节产生压迫，该针的理想位置位于腓骨近端骺板上方。

（20）在第二个环上，置入一根横行针和一根与胫骨内侧面相平行的针即内侧面针，并尽量避免穿过鹅足肌腱。

（21）由于在胫骨近端延长时，存在着很强的外翻倾向，所以头端和底端环上的横行针应该使用橄榄针，并使橄榄针位于胫骨外侧，而中间 2 个环上的橄榄针应位于胫骨内侧，作为胫骨内翻方向弯曲的支点。

（22）对骨皮质切开的操作，先取下连接两组环的 2 根螺纹杠。在胫骨结节正下方的胫骨前嵴上做 2cm 皮肤切口。

（23）纵向切开骨膜，插入一把小的骨膜剥离子。

（24）沿着胫骨的内侧面和外侧面做骨膜下剥离，剥离范围仅限于骨膜剥离子的宽度。

（25）用一把 1.2cm 宽的骨刀横向打入胫骨前内侧较厚的骨皮质内。用 5mm 宽的骨刀在胫骨的内侧面和外侧面凿出一标记，紧贴骨皮质置入骨膜剥离子作为截骨的导向。

（26）通过感觉和听声音，判断骨刀是否凿透后侧骨皮质。胫骨的内侧面没有重要的结构，因而无任何危险，而胫骨的外侧面，胫后肌肌腹位于胫骨和深层的神经血管束之间。

（27）切开内、外侧骨皮质后撤出骨刀，将其沿着皮质方向再次插入。

（28）继之把骨刀旋转 90°，撑开切开骨间隙并使胫骨后侧骨皮质折断，如果需要，在外侧重复这一操作。

（29）尽管 Ilizarov 建议不要凿透髓腔，多数西方医师采用 DeBastiani 的方法，从前向后连续钻孔，削弱后侧骨皮质，再外旋胫骨远端使后侧骨皮质折断，但切勿内旋截骨远端，以免发生腓总神经牵拉损伤。

（30）胫骨远、近干骺端的"骨皮质切开"也可使用 Gigli 线锯，其骨断端平整，并克服了骨折线向邻近针道延伸的危险，但用 Gigli 线锯截骨需做两个横切口，一个切口位于前方，另一个位于后内侧，用小的骨膜剥离子做骨膜下剥离，显露胫骨的 3 个面，用直角或弯钳引入一根粗丝线，再把该线系到 Gigli 线锯上，并用 Gigli 线锯引导出来。可在外固定架使用之前引入粗丝线，Gigli 线锯则在外固定器使用之后引出。用 Gigli 线锯截骨时，助手将两侧皮缘拉开，并注意在截骨将要完成时，保护内侧面骨膜的完整。

（31）对外固定支架的安装，将骨折复位，在中间 2 个环之间安装 4 根延长杆或者带刻度的套筒式延长杆，每根延长杆在环上角度为 90°。

（32）必要时放置引流，闭合切口，并加压包扎。

（33）用泡沫敷料包裹针孔，并用塑料或橡皮夹固定。

术后处理：术后立即开始理疗和扶拐下地部分负重行走，术后 5～7 天开始延长。每天 4 次，每次 0.25mm。出院前教会患儿和家长如何护理针孔，通常 5 ~ 7 天出院。

五、术后常见并发症的预防和处理

包括：①针道感染。②肌肉问题。③关节问题。④神经血管问题。⑤骨组织问题。

（董　哲　李　进）

参 考 文 献

党晓谦，王坤正，柏传毅，等．2003.胫骨截骨延长治疗双小腿不等长及矮小症.中国矫形外科杂志，11（3）：166-168.

顾三军，韩庆海，韩义连，等．2015.带锁髓内钉结合 Ilizarov 外固定器治疗股骨短缩畸形的效果.广东医学，36（10）：1520-1522.

李承鑫，潘少川，于凤章，等．2004.肢体不等长和肢体延长术.中国矫形外科杂志，12（5）：381-383.

王振军，秦泗河，焦绍锋，等．2013.Ilizarov 技术结合矫形支具治疗复杂膝关节畸形的临床研究.中国矫形外科杂志，21（17）：1775-1777.

韦良臣，谢笑宸，张晟，等．2010.利用 Bryant 三角标志术中均衡下肢长度预防全髋关节置换术下肢不等长.中国骨与关节外科，3（1）：59-61.

吴其常，张志刚，卞传华，等．1997.肢体不等长 1410 例临床分型与治疗.中国矫形外科杂志，4（5）：435-437.

臧建成，秦泗河．2013.从 Wolff 定律和 Ilizarov 张力 - 应力法则到骨科自然重建理念.中国骨伤，26（4）：287-290.

Ilizarov GA. 1988. The principles of the Ilizarov method. Bull Hosp J Dis Orthop Inst，48（1）：1-11.

Kasser JR，Jenkins R. 1997. Accuracy of leg length prediction in children younger than 10 years of age. Clin Orthop Relat Res，338：9-13.

Stanitski DF. 1999. Limb-length inequality：assessment and treatment options. J Am Acad Orthop Surg，7（3）：143-153.

Tafazal S，Madan SS，Ali F，et al. 2014. Management of paediatric tibial fractures using two types of circular external fixator：Taylor spatial frame and Ilizarov circular fixator. J Child Orthop，8（3）：273-279.

第三十九章　小儿股骨头骨骺缺血坏死手术

儿童股骨头缺血性坏死属于自限性疾病，它的特征是股骨头缺血和不同程度骨坏死，而骨坏死与修复同时进行、同时存在。1900 年，Legg、Calve 和 Perthes 发现并相继报道该病，把它与髋关节结核区分开来，故又称作 Legg-Calve-Perthes 病，或简称 Perthes 病，是一种儿童期特发的股骨头坏死疾病。

Perthes 病作为一个自限性疾病，病程一般为 2 ~ 4 年。其病理生理变化可以分为四期：初期或滑膜炎阶段，缺血坏死期，碎裂期或恢复期，愈合期或末期。Salter 强调股骨头颈变形是由于坏死期并发软骨下骨折，启动了坏死骨的吸收和原始交织骨沉着。Perthes 病在疾病早期，当坏死范围不大时及时处理，坏死区可以完全修复，骺板不受累，股骨头可以完全恢复高度。但是如果坏死范围大，加上多个危险因素，股骨头坏死虽然能够修复，但是头骺和骺板破坏遗留畸形或者半脱位则需要进一步处理。

Perthes 发病隐匿，早期症状仅为轻度跛行，临床检查常发现患侧髋关节内旋受限并有疼痛感。站立检查 Trendelenburg 征，患侧阳性，髋前区疼痛，活动时髋部疼痛，部分患儿以膝关节周围疼痛为主诉，检查时需要注意髋关节。常见的体征包括以下几种。

1. 压痛　以腹股沟中点下 2cm 处明显，尤其在急性无菌炎症期较为明显。
2. 下肢活动痛　在急性无菌炎症明显，在大转子处也有叩击痛。
3. 肿胀　在急性炎症期因为滑膜充血水肿增生，关节腔积液可以表现为髋关节肿胀。
4. 功能障碍　在疾病早期以髋关节外展内旋受限，后期因软骨塌陷，股骨头变形可以出现多种功能障碍。
5. 骨盆倾斜　多因患肢短缩导致。
6. 步态异常　疾病早期因髋关节疼痛、骨盆倾斜和患肢假性短缩导致步态异常；后期因为股骨头变形、髋关节半脱位等引起步态异常。如果双侧受累则表现为鸭步。
7. 臀肌及大腿肌肉萎缩　常见于股骨头无菌性坏死的后期。
8. 患肢短缩　早期为疼痛保护性姿态，为假性短缩；后期虽然股骨颈变短，但是短缩不明显。
9. 4 字征　多为阳性。

X 线检查是临床诊断 Perthes 病的最主要手段。核素扫描可反映骨细胞的代谢状态，核素扫描可以用于早期确定股骨头的坏死范围。关节造影不作为常规检查。磁共振对诊断儿童股骨头的缺血性改变表现出了很明显的优越性，可以早期诊断 Perthes 病。

临床上常用分型如下所述。

1. Catterall 分型

Ⅰ型：股骨头前部受累，但不发生塌陷。骨骺板和干骺端没有出现病变。愈合后也不遗留明显的畸形（图 39-1）。

Ⅱ型：部分股骨头坏死，在正位X线片可见坏死部分密度增高（图39-2）。

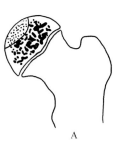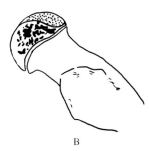

图39-1 Catterall Ⅰ型，股骨头前外侧坏死

A. 正位；B. 侧位

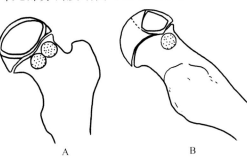

图39-2 Catterall Ⅱ型，股骨头受累范围扩大

A. 正位；B. 侧位

Ⅲ型：约3/4的股骨头发生坏死（图39-3）。

Ⅳ型：整个股骨头均有坏死（图39-4）。

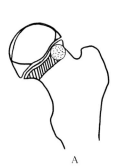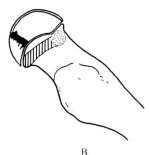

图39-3 Catterall Ⅲ型，股骨头大部分坏死

A. 正位；B. 侧位

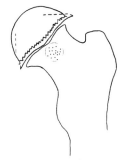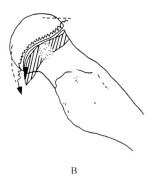

图39-4 Catterall Ⅳ型，股骨头全部坏死

A. 正位；B. 侧位

563

2. 股骨头外侧柱分型

A型：外侧柱未受累，预后好，股骨头无扁平。

B型：外侧柱受累，其被压缩塌陷的程度低于正常外侧柱50%，预后尚好，股骨头无扁平。

C型：外侧柱受累，其高度＞50%，预后差，股骨头扁平。总之，外侧柱受累程度越重，预后越差（图39-5）。

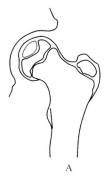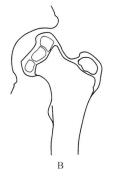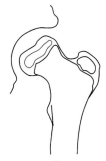

图39-5 股骨头外侧柱分型

A. A型；B. B型；C. C型

一、治疗原则

Perthes 病的治疗是消除影响骨骺发育和塑形的不利因素，减轻股骨头继发畸形及推迟继发性髋关节骨性关节炎的发生时间，促使缺血坏死的股骨头能顺利地完成其自限性的疾病过程。治疗的一个重要原则是尽快获得并维持受累髋关节的活动功能，尤其是髋关节的外展和内旋功能。

Perthes 病病因不明，迄今为止临床上的各种方法均不是病因治疗。临床工作中常见的治疗方法主要是围绕以下三个方面。

1. 避免负重，防止股骨头塌陷。

2. 包容原则，使髋臼股骨头在"同心圆"状态下塑形。

3. 增加坏死股骨头的血运，促进坏死股骨头的修复。

二、治疗方法

（一）非手术治疗

非手术治疗包括避免患肢负重、矫形支具和石膏固定，主要适用于 Catterall Ⅰ型和Ⅱ型病变。

1. 卧床休息和牵引　牵引或卧床活动 3 ~ 4 周，可明显缓解受累髋关节的疼痛，并有助于恢复髋关节的正常活动范围。非负重治疗既是观察又是治疗。但是，因为患儿的依从性差，可能出现的骨质疏松和肢体失用性萎缩都可能是弊大于利的，现在多数学者不推荐长期牵引治疗。

2. 石膏固定　石膏固定简便易行，经济省时，尤其适用于短期固定，髋关节外展石膏可增加股骨头的包容。每次固定以 2 ~ 3 个月为宜，若需持续固定，可拆除石膏休息数日，再次石膏固定，防止膝关节僵硬和髋关节关节软骨变性。但是石膏固定可能存在护理困难和患儿配合不好的问题。病情严重者则需改用其他治疗方法。

3. 矫形支具的应用　在 Perthes 病骨骺缺血坏死的早期，将股骨头完全放置在正常的髋臼内，既能缓解疼痛使髋关节恢复正常活动范围，又可以起到塑形和抑制坏死股骨头的变形和塌陷。矫形支具可分为卧床条件下及可行走条件下两种，各种支具结构不同，材料各异，但其基本原理都是为增加股骨头的包容而设计。支具治疗要求患侧下肢固定在外展和轻度内旋位，外展程度根据颈干角的大小和骨骺板的倾斜程度而定。一般情况下，外展使骨骺线的外侧与髋臼上缘相接近即可。支具治疗过程中，需要定期拍摄骨盆正位片，以便观察股骨头骨骺的形态变化。只有股骨头坏死完全恢复后，方可解除支具，开始负重行走。矫形支具治疗时间要根据病变分型而定，Catterall Ⅰ、Ⅱ型一般需要 12 ~ 15 个月，而 Catterall 的Ⅲ、Ⅳ型则需 15 ~ 18 个月。支具治疗的禁忌证包括：①无症状患儿。②患儿及患儿家长心理不能接受。③不同时间双侧髋关节相继发病。

（二）药物治疗

除了常规的保守治疗（Broomstick 支具、Pogo-stick 支具等），药物治疗也是研究的热门。二膦酸盐在防止 Perthes 病中的骨质吸收和缓解疼痛中可能有一定的益处。因为 Perthes 病的转归多样而多变，二膦酸盐在 Perthes 病中的治疗并不多见，只有少量病例报道推荐其使用。

在成人股骨头坏死中，二膦酸盐已经证实有一定效果。Agarwala 等分析了 395 例股骨头坏死病例，这些患者接受口服二膦酸盐，平均随访 4 年，和其他未接受任何治疗的研究相比较，可以发现，接受二膦酸盐治疗的患者有更好的临床表现，降低了股骨头塌陷的发生率，同时减少了髋关节置换的必要。Nishii 等研究提示二膦酸盐可以通过抑制坏死区域骨质吸收而防止甚至大范围坏死的股骨头塌陷。Harry Kim 等在 *JBJS* 2011 年发表的关于二膦酸盐在动物模型中的作用，提示其在 Perthes 病中防止骨质吸收有一定效果，而且试验中，Harry Kim 等使用 BMP-2 来加速修复和促进骨质形成，效果显著。但是在实验中发现所有动物的髋关节囊均有异位骨化，所以选择合适的药物输入途径和如何将药物集中干骺端仍然是研究的难点。

（三）手术治疗

相比非手术治疗，手术治疗可明显缩短疾病进程，且效果更加确切。需要强调的是，在手术治疗之前，患侧髋关节应当达到或接近正常活动范围。

1.股骨近端内翻截骨术　将还具有塑形潜力的股骨头置入髋臼，恢复股骨头与髋臼的正常"同心圆"关系，利用髋臼对股骨头的抑制作用而塑形出一个正常或者接近正常的髋关节（图 39-6，图 39-7）。但该术式的缺点是可能导致股骨近端内翻角度过大，特别是在年长儿童中不易自行纠正，还有可能造成双下肢不等长以及臀中肌无力等并发症。近年来，该术式的临床应用有减少趋势。

565

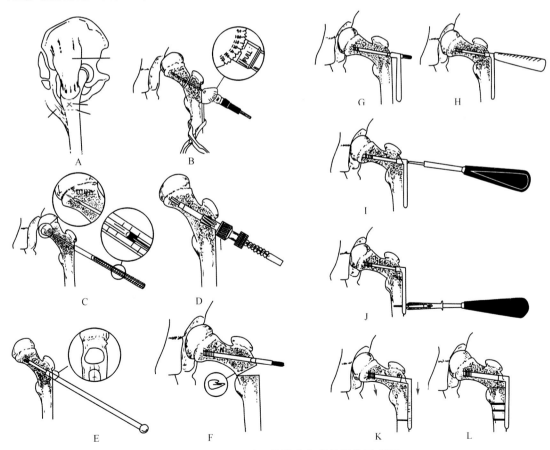

图 39-6　股骨近端去旋转内翻截骨操作示意图

A.定位于大转子下；B.沿股骨距置入定位针；C.透视定位深度；D.置入髋部近端主钉；E.确定长度；F.截骨；
G.置入远端钢板结构；H.连接帽尾；I.固定近端螺钉；J.置入最远端螺钉；K.固定最远端螺钉；L.置入钢板螺钉

2. Salter 骨盆截骨术　Salter 手术（图 39-8）能增加髋臼对股骨头的包容，增加肢体长度，但该术式不能充分覆盖股骨头，会增加髋臼或股骨头的局部应力，加剧股骨头缺血性坏死，产生患侧肢体相对延长等缺点。

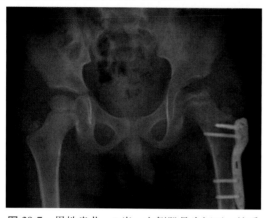

图 39-7　男性患儿，7 岁，左侧股骨头坏死，接受
股骨近端内翻截骨

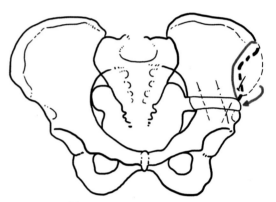

图 39-8　Salter 截骨示意图

3. Staheli 手术　主要适应证为受累髋关节形态尚好，但是股骨头较大，采用 Salter 等其他方法不能达到满意的股骨头包容。

4. 滑膜切除术　该术式是国内学者邱建德于 1981 年创用，在国内多数医院都有使用，但在国外文献中鲜有报道。邱建德认为，滑膜切除术能增加受累股骨头的血运，利用儿童生长发育的自然现象可以自行矫正变形的股骨头并恢复髋关节功能。

手术指征包括：①Ⅱ型和Ⅲ型病变。②12 岁以下的儿童。③早期的Ⅳ型病例。对合并有扁平髋或髋关节半脱位的患儿，滑膜切除术外，邱建德还主张同时做骨盆截骨术，使股骨头完全容纳在髋臼内，有利于股骨头与髋臼相互塑形。

滑膜切除的禁忌证：Ⅱ型病变经保守治疗可以治愈者；12 岁以上儿童；Ⅳ型病变股骨头骨骺已闭合并合并蘑菇状畸形者。

5. Chiari 骨盆截骨术　1955 年 Chiari 提出这种手术方式（图 39-9），该手术方式将截骨

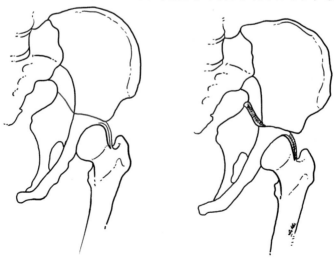

图 39-9　Chiari 骨盆截骨示意图

远端内移，以增加股骨头外侧包容，将身体的负重力线移向内侧，增强髋外展肌群的力量，改善髋部跛行。此术式主要用于大龄儿童，包括：①Perthes 病伴有明显半脱位者。②Catteral Ⅲ和Ⅳ型患儿。③年龄大于 6 岁，有 2 个以上股骨头危象者。④Ⅱ期患儿非手术治疗，半年内股骨头骺继续变扁，小于50%，干骺端出现广泛病损者。

6. 骨盆三联截骨术 当单纯髂骨截骨不能获得良好的股骨头包容，需要将坐骨、耻骨和髂骨都截断，再行翻转，获得包容（图 39-10）。

7. 髋臼外侧造盖术 对于髋臼包容不佳者可考虑外侧造盖术（图 39-11）。

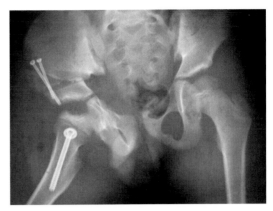

图 39-10 男性患儿，8 岁，右侧股骨头坏死，接受骨盆三联截骨 + 大转子骨骺融合术

8. 大转子骨骺融合术 该手术方式多用于大龄儿童股骨头缺血性坏死合并有大转子上移畸形，笔者在既往的病例中多采取 3.0 ~ 4.5mm 可吸收棒或可吸收螺钉做融合（图 39-12）。术后随访效果尚可。

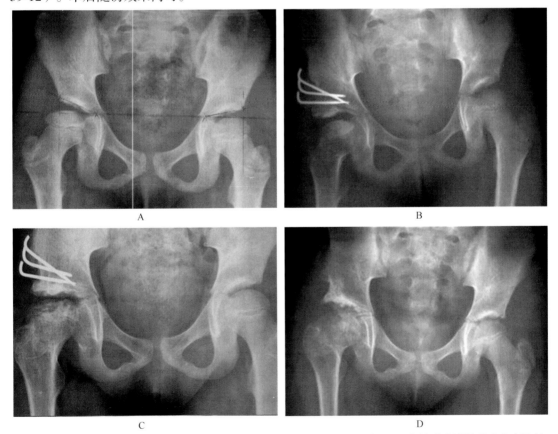

A

B

C

D

图 39-11 女性患儿，8 岁，右侧股骨头坏死，接受髋臼外侧造盖术，术后 30 个月随访见股骨头高度恢复，髋关节为非球形匹配

A. 术前；B. 术后 3 个月；C. 术后 12 个月；D. 术后 30 个月

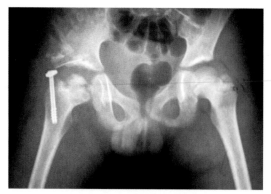

图 39-12　男性患儿，11 岁，右侧股骨头坏死，
接受髋臼造盖术和大转子骨骺融合术

39-13）。

Perthes 病原因不明，国内外学者对该病的治疗方法也多种多样，除了股骨近端内翻截骨、骨盆截骨、髋关节滑膜切除术外，还有股骨头骨骺内血管束植入、带血管蒂骨片移植等手术方式。这些治疗方法都取得一定的疗效，但是，每种术式治疗病例有限，疗效评价标准不统一，因而长期治疗效果尚难以肯定。

对于年龄大于 6 岁，临床分期为 Herring 外侧柱分期 B/C 或 C 型的患儿应该及早手术干预，目前多数作者的观点均支持手术治疗效果优于保守治疗。对于年龄小于 6 岁的患儿，则需要依据具体的病情严重程度和病情变化来决定干预措施。Perthes 病作为一个自限性疾病，及时恰当的治疗能够使患儿获得良好的预后。

9. 髋关节外固定器关节间隙撑开术　国内外对该手术方式均有报道，尤其在年龄大于 12 岁的大龄儿童股骨头缺血性坏死，常规的包容手术效果不佳。有不少学者推荐使用外固定器关节间隙撑开，但是不同学者报道的手术固定器械存在不同，有 Ilizarov 环状外固定支架，也有用 Orthofix 的单边外固定支架，但是原理都是减少股骨头关节面的负重，将机械应力传导到下肢。笔者在过去的几年内有 2 例股骨头缺血性坏死的大龄患儿接受了外固定器关节间隙撑开，并且在术前松解内收肌，术后带外固定器 3～6 月后，门诊拆除外固定器（图

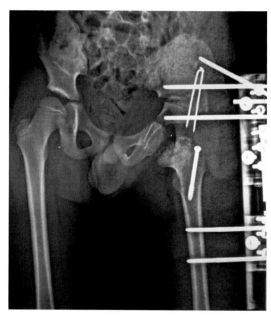

图 39-13　男性患儿，9 岁，左侧股骨头坏死，
接受骨盆 Salter 截骨 + 大转子骨骺融合术 + 外固定
器关节间隙撑开术

（洪　攀　李　进）

参 考 文 献

Agarwala S，Shah S，Joshi VR. 2009. The use of alendronate in the treatment of avascular necrosis of the femoral head：follow-up to eight years. J Bone Joint Surg Br，91（8）：1013-1018.

Bhaskar A. 2012. Role of Alendronate in Perthes Disease：is there a disease modifying role? J Maharashtra Orthopedic Association，7（2）：10-14.

Birkeland IW，Zeettl JH. 1974. A Hip-abduction orthosis for legg-perthes disease. Orthotics and

Prosthetics，28（3）：49-55.

Catterall A. 1971. The natural history of Perthes disease. J Bone Joint Surg Br，53（1）：37-53.

Comte F，De Rosa V，Zekri H，et al. 2003. Confirmation of the early prognostic value of bone scanning and pinhole imaging of the hip in Legg-Calve-Perthes disease. J Nucl Med，44：1761-1766.

Devalia KL，Wright D，Sathyamurthy P，et al. 2007. Role of preoperative arthrography in early Perthes disease as a decision-making tool. Is is really necessary? J Pediatr Orthop B，16（3）：196-200.

Dillman JR，Hernandez RJ. 2009. MRI of Legg-Calve-Perthes disease. A J R，193：1394-1407.

Herring JA，Kim HT，Browne R. 2004. Legg-Calve-Perthes disease. Part Ⅰ：Classification of radiographs with the use of modified lateral pillar and Stulberg classification. J Bone Joint Surg Am，86：2103-2120.

Herring JA，Neustadt JB，William JJ，et al. 1992. The lateral pillar classification of Legg-Calve-Perthes disease. J Pediatr Orthop，12：143-150.

Kitoh H，Kitakoji T，Katoh M，et al. 2003. Delayed ossification of the proximal capital femoral epiphysis in Legg-Calvé-Perthes' disease. J Bone Joint Surg，85-B：121-124.

Leclerc J，Laville JM，Salmeron F. 2006. Bed rest and skin traction for Perthes' disease：review of the literature. Rev Chir Orthop Reparatrice Appar Mot，92（8）：741-745.

Little DG，Kim HK. 2011. Future biologic treatments for Perthes disease. Orthop Clin North Am，42（3），423-427.

McQuade M，Houghton K. 2005. Use of bisphosphonates in a case of perthes disease. Orthop Nurs. 24（6）：393-398.

Miyamoto Y，Matsuda T，Kitoh H，et al. 2007. A recurrent mutation in type Ⅱ collagen gene causes Legg-Calve-Perthes disease in a Japanese family. Hum Genet，121（5）：625-629.

Nishil T，Sugano N，Miki H，et al. 2006. Dose alendronate prevent collapse in osteonecrosis of the femoral head? Clin Orthop Relat Res，443：273-279.

Rowe SM，Jung ST，Lee KB，et al. 2005. The incidence of Perthes' disease in Korea：a focus on differences among races. J Bone Joint Surg Br，87（12）：1666-1668.

Wiig O，Terjesen T，Svenningsen S. 2008. Prognostic factors and outcome of treatment in Perthes' disease.A prospective study of 368 patients with five-year follow-up. J Bone Joint SurgBr，90（10）：1364-1371.

第四十章 遗传、代谢和内分泌性疾病所致骨骼疾病手术

第一节 成骨不全手术

成骨不全即人们常说的脆骨病，是较罕见的疾病。其特征为骨皮质菲薄，骨细小、脆弱，反复骨折，骨关节严重进行性畸形，蓝巩膜及牙齿形成不全，是一种由于间充质组织发育不全、胶原形成障碍而造成的先天性遗传性疾病。本病主要侵犯骨骼，以横形骨折、螺旋形骨折最常见，约15%的骨折发生于干骺端。骨折后可有大量骨痂增生，多数可以愈合，但往往残留畸形。除骨骼外，内耳、巩膜、肌腱、筋膜、韧带甚至皮肤等也可受累。

X线表现主要为骨质的缺乏及普遍性骨质稀疏（图40-1，图40-2）。

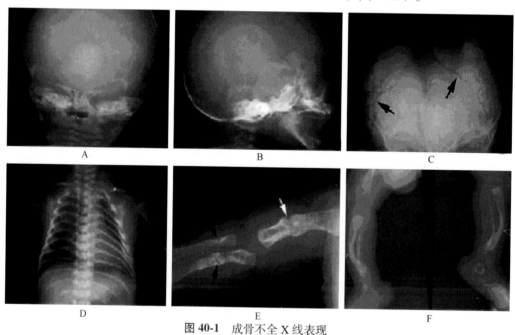

图 40-1 成骨不全 X 线表现

A、B.头颅正侧位片示头颅增大，颅骨穹隆骨化不良，颅板呈纸样变薄；C.头颅轴位片示颅缝明显增宽，骨缝线内可见小骨片（箭头所指）；D.胸部正位片示双侧肋骨后段纤细，前端呈喇叭样扩大；E.双侧上肢正位片示肱骨、尺桡骨可见愈合期不同的多发性骨折（箭头所指）；F.双侧胫腓骨片示双侧胫腓骨细长，可见青枝骨折，骨皮质菲薄

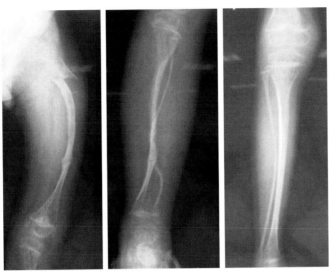

图 40-2　成骨不全的典型 X 线表现

四项主要临床诊断标准是：①骨质疏松和骨的脆性增加。②蓝巩膜。③牙质形成不全。④早熟性耳硬化。上述四项中出现两项特别是前两项，即可证实诊断。

鉴别诊断包括致死性侏儒、软骨发育不全、原发性甲状旁腺功能亢进、佝偻病。

治疗

无特殊治疗。主要是预防骨折，要严格的保护患儿，一直到骨折趋减少为止，但又要防止长期卧床的并发症。对骨折的治疗同正常人。但骨折愈合迅速，固定期可短。为了固定骨折，增加脆弱骨的强度，婴儿期可采用经皮或经骨折端髓内穿针处理，暂时维持骨的力线顺列，此时穿针要求不一定完全贯穿髓腔，部分在髓腔内，部分在骨旁，也有一定帮助，3～4 岁以后更换可延伸的髓内支杆。多段截骨髓内钉或可延伸髓内支杆矫形术是治疗因成骨不全复合畸形的一种行之有效的方法，将畸形的长骨多处截断，穿以长的髓内针，纠正对线，并留在骨内以防止再骨折。如皮质太薄，手术有困难时，可用异体骨移植。对失听患儿，可做镫骨切除。50%～70% 的患儿有脊柱侧凸畸形，可用支架保护。若脊柱侧凸超过 60° 时，应矫正后做脊柱融合术。

国外报道用二膦酸盐治疗"成骨不全症"，经治疗的患者病情均有所改善。国内有报道骨化三醇与降钙素联合应用治疗伴有疼痛症状的成骨不全患者，用药数周后症状缓解，3 个月后骨密度增加，骨皮质增厚。

随着康复医学的发展，有人提出系统康复的概念。在严格的保护下水疗，练习坐直，以加强骨盆与下肢肌力。可以独立坐直后，在长腿支具保护下练习站立，以后在支具保护、行走器帮助下练习行走。综合康复加上手术治疗可以收到较好的疗效。患儿可穿用真空裤矫形器练习站立，这种方法舒适、安全，可减少骨折的发生率。康复治疗后，骨密度也有所增加。

（李　进董　哲）

第二节 膝关节内外翻畸形手术

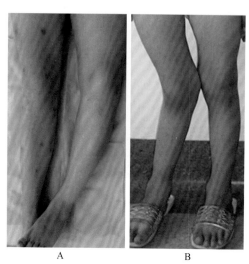

A   B

图 40-3 膝关节内外翻畸形

A. 左膝关节内翻畸形；B. 右侧膝关节外翻畸形

膝外翻又名"X"形腿，是指两下肢自然伸直或站立时，两膝内缘相触，而两足内踝不能靠拢的膝部畸形性疾病。膝内翻又名"O"形腿或弓形腿，是以两下肢自然伸直或站立时，两足内踝能相碰而两膝不能靠拢为主要表现的畸形疾病。膝关节内外翻畸形多发于儿童及青少年，可累及一侧或两侧下肢（图 40-3）。

患儿早期多无不适，或仅有行走不便，双腿软弱或易于疲劳，不能久行和久站。步态异常，走路呈"八"字形或鸭步态，行走有程度不同的障碍。

膝内翻的患儿要测量双膝间距，膝外翻的患儿要测量双踝间距，这个方法简单易行。膝内翻和膝外翻根据严重程度分为三种：膝、踝间距 5cm 以下为轻度，5 ~ 10cm 为中度，10cm 以上为重度。

应当拍摄站立时双下肢前后位 X 线片，包括髋关节、膝关节及踝关节，并双侧髌骨朝正前方，以评估膝内外翻的情况，包括解剖轴和机械轴的情况。

治疗

（一）非手术治疗

对于 2 ~ 6 岁以内的生理性膝内翻、发育性膝外翻患儿基本不必行特殊治疗，95% 的患儿在生长发育过程中可以慢慢纠正。以上各种类型中，生理性膝内外翻是最常见的类型，仔细询问病史并进行详细体格检查后，一般不需要拍摄 X 线片，医师应该向患儿家长说明这种生理性膝内外翻现象会随着负重和骨骺的发育自动地纠正，不必佩戴支具，也不用穿矫形鞋。因此最好对生理性膝内外翻患儿进行随访和指导。

佝偻病患儿应该转诊至内分泌专家处以获得最佳治疗效果，治疗抗维生素 D 性佝偻病，虽然用了合适的药物，畸形仍会存在，对于支具治疗佝偻病的作用则存在争议，效果尚未证实。

Blount 病 1 期和 2 期患儿通常采用支具治疗，通常使用的是膝 - 踝 - 足支具。支具使用时间不应超过 1 年，如果畸形持续到 4 岁或畸形发展到了 3 期应该停止支具治疗。

严重膝内外翻患儿，特别是 8 岁以下肥胖儿童及病理性膝外翻者，对于有些病例踝间距和膝间距超过 5cm 者可以考虑佩戴支具和穿矫正鞋。夜间佩戴膝内外翻矫形器目的是保护膝关节，防止韧带不稳，矫形器可应用 1 ~ 2 年。

（二）手术治疗

单侧内外翻畸形的膝间距或踝间距＞ 5cm 或双侧内外翻畸形的膝间距或踝间距＞ 10cm 的患儿可以考虑手术治疗，截骨手术患儿应尽量推迟到 12 岁以后。手术治疗的原则是最大程度恢复下肢正常力线排列和关节方向，防止远期并发症的发生，而并非以改善外观为目的，对于伴发的肢体短缩畸形可一期或分期手术矫正。手术包括截骨术、半骨骺阻滞术。

佝偻病的患儿，应在自觉症状消失，检查血钙、磷、碱性磷酸酶后确定佝偻病已经静止，膝间距超过 10cm 后可行手术治疗。手术时间尽可能推迟，生长结束后再行手术可以减少畸形复发的风险。若畸形严重，有可能在儿童期即要手术治疗。

对于初诊时已是 3 期、4 期的 Blount 病患儿，则需行截骨术，尽可能在 4 岁前手术，5 期和 6 期病变复杂，需行双平面或多平面截骨以矫正膝内翻、关节面塌陷及胫骨旋转畸形。若患儿骨龄合适，可一期完成矫正手术。

创伤后膝外翻畸形应防止早期手术，畸形常会随时间自然纠正，若畸形持续存在，则在接近骨骼成熟时行矫形手术。

1. 截骨矫形术　决定采用截骨术矫形前应根据站立位双下肢正侧位 X 线片评估患儿的畸形为单处畸形还是多平面畸形，有无伴发短缩畸形，以及每处畸形的大小、位置、与邻近骺板的距离，从而正确计划截骨的数量与位置。目前，多数膝内翻患儿在胫骨上端截骨矫正，多数膝外翻患儿在股骨髁上行截骨矫正。截骨矫形术可对膝内外翻畸形进行一次性矫正，可以矫正多平面的畸形，可使患儿和医生立即看到明显的效果，并缩短了恢复时间，但截骨矫形术仍然会有一定风险，如延迟愈合、不愈合、感染、矫正不充分或者过度矫正、筋膜间隔综合征和周围神经损伤等，并发症的发生率与截骨方式、畸形度数和矫正的度数、截骨的部位及骨骼的状况有关，医生可以根据拟矫形的类型等因素选择最合适的截骨方式。目前截骨的方式主要有楔行截骨、横行截骨、斜行截骨、杵臼截骨。

截骨术后的固定方法没有太多变化，临床常用的内固定方式有锁定钢板、弹性髓内针固定及克氏针并辅以石膏管型固定。锁定钢板操作简便，适用于任何截骨术，缺点是软组织损伤大，且需要二次取出。弹性髓内针固定操作简便，感染风险小，软组织损伤小，但固定强度偏小，抗旋转能力较差，术后必须辅助石膏固定。对于年龄较大的患儿，因需要在术后早期活动，可以考虑使用外固定支架固定，笔者所在单位目前常用的是伊利扎诺夫环形外固定架，该固定方式的优点是软组织切开少、比内固定的感染风险低，术后调整方便，方便多平面矫正，利于机械轴的恢复，如果需要可同时行肢体延长。缺点是手术操作复杂、愈合时间长、活动晚，需要患儿及家长对术后管理的配合（图 40-4）。

2. 半骨骺阻滞术　在生长期的儿童可以通过半骨骺组织技术有效矫正成角畸形。半骨骺阻滞技术的发展经历了从 "U" 形钉阻滞术到 "8" 字钢板阻滞术的过程。"8" 字钢板技术克服了 "U" 形钉术后易退出、骺板早闭等并发症，对于年龄≥ 18 个月的患儿及还有 12 个月以上剩余生长潜力的儿童，几乎都可以运用此项技术。该术式不但创伤小、出血少、不损伤骺板，而且术后 2 天即可下地活动、恢复正常生活。患儿及家长都容易接受。矫正

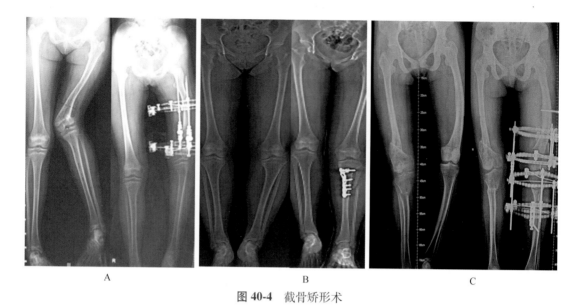

图 40-4 截骨矫形术

A. 12 岁女性左膝外翻患儿行股骨髁上截骨合并伊利扎诺夫外固定器矫形术治疗；B. 13 岁女性左膝内翻患儿行左胫骨截骨内固定矫形术治疗；C. 25 岁女性左膝内翻患儿行胫骨股骨联合截骨合并伊利扎诺夫外固定器矫形术治疗

角度可以在动态观察中得到控制，一旦畸形矫正即可取出钢板，对于再次复发的畸形仍可重复使用此方式矫正。"8"字钢板半骨骺阻滞术的缺点是矫形速度相对较慢，畸形复发且不可矫正旋转畸形（图 40-5）。

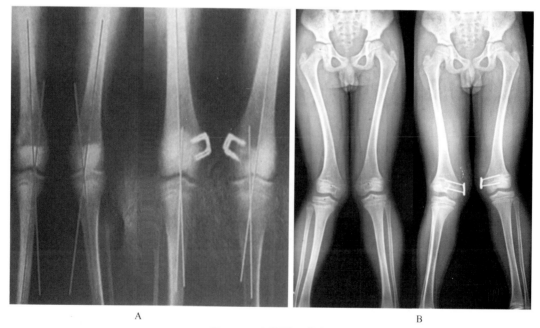

图 40-5 半骨骺阻滞术

A. 双侧膝外翻行双侧"U"形钉半骨骺阻滞术；B. 双侧膝外翻行双侧股骨"8"字钢板半骨骺阻滞术

（李 进 迮仁浩）

参 考 文 献

Aglan MS, Hosny L, El-Houssini R, et al. 2012. A scoring system for the assessment of clinical severity in osteogenesis imperfecta. J Child Orthop, 6（1）: 29-35.

Arundel P, Bishop N. 2010. Diagnosing osteogenesis imperfecta.Paediatrics and Child Health, 20（5）: 225-231.

Bos CF, Sakkers RJ, Bloem JL, et al. 1989. Histological, biochemical, and MRI studies of the growth plate in congenital coxa vara. J Pediatr Orthop, 9（6）: 660-665.

Clarke A, Thomas S, Monsell F. 2013. Osteogenesis imperfecta.Orthopaedicsand Trauma, 27（2）: 101-105.

Corless JR, 1976. A modification of the Mitchell procedure. J Bone Joint Surg, 55: 138.

Desai SS, Johnson LO. 1993. Long-term results of valgus osteotomy for congenital coxa vara. Clin Orthop Relat Res, （294）: 204-210.

Glorieux FH. 2008. Osteogenesis imperfecta. Best Pract Res Clin Rheumatol, 22（1）: 85-100.

Haines RW, Mcdougall A. 1954. The anatomy of hallux valgus. J Bone Joint Surg Br, 36-B（2）: 272-293.

Hardy RH, Clapham JC. 1951. Observations on hallux valgus; based on a controlled series. J Bone Joint Surg, 33-B（3）: 376-391.

Hart ES, Grottkau BE, Marino JC. 2007. Congenital coxa vara deformity. Orthop Nurs, 26（6）: 349-351.

Kitaoka HB, Alexander IJ, Adelaar RS. 1994. Clinical rating systems for the ankle-hindfoot, midfoot, hallux, and lesser toes. Foot Ankle Int, 15: 349-353.

Laron D, Pandya NK. 2013. Advances in the orthopedic management of osteogenesis imperfecta.Orthop Clin North Am, 44（4）: 565-573.

Lin D, Zhai W, Lian K, et al. 2013. Results of a bone splint technique for the treatment of lower limb deformities in children with type Iosteogenesis imperfecta. Indian J Orthop, 47（4）: 377-381.

Mann RA, Pfeffinger L. 1991. Hallux valgus repair. DuVries modified McBride procedure. Clin Orthop, 272: 213-218.

Miller JW. 1975. Acquired hallux varus: a preventable and correctable disorder. J Bone Joint Surg Am, 57（2）: 183-188.

Perera AM, Mason L, Stephens MM. 2011. The pathogenesis of hallux valgus. J Bone Joint Surg Am, 93（17）: 1650-1661.

Rizkallah J, Schwartz S, Rauch F, et al. 2013. Evaluation of the severity of malocclusions in children affected by osteogenesis imperfecta with the peer assessment rating and discrepancy indexes. Am J Orthod Dentofacial Orthop, 143（3）: 336-341.

Steel MW, Johnson KA, DeWitz MA, et al. 1980. Radiographic measurements of the normal adult foot. Foot Ankle, 1: 151-158.

Swanson AB, de Groot Swanson G. 1997. Use of grommets for flexible hinge implant arthroplasty of the great toe. Clin Orthop Relat Res, （340）: 87-94.

Symoens S, Malfait F, D'Hondt S, et al. 2013. Deficiency for the ER-stress transducer OASIS causes severe recessive osteogenesis imperfectain humans. Orphanet J Rare Dis, 8（1）: 154.

Van Dijk FS, Pals G, Nikkels PG, et al. 2010. Classification of Osteogenesis Imperfecta revisited. Eur J Med Genet, 53（1）: 1-5.

Yang SH, Huang SC. 1997. Valgus osteotomy for congenital coxa vara. J Formos Med Assoc, 96（1）: 36-42.

第四十一章　软组织和神经系统疾病手术

第一节　脑性瘫痪手术

脑性瘫痪，是一种非进行性中枢神经系统疾患，表现为感知、姿势和运动异常，一般在婴幼儿或者幼儿早期发病。虽然中枢神经系统的病变是静止的，大多数患儿的骨骼肌肉系统的病例却是进行性发展，大多数中枢神经系统损害发生在出生前或围生期。

脑瘫是一个包容性很强的诊断，很多因素都可以导致脑瘫，包括创伤、感染和毒素，多伴有早产、Apgar 评分低、难产和其他新生儿疾患，大多数脑瘫患儿的颅脑有病理改变，MRI 可以显示脑组织的异常改变，包括见于早产儿的脑室旁白质软化及其他各种异常改变。脑瘫属于上运动神经元病变，表现为痉挛、反射亢进和协同收缩，部分患儿也可以出现肌力弱、运动控制能力差、平衡能力差和感觉异常等问题。

患儿出生和发育过程中出现异常，且患儿重要生长发育指标出现延迟时应考虑是否有脑性瘫痪，一般出生 6 个月以前准确诊断是非常困难的。脑瘫的诊断多有儿科医师或小儿骨科专科医师确诊，必要时需要 MRI 检查排除颅脑疾病，可请神经内科医师会诊以明确诊断。

脑瘫病情复杂多变，脑组织损伤范围可能广泛，且有持久、不可逆的特点。脑瘫的治疗非常有挑战性，从远期效果来看，要取得成功，必要优先考虑改善患儿的沟通交流能力、融入社会生活的能力，避免使用无效的治疗手段。

保守治疗：多年来，康复医学在脑瘫的保守治疗方面取得不少进展，包括患儿的评估、家庭支持、提高家庭凝聚力、改善自我护理技巧、促进婴幼儿发育的刺激疗法、辅助器具的推广，以及在改善家长和患儿相互作用方面都积累了一些行之有效的经验和方法。

辅助器具包括站立辅助器具和自助护理器具，这些器具很实用，有助于提高患儿的能力。矫形器包括各种支具和夹板，各自适应证不同。踝足支具是唯一被证实有效的支具，包括固定式、铰链式等。

手术治疗的主要目的是解除痉挛。有些方法是局部有效，有些是全身有效；持续时间有些是暂时的，有些是永久性的。肌内注射疗法是暂时和在局部起作用的，包括苯酚和肉毒素等。巴氯芬鞘内注射，适用于重度广泛痉挛的脑瘫患儿，能够明显改善上肢功能和日常活动。脊神经后根切断术能够解除下肢肌肉痉挛，同时造成肌力减弱，但是手术创伤大，并发症发生率较高，术后患儿需要积极康复训练，术后 1 ~ 2 年需要接受脊柱或四肢畸形矫正手术。

脑瘫髋部松解术必须考虑患儿畸形的严重程度，需根据具体挛缩肌肉、年龄和行走能力，严格按照个性化原则制订手术方案。最好能一次完成所有的畸形矫正，避免过度矫正，软组织矫形手术可以合并股骨内翻截骨，偶尔同时性骨盆截骨术。手术中每完成一个步骤就要检查一次关节活动范围。

一、手术步骤

1. 在腹股沟韧带下方 2cm 处做一斜行切口，长 5 ~ 6cm，切口的中心位于内收长肌的表面。

2. 切开内收长肌筋膜，对肌肉进行松解，切断股薄肌，如果髋关节被动活动度外展小于 45°，继续松解其他挛缩的内收肌直到髋关节外展达到 45°。术中注意双侧肌肉延长程度，确保矫形后肢体对称。如果挛缩严重，有髋关节半脱位，患儿行走可能性小，可切断闭孔神经。

3. 在耻骨肌和已经切断的内收长肌之间钝性分离，到达股骨小转子，触及髂腰肌附着点，如果患儿行走可能性小，可以切断该肌腱；如果患儿能够行走，则向近端暴露该肌肉，行肌肉松解延长术。

4. 如果麻醉下，腘窝角小于 45° 且患儿有恢复行走可能，可行腘绳肌近端松解，继续向深侧间隙分离，在内收大肌的内侧触及腘绳肌近端，在伸膝位容易触及挛缩的腘绳肌近端肌肉，注意区分腘绳肌和坐骨神经。

5. 如果双侧受累程度不同，则需要对两侧的松解程度进行调整，保证术后肢体对称；尽可能通过松解使得双侧髋关节被动外展程度相同，腘窝角相等，手术结束前，术中活动双侧关节应该基本对称。

二、术后监测和处理

除去常规的引流管放置和抗生素使用，建议术后早期可以由康复训练师指导患儿进行充分的主动和被动训练。笔者的术后处理，是采用"A"型石膏固定 2 ~ 3 周，保持患儿双下肢外展直到伤口愈合，患儿感到舒适为止；术后 3 周、6 周随访一次，然后每 6 个月随访一次。

三、注意事项

需要注意患儿的髋脱位风险，术后早期一般可能性小。怀疑髋脱位患儿可拍摄骨盆正位进行评估，每年复查一次 X 线。是否对健侧手术一直存在争议，部分学者支持常规干预，有利于重建肌力平衡和保持双侧对称。单侧手术后双侧髋关节不对称，对侧继发性脱位的情况并不少见。

（洪 攀）

第二节 臀肌挛缩症手术

一、适应证

中、重度臀肌挛缩患儿，具有臀肌挛缩的典型表现，如外"八"字步态、患肢交膝试验阳性、并腿屈髋或并腿下蹲试验阳性、Ober 征阳性及臀部扁平甚至凹陷等；或者跛行步态、双侧臀纹不对称和下肢不等长。

二、禁忌证

症状不典型、可保守治疗者，以及不能耐受手术者。

三、术前准备

一般术前常规准备，包括完善相关检查、备皮、禁饮食和水 6 小时、标记手术部位、肌内注射苯巴比妥和阿托品药物等，术前拍摄骨盆平片。

麻醉：全身麻醉适用于年龄较小、术中不予配合的儿童患者，较大者可行硬膜外麻醉。

四、手术要点、难点及对策

硬膜外或全身麻醉成功后，患儿取侧卧位。以大粗隆为中心做弧形切口，长 4 ~ 6cm，切开皮肤、皮下组织，切开挛缩髂胫束，以示指伸入做引导，以血管钳挑起痉挛组织逐一切开松解，向前松解阔筋膜张肌及其浅面臀筋膜，松解阔筋膜张肌后沿髂棘缘切断松解挛缩瘢痕组织，包括臀中肌、臀小肌瘢痕挛缩组织。之后在粗隆下后方，相当于臀大肌止点部位再做一直切口，长约 5cm，剥离显露臀大肌止点肌腱，将其"Z"形切断，延长缝合，使臀大肌得以松解，然后再探查松解其他挛缩组织。术中松解标准：髋关节由伸直位 0° 屈曲大于 120° 以上，伸髋 0° 时髋内收大于 10°，屈髋 90° 位时髋内收大于 30°，髋关节外旋大于 10°，极度内收内旋位时做屈髋试验无弹响，Ober 征阴性。冲洗伤口，放置负压引流管，缝合浅筋膜及皮肤。同法行另一侧手术。

578

五、术后监测和处理

术后使用抗生素 1 ~ 2 天，负压引流 24 ~ 48 小时，术后患儿仰卧位，双膝并拢，髋、膝关节屈曲位，膝下垫以薄被，捆绑固定。每隔 4 ~ 6 小时将髋、膝关节伸屈交替进行。伤口处弹力绷带加压包扎，48 小时内拔除引流管。术后第一天坐于床边进行跷"二郎腿"训练，第二天下床走"猫步"锻炼，以及并膝屈髋功能锻炼。

六、术后常见并发症的预防和处理

1. 坐骨神经损伤　坐骨神经经骨盆后壁进入臀部，位于梨状肌与臀中肌之间。手术分离解剖层次需细致，视野暴露清楚。在松解大转子后缘挛缩的臀中小肌时，要先将挛缩的组织分束用血管钳挑起，且要逐渐切断挛缩组织，以防止损伤坐骨神经。特别谨慎有变异的坐骨神经，一旦损伤要一期修复，并配合术后营养神经的药物应用，肢体要处于松弛位置，防止修复的神经再次断裂。

2. 术后复发　多因术中松解挛缩组织不彻底。有时挛缩组织达臀小肌，或肌肉间散在肌束挛缩，止血不彻底及术后未置引流，没有早期功能锻炼等也可成为复发的原因。预防复发要做到术中检查 Ober 征、弹响试验和双膝交叉试验是否呈阴性。术中彻底止血，伤口内放置引流根。术后早起行活动锻炼，且锻炼幅度、强度渐大，宜持续 3 个月。

3. 术后肢体不等长　这类并发症主要是因为术前对挛缩症认识不够，双侧挛缩程度不一致，本身可以引起肢体假性不等长，长的一侧为严重的一侧，这样术中松解不一致或不彻底，可使本来等长的肢体变得不等长，或术前不等长的改善不明显或加重。预防的方法是针对术前每例患儿本身的情况，拍骨盆平片了解其倾斜程度，测量肢体长度，以便有的放矢进行松解，既要松解彻底，又要避免引起肢体不等长，重要的是术后要结合病情采用双下肢或单侧皮肤牵引，配合早期被动、主动功能锻炼。

4. 术后下肢行走不稳　多由于臀中肌、臀小肌挛缩严重，当术中松解过多时，引起臀中肌、臀小肌部分或全部功能丧失。少数是因为术中剥离或松解了股骨大转子处的滑囊，使臀中小肌的外展功能降低，就会出现下肢行走无力、鸭步态、髋关节不稳。针对其发生的机制，为彻底松解挛缩的组织而出现并发症，只要术后早期被动、主动功能锻炼，在医师的指导下，一般 1 ~ 2 个月可完全矫正。

5. 术后血肿感染　多由于臀部脂肪丰富、引流不彻底、抗炎不力。只要引流充分，早期发现伤口的红肿压痛并及时有力抗炎、乙醇湿敷，则会避免发生。

七、临床疗效评价

手术完毕麻醉结束之前检查所有患儿骨盆倾斜均得以部分或完全矫正，同时不等长的双下肢也得到相应恢复，但麻醉过后，患儿的畸形程度可部分恢复术前状态。随着伤口的手术反应逐渐减退，骨盆倾斜及双下肢不等长逐渐得以矫正。臀肌挛缩的不对称性越严重，术后畸形完全矫正所需的时间越长，绝大部分患儿术后 2~4 周可基本恢复下肢的等长，经长期随访，畸形无复发。

手术疗效不单取决于术中的彻底松解，术后的功能锻炼同样重要。锻炼必须循序渐进，过早过频的髋关节活动，不但加重患儿的痛苦，更可致创面出血，而不利于伤口愈合。建议术后患儿仰卧位，双膝并拢，髋、膝关节屈曲位，膝下垫以薄被，捆绑固定。每隔 4~6 小时将髋、膝关节伸屈交替进行。伤口处弹力绷带加压包扎，48 小时内拔除引流管。术后第一天坐于床边进行跷"二郎腿"训练，第二天下床走"猫步"锻炼，以及并膝屈髋功能锻炼。2 周后练习跑步。步态的改变是渐进性的，需要半年甚至一年时间才能恢复正常。

（陈 超 李 进）

第三节　腘窝囊肿手术

一、适应证

手术治疗限于肿物巨大、症状明显、非手术疗法无效的患儿，尤其对幼儿，手术可延迟，等待其自行消退，4~5 岁以后不消退者，再考虑手术治疗。

二、禁忌证

不能耐受手术者。

三、术前准备

一般术前常规准备，包括完善相关检查、备皮、禁饮食和水 6 小时、标记手术部位、B超下定位标记囊肿位置、肌内注射苯巴比妥、阿托品药物等。

麻醉：全身麻醉适用于年龄较小、术中不予配合的儿童患者。

四、手术要点、难点及对策

（一）开放腘窝囊肿切除术

患肢俯卧位，上止血带，膝关节后侧倒 "L" 形切口，即沿膝后横纹股二头肌内侧缘横过腘窝，继沿腓肠肌内侧头向下延伸切口（转弯处应保持钝角），逐层切开分离。于腓肠肌内侧头与半膜肌腱之间通常可以找到囊肿，探查关节内侧与关节相交通的囊肿内衬壁，由周围软组织分离粘连的囊肿内衬至后方关节囊，止血钳夹住关节囊处的囊肿蒂部切除囊肿，4 号线连续缝合关闭内口。

对于交通型腘窝囊肿，一定要在根部切除。如与关节囊相通，应做贯穿缝合。如关节囊开口较大，应修补缝合。目前常采用方式为直接缝合或邻近筋膜组织加强固定。如关节囊缺损较小，直接缝合后不影响关节囊强度，可以防止复发。但对于复发性腘窝囊肿，切除囊肿后常见关节囊缺损缝合困难者，如强行缝合，即使术后加压包扎，仍有疝口不愈合或关节囊强度下降的可能，以致复发。对于关节囊缺损较大者，在缝合后即使采用邻近腱膜覆盖的方法来加强关节囊后壁，如应用腓肠肌内侧头肌腱腱瓣覆盖同样也存在关节囊薄弱问题，且移位的腱膜组织即便完全缝合固定，同时辅以术后 2 周制动，其愈合率仍无法保证。

（二）开放腘窝囊肿切除翻转缝合术

采用翻转缝合手术术式即在腘窝处以囊肿为中心做切口切开皮肤及皮下组织，剥离显露囊体表面。沿囊肿做钝性剥离，向其深部和根部解剖，尽量保持滑囊不破，妥善保护腘窝的血管和神经后，沿囊壁分离至蒂部，小的且不和关节相通的囊肿能切除的则直接切除。较大者，切除大部分囊壁组织只保留基底部一定长度的囊壁，然后用止血钳呈三角形夹住残余的囊壁用 1 号丝线将其翻转缝于周围组织，使其囊肿的残端开口呈潜在的敞开状，不缝合深筋膜，然后逐层关闭切口。

（三）关节镜辅助下腘窝囊肿切除术

患儿俯卧位，上止血带，常规消毒铺巾 12 号针头穿刺抽出囊液后，在腘窝囊肿内侧做 1 个约 5mm 切口。将关节镜直接插入囊肿内，注入生理盐水彻底冲净囊液，后将关节镜退至囊腔外，在镜下可清楚地发现腘窝囊肿位于半膜肌腱与腓肠肌内侧头间隙。光影引导下以细针穿刺定位，做另一入路，利用钝芯对囊肿与周围软组织进行分离，保证囊壁的完整，避免对周围神经和血管的损伤。然后在镜下彻底剥离囊壁，插入刨削刀头刨削囊壁进而完整将囊肿切除。后用探针进行钝性分离寻找囊肿与关节腔之间的通道，发现通道后将通道刨削扩大至约 5mm×5mm，进一步检查确认无误，生理盐水冲洗缝合切口。再取仰卧位常规行膝关节前内和前外侧入路探查关节腔内病变并处理，注意重视对内侧半月板后角的探查，吸尽残液缝合。

五、术后监测和处理

术后患肢用厚而大的烧伤纱布包扎，并用弹力绷带加压，根据切口大小决定是否放置引流管。术后次日可开始股四头肌等长收缩锻炼、踝泵锻炼和直腿抬高锻炼。术后第二日开始循序渐进进行膝关节屈伸活动，并打开伤口换药，观察切口情况及引流量，拔除负压引流管。术后 2 周拆线，一般 1 周之内要求关节活动度达 90°，2 周之内超过 120°，术后 4 周应恢复至术前活动范围。

六、术后常见并发症的预防和处理

1.感染　包括入路切口感染和关节内感染。尽管关节镜手术创伤小，手术操作迅速，加之有灌注液的冲洗，明显降低了感染率，但仍有感染发生的可能性。目前研究表明关节镜术后感染发生率在 0.5% ~ 0.8%。预防感染要严格掌握无菌原则。术前消毒要彻底，下肢手术必须从止血带以下部分到足趾进行全下肢的严格消毒，不能按开放手术进行膝局部及周围消毒后再用无菌巾包脚，因为液体渗流到外面可将包脚的无菌巾渗湿透，污染手术区。手术台铺单完毕后要加防水措施，一般用一次性无菌防水单再铺一层。手术时间长时术中可预防性加用抗生素。手术操作迅速，缩短手术时间，彻底冲洗，术中有效止血，防止术后关节内血肿也是预防感染的有效措施，同时术者也应采取无菌防水措施，穿防水衣和防水鞋。术后白细胞升高，患肢皮温升高，血 CRP 和 ESR 明显升高，应迅速做细菌培养及药敏试验，先经验性使用抗生素，待药敏结果出来后选择敏感抗生素。若抗生素治疗 3 天无好转，可急诊行关节镜下灌洗引流术。

2.术后出血和关节内血肿　多见于术中软组织处理较多的手术，如关节镜下行膝关节外侧支持带松解、粘连松解、滑膜切除等。利用高频电刀、射频汽化仪进行手术和术中止血，可以有效防止术后出血。同时行这类手术时关节腔内应放置负压引流管，将积血引出。术后大烧伤纱布逐层加压，支具固定制动，局部冷敷等措施较为有效。对血友病性关节炎患儿，术前、术后要注意及时补充凝血因子至正常水平。

3.止血带麻痹　与使用止血带时间过长有关，超过 90 分钟者高发止血带麻痹，松止血带后再继续应用时更容易发生。轻者术后麻痹可在 3 天至 3 周内恢复，严重者将会造成肌肉和神经器质性损伤而难以恢复。因此，有效的预防措施能缩短止血带时间，第一次打止血带不应超过 90 分钟，术者应尽量在此期间完成手术，若实在有困难，至少间隔 15 分钟后再打止血带。

七、临床疗效评价

儿童与成人的腘窝囊肿有一定差别，儿童原发性腘窝囊肿不与关节腔相通，极少合并关节内病变，一般可自愈。非手术治疗包括抽吸囊内液体后囊内注射泼尼松龙，局部包扎制动。手术治疗限于肿物巨大、症状明显、非手术疗法无效的患儿，尤其对幼儿，手术可延迟，等待其自行消退，4 ~ 5 岁以后不消退者，再考虑手术治疗。Van-Rhijn 对无症状行保守治疗的儿童腘窝囊肿患儿进行平均 7 年（5 ~ 10 年）的随访，发现大部分可自行消失或萎缩。Degreef 也认为儿童原发腘窝囊肿 18 岁之前通常可以消失，青少年患者若继发于膝关节疾患，如盘状半月板损伤或半月板囊肿，可行手术治疗。以往行开放性手术治疗，随着微创技术的发展，腘窝囊肿采用关节镜下囊肿切除术明显优于开放手术，不仅切口小，手术中对组织损伤小，术后康复功能锻炼也恢复迅速。术中需注意彻底切除囊肿壁层，并扩大囊肿根部与关节腔的交通口。

（陈　超　李　进）

参 考 文 献

华英汇，陈世益，翟伟韬，等.2006.关节镜下治疗窝囊肿35例报道.中国运动医学杂志，25（3）：297.

吉士俊，潘少川，王继孟.1999.小儿骨科学.济南：山东科学技术出版社，399-401.

刘国辉，杜靖远，杨述华，等.2000.臀肌挛缩症致骨盆倾斜合并肢体不等长的手术治疗.中国矫形外科杂志，7（7）：658-660.

刘国辉，杨述华，杜靖远，等.2004.重症臀肌挛缩症的治疗效果的相关因素分析.中国矫形外科杂志，23（12）：1792-1794.

王亮，夏炳江，阮威明，等.2014.关节镜前后路联合手术囊外切除窝囊肿.中国骨伤，27（8）：635-637

吴维才，王以进，陈枫文，等.1999.臀肌筋膜挛缩症的生物力学及其临床意义.中国矫形外科杂志，6（10）：L753-755.

徐其南.2002.翻转法治疗腱鞘囊肿50例疗效观察.苏州大学学报医学版，22（6）：752-754.

原林，肖进，冯宗权.2001.臀肌挛缩致骨盆倾斜的基础和生物力学研究.中国创伤骨科杂志，3（4）：277-279.

郑启新，杜靖远，邵增务，等.1997.儿童臀中肌挛缩症.中国现代医学杂志，7（1）：1-3.

Ahn JH，Lee SH，Yoo JC，et al. 2010. Arthroscopic treatment of popliteal cysts: clinical and magnetic resonance imaging results. Arthroscopy，26（10）：1340-1347.

Chen X，Tang X，Jiang X，et al. 2011. Diagnosis and treatment of unilateral gluteal muscle contracture. Chin J Reparat Reconstruct Surg，25（5）：530-532.

Cho JH. 2012. Clinical results of direct arthroscopic excision of popliteal cyst using a posteromedial portal. Knee Surg Relat Res，24（4）：235-240.

Damiano DL，Arnold AS，Steele KM，et al. 2010. Can strength training predictably improve gait kinematics? A pilot study on the effects of hip and knee extensor strengthening on lower-extremity alignment in Cerebral Palsy. Phys Ther，90（2）：269-279.

Fritschy D，Fasel J，Imbert JC，et al. 2016. The popliteal cyst. Knee Sury Sports Traumatol Arthrose，14（7）：623-628.

Fu D，Yang S，Xiao B，et al. 2011. Comparison of endoscopic surgery and open surgery for gluteal muscle contracture. J Pediatr Orthop，31（5）：E38-E43.

Kim KI，Lee SH，Ahn JH，et al. 2014. Arthroscopic anatomic study of posteromedial joint capsule in knee joint associated with popliteal cyst. Arch Orthop Trauma Surg，134（7）：979-984.

Kirby RS，Wingate MS，Braun KVN，et al. 2011. Prevalence and functioning of children with cerebral palsy in four areas of the United States in 2006: a report from the Autism and Developmental Disabilities Monitoring Network. Res Dev Disabil，32（2）：462-469.

Klingels K，De Cock P，Molenaers G，et al. 2010. Upper limb motor and sensory impairments in children with hemiplegic cerebral palsy. Can they be measured reliably? Disabil Rehabil，32（5）：409-416.

Ko S，Ahn J. 2004. Popliteal cystoscopic excisional debridement and removal of capsular fold of valvular mechanism of large recurrent popliteal cyst. Arthroscopy，20：37-44.

Liu GH，Cao FQ，Yang SH，et al. 2011. Factors influencing the treatment of severe gluteal muscle contracture in children. J Pediatr Orthop B, 20（2）：67-69.

Novak I, Mcintyre S, Morgan C, et al. 2013. A systematic review of interventions for children with cerebral palsy: state of the evidence. Dev Med Child Neurol, 55（10）：885-910.

Ruck J, Chabot G, Rauch F. 2010. Vibration treatment in cerebral palsy: a randomized controlled pilot study. J Musculoskele Neuronal Interacti, 10（1）：77-83.

Van Rhijn LW, Jansen EJ, Pruijs HE. 2000. Long-term follow-up of conservatively treated popliteal cysts in children. J Pediatr Orthop B, 9（1）：62-64.

索　引

A

凹陷性骨折 031

B

白线疝 174

包茎 488

贲门失弛缓症 127

并指 532

C

肠内营养 012

肠神经元发育不良 256

肠神经元发育不全症 256

肠外营养 012

肠系膜囊肿 195

肠系膜上静脉 - 门静脉左支分流术 377

肠系膜上静脉 - 下腔静脉分流术 385

成骨不全 570

重复肾 423

D

大肠息肉 266

大肠息肉病 268

大网膜囊肿 197

胆道闭锁 344

胆道重建 346

胆管炎 347

胆瘘 356

电解质代谢紊乱 010

多囊肾 426

多器官功能障碍 020

F

发育性髋关节发育不良 516

非骨化性纤维瘤 509

肺大疱 106

肺隔离症 109

肺囊肿 108

肺切除术 098

复发性直肠尿道瘘 297

腹股沟斜疝 184

腹裂 172

腹腔镜辅助 Duhamel 拖出术 248

腹腔镜辅助 Soave 拖出术 245

腹腔镜辅助肛门形成术 291

腹腔镜疝囊高位结扎术 191

腹腔镜下胆道闭锁 Kasai 术 349

腹腔镜下膈肌修补术 153

G

肝门空肠吻合术 350

肝母细胞瘤 327

肝脓肿 322

肝损伤 318

肝移植术 335

肛瘘挂线术 313

肛门失禁 245

肛周脓肿 309

睾丸附件扭转 497

睾丸扭转 496

睾丸肿瘤 500

膈膨升 161

股骨头缺血性坏死 562

骨化性纤维瘤 509

骨囊肿 506

骨盆截骨术 566

骨肉瘤 505

骨软组织肿瘤 503

骨嗜酸性肉芽肿 508

骨髓炎 544

骨纤维结构不良 508

腘窝囊肿 580

H

海绵肾 426

横纹肌复合体 287

横纹肌肉瘤 467

后外侧疝 151

后纵隔 095

坏死性小肠结肠炎 223

环状胰腺 389

J

鸡胸 080

畸胎瘤 409

急性化脓性关节炎 546

急性阑尾炎 259

急性脓胸 083

急性胰腺炎 389

脊膜膨出 054

脊髓脊膜膨出 054

甲胎蛋白 328

甲状舌管瘘 066

甲状舌管囊肿 066

甲状腺功能亢进症 072

甲状腺脓肿 074

甲状腺腺瘤 073

结肠代食管术 142

结肠后十二指肠－空肠 Roux-Y 吻合术 391

截肢 552

精索静脉曲张 498

巨输尿管症 440

K

空肠间置术 146

溃疡性结肠炎 272

L

肋骨肿瘤 081

离断型肾盂输尿管成形术 418

梨状窝瘘 069

两性畸形 492

淋巴管瘤 070

漏斗胸 075

颅骨成形术 040

颅咽管瘤 057

卵黄管囊肿 179

M

慢性脓胸 085

梅克尔憩室 179

门静脉高压 372

泌尿系结石 434

N

囊状水瘤 070

脑动静脉畸形 043

脑膜膨出 049

脑内血肿 038

脑脓肿 063

脑性瘫痪 576

尿道瓣膜 476

尿道成形术 471

尿道憩室 479

尿道外伤 480

尿道下裂 470

尿路造影 419

P

膀胱结石 464

膀胱憩室 461

膀胱输尿管反流 448

膀胱损伤 463

膀胱造口手术 465

脾切除 365

脾切除术后暴发性感染 368

脾肾静脉分流术 379

蹼状阴茎 491

Q

脐肠瘘 179

脐窦 179

脐尿管瘘 181

脐尿管囊肿 461

脐茸 179

脐疝 176

气管损伤 112

前纵隔 095

嵌顿疝 184

腔镜下膈肌折叠术 162

鞘膜积液 495

R

融合肾 430

乳糜腹 198

乳糜胸 088

S

鳃源性囊肿（瘘管） 068

三节拇指 538

疝囊 188

神经节细胞减少症 256

神经节细胞未成熟 256

神经母细胞瘤 406

肾发育不良 429

肾积水 418

肾母细胞瘤 438

肾囊肿 426

肾切开取石术 436

肾损伤 430

肾盂输尿管连接部梗阻 418

肾脏囊肿性病变 426

十二指肠闭锁 212

十二指肠空肠吻合术 391

十二指肠前门静脉 217

十二指肠狭窄 212

十二指肠与十二指肠菱形吻合术 390

食管扩张术 139

食管裂孔疝 151

食管气管瘘 116

食管替代术 141

食管狭窄 138

输尿管膀胱交界处梗阻 440

输尿管皮肤造口术 459

输尿管息肉 458

输尿管异位开口 445

T

胎粪性腹膜炎 238

体外震波碎石术 435

臀肌挛缩 578

脱水 009

W

外伤性膈疝 159

胃造口术 206

胃部分切除术 201

胃底折叠 129

胃底折叠术 138

胃管代食管术 144

胃食管反流 126

吻合口瘘 126

吻合口狭窄 126

污粪 275

无神经节细胞症 241

X

膝内翻 572

膝外翻 572

细菌性肝脓肿 322

狭颅症 061

先天性髌骨脱位 525

先天性肠旋转不良 218

先天性垂直距骨 529

先天性胆总管囊肿 351

先天性肥厚性幽门狭窄 208

先天性肺囊性疾病 098

先天性肛门直肠畸形 282

先天性膈疝 151

先天性肌性斜颈 511

先天性脊柱侧弯 513

先天性巨结肠症 241

先天性巨结肠症同源病 255

先天性髋内翻 523

先天性马蹄内翻足 527

先天性脑积水 051

先天性脐膨出 166

先天性食管闭锁 116

先天性小肠闭锁 232

小肠狭窄 232

小肠造口术 223

小脑肿瘤 046

心肺复苏 015

新生儿期颅后窝血肿 039

新生儿硬肿症 125

胸骨后疝 151

胸膜纤维板剥脱术 087

胸腔镜肺叶切除术 104

休克 017

Y

液体疗法 009

一穴肛 294

胰胆管合流异常 351

胰腺假性囊肿 393

胰腺结石 399

胰腺囊肿 389

异位肾 430

阴茎腹侧弯曲 486

阴茎弯曲 470

阴茎阴囊转位 487

隐睾 493

隐匿性阴茎 490

硬膜外血肿 032

幽门肌切开术 209

远端脾肾静脉分流术 383

Z

肢体不等长 555

直肠尿道瘘 283

直肠膀胱瘘 283

直肠皮肤瘘 283

直肠前庭瘘 283

直肠脱垂 306

直肠阴道瘘 283

直肠舟状窝瘘 285

中纵隔 095

重症监护 013

赘生指 532

纵隔感染 092

纵隔肿瘤 093

其他

apple peel 234

Billroth Ⅰ式吻合 204

Billroth Ⅱ式吻合 204

Child 评分 337

Cohen 术 451

Crohn 病 278

da Vinci 机器人 351

Duckett 手术 473

Duplay 手术 473

Gerota 筋膜 420

Haller 指数 075

Kasai 手术 344

Ladd 手术 219

Leadbetter-Politano 术 450

Lich-Gregoir 术 449

MAGPI 手术 472

Mastarde 手术 473

Mathieu 手术 472

MRU 419

Nuss 手术 076

Onlay 岛状包皮瓣尿道成形术 474

Peña 手术 287

Roux-en-Y 吻合术 350

Soave 术 243

STING 451

Swenson 术 243